JN219642

理学療法エビデンス大事典

■ 現場で使える実践ガイド ■

著　ダイアン・V・ジュエル

総監訳　森山　英樹

監訳　山田　英司　　田中　　亮　　一色　史章
　　　松葉　潤治　　鈴木　修平　　長谷川真人

西村書店

ORIGINAL ENGLISH LANGUAGE EDITION PUBLISHED BY
Jones & Bartlett Learning, LLC
5 Wall Street
Burlington, MA 01803 USA

Guide to Evidence-Based Physical Therapist Practice
Third Edition
Dianne V. Jewell
PT, DPT, PhD, FAACVPR
The Rehab Intel Network
Ruther Glen, Virginia USA

■監訳者序文■

　この度，『理学療法エビデンス大事典 現場で使える実践ガイド』（Guide to Evidence-Based Physical Therapist Practice）を出版することになりました。

　エビデンスと EBM，これらの言葉を耳にしたことのない医療従事者はいないと思われるほど，医療分野で浸透しています。エビデンスは，英単語 evidence に由来するカタカナ用語で，医療分野では「科学的根拠」と訳されます。EBM（evidence-based medicine，根拠に基づく医療）は，カナダのデビッド・サケット（David Sackett）が1970 年代からその概念を構築し，1991 年にゴードン・ガイアット（Gordon Guyatt）が EBM として提唱したことで広く普及しました。日本では，1996 年に厚生省(現 厚生労働省）で検討され，EBM の推進が国家的事業となりました。なお，EBPT（evidence-based physical therapy，根拠に基づく理学療法）などは，EBM の下位概念と認識されがちですが，EBHC（evidence-based health care，根拠に基づくヘルスケア）の下，すべて同列の関係にあり，同じ考え方に基づいて実践されます。

　EBHC の実践には，エビデンスを「つくる」「伝える」「使う」の 3 つの側面があります。「つくる」は臨床試験を行うこと，「伝える」は論文や診療ガイドラインなどを通じて情報発信すること，「使う」は実践することです。このうち，臨床では「使う」に重きが置かれます。理学療法において「使う」を解説した多くの論文や情報がありますが，エビデンスをそのまま使うような無味乾燥な印象がいまだ拭えないのではないでしょうか。本書は，この現状を打破する「使う」ための決定版といえる手引き書です。通読すれば，エビデンスを「使う」一連の流れが理解でき，各章末の演習を指針に実践を繰り返すことで「使う」を体得できます。また，「使う」ためにはある程度の統計学の知識が欠かせませんが，本書では，各章のはじめに関連する用語の解説が掲載されているため，他書を参照せずとも本書のみで，統計学に苦手意識のある読者であっても読み進めることができます。原書は，日本よりもはるかにエビデンスに厳格な欧米において，理学療法士養成課程で用いられ，版を重ねていることからも，実践書としての価値をうかがい知ることができます。

　翻訳にあたり，できるだけ語句や文体の統一をはかり，さらに文意を損なうことなく，日本語としての読みやすさを優先しました。一部，欧米との医療制度の違いから，日本の実情にそぐわない箇所がありますが，原書に忠実に訳出した結果のためお許しください。本書が多くの読者の手に渡り，日本の理学療法に，世界の当然の潮流である EBPT が真に根づく一助となることを期待しています。最後に，内容がより専門的な本書を翻訳することの困難さを根気強く支えて頂いた西村書店に深謝します。

総監訳者　森山英樹

監訳者代表　山田英司

■訳者一覧■

■総監訳者

森山　英樹　神戸大学生命・医学系保健学域　教授

■監訳者

山田　英司　本山学園 岡山専門職大学設置準備室

田中　　亮　広島大学大学院総合科学研究科身体運動科学研究領域　准教授

一色　史章　Seal Beach Physical Therapy

松葉　潤治　帝京科学大学医療科学部東京理学療法学科　准教授

鈴木　修平　ATP Tour / TRIA Orthopaedic Center

長谷川真人　東京大学医学部附属病院リハビリテーション部

■訳者

田中　　亮　1章，付録A〜C

田中　繁治
神奈川県立保健福祉大学保健福祉学部
リハビリテーション学科　助教　2章

天野　徹哉
常葉大学保健医療学部理学療法学科　准教授
3章

森川　真也
放射線第一病院リハビリテーション科　4章

阿南　雅也
大分大学福祉健康科学部理学療法コース　講師
5章

山田　英司　6章

建内　宏重
京都大学大学院医学研究科人間健康科学系専攻
特定准教授　7章

井上　　優
倉敷平成病院リハビリテーション部　主任　8章

松葉　潤治　9章

伊藤　秀幸
山口コ・メディカル学院理学療法学科　10章

一色　史章　11章

大久保敦子
帝京平成大学健康メディカル学部理学療法学科
准教授　12章

須賀　康平
Physical Conditioning IKI　13章

三木　貴弘
札幌円山整形外科病院リハビリテーション科
副主任　14章

加藤　　巧
Albert Einstein Healthcare Network,
MossRehab Outpatient Center　15章

内田　茂博
広島国際大学総合リハビリテーション学部
リハビリテーション学科　講師　16章

高﨑　博司
埼玉県立大学保健医療福祉学部理学療法学科
准教授　17章

藤本　修平
京都大学大学院医学研究科社会健康医学系専攻
研究員　18章

来間　弘展
首都大学東京健康福祉学部理学療法学科　准教授
19章

■序　文■

　本書は，理学療法士もしくは学生が臨床現場においてエビデンスをどのように統合するのかを教授し，基本的な研究方法を解説する唯一の書籍である。研究を適用，統合する必要のある研究者でない方が，根拠に基づく理学療法の実践過程を簡易にすることを目的として書かれたものである。

　第2版と同様にこの第3版においても，エビデンスを評価する過程に必須である情報を基礎的な研究方法と統合している。患者管理モデルは，米国理学療法士協会のGuide to Physical Therapist Practice 第2版に参考のために基礎が記載してある。根拠に基づく患者治療の実践のアプローチで使われる定義と分類は，世界保健機関（WHO）の国際生活機能分類と一致する。

　各部の概要と目標を以下に述べる。理学療法士や学生，臨床家にとって，できるだけ使いやすいように構成している。

1部：根拠に基づく理学療法の実践の原則

　1部は，患者管理においてエビデンスを使用する段階を踏むために3つの章によって構成されている。根拠に基づく実践において，指導的な立場にある機関，そして個人が用いている手段と資源を，理学療法士の実践に適用あるいは引用した。

2部：エビデンスの要素

　2部の4〜8章は，研究の質を高める，もしくは下げてしまうさまざまな研究論文の特徴に着目している。これらの章の目標は第2版までと変わっていない。すなわち，新たな研究者を育成するためというよりも，読者がレビューしたエビデンスの理解を深め，彼らに自信をもたせるためのものである。

3部：エビデンスの評価

　上述の基礎的な原則は，引き続き考慮する。根拠に基づく理学療法は，学生と臨床家に最も利用可能なエビデンスを使用することを求めているが，それらはしばしばデザインが不十分である。読者は制限がある中で，そのエビデンスが役に立つかどうか，彼ら自身で決定しなければならない。

4部：エビデンスの実践

　4部では引き続き，患者管理についてのエビデンスの適用に焦点を当てている。本

書の基本的な姿勢として，個々の患者/利用者/被検者について敬意を払いつつ，エビデンスを考慮しなければならない。第3版ではこの点も更新されており，これらの更新が効率的な根拠に基づく理学療法実践の助けになることを願っている。

第3版での更新と変更

- **1章 根拠に基づく理学療法の実践**　臨床意思決定においてエビデンスが使われることが必須である理由について，さらに詳しく述べている。例えば，バイアスや研究制限などのエラーが含まれた推論である。
- **5章 研究デザイン**　質的研究デザインの方法論を読者にわかりやすく，より重要性を伝えられる内容になった。
- **9章 統計学的な謎の解明：記述統計学，10章 統計学的な謎の解明：推測統計学**　この難しい内容の理解を進めるために，研究における統計学的検定がどのように使われるか1つずつ説明した。10章は新しく難しい推測統計学について説明している。どちらの章も以前からある表を用いた簡易的な方法と臨床的に関連がある統計学的有意性のバランスについて述べている。
- **3部 エビデンスの評価**　研究デザインとバイアスを含んだエビデンス評価ワークシート改定の適用の更新が最も重要な変更である。
- **18章 患者/利用者/被検者の希望と価値観**　質的研究の例は，理学療法士が患者個々の希望と価値観を理解することができるようにすることを目的にあげられている。

■謝　辞■

　本書は，私が専門的に理学療法に携わって25年目の幕開けに出版された。若い頃，誰かに，私が著者となって3度も改訂をする本を出すと言われたら，私は誰かを笑っただろう！　しかし，多くの支援と協力により，私は今ここにいる。Jones & Bartlett Learning の Kayla Dos Santos へ，彼女の揺るぎない，忍耐強い，繊細な注意力に特別に感謝申し上げたい。読者にあなたの素晴らしさが周知されることを願っている。さらに本書に関わった同僚たちに感謝申し上げる。あなた方は，執筆時にあった私のバイアスを取り除き，新しい言い回しや表現を教示してくれた。理学療法の実践が重要な進化を遂げていく中で，これからも対話し，互いに協力できるよう願っている。

■目　次■

1部 根拠に基づく理学療法の実践の原則

1章

根拠に基づく理学療法の実践

目　標

本章を読むことで，以下のことができるようになる。

1. エビデンスを臨床現場で使う重要性が増加している状況について述べる。
2. 根拠に基づく医療，根拠に基づく実践，および根拠に基づく理学療法の定義を区別する。
3. 米国理学療法士協会の Guide to Physical Therapist Practice[1]の文脈に沿って，理学療法士の意思決定におけるエビデンスの使用について述べる。
4. 根拠に基づく理学療法の注目すべき領域について述べる。
5. 根拠に基づく理学療法の実践に関連する一般的な段階について述べる。
6. 根拠に基づく理学療法の障壁，および臨床実践にて，これらの障壁を減らすために考えられる戦略について述べる。

本章の用語

アウトカム："患者/利用者マネジメントの最終結果であり，理学療法介入の影響を含んでいる"。理学療法士による測定，あるいは，患者/利用者/被検者の自己申告によって決定される場合がある[1 (p.43)]。

エビデンス："潜在的なエビデンスを構成する出来事間の明白な関係に関する経験的観察の結果"[5 (p.6)]。

介入：患者/利用者/被検者の状態の変化に影響を及ぼすために，患者/利用者/被検者や，必要な場合には他の専門家と協力して，さまざまな理学療法の手段や技術を意図的に利用すること[1]。

活動制限（ICF モデル）："活動を実行する際に個人が直面するかもしれない困難さ"[2]。

患者中心の医療：“患者の希望や信念に応じて治療の推奨や意思決定を調整する医療。この協力関係は，事前の意思決定の共有，患者の知識の啓発，病気の自己管理に必要とされる技術の習得，および予防的なふるまいによっても特徴づけられる”[6] (p.3)。

機能障害（ICF モデル）：“重大な変異，あるいは喪失といった心身機能または身体構造の問題”[2]。

機能障害（Nagi モデル）：“(1) 正常な状態の潜在的な変化および (2) 疾患への寄与の両方に起因する解剖学的，生理学的，あるいは心理的構造もしくは機能の変性”[1] (p.30)。

機能的制限（Nagi モデル）：“典型的に起こりうる，あるいは適切な方法で，身体的行為，課題，あるいは十分な活動を実行する能力が機能障害により制約された場合に生じる”[1] (p.30)。

検査：“診断的な分類へと導く，あるいは必要に応じて他の専門職を紹介するための包括的なスクリーニング，および特定の試験的過程”[1] (p.42)。

参加制約（ICF モデル）：“生活場面で関わる，個人が経験するかもしれない問題”[2]。

診断：患者/利用者/被検者の検査から得られた“情報を統合し評価する過程”で，予後，ケアプラン，介入の分類などにつながる[1] (p.45),[4]。

生物学的妥当性：予測される様式で人の身体に作用するかもしれない合理的な期待。

能力低下（Nagi モデル）：“個人の社会文化的背景および物理的環境において必要とされるセルフケア，在宅管理，任務（仕事/学校/遊び），地域，および娯楽での役割に関連した行為，課題，および活動を実行する能力の欠如，あるいは制限された能力”[1] (p.31)。

評価：“検査中に収集されたデータに基づいて理学療法士が臨床的な判断を行う動的な過程”[1] (p.43)。

病理（Nagi モデル）：“主に細胞レベルで認識され”，“(1) 特定の集団の徴候や症状によって特徴づけられ，(2) 患者/利用者/被検者，あるいは医療従事者によって‘異常’と認識される”疾患，障害，あるいは状態[1] (p.29)。

予後：病気やその状態の自然経過，または事前に特定されたリスク因子に基づく病状の変化の予測で，“介入によって改善する度合いや回復に必要な時間を予測すること”を指す[1] (p.46)。

予防：(1) “影響を受けやすい，あるいはその可能性がある集団において標的とし

た状態を予防する”ために試みられる活動（一次予防），（2）“早期診断および早期介入を通して罹病期間，疾患の重症度，および後遺症を減らす”ために試みられる活動（二次予防），および（3）“慢性で不可逆的な疾患を有する患者において，能力低下の程度を制限し，リハビリテーションおよび機能の回復を促進させる”ために試みられる活動（三次予防）[1] (p.41)。

臨床的な専門性（専門技術・知識）：臨床技能や能力の熟達であり，知識の持続的な拡大によって伝えられ，個々の臨床家が経験，学習，および内省を通じて発展させるもの[3,4]。

はじめに

　臨床的な意思決定に**エビデンス**を用いることが，ヘルスケアの専門家や臨床現場の中で幅広く推進されている。医師の Gordon Guyatt，David L. Sackett，およびそれぞれの同僚たちは，医療の実践におけるエビデンスの使用を臨床医に通告する決定的な研究を公表している[5,7]。加えて，米国医療研究・品質調査機構，およびメディケア/メディケイドサービスセンターを含む連邦機関は，ヘルスケアの方針や診療ガイドラインを作成する際に，公表されているエビデンスの強さを評価している[8,9]。米国医師会，米国心臓協会，および米国作業療法士協会といった専門家の組織は，会員や消費者が疾患，治療，およびアウトカムに関する多様なエビデンスの情報を入手しやすいように供給源を開発している[10-12]。

　理学療法の専門家も，エビデンスの作成や利用への関与を表明している。米国理学療法士協会は，2020 年までに理学療法士が多くの活動，特に臨床においてエビデンスを使える自律的な臨床家になることを目指している[13]。根拠に基づく実践の方法や便益や障壁に関して，雑誌 Physical Therapy に多くの論文が公開されている[14-17]。数年来，この雑誌は “Evidence in Practice” という特集記事を繰り返し取り上げ，そこでは患者の症例が記述され，その後，エビデンスの評価や適用のために実施された調査が説明されている[18]。また，エビデンスの臨床への移行を促進させるために，“The Bottom Line” といった特集記事やポッドキャストを 2006 年と 2008 年にそれぞれつけ加えている。最終的に米国理学療法士協会は，臨床実践で使用するために理学療法介入に関する研究論文のデータベースである “Hooked on Evidence［訳注：現在はアクセス不可となっている］”[19] や，理学療法士の実践に関連した最新のエビデンスを効率良く入手するために設計された Web ベースのポータルである PTNow を作成している[20]。

　ヘルスケアにエビデンスを使うことへの興味の拡大は，複数の問題が収束した結果

であり，それには（1）さまざまな状況の管理における，明らかに説明不可能な臨床内容のばらつきに関する幅広い記述，（2）インフレに対して不つり合いなヘルスケアのコストの持続的な増加，（3）医療過誤を取り巻く報道，（4）以前は認められていた薬物治療の潜在的あるいは実質的な害の特定，（5）科学技術評価やアウトカム研究の流れ，が含まれている[21-24]。加えて，インターネット技術の急速な発展がヘルスケア研究の普及およびアクセスの両方を増加させている。

　関連する問題が根拠に基づく理学療法の実践を進めるように刺激しており，最も重要なことは，営利企業および政府の支払者が，支払いの適用範囲を決定する基盤としてエビデンスを用いていることである。例えば，メディケア/メディケイドサービスセンターは，慢性腰痛患者に対する経皮的神経電気刺激法 transcutaneous electrical stimulation（TENS）の使用を支持する科学的根拠が不十分であることを理由に，この物理療法を Part B の保険範囲内で利用するには患者は臨床試験に参加しなければならないと述べている[25]。この重要な発展に沿って，理学療法士は根拠に基づく実践とは何か，どのようにして機能させるのか，どのようにして臨床実践を改善させるかを理解すべきである。

何が根拠に基づくか？

　ヘルスケアへのエビデンスの使用は，本質的に同様の意味をもつ種々の用語によって表現されている。**根拠に基づく医療**は，医師に関連した用語であり，"個々の患者のケアに関する意思決定において良心的で，明確で，賢明な，現時点で最良のエビデンスを用いることである。根拠に基づく医療の実践は，個々の**臨床的な専門性**と系統的な研究による最も利用可能な臨床エビデンスの統合を意味する"[3 (p.71)]。

　"根拠に基づく実践"と"根拠に基づくヘルスケア"は，根拠に基づく医療によって記述されている行動と他のヘルスケアの専門職を結びつけるために作成されている用語である。Hicks は，次のような拡大定義を提示している。すなわち"患者ケアに影響を及ぼす決定をする際に実施されるケアは，妥当で重要なすべての情報に従った重みづけによってなされる"[26 (p8)]。両方の定義において，エビデンスは臨床的な専門性に置換されない。むしろ，専門性は臨床的な問題に対して1つの視点を提示し，エビデンスはより十分な意思決定のプロセスを伝えるために用いられる。

　用語にかかわらず，すべてのケースにおける暗黙のメッセージは，臨床的な意思決定にエビデンスを用いることは，権威者や伝統から得られた知識になんら疑問をもたず信頼してしまっていることからの脱却である，ということである。権威者は，専門的な養成課程において尊敬されている教員だけでなく，その領域において認められた熟達者かもしれない。伝統は，"これは，このような患者に対して私がいつも行ってい

ることだ”という言い回しによって表現される，熟達した習慣としての思想かもしれない。習慣は，著名な権威者によって徐々に教え込まれるかもしれないが，彼らもまた，支払い方法（“保険給付基準”）および法的手続き（“地域の標準治療”）の利用によって強化される，一地方特有の，あるいは地域的な実践規範に基づいているかもしれない。臨床の習慣は，さまざまなバイアスと関連した臨床推論の誤りや，**表1-1**で述べられているような経験に基づく問題解決の不適切さによっても強化される[27]。

　権威者や伝統が示す知識は，**生物学的妥当性**や逸話に富んだ経験に基づいて展開された診断的および治療アプローチに由来する，臨床現象の初期の理解をしばしば反映している。新しい解決方法を必要とする新しい臨床問題と対峙するには，この知識の形態はそれなりに役割をもち続けるだろう。しかし，臨床家がこの形態の知識に依存してしまうことの弱点は，“真の”効果への探究を欠く結果，無効な，あるいは害すらある検査，測定，もしくは介入を選択してしまっているかもしれない，ということである。このような認知的および経験則的な失敗は，個々の患者に関して何が間違いで，問題を扱うために何が最も効果的な手段か，ということに関する不完全で誤った結論を導くかもしれない。

　Straus らは，子宮を切除した女性，あるいは閉経後の女性に対するホルモン補充療法の使用例をしばしば提示している[28]。このような状況の女性は，生物学的な観点では，エストロゲンやプロゲステロンが失われ，それに関連して心疾患のリスクが増加しているように思われていた。このような女性の心疾患のリスクを何とかして減少させるために，失われたホルモンを補充することは道理にかなっていると思われていた。この治療の効果は，観察研究，および小規模なランダム化比較試験 randomized controlled trials（RCT）によってさらに裏づけられた[29]。しかし，アメリカ国立衛生研究所 National Institutes of Health（NIH）が資金を提供した 2002 年の大規模なホルモン補充療法研究の早期終了は，この介入の予防的効果に異議を唱えた。なかでも初期の研究結果は，エストロゲンの補充が仮説にあった閉経後女性の循環器疾患を予防していなかったことを示していた。さらに，エストロゲンにプロゲステロンを加えた長期間の治療は，女性の心臓発作，脳卒中，血栓，および乳がんの発症リスクを逆に増加させていた[23]。実際には，質の低いエビデンスによって支持されていた生物学的妥当性に基づく臨床行動の時代は，ていねいに設計されたわずかなエビデンスによって無効となった。この例は極端であるが，ヘルスケア提供者は，限られたエビデンスによって支持されている権威的，および伝統的な実践の根底にある事実について，意図的に再評価することが重要である。

表 1-1　臨床推論におけるバイアスおよび経験則的な失敗の例

推論バイアスのタイプ	問題の本質	臨床的管理の結果
確信バイアス ascertainment bias	以前に抱いた特定のアウトカムへの期待に基づいて臨床家が結論を導いているときに生じる（例えば，ある女性が以前から仕事の不満を訴えていたため，腰痛経験を大げさに考えていると，理学療法士が決めつける）	理学療法士は，女性の腰椎の関節制限を特定する臨床検査の手続きをしない
検証バイアス confirmation bias	臨床家が仮説を検証する情報に対して選択的に焦点を当てるときに生じる（例えば，超音波療法で改善した肩に癒着性関節包炎のある患者だけ覚えていて，それと同じ手法で改善しなかった同疾患の患者を忘れている）	理学療法士は，物理療法に対する患者の反応に関係なく，すべての肩の癒着性関節包炎の患者へ超音波療法を適用する
新近性効果 recency effect	特徴的な患者の症状や反応は覚えやすいので，それらが一般的な現象であると臨床家が思いこむときに生じる（例えば，線維筋痛症の診断を受けた，最後に担当した2人の患者が男性だったため，線維筋痛症は女性よりも男性のほうがより一般的だと理学療法士が思い込む）	理学療法士は，上背部に全体的な痛みをもつすべての男性を線維筋痛症患者に分類する
	または	
	特徴的な患者の症状や反応は覚えにくいので，それらは一般的な現象でないと臨床家が思い込むときに生じる（例えば，新卒の理学療法士は，皮膚節性パターンに現れる痛みのさまざまな原因をどのように区別すべきか覚えていない）	特発性急性症状をもつ人において，帯状疱疹による神経根痛が原因の痛みを，椎体関節の制限が原因の痛みであると理学療法士が誤解する
代表的排他性 representativeness exclusivity	予定した治療セッションで回復した患者だけに基づき，症状や反応について臨床家が結論を導くときに生じる（例えば，一連の治療を終えていないパーキンソン病患者と比べた，治療を終えた患者の経験から，ある特定のバランスプログラムがすべてのパーキンソン病患者のためになると理学療法士が思い込むこと）	理学療法士は，バランス管理のために紹介されたすべてのパーキンソン患者に対して，まったく同じ方法でバランスプログラムを適用する
価値バイアス value bias	臨床家の目からみたアウトカムの重要性がアウトカム発生の可能性をゆがめるときに生じる（例えば，急性期の有痛性状態における診断未確定の骨折についての理学療法士の関心は，特定の状況下における骨折の罹患率に関するデータよりさらに強くなる）	理学療法士は，検証された臨床的予測ルールを使わず，急性の有痛性状態にあるすべての人に対してX線検査を紹介する

Adapted with permission from John Wiley and Sons. Croskerry P. Achieving quality in clinical decision making: cognitive strategies and detection of bias. *Acad Emerg Med*. 2002; 9(11): 1184-1204.

根拠に基づく理学療法の実践

　これらの背景に留意しつつ，本書では専門的，および臨床的な参照枠組みを絞り込むために，**根拠に基づく理学療法の実践** evidence-based physical therapist practice（EBPT）という用語を採用している。EBPT の定義は，エビデンスの使用に関する過去に確立された概念と一貫性をもたせるべきであるが，理学療法の実践の特殊性も反映すべきである。

　米国理学療法士協会の Guide to Physical Therapist Practice, Second Edition は，もともと Nagi によって明確化され，拡張された障害モデルを根底とする専門職として理学療法を確立している[1]。**図 1-1** に示された枠組みは，世界保健機関 World Health Organization（WHO）の国際生活機能分類 International Classification of Functioning, Disability and Health（ICF）によって示されている**障害**のより現代的な視点と大部分が調和している[2]。このモデルは，個人の健康，ウェルネス，疾病，および能力障害の認識を形づくる社会的文脈と同様に，患者/利用者/被検者の状況に関する臨床的側面を描写している。この枠組みの中で理学療法士は，**病理，機能障害**（ICF では心身機能および構造の機能障害），**機能的制限**（ICF では活動制限），能力低下（ICF では参加制約）が特定されている個人に対して，検査，評価，診断，予後予測，そして介入を行う。健康，**予防**，およびウェルネスを必要としている人々もこれに含まれる。こ

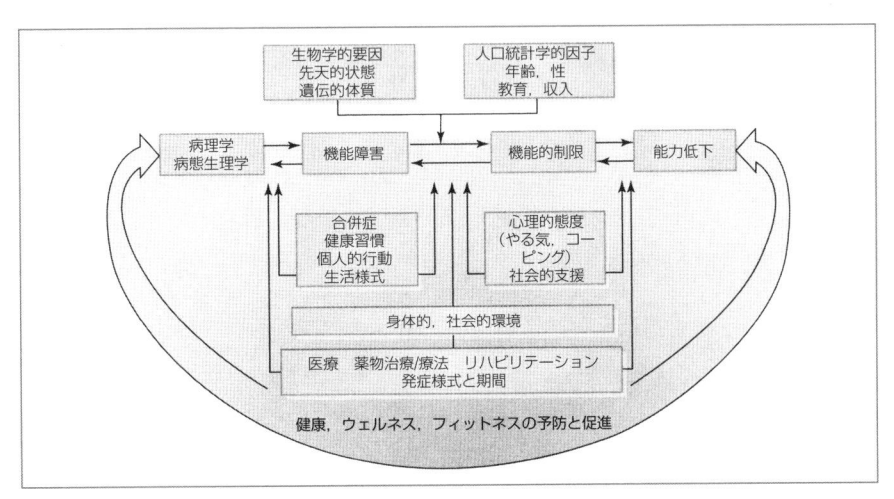

図 1-1　拡張された障害モデル
Guide to Physical Therapist. 2nd ed. *Phys Ther*. 2001; 81 (1): 9-746. Reprinted with permission of the American Physical Therapy Association. Copyright © 2001 American Physical Therapy Association.

れら専門的行動は，**患者/利用者マネジメント**という言葉に集約される。最後に，マネジメントの過程は，知識，理解，目標，希望，そして彼あるいは彼女らの状況評価がケアに関する理学療法の計画の作成や実行に統合されている参加者として患者あるいは利用者を組み入れる。

　根拠に基づく医療の意図に加え，理学療法の実践の特殊性を反映している EBPT の定義をここに示す[1,30]。

> 　　根拠に基づく理学療法の実践は，患者/利用者/被検者のアウトカム，およびQOL を最適化するために，"臨床判断を伴った最も利用可能なエビデンス"と，患者/利用者/被検者の希望，および価値観を統合し，また，理学療法サービスが提供されているより大きな社会的文脈が考慮された，患者/利用者/被検者の理学療法マネジメントについての "開放的で思慮深い臨床的な意思決定" である。

"開放的 open" という用語は，理解可能な用語と彼あるいは彼女らの推奨に関する詳細を明らかにする過程という意味を含んでおり，（1）結論にたどりつくまでにとられた手順，（2）根底にある理論的根拠，および（3）行為の実行，および拒否による潜在的な影響，を含んでいる。"思慮深い臨床的な意思決定" は，倫理，標準的なケア，および法的あるいは規制への配慮を含んだ専門的な文脈における，さまざまな選択に関する理学療法士によるリスクと便益の評価を意味している[31]。"最も利用可能なエビデンス" は，理学療法士が患者/利用者マネジメントを行ううえで理学療法士がもつ疑問に関連した，最新で，慎重に設計された研究を意味している。"希望および価値観" は，どの選択肢を重要視するべきか，という点に関する患者/利用者/被検者固有の希望，関心，および期待であり，理学療法士と患者/利用者/被検者の間における共同的な意思決定に最終的に反映されなければならない。この点は，米国医学研究所によって明確化された**患者中心の医療**の強調と同様である[6]。最後に，"より大きな社会的文脈" とは，ヘルスケアサービスの提供や支払いの管理に関する規律を含んだ，社会的，文化的，経済的，政策的影響を意味している[32]。**図 1-2** に，EBPT の図解を示す。

根拠に基づく理学療法の実践の焦点領域

　根拠に基づく理学療法の実践に関心のある臨床家は，当然のように，"何のエビデンス？" と尋ねるかもしれない。患者/利用者マネジメントのモデルは，個々の要素を考慮する際にこの質問に対する答えを提示する[1]。**検査**や**評価**を行うために，理学療法士は靭帯へのストレステストや筋力および可動域の定量化などの検査結果および測定値

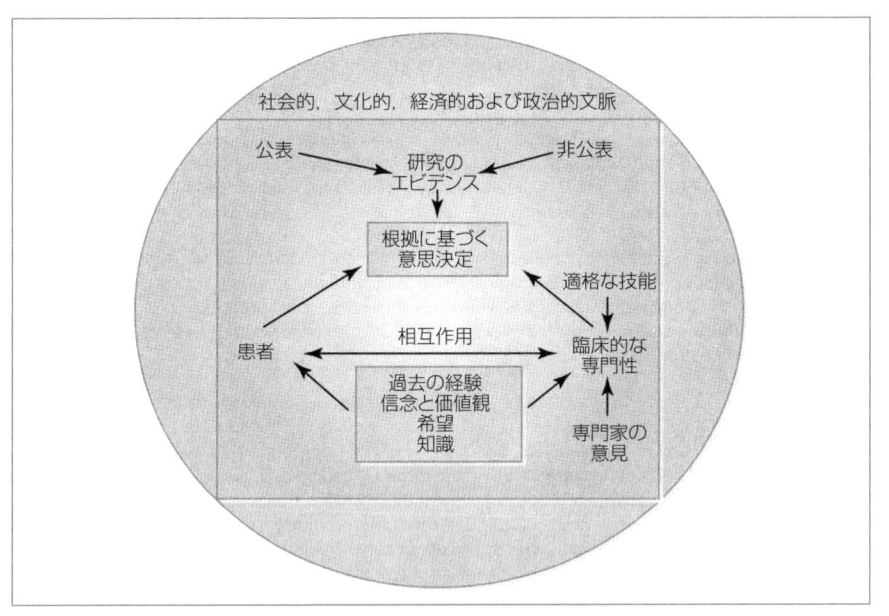

図 1-2　社会的文脈における根拠に基づく理学療法の実践

This was published in *Evidence-Based Healthcare: A Practical Guide for Therapists*, Tracy Bury & Judy Mead, Page 10, Copyright © 1999 by Elsevier. Reprinted with permission from Elsevier.

の幅広く多様な所見を選択，適用，および解釈しなければならない。同様に，結果的に痛みとなっている状態の正確な**診断**は，適切に概念化，および検証された分類体系を基礎とする。エビデンスは，理学療法士が患者/利用者/被検者の問題を正しく特定し，数値化し，分類し，結果としてサービス提供の効率性と有効性を高めるために最善の技術を選択することに役立つかもしれない。

　予後とは，状態の自然経過，あるいは理学療法の治療，もしくは予防的活動による結果を反映する可能性のある患者/利用者/被検者の将来の状態の予測である。予測能力は，特定の方向へ導く指標やリスク因子の特定と同様に，問題の事象に関する理学療法士の理解（すなわち，正確な診断）に依存する。すべての症例において，患者/利用者/被検者の身体的，心理的，行動的，および環境的状況に関する多数の特性の何が関心のあるアウトカムを最も予測できるか，理学療法士は特定しなければならない。エビデンスによって，最も正確な予測を生み出す最も明白な因子を特定できるかもしれない。

　介入の選択は，"有効なことをする"ため（恩恵）と"害を与えない"ため（無害）という提供者が有する 2 つの責任のため，患者/利用者マネジメントにおける特別な

重みづけがなされる手順である。永続的な障害や死亡といった深刻な結果のリスクが疑問のある介入に存在する場合，このバランスにおいて行為の利害関係は強まる。大半の理学療法はこの意味において"高い危険性"はない。しかし，良好な効果をもたらさず，危険性の低い介入の適用は，適切とはいえない。通常の臨床では，患者が痛みのある状態を呈しており，理学療法士はどういった物理療法，運動，あるいはそれらの組み合わせがこの患者にとって最も効果的か判断しなければならない。エビデンスは，効果や害に関する情報を提供することで，リスク-便益解析において理学療法士および患者/利用者/被検者の役に立つかもしれない。

　患者/利用者マネジメントの過程の最終成果は**アウトカム**と呼ばれ，治療効果とは区別されるべきである[32]。前者は患者/利用者/被検者の視点から，一連のケアの終わりに生じる結果に焦点が当てられる。例えば，職場復帰は外来理学療法の管理の後に続く一般的なアウトカムである。逆に，治療効果は変化を表しており，あるとすれば，個人が働くことを妨げるような問題が根底にある。アウトカムはたいてい，"患者は痛みなく6時間働ける"といったように機能的な用語で述べられる。そのような記述は，一連の理学療法のケアに対する患者/利用者/被検者の目標を反映している。しかし，標準化されたアウトカム測定値の利用は，似たような問題をもつ患者/利用者/被検者間の比較だけでなく，一個人の一連の経過の分析を可能とする。機能障害を定量化したり診断を助けたりするために使用される検査や測定を選択するために，理学療法士は心身機能と構造の障害，活動制限，参加制約，あるいは健康関連QOLの変化という観点から，標準化されたどのアウトカム測定方法が最も弁別的な情報を提供するのか決断しなければならない。利用可能なエビデンスの再吟味は，どのアウトカムが利用可能で，一貫した有意義な方法のもとでどの測定手段が変化を検出できるか理学療法士が判断することを助ける。

根拠に基づく理学療法の実践の過程

　根拠に基づく理学療法の実践の過程は，患者/利用者/被検者の問題あるいは懸念に対する疑問から始まる。疑問の答えに関連するエビデンスの検索には，患者/利用者/被検者への適用可能性の決定と同様に，利点に対する評価と結論が続く。評価に関する結論を下すために，理学療法士は患者/利用者/被検者との明示的な議論を通して，臨床的な専門性，および患者/利用者/被検者の価値観や希望に関する状況の中でエビデンスを評価する。最後に，理学療法士と患者/利用者/被検者は連携して，管理過程において次の手順を特定し実行することになる。

　EBPTの過程はさまざまな要因に依存する。最初に，何がわからないのか認識するために，患者/利用者/被検者の状態について十分な知識を必要とする。別の言い方を

すれば，患者/利用者/被検者が自分たちの状況について完璧な情報をもっているということを積極的に想定しておく必要がある。加えて，理学療法士は，どの情報はエビデンスが強く，どの情報はエビデンスが弱いかというエビデンスの評価の過程に関する知識を身につけるか，あるいはそれにアクセスしなければならない。次に，理学療法士はオンラインデータベース，あるいは雑誌の電子出版物の充実によってかなり改善された状況にあるエビデンスにアクセスする必要がある。しかし，これらの資源の利用可能性は，特に効果的な検索戦略の洗練を考えていなければ，有意義な使用は保証されない。3番目に，理学療法士は，エビデンスを評価したり，実践にエビデンスを統合したりするために検索する時間を必要とする。忙しい臨床現場において，時間は書類業務や紹介元および支払業者との議論のような管理業務に充てられる限られた商品といえる。クリニックあるいは部門全体がEBPTの哲学を採用しない限り，1人の理学療法士がこのような行動を通常の患者/利用者マネジメントに組み込むことは難しいかもしれない。

　Jetteらが行った調査の結果は，EBPTに必要ないくつかの特徴はその実行が妨げられていることを示唆している[16]。大半の回答者（$n=488$）はエビデンスが実践に必要でケアの質を改善させると確信しているが，対象者の67％はEBPTの実践の3つの障壁のうち第1位を"不十分な時間"としている。ほぼすべての回答者（96％）は，彼らにはエビデンスの利用可能性があったことを示している。しかし，65％は典型的な1カ月においてエビデンスを検索したのは2回以下と報告している。また，効果的な検索戦略を実行する能力（34％），エビデンスを評価する能力（44％），および"オッズ比"（47％）や"信頼区間"（37％）といった用語が使われている結果を解釈する能力の自己評価が低いことが示されている。最後に，資格を取得して数年経過した年長の理学療法士は，必要な練習を行おうとせず，効果的なEBPTに必要なスキルについて熟知せず，自信もない傾向にある。

　それゆえ，EBPTの障壁を減らすためにできる効果的なことは何か？　忙しい日々の中で患者/利用者/被検者の治療に関する一貫した行動を実行するには，明らかに哲学的な思考の転換が必要である。技術的な観点からの管理的支援（例えば，インターネットのアクセス）は，スケジュールに割り当てられる理学療法士の時間と同様に必要である。時間の問題は，臨床家による簡易的な再吟味のためのエビデンスの位置づけ，要約，評価を行うサービスの利用によっても助けられるだろう。しかし，これらのサービスによって用いられた方法がエビデンスの質の評価を提示するのに十分厳密かどうかは，理学療法士が判断しなければならないことに注意を払うべきである。理学療法のエビデンスに特化しているデータベースもまた，検索過程の有効性を強化している。

　最終的に，EBPTに従事する能力は，他の技術と同様に一貫した実践を必要とする。

その過程は個々の患者/利用者/被検者とともに初回に会った際に生じた疑問から始まる。例えば，

● どの検査であれば，この人の問題の正確な分類を提示できるか？
● この問題が扱われなかったら，どのような活動制限が予想されるだろうか？
● 心身機能や構造の障害に対して提供できる最も有効な介入は何か？
● 介入が成功するかどうか，どうすれば知ることができるだろうか？
● この一連の治療の結果によるこの人の QOL の変化をどうすれば捉えられるだろうか？

　これらの疑問を意識的に考えようとする理学療法士の意思が，EBPT の最初の段階である。その人の自由で挑戦的な仮定や現在の知識を展開させるには練習が必要であるため，"意識的に"という言葉が強調される。この行動がその人の通常業務の一部にならなければ，時間的に効率良く，一貫した方法で EBPT を実行するのは難しいだろう。

まとめ

　臨床的な意思決定においてエビデンスを用いることは，治療の質を改善することへの要求のほかに，実務の多様性や増加するヘルスケアの費用にも呼応して，多くの医療専門職の中で進められている。あらゆる専門職において根拠に基づく実践は，以前は調べられていなかった情報を評価するためにエビデンスを使用することで，権威者や伝統に由来する知識への依存を減少させる。根拠に基づく理学療法士の実践は，患者/利用者/被検者および理学療法士のより大規模な社会的背景の中で，最も利用可能なエビデンス，臨床的な専門性，および患者/利用者/被検者の希望と価値観を統合した，患者/利用者/被検者の理学療法の管理に関する開放的で思慮深い意思決定である。エビデンスは，測定，診断，予後，介入，およびアウトカムについての意思決定を支援するために使われる。EBPT に必要なことは，この本文内にて記載された必要な技術を入手したり実践したりする意思と同様に，自身の仮定に挑戦する意思，患者/利用者/被検者に関連した臨床疑問を展開させる能力，エビデンスへのアクセス，エビデンス評価に関する知識，およびこれらすべてを行うための時間である。

演 習

1. 医療において，根拠に基づく理学療法に重点を置くよう促してきた 2 つの因子を述べてください。エビデンスはどのようにしてこれらの問題や懸念に対して強調されるのでしょうか？
2. 以下の 3 つから由来する臨床的知識の強みと弱みについて述べてください。
   a. 権威者
   b. エビデンス
   c. 伝統
3. 現在の理学療法の実践において，それぞれの形態の知識に関する特異的な例を述べてください。
4. 患者/利用者マネジメントの過程に関する各段階に対して，エビデンスが果たす潜在的な貢献について述べてください。
5. EBPT における患者/利用者/被検者の役割を述べてください。
6. Jette らの研究[16]を改変した図 1-3 にある質問紙に答えてください。EBPT に参加するためのあなたの意思や準備について，あなたの答えは何を教えてくれるでしょうか？
7. 前の質問に対するあなたの結論に基づいて，EBPT に参加するあなたの能力を高めるために必要な 2 つの変化を明らかにしてください。それぞれの変化に対して，正しい方向へあなたを導くために実行できる 1 つの戦略を明らかにしてください。

付録

根拠に基づく実践（EBP）の質問紙

質問紙のこのセクションでは，EBP に関する個人的な態度，使用や認識された便益と限界について尋ねます。

以下の項目について，あなたの回答を示す適切なボックスに×をマークしてください。

1. EBP の適用は理学療法の実践に必要である。
   □ まったく同意しない　□ 同意しない　□ どちらでもない　□ 同意する　□ 強く同意する
2. 文献的，および研究の知見は私の日々の実践に役立つ。
   □ まったく同意しない　□ 同意しない　□ どちらでもない　□ 同意する　□ 強く同意する
3. 私には日々の実践においてエビデンスの利用を増やす必要がある。
   □ まったく同意しない　□ 同意しない　□ どちらでもない　□ 同意する　□ 強く同意する
4. EBP の採用は理学療法士に不合理な要求を上乗せする。
   □ まったく同意しない　□ 同意しない　□ どちらでもない　□ 同意する　□ 強く同意する
5. 私は EBP を実践に組み込むために必要な技術の学習や改善に関心がある。
   □ まったく同意しない　□ 同意しない　□ どちらでもない　□ 同意する　□ 強く同意する
6. EBP は患者の治療の質を改善する。
   □ まったく同意しない　□ 同意しない　□ どちらでもない　□ 同意する　□ 強く同意する
7. EBP は私の臨床的な実践状況に関する制約を考慮していない。
   □ まったく同意しない　□ 同意しない　□ どちらでもない　□ 同意する　□ 強く同意する

図 1-3　根拠に基づく実践（EBP）に関する信念と態度の質問紙

8．私が EBP を実践に組み込めば，保険償還率は増加するだろう。
　　☐　まったく同意しない　☐　同意しない　☐　どちらでもない　☐　同意する　☐　強く同意する

9．私が患者に活用している大半の介入を支持する強いエビデンスが欠けている。
　　☐　まったく同意しない　☐　同意しない　☐　どちらでもない　☐　同意する　☐　強く同意する

10．EBP は患者の治療についての意思決定に役立つ。
　　☐　まったく同意しない　☐　同意しない　☐　どちらでもない　☐　同意する　☐　強く同意する

11．EBP は患者の希望を考慮していない。
　　☐　まったく同意しない　☐　同意しない　☐　どちらでもない　☐　同意する　☐　強く同意する

以下の項目では，典型的な 1 カ月間におけるあなたの回答を示す適切なボックスに×をマークしてください。

12．臨床実践に関連する研究のレビュー/文献を読む。
　　☐　≦1 編以下　☐　2-5 編　☐　6-10 編　☐　11-15 編　☐　16 編以上

13．臨床的な意思決定において専門的な文献および研究の知見を使用する。
　　☐　≦1 回以下　☐　2-5 回　☐　6-10 回　☐　11-15 回　☐　16 回以上

14．実践に関連した文献/研究を検索するために MEDLINE やその他のデータベースを使う。
　　☐　≦1 回以下　☐　2-5 回　☐　6-10 回　☐　11-15 回　☐　16 回以上

以下のセクションでは，診療ガイドラインの個人的な使用や理解について尋ねます。診療ガイドラインは，特定の疾患を有する患者の治療について標準的な設計書を示しており，また，有効性に関する最も科学的なエビデンスや利用可能な専門家の意見を組み込んだ，公式的で合意の得られた過程を通じて作成されています。
以下の項目について，あなたの回答を示す適切なボックスに×をマークしてください。

15．診療ガイドラインは実践に関連したトピックスに使える。
　　☐　はい　☐　いいえ　☐　わからない

16．私は実践の領域に適合する診療ガイドラインを積極的に探している。
　　☐　まったく同意しない　☐　同意しない　☐　どちらでもない　☐　同意する　☐　強く同意する

17．私は実践において診療ガイドラインを使用している。
　　☐　まったく同意しない　☐　同意しない　☐　どちらでもない　☐　同意する　☐　強く同意する

18．私は診療ガイドラインがオンラインで利用できることを知っている。
　　☐　はい　☐　いいえ

19．私はオンラインの診療ガイドラインを入手できる。
　　☐　はい　☐　いいえ

20．私は患者の希望を診療ガイドラインと統合させることができる。
　　☐　まったく同意しない　☐　同意しない　☐　どちらでもない　☐　同意する　☐　強く同意する

以下のセクションでは，情報を入手するための資源の利用可能性や，それら資源を使う技術について尋ねます。
以下の項目について，あなたの回答を示す適切なボックスに×をマークしてください。あなたの“施設”を参照している項目では，あなたの臨床的なケアの大半における実践の状況を思い浮かべてください。

21．私は紙媒体の専門的な雑誌を通じて最新の研究にアクセスしている。
　　☐　はい　☐　いいえ

22．私には施設にて重要なデータベースやインターネットにアクセスする能力がある。
　　☐　はい　☐　いいえ　☐　わからない

図 1-3　根拠に基づく実践（EBP）に関する信念と態度の質問紙（つづき）

23. 私には自宅，あるいは施設以外の場所で関連のあるデータベースやインターネットにアクセスできる。
　　□　はい　□　いいえ　□　わからない

24. 私の施設は実践において最新の研究の利用をサポートしてくれる。
　　□　まったく同意しない　□　同意しない　□　どちらでもない　□　同意する　□　強く同意する

25. 私は学術的な養成校教育の一環として EBP の基礎を学んだ。
　　□　まったく同意しない　□　同意しない　□　どちらでもない　□　同意する　□　強く同意する

26. 私は実践に関連する研究をみつけるための検索戦略について，公式なトレーニングを受けている。
　　□　まったく同意しない　□　同意しない　□　どちらでもない　□　同意する　□　強く同意する

27. 私は医学的な検索エンジン（例えば，MEDLINE や CINAHL）に慣れている。
　　□　まったく同意しない　□　同意しない　□　どちらでもない　□　同意する　□　強く同意する

28. 私は学術的な養成校教育の一環として，研究論文の批判的吟味について，公式なトレーニングを受けている。
　　□　まったく同意しない　□　同意しない　□　どちらでもない　□　同意する　□　強く同意する

29. 私は専門的な文献を批判的にレビューする能力に自信がある。
　　□　まったく同意しない　□　同意しない　□　どちらでもない　□　同意する　□　強く同意する

30. 私は臨床疑問に答えるための関連研究をみつける能力に自信がある。
　　□　まったく同意しない　□　同意しない　□　どちらでもない　□　同意する　□　強く同意する

以下の項目では，各項目につき 1 つだけボックスに×をマークしてください。

31. 以下に関する私の理解は，

	完全に理解している	少し理解している	理解していない
a．相対リスク	□	□	□
b．絶対リスク	□	□	□
c．システマティックレビュー	□	□	□
d．オッズ比	□	□	□
e．メタアナリシス	□	□	□
f．信頼区間	□	□	□
g．異質性	□	□	□
h．出版バイアス	□	□	□

以下の項目について，上位 3 つを選んで順位をつけ，適切なボックスに数字を入れてください（1＝最も重要）

32. 臨床実践において，EBP の活用を妨げる 3 大障壁
　　□　不十分な時間
　　□　情報源の乏しさ
　　□　研究技術の乏しさ
　　□　文献を批判的に吟味する能力の低さ
　　□　自分が担当している患者集団に文献の知見を適用する能力の乏しさ
　　□　ユニークな特徴をもった個々の患者に研究の知見を適用できないこと
　　□　統計解析の理解の乏しさ
　　□　施設における同僚の集団的サポートの乏しさ
　　□　無関心

図 1-3　根拠に基づく実践（EBP）に関する信念と態度の質問紙（つづき）

Jette DU, Bacon K, Batty C, et al. Evidence-based practice: beliefs, attitudes, knowledge, and behaviors of physical therapists. *Phys Ther.* 2003; 83(9): 786-805. Reprinted with permission of the American Physical Therapy Association. Copyright © 2003 American Physical Therapy Association.

2章

エビデンスとは？

目　標

本章を読むことで，以下のことができるようになる。

1. "利用可能な最良の臨床的エビデンス"という概念について述べる。
2. 望ましいエビデンスの一般的な内容と特徴，およびそれらが評価のための論文選択に及ぼす影響について述べる。
3. 理学療法におけるエビデンスの種々の形式と，臨床疑問を解決するためのそれらの使用方法について述べる。
4. 各臨床疑問に関するエビデンスの階層の目的と原則について述べる。
5. エビデンスの階層の限界と，実践でのエビデンスの使用に対する階層性の影響について述べる。

本章の用語

エビデンス："潜在的なエビデンスを構成する出来事間の明白な関係に関する経験的観察の結果"[6] (p.6)。

横断的研究：ある一定期間中の一時点，または定義された期間内に生じた現象に関するデータを収集する研究[5]。

概要："選択した個別の研究もしくはシステマティックレビューの簡潔な説明"[4]。

効果：ある介入またはサービスが，理想的な臨床状況下で望ましいアウトカムをもたらす程度[1]。

後方視的デザイン：診療記録，保険請求書，アウトカムのデータベースのような過去の情報を使用する研究手法。

査読：1人または複数の専門家による研究に対する判定の過程。通常は論文が出版目的に投稿された場合や助成金の審査のために応募された際に実施される[1]。

システマティックレビュー：個々の調査研究が集められ，蓄積された特定のトピックに関するエビデンスの強さについて結論を得るために批判的に吟味される方法であり[5]，"統合体 synthesis" ともいわれる[4]。

システム："患者にとって現時点で最適なエビデンスと個々の患者の特性を自動的に結合させ，患者管理に関する重要な情報を治療者に提供するもの。具体的なものとしてコンピュータを用いた支援システムがある"[4]。

実験的デザイン：無作為に対象者を群に割り付け，少なくとも1つの群の独立変数に対して目的をもった操作介入を行い，測定を実施する研究デザイン。独立変数とアウトカムの因果関係を調査することが多い[7,8]。

縦断的研究：時間経過とともに起こる現象を観察する研究[1]。

準実験的デザイン：1つのみの対象者群または対象者の群割付における無作為化が行われていない研究デザイン。対象者の管理された操作は維持される[10]。

症例報告：今後の研究の基礎となるかもしれない患者/利用者マネジメントに関する詳細な記述[2]。

シングルシステムデザイン：1人の被検者が実験条件とコントロール（あるいは対照）条件を交互に受ける準実験的デザイン[7]。

診療ガイドライン："特定の状況において，医療従事者と患者が適切な臨床判断を行うことを支援する目的で系統的に作成された指針"[3 (p.2)]であり，"要約"とも呼ばれる[4]。

生物学的妥当性：予測される様式で人の身体に作用するかもしれない合理的な期待。

生理学的研究：実験室で実施されるような細胞や生理機能に焦点を当てた研究方法[5]。

前方視的デザイン：一定の期間，被検者を将来に向かって追跡する研究デザイン。

ナラティブレビュー（文献レビュー）：系統的な検索や選択的手法を取り入れない，または研究の利点について重要な価値判断を用いない先行研究のレビュー[9]。

バイアス：真実から系統的に偏った結果や推論，"またはそのような偏りを引き起こす過程"[1 (p.251)]。

非実験的デザイン（観察研究）：対象者に対する操作介入をしない研究デザイン[7]。加えて，割付がなされる場合，その割付は元来の患者特性または活動に基づいて行われる[5]。

有効性：ある介入またはサービスが，通常の臨床状況下でどのくらい望ましいアウトカムをもたらすかの程度[1]。

ランダム化比較試験（ランダム化臨床試験，ランダム化比較臨床試験，RCT）：実験群かコントロール（対照）群のどちらか一方に被検者を割り付ける無作為化の過程を用いる臨床研究。実験群の被検者は介入か予防手段を受け，実験的操作を受けなかったコントロール群の被検者と比較される[7]。

はじめに

　患者/利用者/被検者を管理する過程で，理学療法士の意思決定を伝えるために，エビデンスを利用することが求められる事例が生じている。この主張は"何がエビデンスになりうるのか？"という疑問を生む。ある事象同士の関係に関する経験的な観測も根拠となり得る[6] (p.6)という Guyatt と Rennie の考え方は，さまざまなタイプのエビデンスが臨床における意思決定の中に存在することを示唆している。エビデンスの選択には，先行研究，診療ガイドライン，患者/利用者/被検者の記録や過去の症例の振り返りによるものが含まれるかもしれないが，これらに限ったものだけではない。しかし，Sackett らの示した"利用可能な最良の臨床的エビデンス"の観点からいえば，今あるエビデンスの利点を生かして治療の優先順位を決定していく方法は，臨床家の選択を誘導するために欠かせないものであるといえる[11]。本章では，利用可能なエビデンスの形や一般的な特徴とそれらを順位づける階層性について述べる。

望ましいエビデンスの一般的な特徴

　理学療法士が利用可能なさまざまなエビデンスを確認する際に，最初の検索で考慮すべきいくつかの一般的特性を知っていると便利である。基本的な質の指標として役立つ内容と手順の両方を考慮することが望ましい。

　1つ目の内容の基準は，理学療法士がどのような種類の答えを望んでいるか，ということである。検査，診断，予後，介入（予防的方法も含む），アウトカムに関する患者/利用者マネジメントの要素によって，エビデンスの展開と適用可能性のある焦点領域が決まる。個々の患者に関連していると理学療法士が考えている検査，測定，分類方法，予後因子，治療技術，臨床予測ルールやアウトカムに絞ってエビデンスを扱うことが理想である。

2

　2つ目の内容の基準は，研究の対象者が誰かということである。望ましいエビデンスには，研究成果を個々の患者に適用する理学療法士の能力を向上させるための，担当している患者/利用者/被検者に類似した対象が含まれている。関心のある一般的な属性としては，患者の診断名，病気の重症度，問題が生じている期間，機能の状態，障害の程度，年齢，性別，人種および患者/利用者マネジメントが行われている臨床場面などが含まれるだろうが，これらに限ったものだけではない。

　基本的な手順の2つの特徴は，エビデンスを選択する過程にも同様に関係する。研究論文が査読を受けているか否かは考慮すべき重要なことである。**査読**とは，各分野のスペシャリストによって論文として掲載される利点のある内容かどうかが審査される過程をいう。通常の審査基準としては，研究デザインおよび実施が適切であるか，特定の分野または当該の学術誌が扱っている分野に研究結果が適合しているか，そのトピックに関する知識の蓄積へ貢献しうるものか，より重要ではないが記載方法は適切か，などが一般的に審査される[1]。この査読による精査は，質の低い研究を取り除くスクリーニングとしても機能するものである。

　研究プロジェクトが終了してから論文として掲載されるまで，多くの場合は1年またはそれ以上の期間を要するため，関心ある論文が出版される時期はもう1つの手続き上の特徴であろう[6]。近年行われているインターネット上への直接的な論文公開の多くは，まちがいなくこの時間を解消している。いうまでもなく，医療技術と医薬品の目覚ましい進歩はヘルスケアを劇的に変え続けている。結果として，比較的古い研究を現在の患者の治療に反映させにくいという問題を生んでいるかもしれない。この仮定の例として，多くの疾患修飾薬が進歩したことで，15年前に示された多発性硬化症患者に対する有酸素運動の効果を直接患者に期待することが現在では難しくなっている[12]。しかし，技術に疑問がある際には，時期が古いというだけで過去の研究の価値を否定すべきではなく，評価された内容は研究された時期から変わらず存在していることも同時に理解しておく必要がある。

　表2-1は，エビデンスを活用する上での4つの一般事項をまとめたものである。しかし，これらの項目はあくまで"望ましい"ということを示すものであり，エビデンス検索時の"必須"ではないことに注意する必要がある。この用語の選択は意図的なものであり，理学療法の業務に関連した研究の幅と深さを今後も広げていくための数

表2-1　エビデンスの検索の際に有用な，研究を選択するための4つの望ましい特徴
1．その研究は，理学療法士が答えようとしている特定の臨床疑問を扱っているか
2．その研究の対象は，理学療法士が臨床で関わる患者/利用者/被検者に類似しているか
3．その研究は，査読を受けた上で公表されたか（文書，電子版）
4．その研究の背景と使用された技術は，現代医療に合致しているか

多くの実施すべき研究課題がいまだに存在することを意味する。理学療法士は患者/
利用者/被検者に関する多くの臨床疑問を抱えたままであり，限られた様式の中で，い
まだに解決されていない問題が存在している。"利用可能な最良の臨床的エビデンス"
を検索するという行為自体が，査読を受けていない論文や理学療法士の関わっている
対象を含んでいない論文を選別することに結果としてつながるかもしれない。また，
臨床場面に合致した興味ある臨床試験や技術の研究が存在しないこともある。数少な
い利用可能なエビデンスしか存在しない場合に，このような限られたエビデンスをど
のように最適に使用していくのかを決定することが，根拠に基づいて実践する理学療
法の課題である。

エビデンスの型

　前述したとおり，エビデンスの型には学術誌に掲載されたものから患者の記録や振
り返りによるものまですべてが含まれる可能性がある。ヘルスケア分野における根拠
に基づく実践では，客観的かつ公平的な結果を提供する可能性があるため，臨床での
理学療法士の意思決定は研究結果に基づいて行うべきだと強調されている。研究デザ
インにはさまざまな選択肢がある。重要なことは，この多様な研究デザインは，さま
ざまな患者/利用者/被検者の臨床疑問を解決するために適用されるものである。ま
た，診断検査の有用性の検証は，ある介入が有効であるかを判断するための方法とは
異なる必要がある。結果として，理学療法士は知りたい情報に応じて求めるエビデン
スを予測すべきである。本章の最後では，さまざまな研究デザインの概要とそれらの
利点について説明したい。

研究デザイン：概観

　エビデンスの型は，研究デザインそのものとその強固さによって序列が決まる（図
2-1）。この序列の1つの極には，研究結果に影響を及ぼすバイアスの発生を減らすた

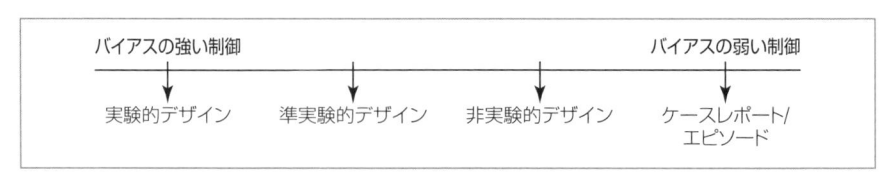

図2-1　各研究デザインのバイアス制御に関する連続性

めに，研究デザインの中で最大限の制御を課そうとする研究がある。**バイアス**とは，研究の中で制御されていない（または望まない）影響の結果生じる，系統的な真実からの逸脱である[1]。多くの研究者は，バイアスの影響を最小限にするために，**ランダム化臨床試験** randomized clinical trial，**ランダム化比較試験** randomized controlled trial，**ランダム化比較臨床試験** randomized controlled clinical trial という研究デザインの最適な特徴について言及している[1,5,7]。これらの3つ方法は，一般的に"RCT"と略され，**実験的デザイン**に分類される。これらの呼称の違いに関係なく研究者が意図することは同じであり，対象者を2群もしくはそれ以上の群に無作為に割り付け，さらに，調整した実験的介入を行うことで望ましくない影響の軽減を期待する。この研究デザインの変形は**シングルシステムデザイン**であり，1人の対象者が介入を受けて効果を判定され，実験条件とコントロール条件を交互に設定するものである[7]。

　RCTとシングルシステムデザインは，実験的介入が効果的なのか，介入は対象者にとって利益もしくは害を与えるものか，という疑問に答える上で最適な研究デザインである。高度に管理された理想的な条件下で実施された研究は，治療の**有効性**に焦点を当てることができる。例として，外傷性脳損傷患者が無作為に割り付けられた上で，静かな研究室でバランストレーニングが実施されている研究があげられる。このような環境は，求められる動作に集中でき，注目すべき患者の能力に対する妨害を排除する。一方で，同じ対象者が外来リハビリテーションで定期的な理学療法を受けた際に，実験的なバランス練習を実施した場合には，RCTは治療の**効果**に焦点を当てることになる[13]。このような研究を実施する研究者は，バランス練習が騒がしく賑やかな通常の臨床環境でも効果を発揮するかを知りたいと望んでいると考えられる。

　RCTとシングルシステムデザインは，1人またはそれ以上の対象者に注目するために用いられる独自の研究プロジェクトを行う目的で適用されるアプローチである。これらの個々の研究は，それ自体がシステマティックレビューと呼ばれる別の種類の管理された研究デザインに活用される。**システマティックレビュー**または"統合体 synthesis"は，あらかじめ設定された基準によって批判的に吟味された上で選択された原著のエビデンスから構成されている[5]。システマティックレビューの目標は，決定的な答えを提示するには十分でないかもしれない個々の研究の蓄積の中から結論を導き出すことである。あらかじめ設定された基準は，バイアスを最小化するために用いられ，研究者がどの先行研究を含め，いつそれらの質を判断するか決定する際に記述される。システマティックレビューは，さまざまな種類の臨床疑問に答えることができる。しかし，システマティックレビューにおいて最も一般的に用いられる研究は，よく管理された介入研究であるRCTである。

　エビデンスのランキングにおいてもう1つの極に位置づけられるものとして，日々の臨床における非系統的な患者/利用者/被検者のデータ収集がある。非系統的な方法

は治療標準から外れるケアを意味するものではなく，むしろそれは研究の質の保証を目的として管理された被検者群よりも，個々の患者に焦点を当てていることを示すものである。この種類のエビデンスは，理学療法士の"事例"[10]として記憶され，類似した記憶にあてはまる患者を再び担当したときに頻繁に想起されることで活用される。規制と保険償還の圧力に対応して，多くの臨床現場は患者の転帰を追跡できるように標準化された評価およびアウトカム測定尺度を用い，電子情報の記録だけではなく，患者/利用者/被検者のアウトカムを収集するデータベースなど一貫性をもつようなデータ収集方法を作成している。結果として，このような環境で働いている理学療法士は，彼らの経験を伝えられる有用なエビデンスを用いることができる。

　エビデンスの序列の両端の間にある研究デザインは，以下の特徴を1つ以上欠くものである。

1. 群への無作為割付
2. 1つ以上の対照群
3. 対象者への管理された実験的な操作
4. 患者/利用者/被検者の状態の測定（心身機能および身体構造の障害，活動制限，参加制約など）
5. 情報の収集および分析に関する系統的な方法

　これらのデザインは，バイアスおよび/あるいは患者/利用者/被検者中心のアウトカムからの逸脱を最小限にする特徴がほとんどない。例えば，**準実験的デザイン**は，実験的な手法を維持している反面，群への割付が無作為に行われていない，または評価は1つの群のみであるという側面をもつ[10]。**非実験的デザイン**（観察研究）においても同様の制約が存在し，かつ実験的な操作を含んでいないため，準実験的デザインよりさらに管理が少ない[7]。しかし，これらの研究法は厳密なデザインを欠いているにもかかわらず，患者の参加に関連する倫理的または実用的な側面から，介入の効果を評価するために実施されることがある。加えて，観察研究は診断検査，臨床測定，予後因子，臨床予測ルール，患者/利用者/被検者のアウトカム評価に関する疑問に答えるために使用される。

　準実験的デザインおよび非実験的デザインの下位に，細胞，解剖学，生理学に焦点を当てた研究法がある。これらの研究手法は，研究の質の高さを保証する高水準の科学的手法に基づくため，高度な管理が施される。これらの研究手法は高度にバイアスが制御されているが，人を単体として捉えていないという観点から，序列の中でも低い順位に位置づけられ，**生理学的研究**と呼ばれている[6]。

　症例報告やナラティブレビューは，どちらも序列の中で下位に位置づけられている

が，これらの手法は異なった目的をもっている。**症例報告**が患者/利用者/被検者に何が起こったかを単純に記述するものであるのに対し，**ナラティブレビュー**は，先行研究をまとめることを指す[2,9]。これらの研究手法は，関心のあるトピックや問題への系統的なアプローチを欠いているにもかかわらず，エビデンスの序列の末端にどちらも位置しているという1つの共通点をもっている。このことは重要なことではあるが，症例報告やナラティブレビューの内容は，さらなる厳密な研究を行うための出発点としての意味合いが強いことを理解しておく必要がある。**表2-2**は，各々の研究手法を用いて実施した理学療法に関連する研究論文を紹介したものである。

表2-2　各々の研究手法を用いた理学療法に関連する論文の紹介	
研究デザイン	引用
システマティックレビュー	Harvey LA, et al. Continuous passive motion following total knee arhroplasty in people with arthritis. *Cochrane Database Syst Rev*. 2010; 3: Art. No.: CD004260. DOI: 10.1002/14651858. CD004260.pub2.
ランダム化比較試験	Miyamoto GC, et al. Efficacy of the addition of modified Pilates exercises to a minimal intervention in patients with chronic low back pain: a randomized controlled trial. *Phys Ther*. 2013; 93(3): 310–320.
シングルシステムデザイン	Bailey MJ, et al. Treatment of visual neglect in elderly patients with stroke: a single-subject design using either a scanning and cueing strategy or a left-limb activation strategy. *Phys Ther*. 2002; 82(8): 782-797.
準実験的デザイン	Kileff J, et al. A pilot study of the effect of aerobic exercise on people with moderate disability multiple sclerosis. *Clin Rehabil*. 2005; 19(2): 165-169.
観察研究	Denehy L, et al. Quantifying physical activity levels of survivors of intensive care: a prospective observational study. *Phys Ther*. 2012; 92(12): 1507-1512.
生理学的研究	DeSimone NA, et al. Bactericidal effect of 0.95-mW helium-neon and 5-mW indium-gallium-aluminum-phosphate laser irradiation at exposure times of 30, 60, and 120 seconds on photosensitized *Staphylococcus aureus* and *Pseudomonas aeruginosa in vitro*. *Phys Ther*. 1999; 79(9): 839-846.
症例報告	Malerba KH, et al. Clinical decision making in hypotonia and gross motor delay: a case report of type I spinal muscular atrophy in an infant. *Phys Ther*. 2013; 93(6): 833-841.
まとめ	Ciesla ND. Chest physical therapy for patients in the intensive care unit. *Phys Ther*. 1996; 76(6): 609-625.

研究デザイン：タイミング

　研究デザインは，研究の中で使用される時間軸の違いによっても分類される。例えば，ある理学療法の研究者が整形外科診療所の外来患者数と 3 年間治療を受けた患者の労災保険の使用状況を知りたいと考えたとする。このような研究の疑問の場合は，診療所での 3 年間の過去の記録を分析することで解決できる。この**後方視的デザイン**は，クリニックで新しい対象者の情報を収集していく**前方視的デザイン**と相対するものである。**図 2-2** を参照すると，後方視的デザインは，既存のデータを活用できるという利点があり，前方視的デザインは，リアルタイムで新しいデータを収集する必要がある。

　同様に，研究者が時間軸の中のある一時点，または限定された時間間隔（例：**横断的研究**），もしくは長期間起こる現象（例：**縦断的研究**）について興味をもつこともあるだろう。横断的研究の場合，研究者は人工股関節置換術後に理学療法を行った患者の退院時（一時点）の機能的アウトカムに関心があるかもしれない。一方，縦断的研究では，さらにこれらの対象者のフォローアップを退院時とある特定の時点まで行い，未来に生じるアウトカムについて分析を進めるものである（例えば，3 カ月，6 カ月，1 年後まで）。**図 2-3** は，これらの研究デザインの時間軸を図式化したものである。

　研究においてどの時点の出来事を扱っているかという時間的な要素は重要であり，患者/利用者/被検者の状態の変化が介入もしくは予防の直接的な効果であったか判断しようとしている場合には，特に注目しなければならない。とりわけ，介入を行った場合はその効果の違いを明らかにするために，アウトカムを測定する前に介入を行う必要がある。

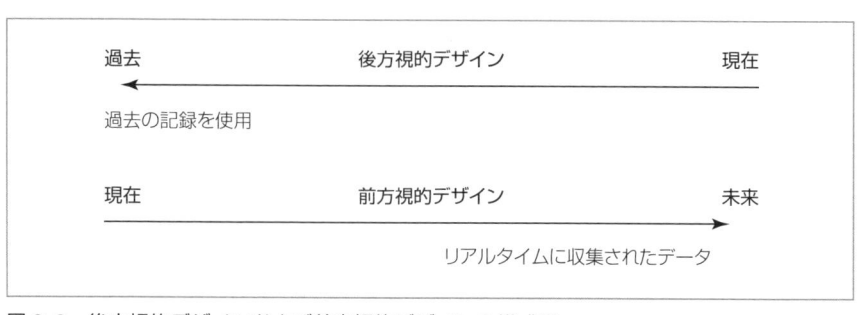

図 2-2　後方視的デザインおよび前方視的デザインの模式図

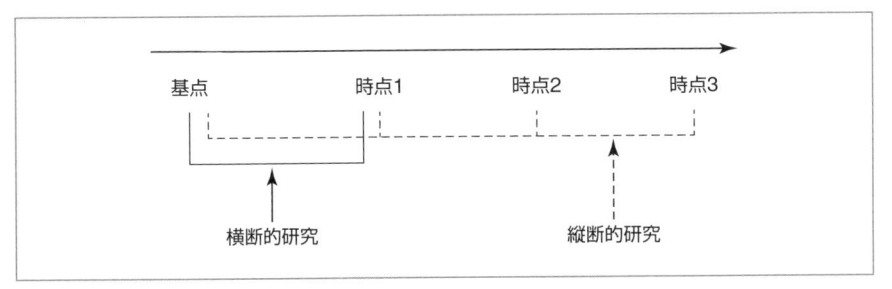

図 2-3　横断的研究および縦断的研究の模式図

研究デザイン：疑問は何か？

　理学療法士が解決したい臨床疑問によって，どの型のエビデンスを探していくかが決まることを覚えておかなければならない。例えば，腱板断裂を診断するための最良の評価法を調査したいという研究疑問は，臨床検査によって実際に肩関節に問題を抱える患者を対象にした非実験的横断的研究によって解決される可能性が高い。しかし，高齢者の転倒に関連する要因を検索するという研究疑問では，2 つのうちの 1 つの方法で解決されるかもしれない。その方法の 1 つ目は，縦断的研究によって高齢者をリアルタイムで調査し転倒するか否かを追跡する方法（前方視的）であり，2 つ目は後方視的デザインを用いて，転倒群と非転倒群で身体機能や個人の特徴（例：視覚障害）を比較する方法である。また，頸部痛の管理に対する関節モビライゼーションの効果を明らかにするための最良の方法は，頸部痛を抱えている患者に対する前方視的な RCT を実施することである。理学療法士が検索の戦略を計画する際には，プロセスの効率を高めるためにこれらの違いについて理解しておく必要がある。

　もう 1 点注目すべきは，“利用可能な最良の臨床的エビデンス”のための検索は，内容や質に限界のある研究を発見する可能性があるということである。言い換えるならば，ある特定の領域における現在の知見は，研究デザインの不足に由来するバイアスリスクの高い知見から構築されているということである。理学療法士は，臨床に対して抱く多くの疑問についてこの事実が真実であることに気づくだろう。この事実は，根拠に基づいた理学療法の実践を受け入れないことの理由にはならず，むしろ臨床判断と専門性には，限局されたエビデンスをどのように使用するのか判断する能力が必要とされることを再認識させる。

エビデンスの階層

　先行研究は，理学療法の実践の中でエビデンスを使用することの難しさについて明らかにし，その1つは研究論文を臨床の中で使用するには，論文を検索・選択・読解するための時間が不足していることを指摘している[14]。論文を検索する過程は，バイアスを最小限にする能力に基づいて研究デザインのランキングを決めることによって，いくらか楽になるかもしれない。エビデンスを重要視する研究者は，エビデンスの階層やレベルを明らかにすることで，多忙な臨床家がより効率よくエビデンスに触れることができるような試みを実施している。実際にイギリスの Oxford Centre for Evidenced-Based Medicine（OCEBM）の Howick らは，エビデンスの使用を容易にすることを目的に，診断検査，予後因子，治療技術に関する過去に報告されたそれぞれのエビデンスの階層を整理した1つの参照表を，2011年に発表した（図2-4）[15-17]。前述したように，異なった研究デザインが求められるため，階層性には多様さが必要である。それぞれの研究における階層性の微妙な違いを理解しておくことは，エビデンスを適切に使用するための必要な能力となる。

　いくつかのエビデンスをランキングする方法は，システマティックレビューをその最上位に位置させているという点で類似している。システマティックレビューは，事前に決められた基準をもとに，批判的な吟味が加えられた上で結論を提供するという性質から高い評価を受けている。バイアスの混入が最小限に抑えられた研究（例：質の高い研究）は，理学療法士の研究疑問を解決する上で有用であり，時に決定的な解答を提示するものである。システマティックレビューにはいくつかの限界があるものの，根拠に基づく理学療法の実践における"聖杯"として捉えることができる。結果として，個々の研究は臨床疑問に対して強力なエビデンスを提供することに寄与するといえる。OCEBM の各階層の最下位に，**生物学的妥当性**に基づいた生理学的な調査・研究が位置づけられている。これらの研究は，病理学的もしくは治療技術などのメカニズムに焦点を当てていることから，このような位置づけがなされている。臨床家は，個別の患者に対してこれらの研究からのエビデンスを人的レベルへ合理的に適応していくことを考慮すべきである。

　エビデンスレベルの階層は，設定された研究疑問によって異なるが，階層の使用に関して共通点もある。第1に，研究デザインの強固性によってエビデンスレベルはランキングされる。例えば，頸部痛患者に対する関節モビライゼーションのような治療の効果を判定するために，RCT のエビデンスレベルは観察研究よりも高く設定されているが，これは RCT には厳密な研究デザインが用いられていることによる。次に，強固なエビデンスをもった個々の研究は，軟弱なエビデンスで構成されたシステマ

疑問	ステップ1（レベル1*）	ステップ2（レベル2*）	ステップ3（レベル3*）	ステップ4（レベル4*）	ステップ5（レベル5）
問題はどれくらい一般的か？	特定施設および現在のランダムサンプルの調査（あるいは国政調査）	特定の状況へのマッチングが可能な調査のシステマティックレビュー**	ランダム化されていない特定施設の対象者**	ケースシリーズ**	該当なし
診断検査やモニタリング検査はどれくらい正確か？（診断）	盲検化および標準化された横断研究のシステマティックレビュー	盲検化および標準化された個別の横断的研究	非連続研究，もしくは参照基準に一貫性がない研究**	ケースコントロールスタディ，もしくは"参照基準の乏しいあるいは参照基準の独立性がない研究"**	メカニズムに基づく推論
介入しなければ何が生じるか？（予後）	起始コホート研究のシステマティックレビュー	起始コホート研究	コホート研究，もしくはランダム化試験のコントロール群*	ケースシリーズ，ケースコントロールスタディ，もしくは質の低い予後的なコホート研究**	該当なし
介入は役立ったか？（治療の効果）	ランダム化試験，もしくはn-of-1検査のシステマティックレビュー	ランダム化試験，もしくは劇的な効果を提示した観察研究	ランダム化比較でないコホート研究/追跡調査**	ケースシリーズ，ケースコントロールスタディ，もしくは歴史的対照研究**	メカニズムに基づく推論
一般的な害は何か？（治療による害）	ランダム化試験のシステマティックレビュー，コホート内ケースコントロールスタディのシステマティックレビュー，問題が提示されている同様症例のn-of-1検査，もしくは劇的な効果を提示した観察研究	個別のランダム化試験，もしくは（例外的に）劇的効果を示した観察研究	ランダム化比較でないコホート研究/一般的な害が除外されるだけの十分な数の追跡研究（市販後の監視）**（追跡中の長期的な害が明らかである）	ケースシリーズ，ケースコントロールスタディ，もしくは歴史的対照研究**	メカニズムに基づく推論
特殊な害は何か？（治療による害）	ランダム化試験，もしくはn-of-1検査のシステマティックレビュー	ランダム化試験，もしくは（例外的に）劇的な効果を示した観察研究			
早期発見は価値があるか？（スクリーニング）	ランダム化試験のシステマティックレビュー	ランダム化試験	ランダム化比較でないコホート研究/追跡調査**	ケースシリーズ，ケースコントロールスタディ，もしくは歴史的対照研究**	メカニズムに基づく推論

*段階づけは，研究の質，正確性，非直接性（研究上のPICOは疑問としてあったPICOと一致しない），研究間の非一貫性，絶対的効果量が非常に小さい（効果量が大きい，もしくは非常に大きい場合は高い段階となる）などの理由によって低い段階に規定される。

**どのような研究においてもシステマティックレビューは個別の研究よりも一般的には高く位置づけられる。

Adapted with Permission from Oxford Centre for Evidence-Based Medicine—www.cebm.net.

図 2-4　Oxford Centre for Evidence-Based Medicine によるエビデンスのレベル（2011 年）

ティックレビューよりも"グレードアップ"する必要がある。例えば，高齢者の転倒に関して多くの要因および人数で分析した前方視的デザインは，後方視的デザインであるが転倒と関連する要因として可能性のある薬剤，生活環境，精神状態を含んでいないシステマティックレビューよりも有益なものになるといえる。3つ目として，類似した結果（例：多くの研究で対象者は改善した）によって構成されたシステマティックレビューは，異なった結果（例：ある研究では対象者は改善したが，別の研究ではそうならなかった）によって構成されたシステマティックレビューに比べ，より強固なエビデンスを提供するといえる。**図2-5**は，OCEBM の階層性における共通点をまとめたものである。Howick らは，臨床判断における個別の症例報告にいくつかの潜在的な価値があることを見出している[15]。最新の OCEBM の階層性には含まれていないものの，これらの情報源は彼らの作成したランキングの図に反映されている。

　階層の使用による研究論文の選択は，多忙な臨床家の検索処理の効率を向上させることに寄与する。これらの図は，どの情報を使用するかの意思決定プロセスを促進するためにも通常使用される。この戦略は公刊された**診療ガイドライン**の中においても明白である。国内外の政府機関や専門機関は，効果的かつ効率的な医療を推進するためにガイドラインを作成している。理学療法士の診療に関連するガイドラインを，以下にいくつか紹介する。

- VA/DoD Clinical Practice Guideline for Rehabilitation of Lower Limb Amputation（2007 年）[18]
- American College of Chest Physicians and American Association of Cardiovascular and Pulmonary Rehabilitation による "Pulmonary Rehabilitation: Joint ACCP/AACVPR Evidence-Based Clinical Practice Guidelines"（2007 年）[19]
- Ottawa Panel Evidence-Based Clinical Practice Guidelines for Aerobic Fitness Exercises in the Management of Fibromyalgia: Part Ⅰ（2008 年）[20]

　これらのガイドラインやそれ以外の類似した出版物も，利用可能なエビデンスのレ

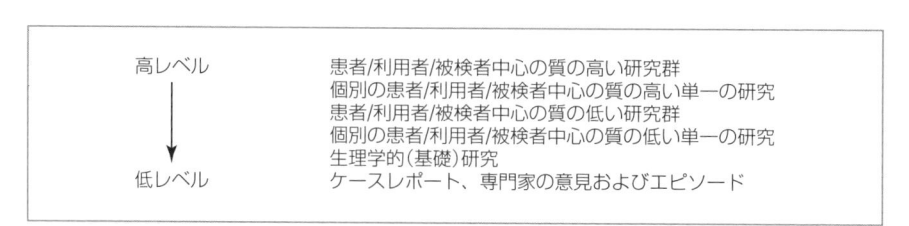

図2-5　エビデンスの階層における一般的なランキング

ビューやランキングに基づいた推奨を含んでいる。グレーディングの一覧表はガイド
ラインの中にも記載され，かつ，推奨の格づけにも使用されている。

　例えば，退役軍人省 Department of Veterans Affair（VA）と国防省 Department of
Defense（DoD）は，推奨された介入やエビデンスの質に基づいて，ガイドラインの
中でA・B・C・D・Iの基準を設定している。グレードAは最も推奨度が高く，"少
なくとも1つのRCTが実施されたもので，介入の利点が実質的に害を上回り，かつ
健康に関するアウトカムが改善する"と結論づけられている[18（p.116-117）]。グレードB
は"平均的なエビデンス"であり，利点が害を上回るという基準で推奨されることを
意味し，またグレードCは，利益が害を上回るか明らかでない"中間的なエビデンス"
を意味する。最後に，推奨の基部となるグレードIは，"不十分で乏しいエビデンス"
を意味している（例えば，専門家の意見，記述的な研究，症例報告がそれに当たる）。

　理論的には，これらのガイドラインを使用している理学療法士は，直接的にそれら
の推奨に準拠し，エビデンスのグレードに基づいて診療を変える方法について意思決
定を行うことができる。しかし，臨床家は盲目的にそれらの情報を行動に取り入れる
べきではなく，診療ガイドライン自体もその質が評価されるべきである。

　DiCensoらは，"6Sモデル"というエビデンスを"事前評価"するための診療ガイ
ドラインのような方法を考案している（**図2-6**）[4]。エビデンスの累積の価値に関する
認識では，この階層性はすべての個別の研究をエビデンスの連続体の最も低い順位に
位置づけている。患者の特徴やエビデンスを統合する能力をもつコンピュータを用い
た意思決定支援**システム**は，階層性の中で最も高い位置づけになる。このレベルの違
いは，使用した先行研究の質の度合いによってつくり上げられるものである。このよ
うな**概念や統合体**，概略の開発は，十分な専門性や得られる情報資源，決定的な評価，
記載され出版されたまとまりのある分析，および集積されたエビデンスに裏づけられ
た臨床推奨事項に依存するものである。それゆえ，理学療法士はこのように臨床疑問
に関連したエビデンスの事前評価を手に入れることは困難かもしれない。

エビデンスの階層の限界

　Agency of Healthcare Research and Quality（旧称 Agency for Healthcar Policy and
Research）は，2002年に"Systems to Rate the Strength of Scientific Evidence"とい
うエビデンスに関連した報告を公表した[21]。この報告の著者らは，システマティック
レビュー，メタアナリシス，RCT，観察研究，診断研究のエビデンスの強固性を評価
するために用いられる方法や特定分野のエビデンス全体の強固性を評価する方法の質
を明らかにするために，広範囲な論文のレビューを実施している。また，彼らは
Cochrane Collaboration のような根拠に基づく医療に関する組織や，Evidence-Based

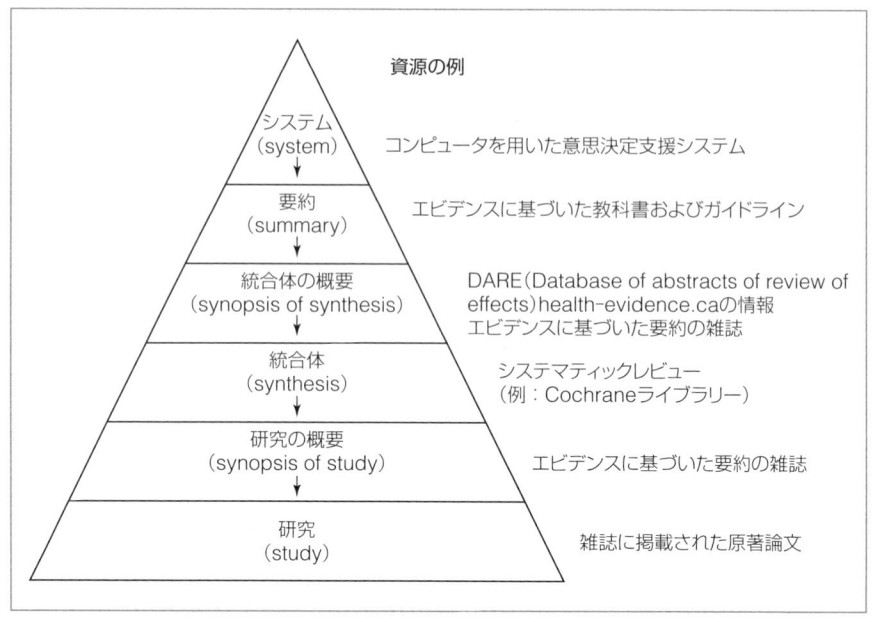

図2-6　エビデンスの事前評価に関する6S

Reprinted with permission BMJ Publishing Group Ltd. DiCenso A, Bayley L, Haynes RB. Accessing pre-appraised evidence: fine-tuning the 5S model into a 6S model. *Evid Based Nurs*. 2009; 12(4): 99-101.

Practice Centers などによって使用されているエビデンスの評価方法についても調査している。

　この報告では，121もの基準をレビューし，それぞれの研究のために著者によって確立されたわずか26の基準のみが記載された。これらの冗長な作業を完了するまでには膨大な時間が必要であった。また，注目すべきは，RCTにおいては他の種類の研究手法に比べて質的評価の項目が多いということである。その他の95の評価方法は検証が欠如し，また研究手法の特徴の差異が識別できないような"フリーサイズ"の方法であったことで，質的な評価の範囲が限られているとされた。その信頼性や妥当性が検証されている方法はほとんどなかった。Katrak らは，医療専門職に関連した論文を評価するための方法に関する調査において同様の見解を示している[22]。これらの報告から読み取れることは，エビデンスの強固性は，評価されているものに対する尺度に部分的に依存するということである。エビデンスのグレーディングシステムに関する潜在的な誤用について，Glasziou らは，質の評価や尺度は，異なる研究の種類を扱い，また評価基準に関する情報だけでなく質的な記述も追加することで改良されるべきだという見解を示している[23]。

2

　エビデンスの階層に関する基礎やその詳細を理解することは，患者/利用者/被検者に関する臨床疑問を解決できるエビデンスを理学療法士が選択することに寄与するだろう。しかし，階層はあくまでも解決の過程を促進する手段でしかなく，研究の価値や重要性についての最終的な判断に用いるべきではない。理学療法士は，みつけたエビデンスをすぐに臨床に応用するのではなく，研究結果を臨床判断に取り込む前に，そのエビデンスが単一の研究から構成されているのか，またはいくつかの研究から導かれたものなのか批判的に吟味すべきである。この点は，準実験的デザインや観察研究と比べたRCTの相対的な利点に関して行われている議論によって強調されている。いくつかのエビデンスは，準実験的デザインや観察研究のバイアスとして，治療効果を過大評価したり，逆に介入の効果が一貫して認められなかったりしていることを示している[24-26]。臨床判断や専門性は，根拠に基づく理学療法の実践においてきわめて重要である。研究の質は多様であるため，階層の高低にかかわらず，みつけたエビデンスが個々の患者/利用者/被検者にとって有用かどうかを判断するために，理学療法士にはその知識と技術を駆使することが求められる。

まとめ

　根拠に基づく理学療法の実践は，"利用可能な最良のエビデンス"を臨床家が選択できることを必要としている。研究の質は，研究デザインや実施に関してだけでなく，臨床疑問との関連性，研究の適時，研究の利点に関する主要な調査精度の水準に依存する。エビデンスの階層性におけるランキングの方式は，重要な研究の属性に基づいて行われているため，結果的に研究の選択を容易にするだろう。それぞれの階層は，診断検査，予後因子，介入についてのエビデンスを扱うためにデザインされている。診療ガイドラインの作成者も，研究によって支持される推奨事項の度合いを示すために，さまざまなエビデンスレベルを定義している。しかし，あくまで階層は1つの形式でしかなく，意思決定のためのただの手段でしかないことを理解しておく必要があり，研究の価値や重要性の最終的な判断に用いるべきではない。また，理学療法士は研究結果を臨床判断に用いる前に論文を精読し，批判的な吟味を加えるべきである。

> **演　習**
>
> 1．"利用可能な最良の臨床エビデンス"は，理学療法士が研究を選択し，使用する上でどのような意味をもちますか？

2．RCT と観察研究の違いについて述べてください。どのような状況においてそれぞれの研究方法を用いることが適切かについて，理学療法の実践に関する例をあげながら述べてください。

3．理学療法の実践に関連した研究疑問を例にして，後方視的デザインと前方視的デザインの違いについて述べてください。

4．理学療法の実践に関連した研究疑問を例にして，横断的研究と縦断的研究の違いについて述べてください。

5．エビデンスの階層の一般的な構造的特徴について述べてください。

6．診断検査，予後因子，介入に関するエビデンスについて，異なる階層を作成することの背景にある合理性について述べてください。

7．評価前に収集された個別調査と個別の研究報告との間にある潜在的な価値の違いについて述べてください。また，なぜ評価前の収集のための階層が上述の方法で構成されているのかについても述べてください。

8．エビデンスの階層の限界について述べてください。階層性はなぜ，根拠に基づく理学療法士の業務の出発点でしかないのかについても述べてください。

3章

エビデンスの探求：入門

目　標

本章を読むことで，以下のことができるようになる。

1．臨床疑問の背景と前景を区別し，その具体例を提示する。
2．理学療法に関連する疑問を記載する。
　　a．診断検査と臨床測定
　　b．予後因子
　　c．介入
　　d．臨床予測
　　e．アウトカム
　　f．自己申告型アウトカム測定
3．臨床疑問に対するエビデンスを検索するために，本章で説明する電子データベースを用いる。
4．理学療法の実践に役立つ研究レビューの功績をみきわめる。

本章の用語

アウトカム："患者/利用者マネジメントの最終結果であり，理学療法介入の影響を含んでいる"。理学療法士による測定，あるいは，患者/利用者/被検者の自己申告によって決定される場合がある[3] (p.43)。

一次情報：査読誌やウェブサイト，学位論文，専門会議の抄録集などの原著論文のこと[6]。

介入：患者/利用者/被検者の状態の変化に影響を及ぼすために患者/利用者/被検者や，必要な場合には他の専門家と協力して，さまざまな理学療法の手段や技術を意図的に利用すること[3]。

概要：“選択した個別の研究もしくはシステマティックレビューの簡潔な説明”[1]。

キーワード：臨床疑問に関連するエビデンスを検索するために，電子データベースの検索機能に入力する単語あるいは用語。

検査：“診断的な分類へと導く，あるいは必要に応じて他の専門職を紹介するための包括的なスクリーニング，および特定の試験的過程”[3 (p.42)]。

検索エンジン：単語，語句，数字や日付などを用いて，世界規模のウェブやデータベース内の記録を見分けたり，検索したりするために使用するコンピュータ・ソフトウェア・プログラム。

検索文字列：臨床疑問に関連するエビデンスを検索するために，電子データベースの検索機能に入力するキーワード，語句，名前や他の情報の組み合わせ。

システマティックレビュー：個々の調査研究が集められ，蓄積された特定のトピックに関するエビデンスの強さについて結論を得るために批判的に吟味される方法であり[5]，“統合体 synthesis” ともいわれる[1]。

診断：患者/利用者/被検者の検査から得られた“情報を統合し評価する過程”で，予後，ケアプラン，介入の分類などにつながる[3 (p.45),4]。

診療ガイドライン：“特定の状況において，医療従事者と患者が適切な臨床判断を行うことを支援する目的で系統的に作成された指針”[1 (p.2)]であり，“要約” とも呼ばれる[2]。

測定の信頼性：繰り返された測定が互いにどのくらい一致しているかの程度。“安定性”，“一貫性”，“再現性” ともいわれる[5]。

測定の妥当性：ある検査または測定が捉えるべき現象を実際に捉えることのできる能力[5]。

データベース：迅速な検索と取得を目的として使われる構造化された情報（データ）の集まり。

的中：電子検索エンジンによって検索された記録が，検索機能に入力した基準を満たすことを示す用語。

二次情報：一次情報に基づいた情報を含んだ教科書やウェブサイトでの要約，レビュー文献など[6]。

反応性：関心のある現象の変化を検出する能力。

ブール演算子：データベースや他の検索エンジンにおいて，検索用語を結合するために用いられる “and”，“or”，“not”，“near” などの用語。

メッシュ（MeSH）：“Medical Subject Heading” の略語で，米国国立図書館で承認された医学電子データベース（PubMed）の検索用語集。MeSH の語彙は，

　他の電子エビデンスデータベースにおいても使用することができる。

予後：病気やその状態の自然経過，または事前に特定されたリスク因子に基づく
　病状の変化の予測で，"介入によって改善する度合いや回復に必要な時間を予
　測すること"を指す[3 (p.46)]。

はじめに

　個々の作業環境や資源の制約を考慮すると，根拠に基づいた理学療法に向けた最初
の段階は，最高の理学療法を提供しようとする専門家の献身的な熱意である。いったん献身的な熱意が形成されれば，次の段階としては，患者/利用者/被検者の問題や
ニーズの日常管理の際に生じる疑問について検討することである。これらの疑問が，
臨床判断に情報を与える可能性のあるエビデンスの検索に導いてくれる。本章では，
理学療法士や患者/利用者/被検者が抱くかもしれない疑問の種類に注目する。エビデンスの検索を支援するために利用できるいくつかの電子データベースと検索方法についても，本章で説明する。

臨床疑問の明確化

　根拠に基づく理学療法の実践は，理学療法士の患者/利用者/被検者とともに開始
し，終了する。治療的関係性が発展するにつれて，患者/利用者/被検者の問題と懸念，
それらに対する最善の行動に関する疑問は自然と生じるはずである。疑問は，(1) 解
剖学的，生理学的，病態生理学的な問題，(2) 医学的，外科的管理方法の選択肢，(3)
診断検査の有用性と問題を認識，分類し，定量化するための臨床測定，(4) 患者/利用
者/被検者の将来の健康状態を予測する因子，(5) 潜在的介入の効果とリスク，(6) 臨
床予測ルールの有用性，(7) アウトカムの性質と測定方法，などと関連している。こ
れらの疑問のいずれかが，答えを得るために役立つエビデンスの検索を促すであろう。
　臨床疑問を明確化する際に，その疑問がどのような言葉で表現されているかを検討
することは重要である。状態について理解を深めようとする疑問（上述の1, 2）は，
臨床判断を容易にするために用いられる疑問（上述の3~7）とは異なる。これらの異
なる種類の疑問は，それぞれ"背景疑問"および"前景疑問"と呼ばれる[7,8]。

背景疑問

　背景疑問は，患者/利用者/被検者の問題やニーズの本質を理解したいという願望を反映する。多くの場合，背景疑問は理学療法の要素ではなく，患者/利用者/被検者の状態の自然経過や医学的，外科的マネジメントについて注目している。以下に，いくつかの例を示す。

- "喘息のステロイド治療の副作用は何か？"
- "人工膝関節全置換術の手術創が治癒するまでに，どのくらい時間がかかるのか？"
- "多発性硬化症の増悪の徴候や症状は何か？"
- "肘関節の手術後に，再び野球をすることは可能であるか？"

　当然だが，上記は患者/利用者/被検者とその家族が質問する可能性が高い最も一般的な種類の疑問である。加えて，学生や新卒者が，臨床現場で実際に多く遭遇する可能性がある疑問の典型である。一方，経験豊富な臨床家は，新しい，あるいは異常な状態が発生したとき，新しい領域の理学療法を行うとき，長期間の休暇後に理学療法を行うとき，背景疑問を用いるだろう。背景疑問に対する解答は，個人の要求（ニーズ）が予想され，それに応じて計画を立てることができ，理学療法士は患者や利用者の臨床的な状態を理解する手助けとなる。理学療法を実施する上での注意事項，禁忌，運動制限やその他の要因は，背景疑問に答えるために集められたエビデンスに基づいて決定されるであろう。

　研究論文では多くの場合，序論の段落で背景疑問に関係する情報が示されている。しかし，一般的にこれらの種類の背景疑問に関連する独自のエビデンスを検索することは，最も効率的な方法ではない。政府機関，専門学会や全国患者擁護団体は多くの場合，臨床家や消費者のために，これらの背景疑問の情報を綿密に調べて，書面や電子形式にて公開している。**表3-1**に，いくつかの具体例を提示する。多くの場合，ウェブ上での内容は，印刷物より頻繁に更新される。一方で，教科書もまた背景疑問の答えを提供することができるであろう。しかし，読者は，本の記述どおりに情報を受け入れる前に，出版日からその知識が発展した可能性を考慮して注意すべきである。

前景疑問

　前景疑問は，根拠に基づく理学療法の実践の本質である。これらの疑問は，問題や懸念に対する特定の理学療法マネジメントに関する臨床家や患者/利用者/被検者の臨床判断を助ける。前景疑問は，以下の4つの重要な要素を含んでいる[7,8]。

表3-1　背景疑問に対する解答の情報源の例		
名称	情報源の種類	情報源のリンク
米国疾病管理予防セン ター	政府	www.cdc.gov/DiseasesConditions/ www.cdc.gov/HealthyLiving/ www.cdc.gov/DataStatistics/
米国国立衛生研究所	政府	http://health.nih.gov/
米国心臓協会	専門学会	www.heart.org/HEARTORG/Conditions/Conditions_ UCM_001087_SubHomePage.jsp
米国理学療法士協会	専門学会	www.moveforwardpt.com/Default.aspx
Susan G. Komen	患者支援団体	ww5.komen.org/BreastCancer/UnderstandingBreast- Cancer.html
全米ダウン症協会	患者支援団体	www.ndss.org/Resources/Health-Care/

1. 年齢，性別，診断名，理解力，重症度，嗜好などの患者/利用者/被検者に関する
   詳細な情報
2. 特定の診断検査，臨床測定，予後因子，介入，臨床予測ルール，アウトカム，自
   己申告型アウトカム測定
3. 「比較対照がある検査，評価，予後因子，介入，臨床予測ルール，アウトカム，自
   己申告型アウトカム測定」
4. 診断検査，臨床測定，予後因子，介入，臨床予測ルール，アウトカム，自己申告
   型アウトカム測定の結果

　良い前景疑問には，疑問をもった患者/利用者/被検者への解答を検索するための十
分に詳細な情報があるため，第1，2の構成要素が含まれている。単純な疑問が示さ
れたときや単純に比較できない場合があるかもしれないため，第3の構成要素である
比較対照は「　」内に示した。特定の分野でより多くの専門知識をもつ臨床家は，診
断検査，臨床測定，予後因子，介入，臨床予測ルール，アウトカム，自己申告型アウ
トカム測定などさまざまな選択肢についての知識によって，比較対照がある疑問を尋
ねることが容易にできるかもしれない。最後に，前景疑問の第4の構成要素は，あげ
られた疑問を管理する段階において理学療法士と患者/利用者/被検者が何を達成する
ことを望んでいるのかに関係している。
　診断検査，臨床測定，予後因子，介入，臨床予測ルール，アウトカム，自己申告型
アウトカム測定に関する疑問は，共通してこの基本的な構造を有するが，それぞれを
見分けるために重要な独特の特徴がある。次項では，それぞれの疑問の種類について
詳細を説明する。**表3-2** には，各項目の簡単な疑問と比較対照がある疑問について具
体例を提示する。

表3-2 理学療法士が質問するかもしれない診断検査，臨床測定，予後因子，介入，臨床予測ルール，アウトカム，自己申告型アウトカム測定についての前景疑問

	前景疑問：基本	前景疑問：比較対照
診断検査	Neer テストは，肩関節に痛みがあるテニス選手（35歳，男性）の回旋筋腱板のインピンジメントをみきわめるのに役立つか？	肩関節に痛みがあるテニス選手（35歳，男性）の回旋筋腱板のインピンジメントをみきわめるうえで，Neer テストはリフトオフ検査より正確か？
臨床測定	徒手筋力検査 manual muscle test（MMT）は，多発性硬化症患者（42歳，女性）の大腿四頭筋筋力を評価する尺度として信頼性と妥当性があるか？	多発性硬化症患者（42歳，女性）の大腿四頭筋筋力を評価する尺度として，徒手筋力検査はハンドヘルドダイナモメーター handheld dynamometer（HHD）と同じぐらいの信頼性と妥当性があるか？
予後因子	下肢筋力は，糖尿病患者（76歳，女性）の転倒リスクの予測因子になるか？	糖尿病患者（76歳，女性）の転倒リスクを予測する因子として，下肢筋力と固有受容覚はどちらが正確であるか？
介入	固有受容性神経筋促通法 proprioceptive neuromuscular facilitation（PNF）は，脳卒中右片麻痺患者（7歳，子ども）に対する体幹の安定性を回復するための治療法として効果的か？	PNF は，脳卒中右片麻痺患者（7歳，子ども）に対する体幹の安定性を回復するための治療法として，神経発達学的治療 neurodevelopmental technique（NDT）より効果的か？
臨床予測ルール	凍った地面で転倒した足関節に痛みのある患者（11歳，子ども）に対して，Ottawa Ankle Rules を臨床予測ルールとして用いるのは妥当か？	凍った地面で転倒した足関節に痛みのある患者（11歳，子ども）に対して，使用すべき妥当な臨床予測ルールは，Ottawa Ankle Rules か，Malleolar Zone Algorithm か？
アウトカム	心臓リハビリテーションプログラムへの参加は，心筋梗塞後の患者（58歳，男性）の職場復帰を促進させるか？	自宅での歩行練習と比較して，心臓リハビリテーションプログラムへの参加は，心筋梗塞後の患者（58歳，男性）の職場復帰を促進させるか？
自己申告型アウトカム測定	Minnesota Living with Heart Failure Questionnaire（MLHFQ）は，慢性うっ血性心不全患者（82歳，女性）のリハビリテーション後の変化を検出できるか？	慢性うっ血性心不全患者（82歳，女性）のリハビリテーション後の変化の検出には，Chronic Heart Failure Questionnaire（CHFQ）より MLHFQ が優れているか？

診断検査に対する疑問

診断とは，理学療法士が患者/利用者/被検者の問題やニーズを分類する過程である[3,4]。理学療法士が評価として用いる検査は，客観的データを診断過程に提供する。診断検査に対する前景疑問は，どの検査がリスクや費用が最も少なく，かつ最も正確で説得力のある情報（例えば，予測される状態に患者が罹患している確率など）を提供するかということである。

臨床測定に対する疑問

　疑わしい状態を検出する，あるいは分類するために用いない点において，臨床測定は診断検査と区別されている。そのかわりに，臨床測定は心身機能や身体の構造の障害だけでなく，活動制限や参加制約においても，患者の障害を標準化された方法で定量化，あるいは記述するために使用される。臨床測定に対する前景疑問は，通常は**測定の信頼性，測定の妥当性**と**反応性**に焦点を当てる。

予後因子に対する疑問

　予後とは，理学療法士が患者/利用者/被検者の将来の健康状態を予測する過程である[3]。予後因子に対する前景疑問は，理学療法士と患者/利用者/被検者が予防活動，介入，無活動によるアウトカムを予測する際に考慮する最も重要な情報（指標，予後因子，要因と呼ばれる）は何かを知ろうとすることから生じる。多くの場合，予後因子は，年齢，性別，人種/民族，収入，教育，社会的支援など人口統計学的な情報であるか，病期，重症度，罹患期間，再発，治療プログラムへのコンプライアンス，併存疾患の有無など障害に関連する情報である[8]。

介入に対する疑問

　介入とは，理学療法士が患者/利用者/被検者の状態を変化させるために用いる技術や方法の適用である[3]。介入に対する前景疑問は，治療法の効果とリスクに焦点を当てる。目標は，どの治療法が患者/利用者/被検者の希望や価値観に適合した安全な方法で，求める効果を提供できるかを確認することである。さらなる目標には，費用を最小にして治療過程を早めることが含まれるかもしれない。

臨床予測ルールに対する疑問

　臨床予測ルールは，あるアウトカムに対する重要な予測を提供する臨床所見の組み合わせを統計学的，系統的に抽出したものである。アウトカムは，診断の分類，予後の推定，治療効果の予測に分類されることもある[9-11]。これらのアルゴリズムに対する前景疑問は，予測の正確さと性能が最も有効な状況に焦点が当てられる。

アウトカムと自己申告型アウトカム測定に対する疑問

アウトカムは，患者/利用者マネジメントの過程の最終結果である[3]。アウトカムに対する疑問は，測定可能な最終的な到達指標，あるいは特定の治療に対する最終的な到達指標に焦点が当てられる。アウトカムは，患者/利用者/被検者が個々の日常生活で行うような活動と参加に最も関連がありそうである。

特定の臨床において興味深いのは，患者/利用者/被検者の視点からアウトカムを調査する自己申告型の測定尺度の有用性である。これらのツールは通常，健康に関連する生活の質 quality of life（QOL）に対する障害や状態の影響に焦点を当てる。測定尺度に対する前景疑問は，関連する情報を把握する能力，患者/利用者/被検者の状態の変化に対する応答性，実施と過程の容易さに焦点が当てられる。

エビデンスの検索

いったん患者/利用者/被検者中心の臨床疑問が明確にできたならば，利用可能なエビデンスのさまざまな情報源を検索する前に，その戦略を計画することが重要である。次の5つの段階は，出発点として推奨される。

どの電子データベースが最も有用であるか決める

多くの場合，理学療法士はインターネットを通してエビデンスを検索し，莫大な種類の情報源を利用することができる。これらの**電子データベース**が激増して，専門分野は進化した。Medline や PubMed などいくつかの検索エンジンは，どのような背景疑問や前景疑問にも幅広く対応している。一方，PEDro（Physiotherapy Evidence Database）などは介入のように患者/利用者マネジメントの特定の要素にのみ注目している。ほとんどの電子データベースは，原著論文の引用文献を掲載するのに対し（例えば，Cumulative Index to Nursing and Allied Health Literature〈CINAHL〉），National Guideline Clearinghouse などは総説や調査研究集のレビューを提供している。いくつかの電子データベースは，理学療法士の患者/利用者マネジメントに特化した疑問について掲載しており（例：Hooked on Evidence），一方，Cochrane ライブラリーなどは，医学や保健分野に関連したテーマについて幅広く掲載している。これらの選択肢を熟知しておくことは，理学療法士が効率良く臨床疑問に対するエビデンスの文献を検索できる電子データベースを選ぶのに役立つ。

読者は，ウェブユーザーに頻繁に使用されている Google Scholar（http://scholar.

google com）や Yahoo Education（http://education.yahoo.com）など一般的な**検索エンジン**を使用したくなるかもしれない。これらの検索エンジンは使いやすく，伝統的な学術データベースを模倣しているため，ここ数年で進化した。さらに，最近の研究は，引用文献の識別精度が伝統的な生物医学の検索エンジンと同等か，あるいは優れていることを実証した[12,13]。しかし，それらは一般的な検索エンジンであるため，Google Scholar や他の類似したサービスは，医学または理学療法の専門分野を効率良く検索できるようにはなっていない。さらに，それらの検索エンジンは，患者の特性や研究デザインの種類に応じた検索能力など臨床に関連する検索機能がない。また，多くの場合，新しく提供された情報を順番に掲載するのではなく，引用された頻度に応じて，論文を順位づけして掲載している。これらの制限は，疑問に答えるエビデンスを見逃す，あるいは無関係な情報を得てしまう可能性があることを意味している。最後に，それらの検索エンジンは，エビデンスが公開されているオンラインジャーナルへのアクセスを提供しているとは限らない。そのため，根拠に基づく理学療法の実践では，本章で説明する電子データベースの特徴を学習するために必要な時間を費やすべきであり，別の検索に Google や Yahoo を用いるべきである。

電子データベースに入力する検索用語をみきわめる

すべての電子データベースと検索エンジンは，検索を開始するために，ユーザーからの入力を必要とする。最も一般的に用いられる入力形態は，**キーワード**，あるいは関連情報を識別するために用いられる検索用語である。根拠に基づく理学療法の実践では，キーワードは興味深い臨床疑問に由来している。以下の例について考えてみよう。

> "年齢や入院前の機能の状態は，股関節骨折患者（92 歳，女性）の入院リハビリテーション後の退院を予測することができるか？"
> "Does age and prior functional status predict discharge to home following inpatient rehabilitation for a fractured hip in a 92-year-old woman?"

この疑問のためのキーワードには，"年齢 age"，"機能の状態 functional status"，"予測 predict"，"退院 discharge"，"自宅 home"，"入院患者 inpatient"，"リハビリテーション rehabilitation"，"骨折 fracture"，"股関節 hip"，"女性 woman" が含まれる。さらなる用語として，"機能の状態 functional status" のかわりに "機能 function"，"92 歳 92-year-old" のかわりに "高齢者 elderly" のような概念を反映する用語が用いられるかもしれない。最後に，疑問の内容をより正確に表現するために，"入院患者のリハビリテーション inpatient rehabilitation" や "股関節骨折 hip fracture" などのように

語句を組み合わせることもできるだろう。

　課題は，どのキーワードの組み合わせが最も効率良く**検索用語**を生成するかを決定することである。第 1 の選択は，"予測 predict"，"退院 discharge"，"股関節骨折 hip fracture" などのように 2～3 の用語を用いて，簡単に検索することである。この方法は，用語の一般的な性質のため，多種多様なエビデンスを確認する機会を高めるかもしれない。しかし，疑問は高齢女性における特定の予後因子，すなわち，年齢と入院前の機能の状態に関するものである。第 2 の選択は，疑問に直接焦点を当てているエビデンスの検索を絞り込むために，複数のキーワードや検索用語を含めることである。

　上記の決定に加えて，理学療法士は検索を強化するために有用，あるいは必要な他の同義語を考慮しなければならない。上記の例では，"大腿骨 femur"と"股関節 hip"，"女性 woman" と "女性 female" は関連した同義語である。同義語は，エビデンス検索後に引用文献が全く示されないときに便利である。エビデンスに基づく健康管理データベースには通常，疑問を構築するために使用されている特定のキーワードや "検索用語" がある。これらの単語に精通していることは，検索効率を最適化するために重要である。

過程を合理化するために検索設定オプションを使用する

　すべてのデータベースと検索エンジンには，検索用語を入力するとき，どのキーワードを用いるか，どのような文字列の長さや句読点を使用しなければならないか，という規則がある。"and"，"or"，"not"，"near" などは**ブール演算子**と呼ばれ，検索用語の組み合わせを作成するために一般的に使用されている。設定オプションにも，検索を制限，あるいは拡張する方法が含まれている。検索フィルタは，言語，公開日，研究デザインの種類などや，検索の基本として，キーワード，著者，雑誌名も含んでいる。選択肢は，年齢や性別などの基本属性に関しても利用できる。検索機能は，指定されたパラメータ内で動くように"プログラムされている"ため，これらのオプションから選択すると，ユーザーは最小限の検索用語を維持することができる。最後に，同義語あるいは関連用語を含む方法は，検索用語で"exploding（拡大）"と呼ばれ，通常利用可能である。いくつかのデータベースと検索エンジンは，検索ページの書式を設定することによって，これらの明確な規則と選択肢を作成している。その他では，"ヘルプ機能" を用いて，情報を検索するための努力を必要としている。いずれにせよ，詳細を学ぶ時間を初期段階に費やすことによって，検索の際の時間と苛立ちを軽減することができる。

疑問を再構築する準備をしよう

　エビデンスを検索するときの一般的な問題は，過剰な検索数（**的中**）となるか，あるいは全く検索できないか，のいずれかである。このような状況が発生した場合，最初に行うことは，データベース機能に戻り，絞り込むかあるいは検索を拡張するための追加オプションがあるかどうかを確認することである。キーワードや語句の変更が必要となることもある。これらの方法が成功しなければ，疑問を修正すべきかもしれない。以下の例について考えてみよう。

> "関節に痛みがある中年男性の症状を管理するためには，水中運動と陸上での運動のどちらがより効果的か？"
> "Which is more effective for symptom management, aquatic or land-based exercise, in a middle-aged man with joint pain?"

　この疑問からキーワードを使用すると，あまりに疑問の範囲が広すぎるため，過度に検索が的中するおそれがある。より正確に疑問を修正するためには，以下のいくつかの選択肢がある。

1. "変形性関節症 degenerative joint disease" や "関節リウマチ rheumatoid arthritis" のような特定の診断名を使用する。
2. 年齢や性別など患者/利用者/被検者に関する特性の具体的な詳細を追加する。
3. 鎮痛のようなさらなる特定のアウトカムを使用する。

　修正された疑問を読み取ると，

> "関節リウマチ患者（58 歳，男性）の痛みを軽減するためには，水中運動と陸上での運動のどちらがより効果的か？"
> "Which is more effective for pain relief, aquatic or land-based exercise, in a 58-year-old man diagnosed with rheumatoid arthritis?"

　対照的に，疑問があまりに限定的であるか，その疑問に対するエビデンスがまだない場合では，検索数があまりに少ないことがある。そのような場合には，以下のように，より広い疑問が役に立つことがある。

> "関節炎を有する男性の痛みの軽減のために，運動は効果的か？"

"Is exercise effective for pain relief in a man with arthritis?"

　疑問が一般的になるにつれて，検索されるエビデンスには，現在の状況に直接関連しない情報が含まれる可能性が高くなることに注意が必要である。例えば，研究の対象者は想定する患者より高齢であるかもしれないし，介入がクリニックでの監視下のプログラムではなく，自宅での歩行プログラムであるかもしれない。このような状況では，理学療法士は研究に関連しているかどうかを決定し，さらに患者/利用者/被検者と研究対象者の間において，特定の状況の結果が十分に共通しているかどうか推定するために，臨床的な専門性と判断力が必要になる。

　極端な場合，患者/利用者/被検者の疾患，障害，ニーズについて理学療法に関するエビデンスをみつけることは困難かもしれない。心疾患後遺症の理学療法におけるマネジメントは，このような状況の一般的な例である。このような例では，運動生理学者や看護師など理学療法士以外の医療従事者を含めてエビデンスを検索すると有益かもしれない。繰り返しになるが，一般的なエビデンスから得た知見を推定し，個々の患者/利用者/被検者の理学療法マネジメントに適用することが安全で適切か決定するためには，臨床的な専門性と判断力が必要である。

利用可能な最高品質のエビデンスを目指す

　エビデンスの一般的な情報源は，一次情報と二次情報の2つであるといわれている。**一次情報**は，専門会議の抄録集，査読誌やウェブサイトの原著論文，学位論文などである。教科書，ウェブサイトの要約，総説のような**二次情報**は，一次情報に基づいた情報を含んでいる[6]。これまでのエビデンスの検索では，理学療法士が特定の批判的吟味を行うことが可能な原著を提供している一次情報が好まれていた。しかし，臨床疑問に対するエビデンスが増加し，個々の研究の集積に基づいて，より正確かつ精密な結論を引き出すことが可能になった。研究者や研究グループだけでなく，専門学会においても，要約と個々の文献の**システマティックレビュー**を発展させてきた。これらのエビデンスの二次情報は，特定の話題に関する原著を検索，選択，評価するための包括的で厳密な手法が用いられているため，評価されている。二次情報は，多忙な臨床家が利用可能な最良のエビデンスを検索するために費やす時間を減少させるという利点がある。エビデンスレベルの階層性は，一次情報や二次情報から高品質のエビデンスを識別する過程を促進するために開発されてきた。

根拠に基づく理学療法の実践のための電子データベース

　前述したように，種々の電子データベースはエビデンスの検索に使用できる。本項では，理学療法士が最も関連する可能性が高い5つの電子データベースの重要な特徴を説明する。各データベースを使いこなすために必要なすべての詳細な内容は1冊の教科書が求められるほどである！　幸いなことに，使用者にこの過程を案内するために多くの“ヘルプ機能”とチュートリアル機能が利用できる。読者は，ここで強調される各電子データベースの特徴をより深く理解するために，これらの機能を使用してコンピュータを用いる時間を費やす計画を立てるべきである。

米国国立医学図書館：PubMed

　米国国立医学図書館は，1800年代後半までさかのぼることが可能な，基礎研究および臨床研究の引用文献を検索するデータベースを開発した。電子版であるPubMedは，1950年代からの2,200万以上の引用文献が含まれている（**図3-1**）[14]。

　この検索エンジンは，いくつかの利点がある。その理由は，以下のとおりである。

- 一般市民に対して無料であること
- 包括的であること
- 文献の全文を提供しているオンラインジャーナルへのリンクを含むこと
- 掲載される雑誌について厳しい基準があること（索引つき）

　このデータベースの課題は，その規模とキーワード検索の複雑さである。さらに，いくつかの理学療法関連の雑誌とその他の健康関連の雑誌が索引基準により除外されている点である。

医学的な見出し

　PubMedの検索の複雑さは，どのキーワードが登録過程において認識されるか決定するための，医学的な見出しMedical Subject Heading（MeSH）用語のデータベースの使用法と関係する。PubMedのウェブサイト上で，“MeSHは同じ概念に対して，異なる用語が使用されている可能性のある情報を検索するための一貫した方法を提供する”と説明している[15]。MeSHデータベースは，PubMedのホームページの右側にあ

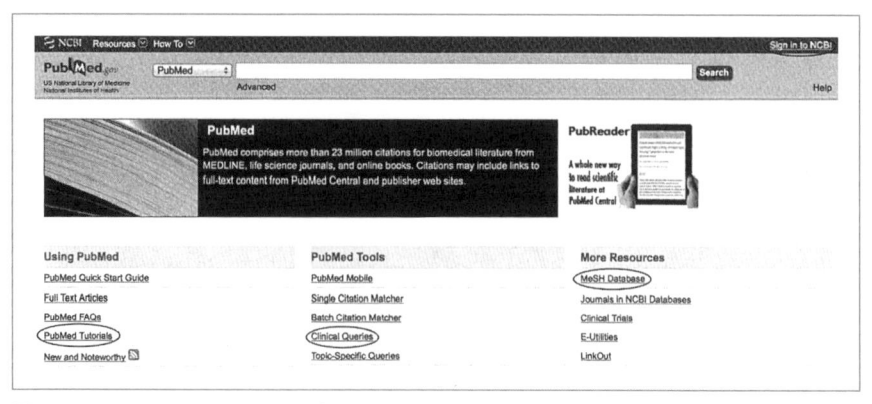

図 3-1　PubMed のホームページ

Screenshot from PubMed〈www.pubmed.gov〉, the U. S. National Library of Medicine, Bethesda, MD, USA, and the National Institute of Health. Accessed July 25, 2013.

るリンクからアクセスできる（**図 3-1**）。理解すべき重要な特徴は，MeSH 用語の下位分類を含むように検索を拡張する機能だけでなく，MeSH 用語の下位分類を選択する機能である。

　仮定の臨床疑問を想起してみよう。

　　“関節リウマチ患者（58 歳，男性）の痛みを軽減するためには，水中運動と陸上での運動のどちらがより効果的か？”

　　"Which is more effective for pain relief, aquatic or land-based exercise, in a 58-year-old man diagnosed with rheumatoid arthritis?"

　"関節リウマチ rheumatoid arthritis" という用語で検索すると，MeSH 用語として記録されていることが明らかになった。"水中 aquatic" という用語は，主に水の中で生きる生物に関連している。同義語である "水 water" は，83 の MeSH 用語と関連しており，そのすべては化学組成と物質の特性に関連している。水を使用する臨床的な用語である "水治療法 hydrotherapy" は，MeSH のデータベースにあり，"治療目的のために水を適用することである" と定義されている。臨床疑問で意図した "運動 exercise" という用語は，MeSH 用語では "運動療法 exercise therapy" が最も正確に特徴づけられている。したがって，検索を開始する前にキーワードの同義語を考慮することで，効率良く対処することができる。**図 3-2** は MeSH 用語での検索結果と，PubMed の質問フィールドに検索文字列を組み合わせて選択した結果を示している。MeSH 検索ボックスの使用では自動的にブール演算子が入力されるので，使用者がそれらを入

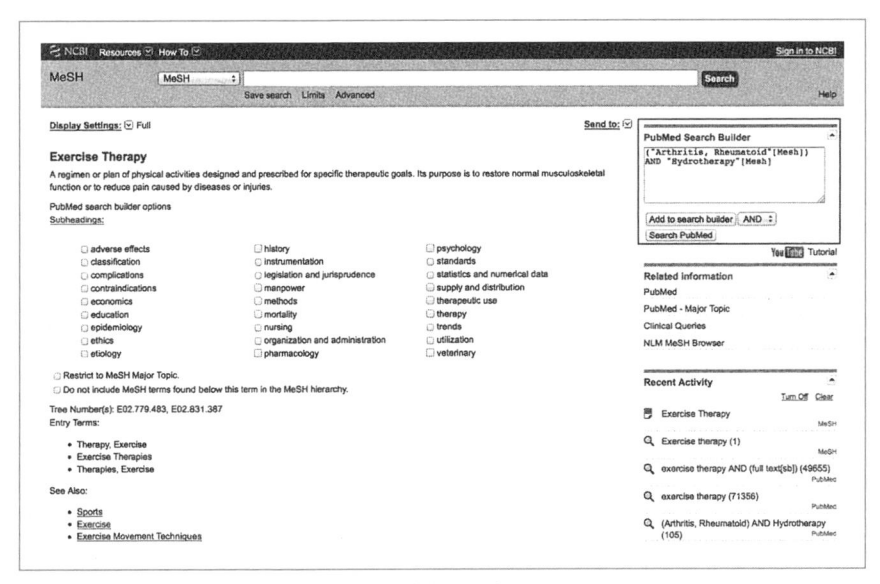

図 3-2　PubMed の MeSH 用語を使って検索した結果
Screenshot from PubMed 〈www.pubmed.gov〉, the U. S. National Library of Medicine, Bethesda, MD, USA, and the National Institute of Health. Accessed July 25, 2013.

力する必要がないことに注意しておく。いったん MeSH 用語が選択されると，検索は理学療法士が選択する任意の制限とともに実行できる。

一般的なキーワードでの検索

　MeSH 用語の使用にかわるものは，PubMed のホームページ上の検索ボックスに直接キーワードや語句を入力することである。使用者は，用語のさまざまな組み合わせを自由に作成することができる。しかし，データベースは，一般的な検索機能によって認識される用語の定義を提供していないため，キーワードの選択はより困難になる。**図 3-3** は，一般的な検索フィールドを使用した例を示している。PubMed では，"AND"はブール演算子として認識されるため，大文字を用いて入力する必要がある。また，**図 3-3** では，検索を制限する追加要因を使用せず，効果的ではないキーワードの組み合せを選択した場合に起こりうるケースを示している。"関節炎 arthritis" と"運動 exercise" という 2 つのキーワードの検索では，4,455 の文献が的中するため，効率良く通読するにはあまりにも多すぎる引用数である。

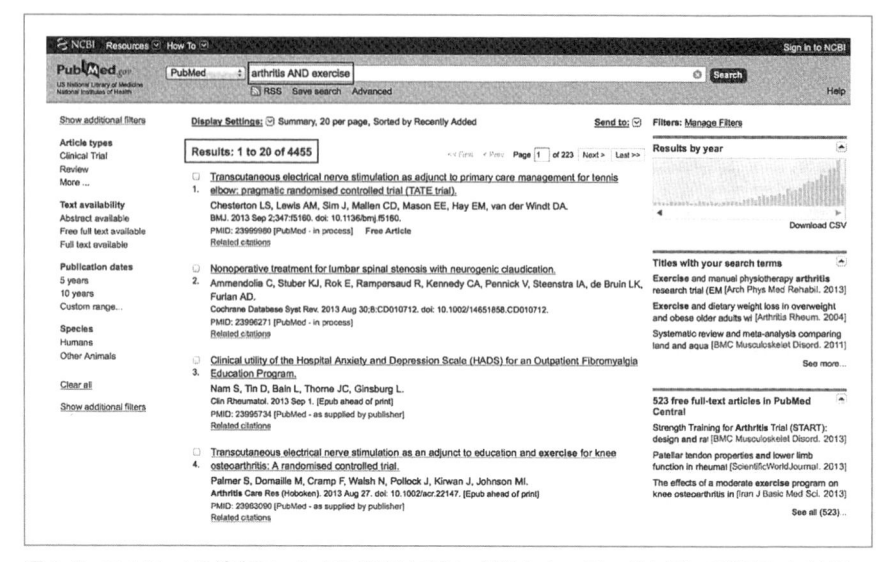

図 3-3　PubMed の検索フィルタを使用せずに一般的なキーワードを用いて検索した結果
Screenshot from PubMed 〈www.pubmed.gov〉, the U. S. National Library of Medicine, Bethesda, MD, USA, and the National Institute of Health. Accessed July 25, 2013.

検索フィルタ

　PubMed の検索効率を高めるために利用できる方法の 1 つは，"フィルタ"機能の使用である。この機能は，検索を導くのに役立つさまざまなメニューを提供している。根拠に基づく理学療法の実践は，人間を中心とした試みであるため，研究対象者として"human"を選択することが実用的である。"英語 English"という言語の選択は，理学療法士が流暢でない外国語で書かれたエビデンスの検索を避けるために有用である。使用者は，"タイトル title"や"タイトル/要約 title/abstract"などを選択して，検索エンジンが最も関連性の高い的中だけを識別するキーワードや語句を検索する制限を選択できる。しかし，この方法は要約の長さで制限されたり，関心のあるキーワードが含まれていなかったりすることがあり，文献を見逃す可能性もある。

　検索では，著者名や雑誌名でも制限を設けられるかもしれない。その他のフィルタ機能では，研究対象者の年齢層や性別，論文の種類（例えば，臨床試験，診療ガイドラインなど），PubMed に掲載された引用の日付，論文の公開日などの指定が含まれている。制限が多すぎると，あまりに少ない，あるいは全く引用文献がない可能性に留意すべきである。そのような場合は，フィルタを変更したり，1 つずつ削除したりして，検索を繰り返す必要がある。

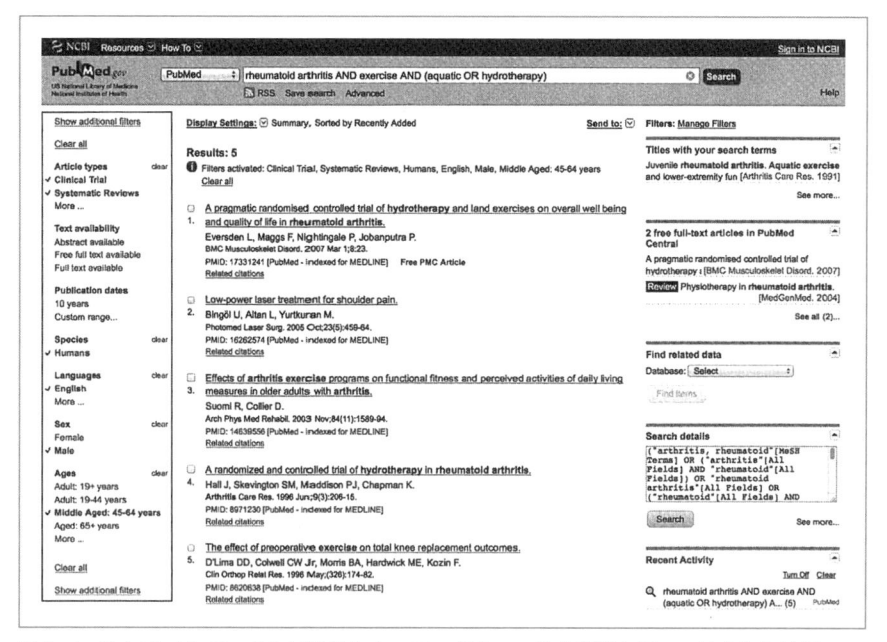

図 3-4　PubMed にて，より具体的なキーワードやフィルタ機能を用いて検索した結果
Screenshot from PubMed 〈www.pubmed.gov〉, the U. S. National Library of Medicine, Bethesda, MD, USA, and the National Institute of Health. Accessed July 25, 2013.

　図 3-4 に，"英語 English"，"人 humans"，"男性 male" と "中年：45〜64 歳 middle-age：45-64" という用語の制限を使用して，キーワード検索を行った例を示す。最初の 2 つの用語は，前の段落で説明した理由から選択した。性別や年齢層の選択では，仮定の臨床疑問である 58 歳の男性の患者と一致している。使用したキーワードは，臨床疑問より特異的であることに注意すべきである。
　検索された論文のうち 2 つは，タイトルをみる限り，臨床疑問を具体的に表している。しかし，的中数が少ないため，検索制限が厳しすぎた可能性がある。少ない検索制限によって実行された検索の結果は**表 3-3** に示されており，的中数の急激な増加は最初の検索制限が厳しかったことを裏づけている。興味深いことに，PubMed でMeSH 用語を使用することの価値について思い出させるものとして，検索された 3 つの論文は直接，臨床疑問には関連していなかった。他のタイトルは検索用語に関連するが，臨床疑問の患者の特徴とは異なる対象者を含んでいるようにみえる。
　MeSH 用語の検索機能を使用する場合も，フィルタ機能を適用できる（**表 3-4**）。前の例で用いたすべてのフィルタ機能で MeSH 用語を使用すると，的中数は少なくなるが，臨床疑問に明らかに関連したタイトルが検索できることに注意すべきである。1

表3-3　MeSH用語以外のキーワードを使用して異なるフィルタの組み合わせで検索したPubMedでの結果

検索方法	的中数	タイトル
検索用語*と制限 ・English language ・human ・middle-aged：45-64 ・male	5	A pragmatic randomised controlled trial of hydrotherapy and land exercise on overall well being and quality of life in rheumatoid arthritis. Low-power laser treatment for shoulder pain. Effect of arthritis exercise programs on functional fitness and perceived activities of daily living measures in older adults with arthritis. A randomized and controlled trial of hydrotherapy in rheumatoid arthritis. The effect of preoperative exercise on total knee replacement outcomes.
検索用語*と制限 ・English language ・human ・middle-aged：45-64	6	前に検索された5つのタイトルに加えて， Postural sway characteristics in women with lower extremity arthritis before and after an aquatic exercise intervention.
検索用語*と制限 ・English language ・human	12	前に検索された6つのタイトルに加えて， Aquatic exercise and balneotherapy in musculoskeletal conditions. Effectiveness of aquatic exercise and balneotherapy：a summary of systematic reviews based on randomized controlled trials of water immersion therapies. Aquatic fitness training for children with juvenile idiopathic arthretis. Cardiorespiratory responses of patients with rheumatoid arthritis during bicycle riding and running in water. The way forward for hydrotherapy. Juvenile rheumatoid arthritis. Aquatic exercise and lower-extremity function.

*検索用語：rheumatoid arthritis, exercise, （aquatic, あるいは hydrotherapy）

つずつフィルタ機能を削除すると，予想どおりに的中数が増えるが，提示した臨床疑問とは無関係の論文が徐々に検索され始める。

検索履歴

　PubMed の検索履歴機能は，ホームページの上部にある "Advanced Search" のリンクを介してアクセスできる（**図3-1**）。この特徴は，（1）検索文字列の記録を残せること，（2）各キーワードの検索文字列を組み合わせて使用できること，の2つの点で便

表 3-4　MeSH 用語と異なるフィルタ機能を使用して検索した PubMed での結果

検索方法	的中数	タイトル
MeSH 用語*と制限 ・English language ・human ・middle-aged：45-64 ・male	3	A pragmatic randomised controlled trial of hydrotherapy and land exercises on overall well being and quality of life in rheumatoid arthritis. A randomized and controlled trial of hydrotherapy in rheumatoid arthritis. Essentials of physical management and rehabilitation in arthritis.
MeSH 用語*と制限 ・English language ・human ・middle-aged：45-64	4	前に検索された3つのタイトルに加えて， Determining sensitivity to change in outcome measures used to evaluate hydrotherapy exercise programs for people with rheumatic diseases.
MeSH 用語*と制限 ・English Language ・Human	8	前に検索された4つのタイトルに加えて， Juvenile chronic arthritis in a monozygotic twin couple. Muscle function in women with rheumatoid arthritis—the influence of glucocorticosteroids. A clinical and morphological investigation. The way forward for hydrotherapy. Physical methods in the management of rheumatoid arthritis.

*MeSH 用語："arthritis, rheumatoid"，"exercise therapy"，"hydrotherapy"

利である。複数の同義語の検索が失敗したときや制限を増やしたり減らしたりしたときには，異なる検索用語や組み合わせの履歴を記録することが重要である。多くの場合，検索文字列を組み合わせることによって，検索が絞り込まれ，得られる的中数を減少させることができる。しかし，検索された引用文献は関心のある疑問に，より関連しているかもしれない。**図 3-5** は，異なるフィルタ機能と一緒に "関節リウマチ，運動，（水中あるいは水治療法）rheumatoid arthritis AND exercise AND（aquatic OR hydrotherapy）" という文字列を使用して検索した履歴を示している。最後に入力した "アウトカム outcomes" という検索文字列は，新しい検索用語として，上記の "Advanced Search Builder" に，PubMed での異なる質問として入力されている。

Clinical Queries

　根拠に基づく実践の検索機能の PubMed バージョンである "Clinical Queries" 機能は，ホームページの中央にあるリンクを介してアクセスできる（**図 3-1**）。この機能は，病因，診断，予後，治療，または臨床予測ルールに関連する研究により合わせた検索が可能である。選択した題目によっては，実践的要素にとって最も有用なエビデ

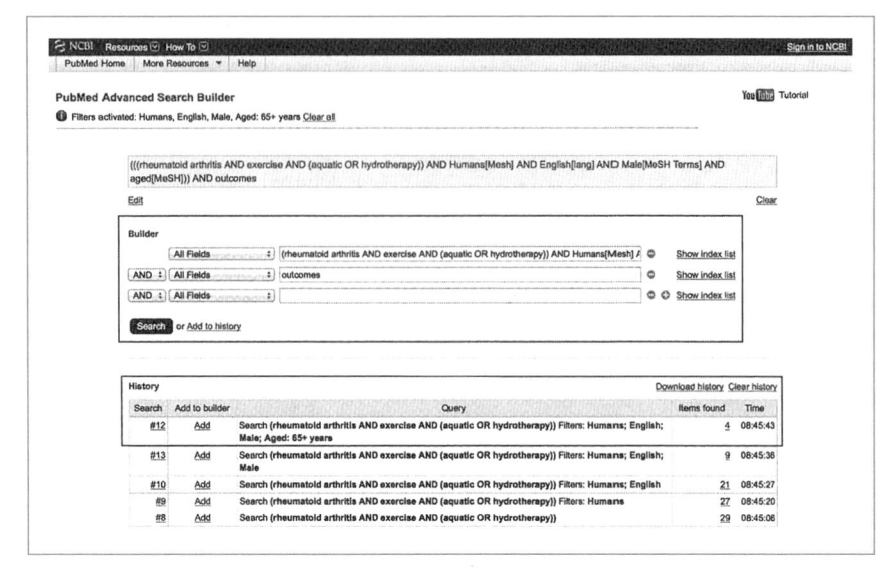

図 3-5　PubMed の "Advanced Search Builder" での検索履歴の使用
Screenshot from PubMed ⟨www.pubmed.gov⟩, the U. S. National Library of Medicine, Bethesda, MD, USA, and the National Institute of Health. Accessed July 25, 2013.

ンスの形態に検索を集中させる条件を自動的に追加することができる。さらに，使用者は，各々の内容領域で最もレベルの高いエビデンスを反映するようにプログラムされているフィルタによって検索を狭めるか，あるいは拡張するか，検索エンジンを導くことができる。例えば，"システマティックレビュー" を選択し，エビデンスに対する包括的な形で質の高い論文が検索できれば，さらに検索する必要性を減らすことができるかもしれない。

　図 3-6 に，"Clinical Queries" 機能を用いて，"関節リウマチ，運動，（水中あるいは水治療法）rheumatoid arthritis AND exercise AND（aquatic OR hydrotherapy）" という検索文字列を入力した検索結果を示す。この方法では，MeSH 用語を使用して検索したときに得られた引用論文と同様のものがいくつかみられた（**表 3-4**）。前述したように，目標は最もレベルの高いエビデンスをみつけることである。したがって，このような場合に "Clinical Queries" 機能を用いることは，介入研究の最良の研究デザインを自動検索できるため，より効率的な選択肢である。

Related Citations

　PubMed の検索効率を高めるもう 1 つの特徴は，"Related Citations" 機能である。

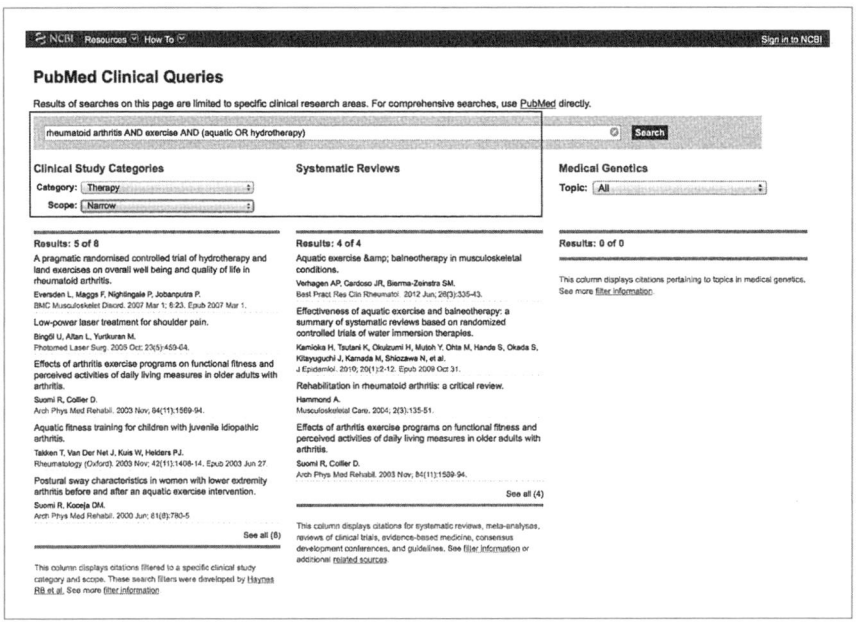

図 3-6　Clinical Queries 機能を使用した PubMed での検索結果
Screenshot from PubMed 〈www.pubmed.gov〉, the U. S. National Library of Medicine, Bethesda, MD, USA, and the National Institute of Health. Accessed July 25, 2013.

図 3-7 に，この機能の役割を示す。MeSH 用語で検索した論文の要約の 1 つは，引用文献のリンクをクリックすることでアクセスできる。要約の右側の "Related Citations" 欄の下に，これに類似したタイトルの一覧がある。使用者は，すべての引用文献をみるか，あるいは類似した題目のレビュー文献をみるかを選択できる。

　この機能を使用する際の課題は，最初に選択したタイトルのキーワードや要旨に関連する引用文献が検索されることである。その結果，理学療法士は，特有の臨床疑問の文献だけでなく，関節リウマチや水中運動の効果，またはその他の条件である陸上での運動のための他の介入に関連するさらに多くのエビデンスをみつけることができるかもしれない。結局，"See All" リンクを選択したら，113 個もの多数の無関係な引用文献が検索された。

"My NCBI"

　"My NCBI"（国立生物工学情報センター National Center for Biotechnology Information）では，理学療法士が，検索パラメータを保存し，新しい研究の自動検索を実行

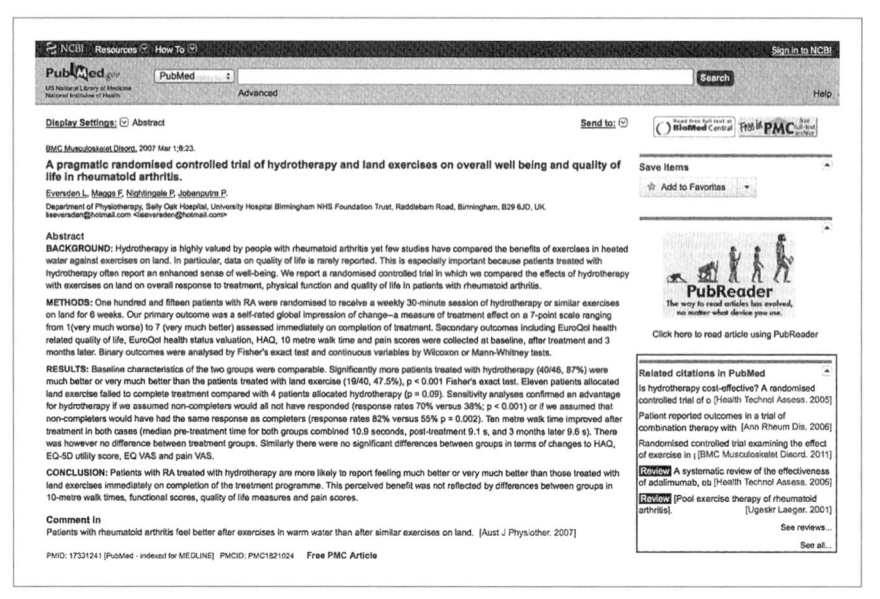

図 3-7　論文要旨の表示と PubMed の Related Citations の特徴

Screenshot from PubMed 〈www.pubmed.gov〉, the U. S. National Library of Medicine, Bethesda, MD, USA, and the National Institute of Health. Accessed July 25, 2013.

し，これらの検索結果について電子メールで通知を受けるために，PubMed の Web サイトで無料のアカウントを個別に作成できる。パスワードの登録は，PubMed のホームページの右上にあるリンクを介して行う（図 3-1）。これは，特定の題目（例えば，"肩の痛み shoulder pain" または "多発性硬化症 multiple sclerosis" など）について定期的に調査する理学療法士にとって特に便利な機能である。

PubMed Tutorials

PubMed は，ホームページの左側にあるリンクを介してアクセスできるさまざまな教材を提供している（図 3-1）。それらは MeSH データベースの使用や，広い範囲にわたる題目も含んでいる。簡単なアニメ音声作品は，この包括的な検索エンジンについて学ぶためには，ここで説明するよりも簡単な方法である。補足的な文書による情報も入手可能である。図 3-8 に，扱われている題目の見本を示す。

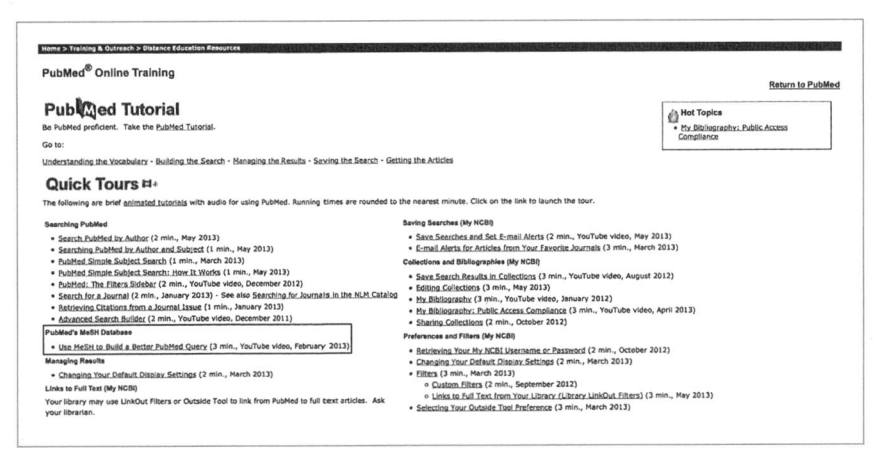

図 3-8　PubMed Tutorial のページ
Screenshot from PubMed 〈www.pubmed.gov〉, the U. S. National Library of Medicine, Bethesda, MD, USA, and the National Institute of Health. Accessed July 25, 2013.

Cumulative Index of Nursing and Allied Health Literature (CINAHL) Plus の全文

　その名前が示すように，CINAHL Plus は看護や医療専門職に関連する雑誌から引用した文献のデータベースである（**図 3-9**）[16]。いくつかの雑誌は，包含基準を満たしていないため，米国国立図書館において索引づけされていない。例えば，Journal of Aquatic Physical Therapy という雑誌に発表された論文は，研究を普及する媒体であり，米国理学療法士協会 America Physical Therapy Association（APTA）の水中理学療法部門の会員に情報を提供する形式であるため，PubMed では掲載されていない。しかし，この雑誌の論文は，CINAHL によって引用されている。索引づけの規則の違いの結果，理学療法士は，PubMed より CINAHL で検索を開始するほうが便利かもしれない。
　このデータベースのさらなる特徴として，以下のようなものがあげられる。

● オンラインジャーナルや全文記事へのリンク
● わかりやすい検索ページ
● 以下のような検索の制限または拡張を指定できる機能
　・研究対象者の特徴（例：年齢や性別など）
　・論文や出版物の特徴（例：発行日や雑誌の種類など）
　・治療の設定（例：入院患者や外来患者など）

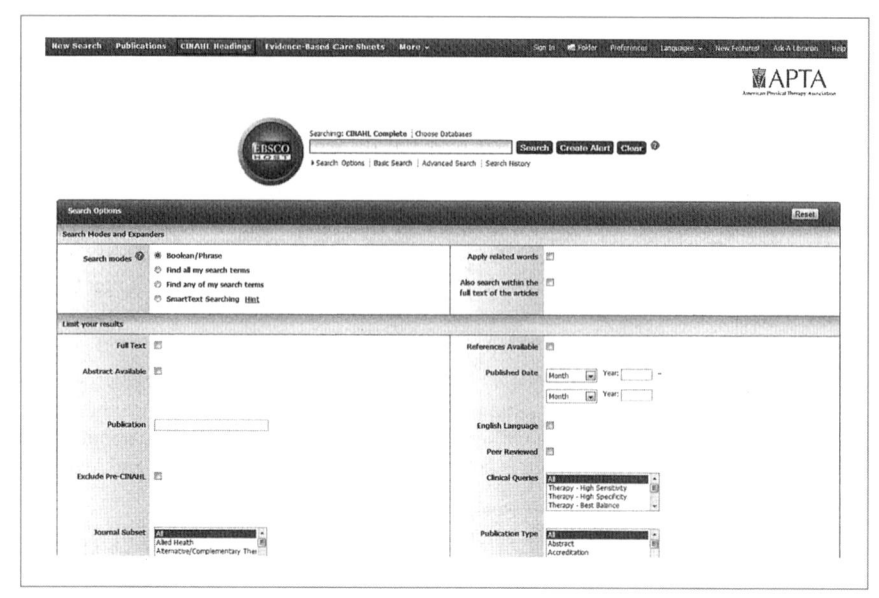

図3-9　CINAHLのホームページ
Courtesy of EBSCO*host*. EBSCO Industries, Inc. Accessed July 25, 2013.

・特定の関心領域（例：理学療法や補完医療など）
● 検索結果による追加制限に関する自動化された提案
● 引用文献のみ，あるいは引用文献と研究の特徴に関する詳細，または引用文献と要旨によって検索された内容を表示する能力（検索ページの上部の "Preferences" 機能を用いて）
● 簡単に表示される検索履歴
● 電子データベースの毎週のアップデート
● 看護や医療専門職への関連性，または特異性があると考えられる用語に注目したMeSH以外の検索用語
● 組織（例：大学や病院）のライセンスによってアクセスすることができない個人ユーザーには，EBSCOインダストリーズ社EBSCO*host*を通して購読料が求められる。米国理学療法士協会の会員は，Open Door evidence portalを通してこの電子データベースを利用できる。

CINAHLは，basicとadvancedという2つの検索機能がある。basic機能は，いくつかのブール演算子に加えて，使用者が必要とする検索用語を入力するための検索ボックス（PubMedで使用されているものに類似した検索ボックス）が含まれる。ブー

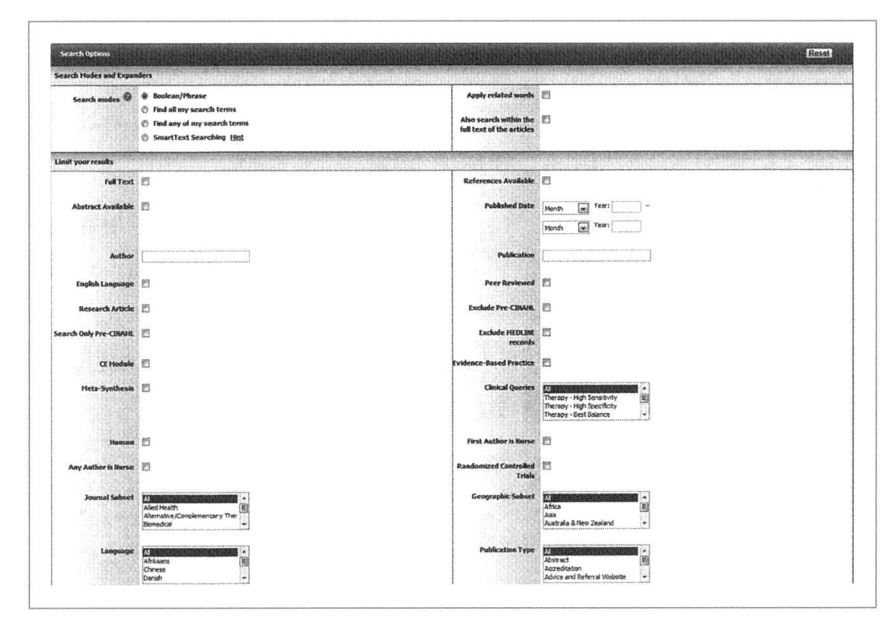

図3-10　CINAHL の advanced 検索のページ
Courtesy of EBSCO*host*. EBSCO Industries, Inc. Accessed July 25, 2013.

ル演算子は，大文字で入力する必要がある。主に論文の特性，あるいは公開された雑誌の特性に関連するフィルタ機能を使用できる。advanced 機能には，検索を制限するか，あるいは拡張するために，より多くの機能が含まれている（**図3-10**）。また，CINAHL 用語は，PubMed の MeSH 機能に類似した CINAHL の見出し機能によって検索することができる。

図3-11 に，"人 humans"，"英語 English"，"男性 male"と"中年：45〜64 歳 middle-age：45-64"という制限とともに，"関節リウマチ rheumatoid arthritis"，"運動 exercise"，水中あるいは水治療法 aquatic OR hydrotherapy"という検索文字列を用いて検索した結果を示す。検索結果は，簡単な**概要**の形式として表示された。3つの引用文献が特定され，そのうち2つは PubMed によって検索できた。このみつかった論文の違いは，各電子データベースによって使用できるさまざまな索引法を反映したものである。

Cochrane ライブラリー

国際的な組織である Cochrane Collaboration[17]によって開発，維持されている

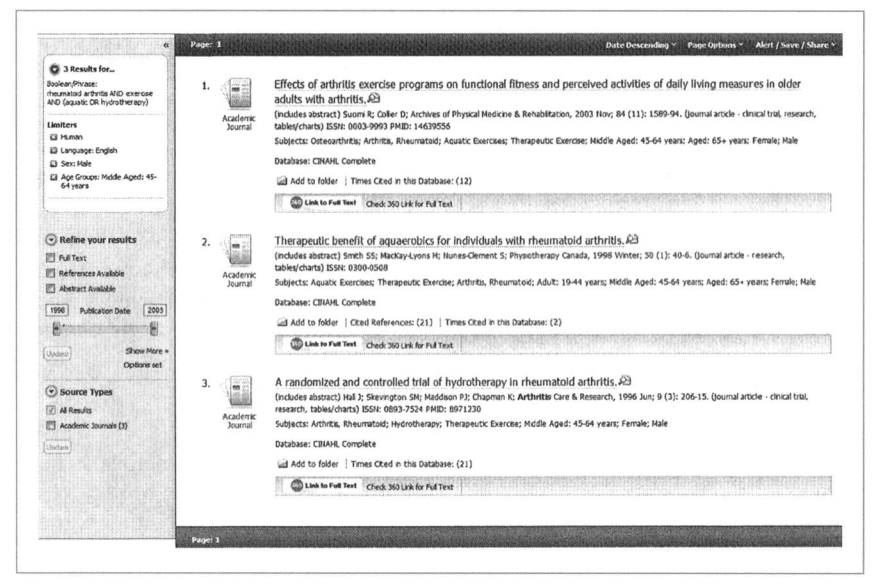

図 3-11　簡単な引用形式を使用した CINAHL の検索結果
Courtesy of EBSCO*host*. EBSCO Industries, Inc. Accessed July 25, 2013.

Cochrane ライブラリーは，介入についてのエビデンスを検索する最も効率的な手段である（**図 3-12**）。Cochrane ライブラリーは，以下の 6 つのデータベースからなる。

- The Cochrane Database of Systematic Reviews（Cochrane レビュー）
- The Database of Abstracts of Reviews of Effects（その他のレビュー）
- The Cochrane Central Register of Controlled Trials（臨床試験）
- The Cochrane Methodology Register（方法論研究）
- Health Technology Assessment Database（技術評価）
- The National Health Service Economic Evaluation Database（経済的評価）

　Cochrane レビューの電子データベースには，システマティックレビューやメタアナリシスが含まれており，Cochrane Collaboration の会員によって，厳密な方法論に従って公開されている。実験的な研究方法論であるシステマティックレビューも含まれている。"その他のレビュー（以前は DARE と呼ばれていた）"は，Cochrane Collaboration の会員ではない，他の研究者によって行われたシステマティックレビューとメタアナリシスの要旨および引用文献を収集したものである。同様に，"臨床試験（以前は CENTRAL と呼ばれていた）"は，他の研究者によって実行された個々のラン

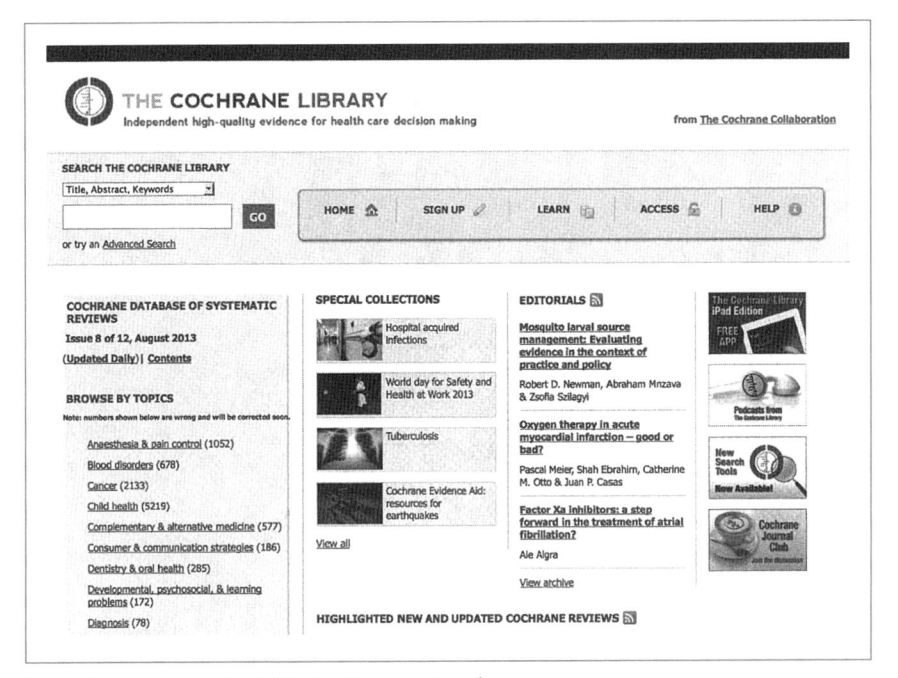

図 3-12　Cochrane ライブラリーのホームページ
Screenshot from John Wiley & Sons, Inc.'s World Wide Web Site. Copyright 1999-2006, John Wiley & Sons, Inc. Accessed July 25, 2013. Reproduced with permission.

ダム化比較試験（RCT）の抄録と引用文献の電子データベースである。これらの 3 つの電子データベースは，臨床疑問に答えるためのエビデンスを検索するために最も有効である。Cochrane レビューの電子データベースの特徴は，以下のとおりである。

- 介入についてのレビューは，RCT に限定。
- PubMed と同じ MeSH 用語を使用。
- 手順と結果の詳細を含むレビューの全文が入手可能。
- 病因，診断検査，臨床測定，予後因子，臨床予測ルール，アウトカム，自己申告型アウトカム測定に関連するレビューはほとんどない。
- システムの制限されたオンライン概要。ただし，PDF 形式で印刷やダウンロードが可能。
- 大学や病院のサイトライセンスを通してアクセスできない個人ユーザーには，購読料が必要である。電子データベースは，米国理学療法士協会の Open Door evidence portal リンクから利用可能である。

　Cochrane ライブラリーの残りの電子データベースは，方法論研究，他の研究者や機関（Agency for Healthcare Research and Quality など）による健康技術評価（技術評価），健康関連の経済的題目（経済評価）に関連する引用文献を含んでいる。ユーザーは，同時にすべての電子データベースを検索したり，特定の電子データベースを選択したりすることができる。

　Cochrane ライブラリーは，basic 検索と advanced 検索の両方が可能である。しかし，PubMed や CINAHL と比較して，検索を拡張する，あるいは制限するための機能はほとんどない。

　advanced 検索ページにて，"関節リウマチ rheumatoid arthritis"，"運動 exercise"，"水中あるいは水治療法 aquatic OR hydrotherapy" という検索文字列を用いて，タイトル，要旨，キーワードを検索した結果を，**図 3-13** に示す。的中数は，各電子デー

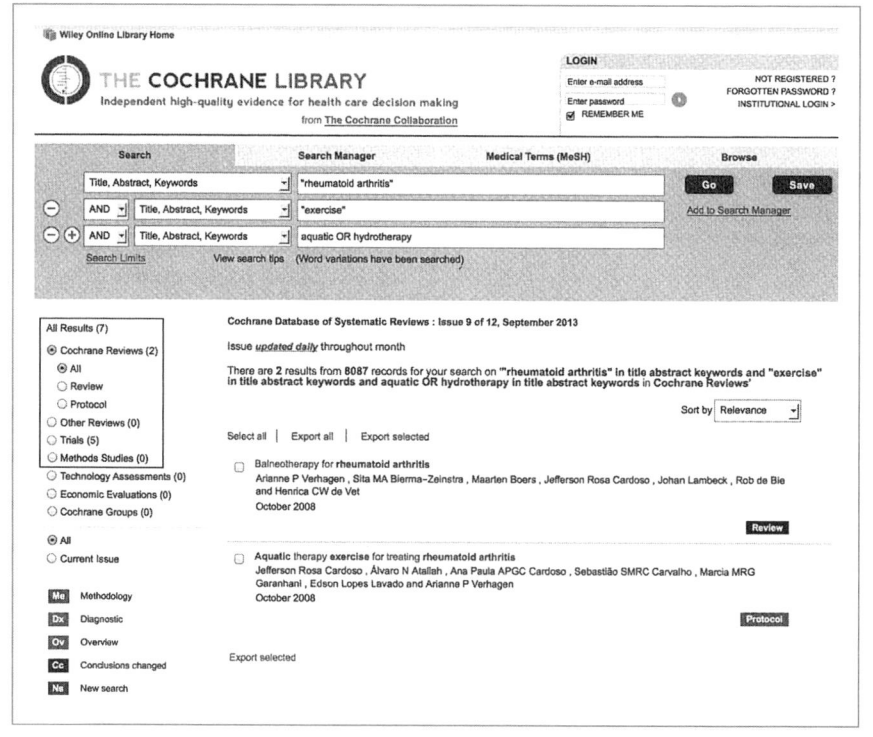

図 3-13　Cochrane ライブラリーにおける電子データベースのシステマティックレビューの検索結果

タベースの項目の横の括弧内に示されている（Cochrane Reviews は 2，Other Reviews は 0，Clinical Trials は 5）。残念なことに，関節リウマチに対する特定の水中運動の検索タイトルは，システマティックレビューがまだ完了していないプロトコルである。完了したレビューは，ミネラル浴の有効性についてであり，臨床疑問とは無関係である。しかし，臨床試験のデータベース内で引用された 4 つの文献は，PubMed と CINAHL で検索されたものと同じである。

3

Physiotherapy Evidence Database（PEDro）

　PEDro は，オーストラリアのシドニーにある Centre for Evidence-Based Physiotherapy（図 3-14）が運営しており，24,000 以上の理学療法に関するランダム化試験，システマティックレビュー，**診療ガイドライン**を提供する文献データベースである[18]。

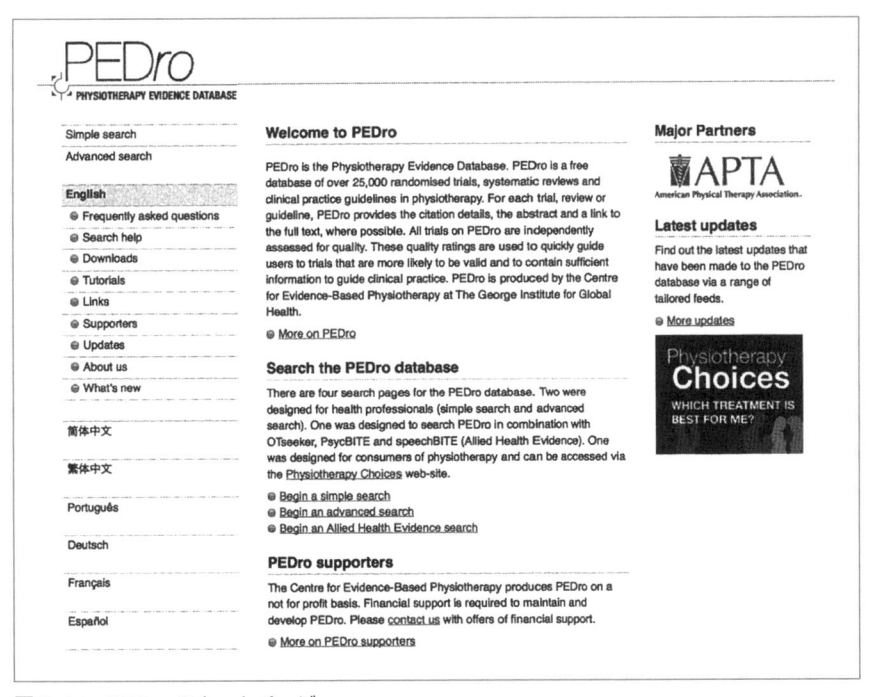

図 3-14　PEDro のホームページ
Screenshot from PEDro 〈http://www.pedro.org.au/〉, the Centre for Evidence-Based Physiotherapy, The George Institute for Global Health and Sydney Medical School, University of Sydney, Australia. Accessed July 25, 2013.

個々の試験は，その妥当性と統計解釈に基づいて，0〜10 の段階で評価される。評価点の合計の信頼性については，Maher らによる研究では，"fair" から "good" であると報告されている[19]。Macedo らの先行研究も，構成概念妥当性と収束的妥当性において根拠があると報告している[20]。評価点は，ユーザーが最初にレビューを検討する研究の優先順位をつけるために，検索結果の引用文献の横に表示される。システマティックレビューと診療ガイドラインは評価されていない。

　PEDro を使用する第 1 の理由は，理学療法の研究に重点を置いているためであるが，現在ではほかの健康に関連する引用文献へのアクセスもサイトを通して入手できる。CINAHL や Cochrane ライブラリーと同様に，PEDro の電子データベースは，simple 検索と advanced 検索が可能である。

　その他の特徴として，以下のようなものがある。

- 検索機能
  - ・治療アプローチ
  - ・臨床問題
  - ・身体部位
  - ・理学療法の専門分野
- サイトの検索に関連する文書とビデオのチュートリアル：PEDro の評価点を使用し，存在するエビデンスの有用性を決定する。
- ダウンロードを容易にするために
  - ・文献管理ソフトウェアへの引用文献のインポート
  - ・信頼区間の計算
- 読者が評価点に同意しないとき，フィードバックを提出できる。

　検索パラメータの 2 つのドロップダウンメニュー機能を組み合わせたキーワード検索ボックスの使用例を，**図 3-15** に示す。

　Cochrane ライブラリーと同様に，PEDro の限界は，診断検査，臨床測定，予後因子，臨床予測ルール，アウトカム，自己申告型アウトカム測定に関連する引用文献の不足である。加えて，検索を修正するために利用できる機能は，被検者の詳細については使用できず，研究特性に限られている。CINAHL や Cochrane ライブラリーとは異なり，PEDro は無料で，おおよそ 2 週間ごとに更新される。さらに，電子データベースには特定の検索用語がない。

　図 3-16 に，**図 3-15** に示す用語と範囲の組み合わせを使用して検索した結果を示す。各試験の質の評価は，最高から最低に降順で表示される。1 つの選択肢として，例えば "5/10 以上" 文献を選択することが可能である。特定の数値の選択を支持する

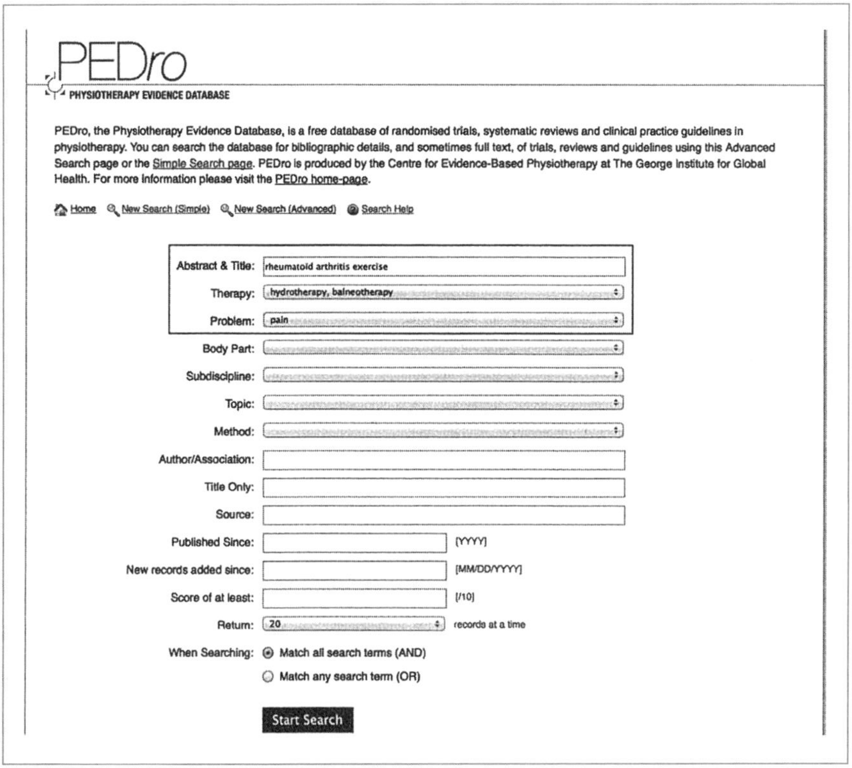

図 3-15　PEDro の advanced 検索のページ
Screenshot from PEDro 〈http://www.pedro.org.au/〉, the Centre for Evidence-Based Physiotherapy, The George Institute for Global Health and Sydney Medical School, University of Sydney, Australia. Accessed July 25, 2013.

エビデンスはないが，目標値は任意であり，そのように認識すべきである。個々の試験の質的順位は，エビデンスの階層にて行われるのと同様に，スクリーニング・ツールとして扱うべきである。理学療法士は，エビデンスの関連性と有用性の決定について，単に試験の質に頼るだけでなく，むしろ独自の価値観で引用文献を批評することが最も効果的である。

米国理学療法士協会の "Hooked on Evidence"

根拠に基づく理学療法の実践が重要視される中で，米国理学療法士協会は，

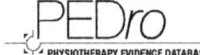

Search Results

Click on a title to view details of that record. If your search has returned many records you may need to click on *Next* (at the top or bottom of the list of records). To display a list of records from one or a series of searches, click on *Select* and then *Display Selected Records* (at the top of the page).

Record 1 - 11 of 11

Title	Method	Score (/10)	Select Record
Non-drug treatment (excluding surgery) in rheumatoid arthritis: Clinical practice guidelines	guideline	N/A	Select
Effectiveness of aquatic exercise and balneotherapy: a summary of systematic reviews based on randomized controlled trials of water immersion therapies	review	N/A	Select
A systematic review of the effects of dynamic exercise in rheumatoid arthritis	review	N/A	Select
Dynamic exercise programs (aerobic capacity and/or muscle strength training) in patients with rheumatoid arthritis (Cochrane review) [with consumer summary]	review	N/A	Select
Exercise therapy in juvenile idiopathic arthritis (Cochrane review) [with consumer summary]	review	N/A	Select
Exercise therapy in juvenile idiopathic arthritis: a Cochrane review	review	N/A	Select
A pragmatic randomised controlled trial of hydrotherapy and land exercises on overall well being and quality of life in rheumatoid arthritis	trial	7/10	Select
Moderately intensive exercise in a temperate pool for patients with rheumatoid arthritis: a randomized controlled study	trial	6/10	Select
Therapeutic benefit of aquaerobics for individuals with rheumatoid arthritis	trial	6/10	Select
A randomized and controlled trial of hydrotherapy in rheumatoid arthritis	trial	6/10	Select
Effects of a water exercise program for individuals with rheumatoid arthritis	trial	5/10	Select

図 3-16　PEDro の検索結果

Screenshot from PEDro〈http://www.pedro.org.au/〉, the Centre for Evidence-Based Physiotherapy, The George Institute for Global Health and Sydney Medical School, University of Sydney, Australia. Accessed July 25, 2013.

"Hooked on Evidence" を作成した（**図 3-17**）[21]。"Hooked" は，理学療法介入の効果に関する引用文献のデータベースである。現在，病因，診断検査，臨床測定，予測因子，臨床予測ルール，アウトカムについての研究は含まれていない。研究が電子データベースに掲載されるためには，以下の 4 つの基準を満たす必要がある。

1. 研究が，人を被検者としたものであること
2. 研究が，少なくとも 1 つの理学療法介入を調査していること
3. 研究が，介入に対して少なくとも 1 つのアウトカム測定を含んでいること
4. 研究が，査読のある英文誌に掲載されていること

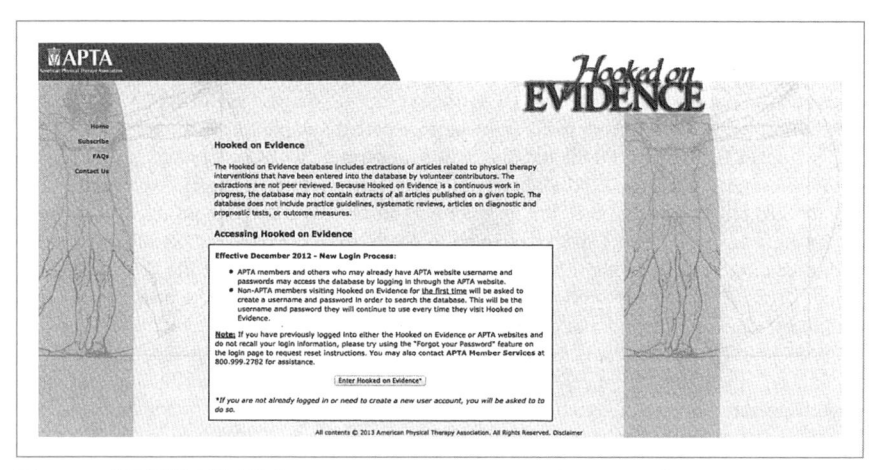

図 3-17　米国理学療法士協会の Hooked on Evidence のホームページ
Reprinted from http://www.hookedonevidence.org/with permission of the American Physical Therapy Association. This material is copyrighted, and any further reproduction or distribution requires permission from APTA.

　PEDro とは異なり，すべての研究デザインが対象となり，評価点は適用されない。PEDro と同様に，新たな検索用語を学習する機能はない。

　"Hooked" を利用する第 1 の理由は，理学療法の研究に重点を置いているからである。advanced 検索ページには，年代や研究デザイン，雑誌などの検索を調整する限定されたいくつかの選択肢がある。国際疾病分類第 9 版（以下，ICD-9）の診断コードで検索することも可能である[22]。キーワードの検索ボックスには，45 文字の制限がある。advanced 検索ページにて，"関節リウマチ rheumatoid arthritis"，"運動 exercise"，"水中 aquatic" というキーワードで，制限は "18〜64 歳 age（Adults：18-64 years)"，"研究デザイン（臨床試験，ランダム）research design（Clinical Trial, Random)" とすると，的中する論文はなかった。年齢制限を取り除いても，"臨床試験，ランダム" の制限を維持すると，的中する論文はなかった。"臨床試験，ランダム" の両方の制限を除くと，6 編の論文が的中し，そのうち 3 編の論文は RCT であった。この結果は，ユーザーが認識すべき電子データベースの過程における限界を示している。

　"Hooked" の特異的な利点は，各論文の抽出において表示される詳細な種類と量である。Everdsen ら[23]による，ICD-9 コードや**理学療法ガイドプラクティス**[3]の実践パターンを含む研究の要旨の情報を，**図 3-18** に示す。拡張された情報は，介入に関するエビデンスの質の評価過程において，重点が置かれている内容（包含基準および除外基準など）やデザインの特徴（群割付への遮蔽化など）を強調して表示している。

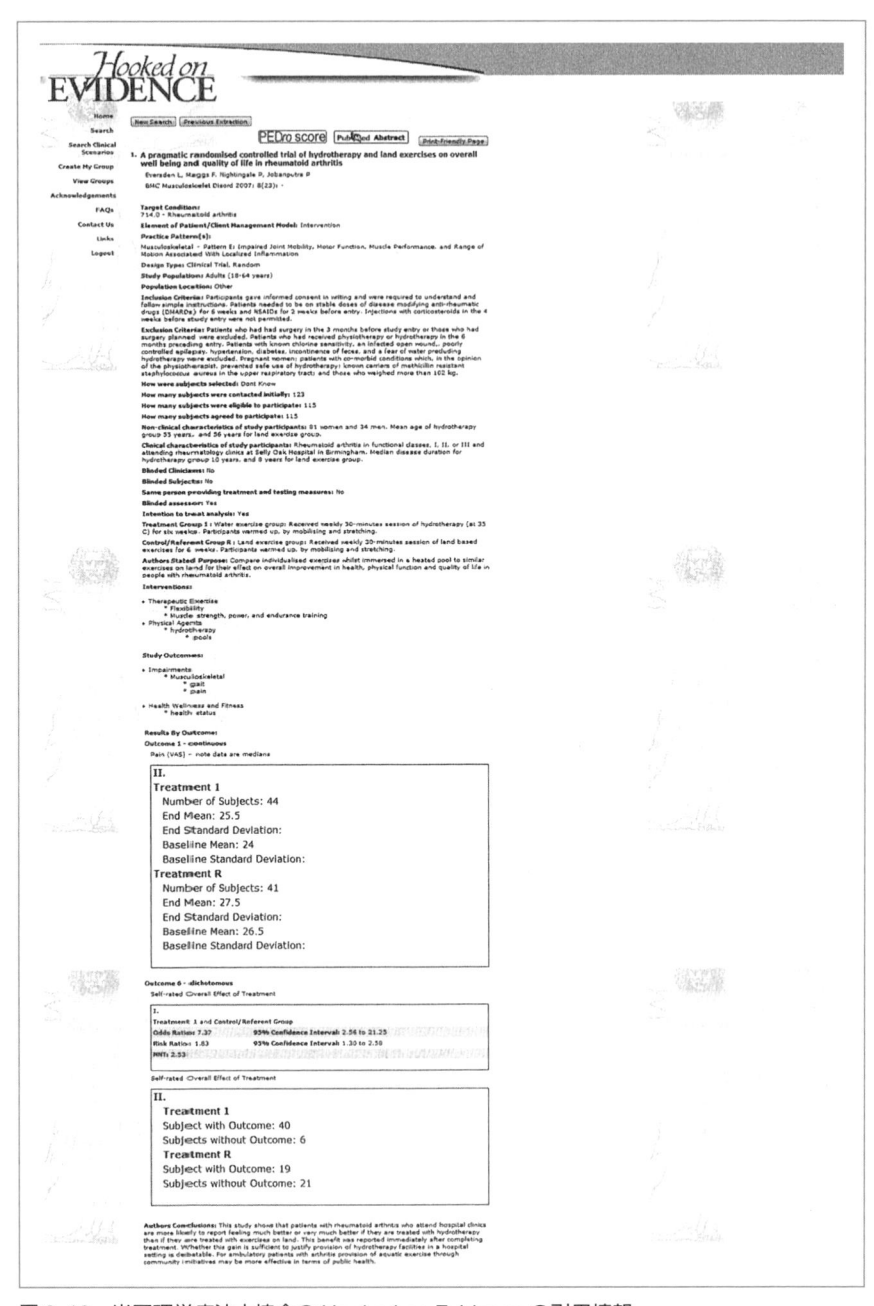

図 3-18　米国理学療法士協会の Hooked on Evidence の引用情報

　"Hooked on Evidence" のもう 1 つの特異的な機能は，ホームページの左側からアクセスできる "Clinical Scenarios" である。その目的は，専門理学療法士や研究者によって作成された特定の症例に関連するエビデンスを，ユーザーが検索できるようにすることであり，臨床家にとって検索過程をより直観的かつ効率良くすることである。理学療法士は，ドロップダウンメニューから，"Practice Patterns"，"Conditions"，"Clinical Scenarios" を選択できる。残念なことに，現時点までのシナリオの数と種類は，理学療法の可能性の小さな縮図にすぎない。その結果，使用者は，臨床疑問をもった患者/利用者/被検者に類似する症例をみつけられないかもしれない。仮定の関節リウマチ患者では，このような状況があった。公開時点での筋骨格系の運動で利用可能な関節炎関連のシナリオは，変形性膝関節症患者のみである。**図 3-19** に，シナリオの 1 つと，それにリンクされている引用文献のリストを示す。論文は，研究デザインの種類に応じて編成され，最初にランダム化試験が表示される。

　"Hooked" の重要な限界は，患者/利用者マネジメント過程の他の要素に関連する引用文献の欠如と APTA 会員による論文投稿の提出に対する依存である。投稿と抽出さ

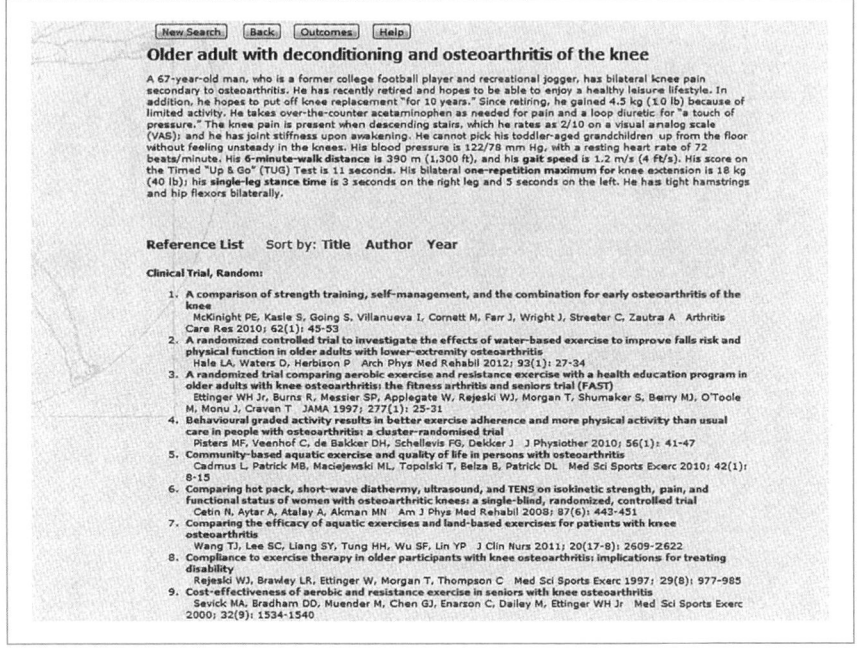

図 3-19　米国理学療法士協会の Hooked on Evidence の Clinical Scenarios の検索結果

れるレビュー過程の詳細，電子データベースに関するその他の情報は，"Hooked"の
ホームページに記載されている。最後に，"Hooked"の電子データベースにアクセス
するには，理学療法士がAPTA会員，または有料加入者でなければならない［訳注：
Hooked on Evidenceのデータベースは，現在はアクセス不可となっている］。

他の電子データベースとサービス

　本章で説明した検索エンジンは，選択肢の一覧を網羅していない。Bandolier[24]，
TRIP[25]，Evidence in Motion[26]など他の電子データベースは，疑問の種類と内容によっ
て，役に立つかもしれない。さらに，もとの資料を読む時間がない購読者のために，
研究を評価し，内容と質に関する簡単な概要を提供するサービスが利用可能である。
例としては，EBM Online[27]やACP Journal Club[28]がある。これらのサービスは，主に
内科医に使用されているが，根拠に基づく実践の原則と方法に関する優れた情報源で
ある。Medscape[29]やWebMD[30]などの他のサービスは，PubMedの"My NCBI"機能
と同様に，電子メールで登録して，新しい研究の公表の知らせを定期的に受け取るこ
とができる。これらのアラートサービスのユーザーは，論文を入手して，その有用性
を判断するために，論文を読む必要がある。最後に，米国医療研究と品質機関U. S.
Agency for Healthcare Research and Qualityが先駆けのNational Guideline Clearing-
house[31]は，内容と質に関連する包含基準を満たす診療ガイドラインをみつけるため
に，検索可能なメカニズムを提供する電子データベースである。これらの要約の重要
な特徴は，臨床疑問に答える効率良い手段を理学療法士に提供する可能性のある論文
のシステマティックレビューだということである。

まとめ

　根拠に基づく理学療法の実践は，患者/利用者/被検者に対する臨床疑問から始ま
る。背景疑問では，患者/利用者/被検者の臨床症状に関する理解を深めるための情報
を検索する。前景疑問では，診断検査，臨床測定，予後因子，臨床予測ルール，アウ
トカム，自己申告型アウトカム測定に関連する臨床判断を容易にするための情報を検
索する。いったん疑問をもてば，理学療法士は検索戦略を計画し，使用する検索用語
と電子データベースを同定する必要がある。
　理学療法士が一般的に利用する5つの電子データベースは，"PubMed"，"CINAHL"，
"Cochrane Library"，"PEDro"，"Hooked on Evidence"である。各電子データベース

には，ユーザーが検索効率を高めるために知っておくべき特定の検索機能がある。関連するエビデンスの特定を容易にするために，先行研究の統合体やアラートサービスも利用可能である。しかし，理学療法士は特定の患者/利用者/被検者のために，その質と関連性を判断するためのエビデンスを自分自身でレビューする必要がある。

3

演　習

1. 患者/利用者/被検者のシナリオについての何に関心があり，何を知りたいのかを考えてください。
   ・シナリオへの理解を深めるために，"背景"疑問を書く練習をしてください。
   ・シナリオのために診断検査，臨床測定，予後因子，臨床予測ルール，アウトカム，自己申告型アウトカム測定に関係する"前景"疑問をそれぞれ書いてみてください。
2. PubMed のウェブサイトで，MeSH データベース・オンラインチュートリアルを確認してください。
3. チュートリアルの確認が完了したら，前景疑問を1つ選択し，使用すべき検索用語を決定してください。検索用語は，MeSH データベースで検索してください。
4. 決定した MeSH 用語や"制限"機能を用いて，臨床疑問に関する根拠を PubMed で検索してください。
5. PubMed での検索に関する以下の質問に答えてください。
   ・最初の検索用語は，何を選択しましたか？　また，それはなぜですか？
   ・キーワードは，MeSH データベースで確認できましたか？
   ・確認できなかった場合は，かわりに MeSH 用語から，どのようなキーワードを選択しましたか？
   ・どの制限を選択しましたか？　また，それはなぜですか？
   ・検索結果は，どうでしたか？
     ・いくつ的中しましたか？
     ・タイトルから内容が期待できる論文の数はいくつありましたか？
     ・どの検索方法を変更する必要がありましたか？　また，それはなぜですか？
     ・修正した検索方法の結果は，どうでしたか（的中数は増えたか，減ったか）？
6. 臨床疑問の答えを検索するために，最も役立つ電子データベースを1つ探してください。
   ・どの電子データベースを選びましたか？　また，それはなぜですか？
   ・選択した電子データベースでは，どのようなキーワードを使用しましたか？　また，それはなぜですか？
   ・選択した電子データベースでは，どのような制限を使用しましたか？　また，それはなぜですか？
   ・検索結果は，どうでしたか？
     ・いくつ的中しましたか？
     ・タイトルから内容を期待できる文献の数はいくつありましたか？
     ・臨床疑問の解決を手助けするために，PubMed と選択した電子データベースを，どのように比較しますか？

2部　　エビデンスの要素

4章

疑問，理論，仮説

4

目 標

本章を読むことで，以下のことができるようになる。

1．適切なリサーチ・クエスチョンや問題提起の特徴と目的について述べる。
2．文献レビューや一般公開されている疫学データなど，研究の必要性を裏づけるために用いられる背景情報の特徴と目的について述べる。
3．理論，概念，構成という用語を区別する。
4．臨床研究における概念的枠組みと理論の使い方を説明する。
5．生物学的妥当性について述べ，その臨床研究における役割を説明する。
6．帰無仮説と研究仮説の使い方と形式を区別する。

本章の用語

概念：言葉で表現される観察可能な現象の心理的イメージ[1]。

概念的枠組み：一般のテーマを反映する構成概念，または相互関係のある概念の集合。より公式な理論の基礎となる場合がある。通常，図式的な形式で表される[2]。

帰無仮説："統計的仮説"とも呼ばれる。研究において群間（または変数間）に何かあるのではなく，"関係性がない"，または"差がない"ことを調査の結果が示す予測[3]。

研究仮説："対立仮説"とも呼ばれる。単なる偶然の結果ではなく，研究において群間（または変数間）で関係性がある，または差があることを調査結果が示す予測（例：統計学的有意）。"以上"，"未満"，"陽性"あるいは"陰性"のような方向性を表す用語が使用されることが多い[3]。

構成概念：特定の研究目的のためにつくられた観察不可能な抽象概念。行動または出来事のように観察可能な評価により定義づけられる[2]。

生物学的妥当性：予測される様式で人の身体に作用するかもしれない合理的な期
　待。
理論：概念間または構成概念間の関係性の系統立てられた集合体。将来の行動や
　アウトカムを予測するだけでなく，関心のある現象を系統的に解説および説明
　するために提唱されたもの[1,2]。

はじめに

　広い意味で，研究とは世界がどう動いているのかについて答えを探す冒険であると
いえる。自分の視点次第であるが，これらの答えは，絶対的な事実（定量的研究視点）
として，あるいは関連する現実の構造（定性的研究視点）としてみることができる[1]。
いずれの方法でも，通常，探し求める知識を獲得するための計画は，研究の冒険にと
りかかる意欲と資源をもつ個人または集団により，開発され，実行される。この計画，
およびそのアウトカムは，さまざまな形で文書化される。その最も一般的なものは研
究論文である。論文自体は出版社によって異なる形式で定められるものだが，通常は，
以下のような研究に必須な要素に関係する情報を含んでいる。

- リサーチ・クエスチョンまたは目的提示
- 背景の情報
- 研究の理論的な，または概念的な基礎
- 研究のアウトカムについての仮説
- 研究で用いられる被検者
- 研究デザイン
- 変数とそれらの測定法
- 統計解析の方法
- 研究結果
- 研究知見の意義と重要性

　研究成果の限界や今後の研究に関して，補足的な詳細が提示されることがある。本
章では，最初の4つの項目に関する目的，主要な特徴，そして実践的な課題を概説す
る。

リサーチ・クエスチョン

　研究は本格的な取り組みであり，答えを探し求める冒険を裏づけるための資源と時間を必要とする複雑な試みとなる可能性がある。研究を実行したいという願望は，臨床経験と観察，好奇心の強い性格，またはそれ自身の目的のために知識を発展させることに対する関心によって促進されることだろう。適切に計画を立てるために，研究者は自らの研究成果を方向づけると考えられる特定の目的から始めなければならない。この目的は，疑問，目的文，または問題提示の形で表すことができる[4]。形式よりも重要なのは内容である。言い換えると，研究者は自身が何を知りたいのか明確でなければならない。**表4-1**に，研究の目的として用いることができる一般的な疑問を記載しているが，そのいずれも特定の臨床的な関心事に取り組めるように修正できる。

　Washingtonらは，神経学的に障害のある乳幼児に関する研究論文の中で，これらのリサーチ・クエスチョンを使い，目的を以下のように述べている[5] (p.1066)。

1．神経筋機能障害の乳幼児の姿勢アラインメントに対するCFS（体曲線サポート contoured foam support）の効果は何であるか？
2．玩具で遊ぶ乳幼児の能力に対するCFSの効果は何であるか？
3．自宅でのCFSの効果と使用について，親はどのように認識するのか？

　最初の2つの疑問は，特定の介入（CFS）の治療効果について強調し，第3の疑問は親の視点から器具の影響力を検討している。**表4-2**[6-12]のように，目的文のフォーマットの中で，他の著者らは研究目的を述べている。疑問として，または，目的文として述べられるかどうかにかかわらず，読み手が研究内容をすぐに理解できるように，研究目的は明瞭に表現しなければならない。リサーチ・クエスチョン，または目

表4-1　一般的なリサーチ・クエスチョンとそれらの臨床的な着目点	
研究のために解答すべき疑問	**臨床的な着目点**
これはどのように働いているのか？	臨床技術または機器についての背景
それはどういうふうにみえるのか？	臨床的な疑問についての背景
それをどのように定量化，あるいは分類するのか？	臨床的な測定方法の開発
それを確定する場合，最善の分析手法は？	診断検査の有用性
その危険性は何であるのか？	将来のアウトカムについての予測
それをすると，どのように体が反応するか？	治療効果の評価
それをすると，患者/利用者/被検者のパフォーマンスはいつ，どう変化するか？	アウトカムの評価
患者/利用者/被検者の見解をどのように測定するのか？	自己申告型アウトカム測定法の開発

表4-2　理学療法研究における目的文	
引用文献	目的文
システマティックレビュー Gunn HJ, et al. *Phys Ther.* 　2013; 93(4):504-513	"システマティックレビューの目的は，文献で述べられている多発性硬化症の患者の転倒に対するリスク因子を評価することである。"
RCT Ho CH, et al. *Phys Ther.* 　2012; 92(1):38-48.	"本研究の主目的は，脊髄損傷患者（ステージⅢ・Ⅳの褥瘡）に対する低圧の拍動性洗浄治療の有効性を調査することである。"
準実験的デザイン Bhatt T, et al. *Phys Ther.* 　2013; 93(4):492-503.	"本研究の目的は，パーキンソン病の人々と健常者における動的な安定性制御の違いと，パーキンソン病の人々の起立課題におけるそのような制御を外部から指示されたトレーニングによって改善できる範囲を調べることであった。"
観察研究 Jette DU, et al. *Phys Ther.* 　2012; 92(4):507-524.	"したがって，本研究の目的は，理学療法の実践における品質指標の活用を明確にすることであった。"
生理学的研究 DeSimone NA, et al. *Phys Ther.* 　1999; 79: 839-846.10.	"生体外実験における本研究の目的は，光増感した黄色ブドウ球菌と緑膿菌に対して，0.95 mW の He-Ne と 5 mW の In-Ga-Al-PO4 レーザーの，可能性のある殺菌効果を同定することであった。"
症例報告 Trees DW, et al. *Phys Ther.* 　2013; 93(2):237-247.	"部分荷重，抗重力運動，および油圧補助装置プラットフォーム歩行器の利用を含む段階的な離床プログラムの実施と，臨床的判断の一連の流れを解説することが，この症例報告の目的である。"
概要 Ciesla ND. *Phys Ther.* 　1996; 76(6):609-625.12	"この文献レビューは，非常に重篤な患者に対して肺理学療法がどのように使われるかについてである。歴史的な文献レビューの概要を記載した。"

的文を，合理的な形で解答できるように，必要以上に広すぎず，また意味がないほど小さくならないよう構成することは，研究者にとっての課題であるといえる。

背景

　うまく言い表されたリサーチ・クエスチョンや目的文は必要であるが，それ自体で，有用な研究と規定するには不十分である。知識は一部の人々にとってそれ自体が重要となるが，根拠に基づく実践は，専門分野に関連し知識を発展させた研究によって最もよく支えられている。大部分の科学的学術雑誌の刊行のための論文レビュー，または審査過程の一部としても，これらの基準は用いられている[1]。その結果，研究者は以下を提示する義務が課せられる。

● なぜ疑問や目的文の答えを出すことは重要なのか？

●得られた結果は，どのようにして特定の現象や状況の理解を深めることができるのか？

　言い換えれば，彼らは研究の必要性を正当化するために，十分な背景情報を提供しなければならない。この背景材料は，通常2つの形式がある。（1）文献レビューと，（2）一般公開されている疫学的データの引用である。どちらか，または両方とも，リサーチ・クエスチョン，または目的文の適切さを裏づけることに用いることができる。

文献レビュー

　研究者は，関心のある研究内容について先行研究を注意深く検討し，現在までに，何がわかっていて何がわかっていないかを要約する。これらの文献レビューは短い形式で，一般的には，目的文かリサーチ・クエスチョンに最もよく関係する過去の研究に対して焦点を当てることが多い。革新的なテクノロジーが，新たな異なる方法で確立された臨床的課題を扱うことが紹介される場合などにおいて，ときにこれらのレビューは，臨床における新しい領域すべてを探索する必要性を指し示すこともあるだろう。さらに多くの場合，被検者の人数や種類が不十分だ，などの先行研究における限界は，現在の研究のための合理的根拠を提供することがある。

　例えば，5人の成人男性への理学療法介入を評価した先行研究は，小集団であることを理由にその研究結果が偶然ではなかったことを確かめるため，200人の成人男性での再研究が必要だとする議論のきっかけとなるかもしれない。同様に，200人の男性に対する研究は，実験的な介入に応じた潜在的性差を評価するために，成人女性の大規模な集団に対する同じ研究の実施を正当化する理由として引用されるかもしれない。測定技術や研究中の被検者の管理や統計解析に関する他のデザインの問題が，現象や問題に対するさらなる研究の理由として確認される可能性もある。最終的には，目的は現在のプロジェクトの必要性と重要性を支持する論理的事例を構築することである。

　文献レビューは総合的でなければならない。しかし，それは多くの場合，出版者が課す規制に従わなければならない。その結果，研究者は研究のエビデンスを含んだ過去の著書を賢明に選択しなければならない。根拠に基づく理学療法では，研究者の考えや評価の正確性を考慮し，最もよく関連した研究を判断しなければならない。主題領域における専門性を有する，あるいは経験豊富な理学療法士はたいてい，文献レビューが綿密で正確かどうか認識できる。一方で経験が浅い理学療法士は，（1）先行研究が検討された年代，（2）レビューが現在の研究疑問に対して論理的順序が途切れずに続いているかどうか，（3）レビューされた論文がリサーチ・クエスチョンに関連しているかどうかなど，より表面的な指標に頼ってしまう可能性がある。

　最後は注意が必要な点だが，入手しうる事前のエビデンスがないために，研究者が疑問をもつときが多いという点である。これらの場合，研究者は他の臨床施設（例：技術レベルの高い介護施設，外来患者のリハビリテーションや在宅医療），あるいは他分野（例：医学，看護学，作業療法学）の研究をレビューすることになるだろう。他の方法としては，研究者が関心のある疾患または障害に類似の特徴がある臨床問題や，診断に関する研究について検討することもあるだろう。例えば，研究者がギラン-バレー症候群患者に対する運動技法を研究したい場合，ギラン-バレー症候群に関するリハビリテーションは，限られた内容のエビデンスしかないため，多発性硬化症やポリオといった麻痺症状が寛解する他の疾患の先行研究を考慮するなどである。研究者が現在のプロジェクトの適切さや有用性を示すために情報を用いることが可能な限り，いずれの方法も合理的だといえる。

疫学的データの引用

　追加もしくは代用として，研究者は現象または社会への影響について継続して収集されたデータを文献レビューに引用できる。保健統計を含む臨床研究[4]は，（1）連邦機関（例えば，疾病対策センター[13]，労働安全衛生局[14]，保健社会福祉省[15]，米国国勢調査局[16]など），（2）州機関（例えば，保健局と障害サービス，労災補償局，健康管理制御機関など），そして，（3）民間組織（例えば，Pew Charitable Trusts[17]や Robert Wood Johnson Foundamation[18]など）のデータが一般的に用いられる。アカデミックセンターも地域の健康関連の問題に関するデータや，彼らが貢献している臨床や研究資源に対するデータを収集し，提供している。理学療法の研究者が使用することのあるデータの実例としては以下のようなものがあるが，これらに限られるわけではない。

- 心身機能と身体構造の障害，活動制限または参加制約の発生率または有病率
- 外傷による生産的労働時間の喪失
- 予防できた問題を扱うために提供される医療サービスのコスト
- 住民のどの層がリハビリテーションサービスの利用が最少であるか

　まれな事例においては，未知の臨床現象が同定されることで，研究の必要が明らかにされる。これらの出来事は，ポリオ，HIV，重症急性呼吸症候群 sudden acute respiratory syndrome（SARS）のように，性質上より医学的なものである。しかし，これらの現象の発生が，機能的な後遺症に対する診察と治療技術への理学療法研究の必要を促すこともありうる。こうした状況のデータは決して十分とはいえないが，理学療法がこれらの現象に与える影響を調査する予備研究の実施を支持するだろう。

理論，概念，構成概念

　臨床が起源となるもののみならず，研究には概念や構成概念を含む概念的な基礎または理論も含まれる。**概念**は，言葉で表現される観察可能な現象の心理的イメージである[2]。例えば，"疲労"という概念は，観察可能な習性または状態（例えば，授業中の居眠り，眼の下のくま，体力が少ないなどの愁訴）の集合としてみられる。対照的に，**構成概念**は観察可能な手段によって定義される，特定の研究目的のためにつくられる観察不可能な抽象概念である[2]。例えば，"変化に対する準備状態"という構成概念は，異なる行動をとることに対する個人の受け入れやすさであるといえる[19]。人が疲労の訴えを確認するのと同様の方法で"準備状態"を直接的に観察することはできない。しかし，"準備状態"は，例えば提示されたライフスタイルの変容に関する情報の収集，ガイダンスやサポートが必要な個人が人々と変化について協議すること，また変更を実行するための計画を書き上げることなどから推論できる。**表 4-3** に，理学療法研究で使われる概念と構成概念のいくつかの例を提示する。

　理論は，概念の中の関係，または関心のある現象を系統的に述べ，説明するために提案される構成概念の枠組みである。よくできた理論は経験的観察と一致しているものであり，また，さまざまな状況の下で検証を繰り返したとしても，将来の行動またはアウトカムを予測することが可能なものである[1,4]。総合的な理論モデル（例えば，アインシュタインの相対性理論やダーウィンの進化説）は，それらの範囲の広さと複雑さのため，"壮大な理論"と呼ばれる[1]。表題が意味するように，壮大な理論はそれらが焦点としている領域と関連づけられ，可能な限り説明しようとするものである。

　小児における認知的発達の Jean Piaget の理論は，理学療法に関連する壮大な理論の例である[20]。多数の経験的観察に基づいて，Piaget は世界観の発達に関する小児の知力は具体的な認知，反射駆動行動から抽象的な概念化，意図的な選択まで 4 つの段階を進むと提唱した。小児の環境と社会的背景の相互作用は，身体的および言語的能力

表 4-3	概念と構成概念を用いた理学療法研究の例	
要素	**例**	**可能性のある測定法**
概念	年齢	出生からの年月
	疼痛	痛みのフェイススケールによる視覚的スケール
	柔軟性	関節運動の度合い
構成概念	患者満足度	治療と臨床環境の段階づけ
	健康関連 QOL	身体的，精神的および社会的機能と役割に関わる能力
	意欲	プログラムへの出席数と能動的参加状況

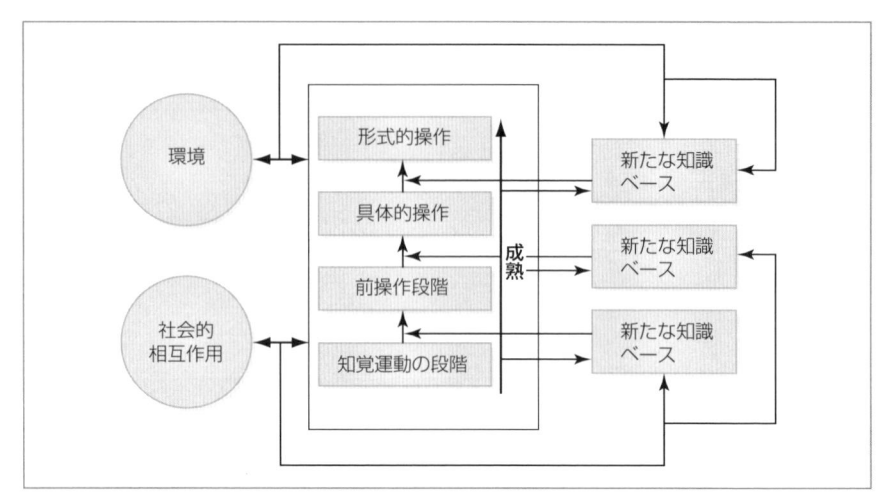

図 4-1　認知的発達の Piaget の理論

　の自然な成熟と同様に 1 つの段階から別の段階へ進歩していく。同時に，これらの経験は，次の発育段階の基礎として用いられる世界についての新しい知識と理解の創造に結びつく。**図 4-1** に，Piaget の理論の概要を示す。略図は壮大な理論に関する重要なポイントを示しており，詳細を包括しているものの，すべてを検証するのは実際的であるとはいえない。これらの理論のさまざまな側面についてのエビデンスの蓄積には，通常，それらの全体の有用性を示すことが要求される。

　小規模な理論は，概念的な枠組みと呼ばれることが多い。**概念的な枠組み**も，概念と構成概念の間で予測できる関係を説明するが，関心のある現象の複雑な問題を説明するには十分に精巧であるとはいえない。理学療法の実践に関連する概念的な枠組みの例としては，障害過程の Nagi のモデルがある[21]。**図 4-2** が示すように，モデルの概念は活動的病理，機能障害，機能的制限，能力障害である。それらは，一方向性の経時的な様式で互いに関連がある。言い換えれば，機能障害は活動的病理の結果として，機能的制限は機能障害の結果として，そして，能力障害は機能的制限の結果としてそれぞれ予測される可能性がある。**図 4-1** と比較すると，このモデルは解釈しやすくわかりやすい。概念上の枠組みは通常，壮大な理論の複雑さをもたないため，臨床研究での検証がより容易になる。しかし，詳細の少ない枠組みは，個々の対象者の変動性と環境的な影響に対する感受性が欠如していると批判されることもある。世界保健機関 World Health Organization（WHO）の国際生活機能分類 International Classification of Functioning, Disability and Health（ICF）モデル（**図 4-3**）は，Nagi モデルの限界に関する情報に焦点を当てた枠組みの例といえるが，壮大な理論ほど精巧ではない[22]。

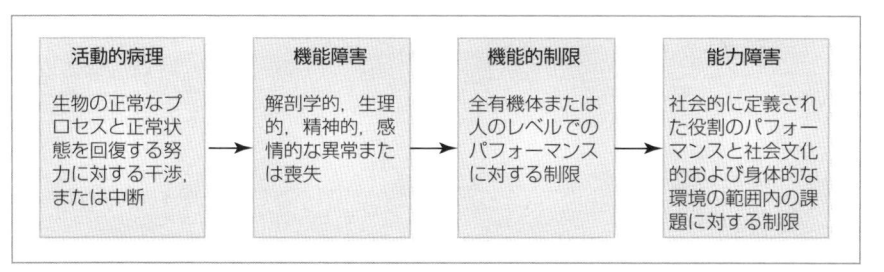

図 4-2　能力障害の Nagi モデル
潜在的に観察可能な測定方法
活動的病理：研究室検査，細胞生検，X 線検査，外科的診査，その他からのデータ。
機能障害：関節可動域制限，筋群のトルク低下，切断または欠損による構造の変化，など。
機能的制限：ベッドへの移動，イスからの立ち上がり，歩行での室内移動，階段昇降などができないこと。
能力障害：通学，仕事，家族の世話，余暇，社会的活動などに関与できないこと。
Reprinted from Jette AM. Physical disablement concepts for physical therapy research and practice. *Phys Ther*. 1994; 74(5): 380-386 with permission from the American Physical Therapy Association. Copyright © 1994 Ameican Physical Therapy Association.

　人間行動の臨床試験が理論または概念上の枠組みに基づくかどうかにかかわらず，それは**生物学的妥当性**（すなわち，予測される様式で人の身体に作用するかもしれない合理的な期待）の査定にも応じなければならない。例えば，脳卒中後の成人における正常な運動の復元に関する新しい運動技法の効果に関するリサーチ・クエスチョンは，乳児と小児における運動パターンの発達上の順序の観察に合理的に基づくかもしれない。反対に，3 日間の自動介助運動プログラムの筋力増強効果を調査した研究は，負荷量の増加に筋を適応させるために実施される時間と強度が少ないため，生物学的妥当性の査定を満たすことができない。国主導のホルモン補充療法試験によって明らかにされるように，生物学的妥当性に基づくアプローチは，場合によっては有害で誤った説示を回避するために，実証研究によって検証されなければならない[23]。

　多くの臨床研究は，検査を行うために形式的に定まった，理論上あるいは概念上の枠組みをもたない。それらの焦点は，診断検査，臨床測定，予後因子，介入，臨床予測ルールまたはアウトカムの有用性の同定にとって実用的である。これらの研究は，理論を発展させるか検証することによって抽象的な方法で現象を説明することが目的ではない。しかし，研究者は彼らが研究したい現象に関して"理論立てる"可能性がある。研究者が自分自身の形式理論を提唱しない限り，"理論立てる"という用語の使用は，情報に基づいた推測，および何もないことを意味する。同様に，著者は**理論モデル**と**概念上のモデル**だけでなく，**理論**，**概念**，**構成概念**を入れ替える。研究の剰余がこの情報で評価される可能性があるため，用語や提唱された内容への焦点調節による混乱を避けることが重要である。

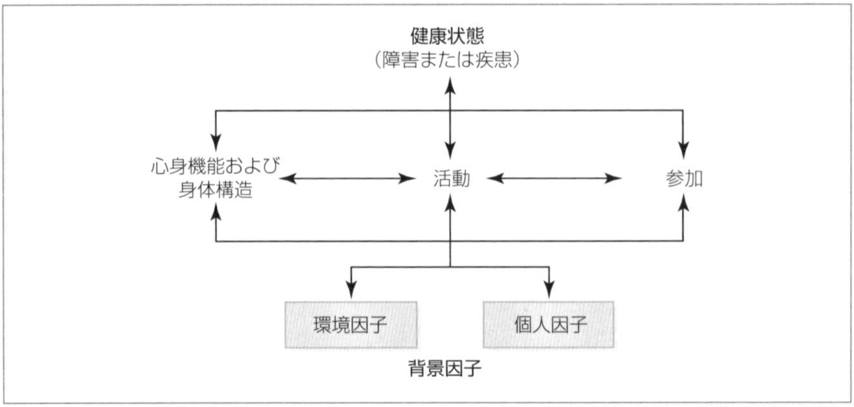

図 4-3　機能障害，能力障害，健康状態の国際分類に対する WHO の障害モデル
心身機能：身体組織（心理的機能を含む）の生理的機能。
身体構造：体（例えば，臓器，四肢とそれらの構成要素）の解剖学的部分。
機能障害：有意な偏移や喪失のような心身機能や身体構造の問題。
活動：個人による作業または動作の遂行。
参加：生活状況への関わり。
活動制限：個人が活動を実行する際に生じる可能性のある困難さ。
参加制約：個人が生活状況との関わりの中で経験する可能性がある問題。
環境因子：人々がそこに住み生活を送る，物理的，社会的，態度的な環境を構成するもの。
ICF Beginners Guide-Model of Disability, Figure from Page 9. http://www.who.int/classifications/icf/en/.
Used with permission.

仮説

　研究の基盤を提案することに加えて，研究者はそのアウトカムに関する予測を提示することがあるかもしれない。これらの提示が理論または概念的なモデルに由来するとき，それらは"仮説"と呼ばれる。それらは，通常，2 つの方法のうちの 1 つからなる独立した宣言として記述される。1 つは，研究者が群または変数の間に"差がない"または"関係がない"ことが，研究の結果によって示されることを期待する帰無仮説（H_0）である。統計学的検定が明確に"差（関係）がない"という提示を検証するようになっているため，この仮説は"統計的仮説"とも呼ばれる[1-4]。この仮説の前提は，検査の結果が関心のある実験または現象によるというよりも，むしろ偶然に起因する可能性があるということである。Jones らは，被検者の肢位の違いによる録音された肺の増強音を示す研究において帰無仮説を採択した[24] (p.683-684)。

　　　我々は，（1）座位での左肺と右肺，（2）側臥位に依存している，および依存の

ない肺（側臥位において，上部片胸部は"依存のない"，そして，ベッドと接触する側は"依存している"と定義），（3）座位と依存している側，および（4）座位と依存のない側の間において，関連する肺区域を示すデータの記録には差がないと仮定した。

　言い換えると，これらの著者は，被検者の体位に関係なく，平均して肺音の値が同じあると予測した。どのような音の違いも偶然に起因しており，これらの差は度重なる研究を通して系統的に再現できなかった。研究者が行う統計学的検定がそれらの予想を実証した場合，帰無仮説は"認められる"。研究者はこの状況を，例えば"我々は，両群間に統計学的に有意な差（または関係）を認めなかった"という決まり文句と結びつける。しかし，研究結果が偶然ではない場合，帰無仮説は"棄却される"。研究者は，例えば"我々は，両群間に統計学的に有意な差（または関係）を認めた"という決まり文句でこの状況を示す。

　仮説提示の第2の形式は，**研究仮説**または"対立仮説"（H_A）と呼ばれる。これらの提示は，集団または変数の差や関係が示されることが研究の結果であると予測する。研究者は，予測をより明確にするために，例えば"以上"，"未満"，"陽性である"，"陰性である"など指向的な言語を提示することもできる[1-4]。Henry らは，割り付けられた運動回数が高齢者の機能と柔軟性に対する家庭用プログラムのパフォーマンスとコンプライアンスに及ぼす効果に対して指向的な研究仮説を使用した[25 (p.273)]。

　　3つの仮説は，研究前に設定された。（1）2つのエクササイズを処方される被検者は，8つのエクササイズを処方される被検者以上に順調に実行する，（2）2つのエクササイズを処方される被検者は，8つのエクササイズを処方される被検者以上に，自己申告による運動記録を遵守する，そして，（3）自己申告の割合は，パフォーマンス評価ツールのスコアと高い相関がある。

　つまり，著者らは少ない数のエクササイズが家庭用プログラムのより大きな成功に関連があるのではないかと予測をした。この例でいくと，統計学的検定が有意差または有意な関係を示す場合，研究仮説は"採択される"。一方，検定がその結果は偶然に起こるようであると示す場合，研究仮説は"棄却される"。形式に関係なく，提示が採択される，棄却されると事前に述べた仮説が検証されることが重要といえる。最初の仮説が棄却されるとき，研究者はもう1つの可能性がある結果を推測することができるが，もう1つの予測が"証明された"と主張することは不適切であるといえる。

　理論と概念的枠組みにあてはまることであるが，研究者は形式的な方法で意図を述べることなく結果を"仮定する"ことがある。読者のためのさらなる課題は，理学療

法研究の著者がいかなる仮説も全く提示しないということがあげられる。仮説記載の有無は，出版者が設定する書式や，研究者が研究に関する情報や研究を進めるにあたり受けた教育手法，または，研究そのものの性質による可能性がある。正式な仮説の記載の欠如は，それ自体が研究の質を下げるわけではない。むしろ，それは著者が読者に研究の質を疑わせてしまう記載に関わる結果を解釈するやり方といえる。

まとめ

研究は，研究者が種々の方法によって特定した目的の記載，または疑問についての解答の探求といえる。たとえ先行研究のレビューであったとしても，個人または社会に及ぼす現象の影響に関するデータと同様に，探求の方法の適切さとその重要性が証明されることもある。単純化された概念的枠組み，または複雑化された壮大な理論に存在しうる観察結果と発想の間にある，公式に提示された関係性へと探求は導かれるか，それらを基盤とするかもしれない。例えば，人の行動に関する研究計画では，生物学的妥当性に基づかなければならない。

研究者は，形式的な帰無仮説または研究仮説を使用して，研究のアウトカムを予測することができる。統計学的検定は，記載された仮説が採択されるか，棄却されるかどうか確定するのに用いられる。しかし，棄却は考えられる他の説明が真実であるということを証明するわけではない。

最後に，理論，モデルまたは仮説の使用は，研究者の研究目的と意図によって決まる。臨床研究は，これらの要素のすべてをもち合わせているわけではない，しかし，著者は推測または予測を伝える非公式の方法でこの用語を使用する可能性がある。研究者による研究の必要性の正当化や，プロジェクトが実施される根拠の解説が適切に記載されているか特定するために，読者は発表される資料の内容に焦点を合わせなければならない。

演 習

1. あなたが関与する患者のシナリオまたは状況について考えてください。そして，あなたがその状況について他に何を知りたいか，あなた自身に尋ねてください。
   a. リサーチ・クエスチョンの形でその考えを書いてください。
   b. 目的文の形でその考えを書いてください。
   c. それをより広げるために，(a) または (b) のあなたの提言を書き直してください。
   d. それをより狭めるために，(a) または (b) のあなたの提言を書き直してください。

2．研究にとってあなたの考えがなぜ妥当で重要であるのか，要約した合理的根拠を書いてください。生物学的妥当性の問題に留意してください。

3．リサーチ・クエスチョンや目的文について何が知られているかを特定するために行う文献レビューの計画について記述してください。最初の検索で先行研究がみつからない場合に備えて，代替の計画を考えてください。

4．あなたの研究の必要性を正当化するために，入手できる場合は含める可能性のある疫学的データの情報源を確認してください。

5．理論と概念的枠組みを識別してください。要点を説明するために，理学療法の実践に関連する臨床例を提示してください。

6．概念と構成概念を識別してください。各々の理学療法士の実践に関連する臨床例を提示してください。

7．帰無仮説と研究仮説を識別してください。質問1からあなたのリサーチ・クエスチョンまたは目的文に基づいて，各々の例をあげてください。

4

5章

研究デザイン

目 標

本章を読むことで，以下のことができるようになる。

1．量的研究パラダイムおよび質的研究パラダイムを区別する。
2．実験的デザイン，準実験的デザイン，非実験的デザインを区別する。
3．研究過程においてコントロールを課す方法を述べる。
4．診断検査，臨床測定，予後因子，介入，臨床予測ルール，アウトカム，自己申告型アウトカム測定についての疑問に使用される研究デザインの特徴を述べる。
5．二次分析や質的研究の研究デザインの特徴を述べる。

本章の用語

横断的研究：ある一定期間中の一時点，または定義された期間内に生じた現象に関するデータを収集する研究[7]。

患者中心の医療："患者の希望や信念に応じて治療の推奨や意思決定を調整する医療。この協力関係は，事前の意思決定の共有，患者の知識の啓発，病気の自己管理に必要とされる技術の習得，および予防的なふるまいによっても特徴づけられる"[1]。

ケースコントロールデザイン：潜在的な曝露（例：リスク因子）とアウトカム（例：疾病や障害）との関係を評価するために用いる後方視的な疫学的研究デザイン。アウトカムが発生している集団（症例群）と発生していない集団（コントロール群）の2群において，特定の要因に曝露された人の割合がどちらの群で多いかを比較し評価する[3]。

研究デザイン：調査研究を行う計画。

検出力：2つ以上の変数，あるいは2つ以上の群の間に差が存在する場合，統計学的検定が差を検出する確率[1,6]。

後方視的デザイン：リサーチ・クエスチョンを解決するために以前に収集された情報を用いる研究。

効果：ある介入またはサービスが，理想的な臨床状況下で望ましいアウトカムをもたらす程度[2]。

コホート：研究において一定期間追跡された人々の群であり，しばしばその群は年齢など特定の特徴によって定義される[6]。

コホートデザイン：潜在的な曝露（例：リスク因子）とアウトカム（例：疾病や障害）との関係を評価するために用いる前方視的な疫学的研究デザイン。特定の要因に曝露された集団と曝露されていない集団の2群を一定期間追跡し，どの被検者にアウトカムが発生するのか，またはしないのかを評価する[3]。

サンプル：研究目的の母集団から個人（あるいは組織のような分析の単位）を収集すること。

事後検査：変化が独立変数の操作に応じて起こったのかどうかを明らかにするために，研究の終わりに行うアウトカム測定[8]。

システマティックレビュー：個々の調査研究が集められ，蓄積された特定のトピックに関するエビデンスの強さについて結論を得るために批判的に吟味される方法であり[9]，"統合体 synthesis" ともいわれる[13]。

事前検査：独立変数を操作する前に被検者のベースラインを得ることを目的として，研究のはじめに行うアウトカムの測定[8]。

実験的デザイン：無作為に対象者を群に割り付け，少なくとも1つの群の独立変数に対して目的をもった操作介入を行い，測定を実施する研究デザイン。独立変数とアウトカムの因果関係を調査することが多い[1,8]。

質的研究パラダイム：多数の真実が存在し，研究者と被検者の相互作用によって発展するかもしれないと仮定して，研究される被検者の視点や社会的状況から現象を理解しようと努める研究モデル[1,11]。

遮蔽化（盲検化）：（1）診断検査や臨床測定に関する論文において，以前の診断結果や測定結果に関する情報が知らされていないこと，（2）予後因子の論文において，曝露状況に関する情報が知らされていないこと，（3）介入研究の論文において，対象者がどちらの群に割り付られたかを知らされていないこと。

縦断的研究：時間経過とともに起こる現象を観察する研究[2]。

準実験的デザイン：1つのみの対象者群または対象者の群割付における無作為化

が行われていない研究デザイン。対象者の管理された操作は維持される[12]。

症例集積研究：症例報告と同じ目的でなされる，数人の患者/利用者マネジメントの記述であり，多数の個人を扱うことで，今後の研究の基礎として観察の潜在的な重要性を増大させる[5]。

症例報告：今後の研究の基礎となるかもしれない患者/利用者マネジメントに関する詳細な記述[4]。

シングルシステムデザイン：1人の被検者が実験条件とコントロール（あるいは対照）条件を交互に受ける準実験的デザイン[1]。

生物学的妥当性：予測される様式で人の身体に作用するかもしれない合理的な期待。

前方視的デザイン：一定の期間，被検者を将来に向かって追跡する研究デザイン。

測定の信頼性：繰り返された測定が互いにどのくらい一致しているかの程度。"安定性"，"一貫性"，"再現性"ともいわれる[6]。

測定の妥当性：ある検査または測定が捉えるべき現象を実際に捉えることのできる能力[6 (p.77)]。

対象：調査研究の目的に応じて収集された個人，組織，その他の分析の単位。

ナラティブレビュー（文献レビュー）：系統的な検索や選択的手法を取り入れない，または研究の利点について重要な価値判断を用いない先行研究のレビュー[9]。

バイアス：真実から系統的に逸脱させる結果あるいは推論"あるいはそのような逸脱を引き起こす過程"[2 (p.251)]。

被検者間デザイン：2つ以上の被検者群間のアウトカム測定値を比較する研究デザイン[1]。

被検者内デザイン：同じ個人内で繰り返されるアウトカム測定値を比較する研究デザイン[1]。

非実験的デザイン（観察研究）：対象者に対する操作介入をしない研究デザイン[1]。加えて，群割付がなされる場合，その割付は元来の患者特性または活動に基づいて行われる[7]。

プラセボ："生物学的に効果を与える成分や要素を含んでいない薬物や介入"[3(p.682)]。

メタアナリシス：システマティックレビューの中で個々の研究から集められたデータに用いる統計学的方法[9]。

有効性：ある介入またはサービスが，通常の臨床状況下でどのくらい望ましいアウトカムをもたらすかの程度[2]。

用量−反応関係：曝露あるいは介入の大きさが増大するときに，アウトカムの大きさが増大すること[3,7]。

ランダム化比較試験（ランダム化臨床試験，ランダム化比較臨床試験，RCT）：実験群かコントロール（対照）群のどちらか一方に被検者を割り付ける無作為化の過程を用いる臨床研究。実験群の被検者は介入か予防手段を受け，実験的操作を受けなかったコントロール群の被検者と比較される[1]。

量的研究パラダイム：観察可能で，系統的でバイアスのない方法を通じて測定される，客観的現実の存在を仮定する研究モデル[1,11]。

はじめに

　研究は疑問を解決する，あるいは現象を調査するための目的がはっきりした努力である。診療において，それらの疑問はよく，(1)疾病や傷害に対する身体とその反応，(2) これらの問題に起因する有害な結果を予防し，一変させ，最小にしようとする試みを提供する方法，(3) ヘルスケア事業に従事した際のそれらの経験，などに関連している。意味があり，そして信用できる手段を使ってこれらの疑問を解決するために，研究者は詳細に研究過程の各ステップを計画すべきである。この計画は**研究デザイン**といわれる。研究デザインは理学療法士が患者/利用者/被検者のために展開する治療計画に類似している。研究者（理学療法士）が研究**対象**（患者/利用者/被検者）と関わる方法，これらの相互作用のタイミング，全体の活動の時間の長さ，および計測されるアウトカムの種類についての詳細が含まれる。加えて，研究デザインや治療計画は，具体的なリサーチ・クエスチョンあるいは具体的な患者/利用者/被検者のニーズに応じるためにつくり上げられる。研究デザインや治療計画はまた，アウトカムに干渉する不必要な因子あるいは事象の影響を最小にしようとするかもしれない。しかし，研究対象や患者/利用者/被検者の現実の状況が，研究デザインや治療計画において比較的重要であり，目的がはっきりしたテーマであるかもしれないので，この最後の主張はより微妙である。

　臨床の意思決定について情報を与えるエビデンスを用いる理学療法士は，リサーチ・クエスチョンが信用でき，有用な方法で回答されたかどうかを明らかにするために，研究デザインの信頼性の強さを評価しなければならない。研究デザインは，それらの強みをより容易に同定できるようにするために，エビデンスの階層に分類されるが，これらの階層は初期の選考過程としてのみ役割を果たす。その結論を患者/利用者マネジメントにおいて採択する，あるいは棄却する前に，個々の研究の具体的な強み

や弱みを同定するために研究報告書の精読が必要とされる。

　本章は，目的，利点，限界とともに，ヘルスケア研究において用いられる研究デザインの一般的なアプローチを議論する。診断検査，臨床測定，予後因子，介入，臨床予測ルール，アウトカム，自己申告型アウトカム測定に関する疑問に最も適したデザインがより詳細に説明される。これらのデザイン内の不必要な影響を管理する方法もまたレビューされる。

研究デザインの一般的な特徴

　エビデンスをレビューする際に，次の研究デザインの一般的な特徴を認識し理解することが重要である，

- 研究者の研究パラダイム
- 研究パラダイムと一致して実行される全体のデザインフォーマット
- 研究される群の数
- 収集されるデータのタイプ
- 研究における時間の役割
- 課される管理のタイプと程度

研究パラダイム

　研究デザインは，その世界がどのように理解されるかについての通常2つあるパラダイムの1つを反映する。それは，量的あるいは質的な視点のどちらかである。**量的研究パラダイム**は，価値判断に基づかない方法で調査を行おうと計画する研究者によって明らかにされる客観的真実の存在を仮定する，実証哲学に基づいている[1,11]。研究者は，研究アウトカムにバイアスを与えるかもしれない不必要な（無関係な）影響を最小にするために，明確な管理を課すことによってこの客観性を達成しようと努力する。この見解は，多くの研究分野を越えて遍在する伝統的な科学的方法を定義する。

　対照的に，**質的研究パラダイム**は，知識や理解が文脈上にあり，研究された各個別に関連していると仮定する[1,11]。研究者が被検者の"生きた経験"や世界観について情報を集めるため，研究者と被検者は互いに影響を及ぼすと仮定される。因果関係があれば自然に起こるはずと仮定されるので，外部環境の影響に関連する管理の方法はこのアプローチに無関係である。そのかわりに，重点は集められた情報の描写と解釈の反復に置かれる。

デザインフォーマット：量的研究

　量的研究デザインは，研究者が被検者に積極的に介入するかどうかによって特徴づけられる。**実験的デザイン**は，研究者が目的をもって数名の被検者を操作し，その結果として生じる行動を測定するものである[1,8]。これらのデザインは，比較する目的によって少なくとも 2 つ以上の群を用い，個人をこれらの各群に無作為に割り付ける過程を含む。比較は，研究者に操作される群と操作されない群の間でアウトカムに相違があるかどうか明らかにする。これらの群への無作為割付は，個人を等しく群間に分配するのに最も適した方法である。

　準実験的デザインもまた，研究者によって目的のある被検者の操作を含むが，比較するためのもう 1 つの群か，無作為割付の過程のどちらか一方，あるいは両方を欠いている[12]。これらのデザインは，しばしば研究者が群を構成するための十分な被検者数を得るのが困難であるとき，もしくは被検者が理学療法の前に特定の医学的あるいは外科的な介入を受けるかどうかのように，群のメンバーが被検者特性によって前もって明らかにされるときに用いられる[12]。被検者を群に無作為に割り付ける，あるいは非治療群と比較できないことは，他の影響が研究のアウトカムを説明するかもしれないことを意味し，それによって，潜在的にその結果の有用性を減らす。

　最後に，**非実験的デザイン**は，研究者はただ単に関心のある現象について情報を収集する観察者であり，行動あるいは状態の変化をつくり出すための研究者による目的のある被検者の操作が全くない。変化をもたらすことを目的とした介入は，ただ単に通常の治療過程の一部分であり，参加したヘルスケア提供者の基準や能力に従って適用される。加えて，群が存在する場合，割付は自然に起こっている被検者特性あるいは活動に基づいて前もって明らかにされる。これらのデザインはまた"観察研究"といわれる[3]。

デザインフォーマット：質的研究

　質的研究は，被検者の考え，視点，意見，信念，態度を調査する。分析はデータ収集に引き続いてさらなる調査に用いられるかもしれないデータのパターンあるいはテーマの同定に焦点を当てている。Carter らは"意味を生み出すこと"としてこの段階に言及している[1]。データ収集と分析が完了するとすぐに，立証されたテーマの最終的な一式が研究の結果として提示される。研究者は，人工的な状況（クリニックあるいは研究室）において実験介入を導入しない。むしろ，環境内において自然に起こる相互作用について被検者の視点を記録しようと試みる。

　質的研究には，多くの場合，現象学，エスノグラフィー，グラウンデッドセオリー

という 3 つのデザイン形式がある[1,11]。現象学アプローチは，インタビューや議論を通じて，データ収集により研究された被検者の生の経験を評価する。インタビュー形式には，半構造，徹底的，そしてナラティブアプローチがある。これらの調査の成果は，被検者の観点から現象に対する我々の理解を深める鮮明な描写となることを目的としている。

　エスノグラフィーアプローチは，"被検者たちの人生はどう似ているか？"を理解するために，文化パターンや経験の観察に焦点を当てる。データは，研究者が（1）被検者の日常のやりとりから離れる（非参与観察），あるいは（2）被検者の自然な環境に没頭する（参与観察）かもしれない観察方法を通じて収集される。この方法を用いる研究者は，関心のある文化的要素に親密に近づく手段を可能にする被検者から許容される段階が必要となる。結果として，この方法で研究を行うには相当な時間を必要とする可能性がある。

　最後に，グラウンデッドセオリーアプローチは，収集された経験的データに基づく理論的な考え方から個別の観点を理解しようとする。この方法を用いる研究者は，自然な文脈の中で被検者からインタビューや観察を通じて集められた情報を何度も収集し，分析する。関心のある現象の異なる側面を反映する概念カテゴリー（あるいはテーマ）は，"理論的飽和"に達するまで収集したデータや分析の連続サイクルを通じて生成され，洗練される。

　理学療法における多くの質的研究は，これらのアプローチの組み合わせを用いる。付加的な方法もまた利用可能である。これらのデザイン形式のより詳細なレビューは，このテキストの範囲を超えている。より多く学ぶことに関心のある読者には，本章に記載された質的研究法の資源の 1 つを入手されることを推奨する[11,14,15]。

群の数

　研究デザインは，分析に用いられる被検者の群の数によって特徴づけられることがある。量的アプローチにおいて，データポイント間の比較がリサーチ・クエスチョンの解決の目的となるときには，群の数は通常最も興味が寄せられる。アウトカムの反復測定が被検者の 1 つの群において比較される研究は，**被検者内デザイン**といわれる[1]。これらのデザインにおいて，変化が起こるかどうかを明らかにするために，各個別のベースライン測定はその後の測定と比較される。そのかわりに，2 つ以上の独立した被検者群間でアウトカムが比較されるデザインは**被検者間デザイン**といわれる[1]。一般的に，各群のアウトカムの平均値はこれらの分析において用いられる。群の数はまた，変数間の関連とアウトカムの予測が評価される研究に関連する。

　質的アプローチでは，含まれる群の数は，アクセスや時間などフォローアップに関

する配慮の影響と同様に，知識や経験が関心のある母集団に分布している程度に依存する。

データのタイプ

　量的デザインは，数学的手法によって分析される数値データを最も一般的に用いる。しかし，しばしば性別，人種/民族，宗教のような記述的カテゴリーに関する調査の回答あるいは分類の場合によくあることであるが，非数値データも用いられる。両方の状況にて，目標は一般的に "どれくらいか?" あるいは "いくつか?" という質問に答えることである。対照的に，質的デザインは，現象の意味を理解する上で手がかりとなるテーマを同定するために，被検者の言葉の収集に焦点を当てる。

時間要素

　量的研究デザインおよび質的研究デザインのすべては，期間と方向の両方をもつ時間要素を含んでいる。期間に関して，研究者は単一時点あるいは制限された時間間隔で一度に収集されるデータ（**横断的研究**）を望むのか，あるいは長期間の反復測定（**縦断的研究**）とするのか決めなければならない[5]。選択は，被検者のフォローアップが可能な程度を制限するかもしれない後方支援に関する問題と同様に，解決すべきリサーチ・クエスチョンによって決定される。時間の "方向" は，研究者がデータの履歴情報を用いたいかどうか（**後方視的デザイン**），もしくはリアルタイムでデータを収集したいかどうか（**前方視的デザイン**）によって決定される。

　以前に収集されたデータは，すぐに利用でき，多数の被検者について情報を得ることができるかもしれないため，しばしば魅力的である。しかし，後方視的アプローチはいくつか重要な不利な点がある。第1に，それらはもとの測定過程上のマネジメントが不足しており，データに不正確さをもたらしているかもしれない。第2に，関心のある変数が操作される方法上の管理が不足している。管理されていない変数の操作はアウトカムの過度な変化を引き起こすかもしれず，介入の有用性を明らかにすることを困難にする。第3に，後方視的デザインにおける群に対する無作為化の不足はまた，個人の根本的な要因がアウトカムに影響を及ぼしているかもしれないことを意味している。これらの結果，原因と結果の順序を同定することが困難となる。前方視的データの収集は，研究者によってデータが収集され，変数が操作される特有な規則や方法によって実行されるため，研究のアウトカムに影響を及ぼす可能性のある他の要因は最小化される。

管理の程度

　もう1つのデザインの特徴は，プロジェクトが実施される下での条件と同様に，研究においてすべての参加者の行動に課される管理の程度である。すでに述べたように，人の行動に対する制限を人工的に強制することは質的研究の意図に反しているので，"管理"のコンセプトは量的研究の形式にのみ関連する。

　管理の問題点は，研究のバイアスを最小にする必要性と関連する。**バイアス**は真実から系統的に逸脱する結果のことであり[2]，下記に関連する詳細で思慮深い手順がなく研究プロジェクトが実行されるときに起こりうる。

- 被検者の募集，割付，やりとり，マネジメント
- 必要な機器の調整と使用
- 研究実施時の環境状況の維持
- 検査およびトレーニング活動の実施
- データの収集と記録
- プロジェクトに参加した研究者とその他の人々とのコミュニケーション

　実験的デザインは，研究の参加者と条件に課される管理の数に関して最も制限が厳しい。少なくとも，この活動は比較のために2つ以上の群への被検者の無作為化から始まる。この管理は，目的が操作される変数と被検者の行動の変化との因果関係を示すことで研究の信憑性を高めるために必要である[6,8]。準実験的デザインは，群内の被検者の無作為割付によって達成されるコントロール群か，比較する群の使用のどちらか，あるいは両方が不足する。しかし，それらはまだ研究に関する被検者の行動と環境条件を管理するための手順は含むかもしれない。最後に，非実験的デザインでの管理の程度は，データの測定と収集のプロトコルを制限する。これらのデザインすべてにおいて，付加的な管理が統計学的になされることがある。

リサーチ・クエスチョン

　特定の研究がどのような特性を示すかは，それぞれの研究チームが強く主張しなければならない後方支援に関する配慮はもちろん，研究者が解決したい疑問の種類次第である[16]。例えば，腰背部痛における関節モビライゼーションの有効性に関する疑問は，無作為に割り付けられた別の被検者群が運動のみを受ける一方で，無作為に割り付けられた被検者群が運動に加えて特定のモビライゼーションを受ける実験的デザインを通じて解決される可能性がある。この仮説的研究において，研究者は意図的に介

入しており（モビライゼーションを一方の群に提供し，他方の群には提供しない），研究期間について前方視的な様式によりアウトカムデータを収集している。このデザインにおける重要な後方支援に関する課題は，続いて起こる統計解析の検出力を高めるために十分な腰背部痛患者の数を募集する必要性である。そのような患者の利用可能性は，しばしば研究者の管理の範囲外であり，研究遂行のために長い時間を必要とする可能性がある。

　しかし，より効果的なアプローチは，運動に加えてモビライゼーションか運動のみかどちらかを受けた際の理学療法のエピソードを書き込んだ，腰背部痛患者の診療記録をレビューすることであるかもしれない。この後方視的非実験的アプローチの潜在的利点は，リアルタイムに被検者を募集しなくても，より多くの被検者データを即時に利用できることである。このアプローチの欠点は，モビライゼーション，運動，もしくは評価項目に適応するために標準化された手順が潜在的に欠如していることである。この状況では，大きなサンプルサイズから得られた利点は，介入や結果として起こるパフォーマンスデータの多様性によって損なわれ，関節モビライゼーションの本当の影響を明らかにすることは難しいかもしれない。にもかかわらず，その研究はより信頼できる実験的デザインの基準として役立つ情報を提供する可能性がある。

　表 5-1 は，研究デザインの一般的な特徴と関連した選択肢をまとめたものである。診断検査，臨床測定，予後因子，介入，臨床予測ルール，アウトカム，自己申告型アウトカム測定についての疑問は，別々の研究デザインによって最適に解決される。次項では，論文の大部分を要約するために用いられるデザインや，被検者の経験や見解を探索するために用いられるデザインと同様に，各カテゴリーの疑問に特有の研究デザインの詳細を述べる。

診断検査や臨床測定についての疑問に対する研究デザイン

　診断検査に対する研究のデザインは，通常，非実験的および横断的である。これらのプロジェクトの目標は，病理あるいは心身機能や身体構造の障害を正しく検出するための指標検査の有用性を明らかにすることである。群に対する割付や目的のある変数操作は，これらの研究と関連がない。かわりに，最も信頼性の高い研究デザインは，有用性がすでに確立された第2の検査と一緒に，特有な障害あるいは条件がありそうな個人に対して指標検査を使って評価するものである[7]。第2の検査は，通常，関心のある臨床の問題の有無について患者を正確に同定する優れた能力があるため，"ゴールドスタンダード"あるいは"参照基準"といわれる。両方の検査の値を比較することで，疑わしい状況の有無について的確な情報を指標検査が研究者に提供するかどう

表5-1　研究デザインの一般的特徴

特徴	選択肢	特徴
パラダイム	・量的	・客観的実在，"どれくらいか？"あるいは"いくつか？"の質問に答える
	・質的	・主観的実在，自然な文脈の中で被検者の視点について質問に答える
デザインフォーマット：量的	・実験的	・変数の目的のある操作，2つ以上の群に対して被検者の無作為割付
	・準実験的	・変数の目的のある操作，群への無作為割付なし，1つの群のみかもしれない
	・非実験的	・変数の操作なしの観察，群への無作為割付なし，1つの群のみかもしれない
デザインフォーマット：質的	・現象学	・インタビュー
	・エスノグラフィー	・一定の距離を置いて，あるいは状況に合わせて観察に没頭
	・グラウンデッドセオリー	・理論を生み出すために実証データを反復分析
群の数	・被検者内デザイン	・研究において利用可能な被検者の1つの群，各被検者におけるベースライン値と比較されるアウトカム値
	・被検者間デザイン	・研究において利用可能な被検者の2つ以上の群，統計学的解析において一般的に用いられる各群の平均値
データの種類	・数値	・量的研究において用いられる
	・非数値	・量的研究（記号，言葉，カテゴリー）および質的研究（言葉）において用いられる
時間要素：期間	・横断的	・ある一時点に一度収集されたデータ
	・縦断的	・一定期間に繰り返し収集されたデータ
時間要素：方向	・後方視的	・過去のデータ
	・前方視的	・リアルタイムに収集されたデータ
管理の程度	・最大	・実験的デザイン
	・中等度	・準実験的デザイン
	・最小	・非実験的デザイン

か（**測定の妥当性**）明らかにできる。**測定の信頼性**あるいは反復実施の結果の安定性に関する付加的な情報を得ることもできる。

　いくつかの方法を通じて，これらの研究に不必要な要因を管理する。第1に，研究者はどの個人に関心のある障害，あるいは状況の疑いがあるのかを同定する基準をはっきりと記述し，適用する。第2に，各被検者が同じ順序，同じ方法で調べられることを保証するために，指標検査や比較検査の実行プロトコルを実施する。これらのプロトコルではまた，両方の検査で陽性結果と陰性結果を明らかにする基準を同定すべきである。第3に，指標検査や比較検査を実施する検査者の適性を担保することで，結果の潜在的な不正確さを減らす。第4に，比較検査によって関心のある状況の存在の有無を確証するための基準を記述する。最後の方法として，研究者は診断の確証を

担当する検査者から指標検査の結果を隠し，また逆も同様とする。検査者の**遮蔽化**を保つことは，実施される検査のアウトカムに対する期待によるバイアスの機会を減少させるだろう。

　Holtby と Razmjou は，上腕二頭筋腱や肩関節唇に病理のある個人を同定するスピードテストや Yergason テストの有効性の研究において，対象者を管理するためにこれらの方法の多くを使用した[17]。この研究において，関節鏡手術は"ゴールドスタンダード"検査として用いられた。それゆえ，肩関節痛のある個人には，参加するために外科的治療の確立された基準に合致することが必要とされた。著者らはまた，関節鏡時の確定診断と同様に，スピードテストや Yergason テストの陽性結果と陰性結果を識別するために用いる徴候を定義した。しかし，著者らは検査者が臨床検査を一貫して行うかどうか確認しなかったので，結果にいくつかのばらつきが起こったかもしれない。最終的には，関節鏡を使って診断する外科医は，手術の前に臨床検査の結果を知らないでいた。これらの管理を行うことは，外的因子がアウトカムに影響を及ぼすという機会を除去できないが，これらの機会を減少させることでこの文献の結果の信頼性は改善する。

臨床測定の方法論研究

　診断検査の有用性に関する研究では，新しい計測法が開発される，あるいは既存の計測法が修正され，それらの有用性が検証される研究によって補完される。まとめて"方法論研究"[6]と称され，これらの研究は通常，関節可動域制限[18]，筋力低下[19]，平衡感覚障害[20]のような心身機能や身体構造の障害を定量化するために用いられる臨床測定に焦点を当てている。診断検査の研究のように，方法論研究のデザインは非実験的である。また，これらの研究は横断的な傾向があるが，長期にわたる機能障害の変化を検出する臨床測定の能力を明らかにすることが目標である場合は，縦断的アプローチを用いることもある。同様に，両方の研究タイプは，反復実施による計測法の測定の信頼性，およびより優れた計測法との比較による測定の妥当性を評価することもある。異なる患者/利用者/被検者の集団において，計測法の有用性が再び検討されることもあるだろう。これらのデザインにおける管理の方法は，被検者の同定や募集の手順，計測法の開発や実施のプロトコル，被検者の成績に影響を及ぼす外的因子，あるいは被検者の脱落による情報の喪失を説明する統計学的解決方法に焦点を当てている。

　Irwin と Sesto は，筋力と握力に関する他のパラメータの計測に関して，新しい徒手筋力計の信頼性と妥当性を評価した[19]。確立された2つの握力検査デバイスが比較に用いられた。研究データは，新しい計測方法の安定性を明らかにするために2時点で収集された。被検者のポジショニングと徒手筋力計の力の伝え方に関するプロトコル

が実施された。新しい徒手筋力計は，若年被検者と高齢被検者の両方において一致した妥当性だけでなく，確立したデバイスと矛盾のない信頼性を示した。しかし，著者らは何人の検査者が参加したのか，あるいは検査者が前の結果を知っていたかどうかを示さなかった。これらの限界は，結果を確証するためにさらなる研究が必要となることを示唆する。

予後因子についての疑問に対する研究デザイン

　予後因子に焦点を当てた研究は，一般的に疫学研究において日常的に用いられる3つの研究デザイン（前方視的コホートデザイン，後方視的コホートデザイン，ケースコントロールデザイン）の1つである[9]。これらの研究デザインのすべてが予後因子（疫学者は"曝露"という呼称を用いる）とアウトカムとの関係を評価する。それらはまた，性質上，非実験的であり，それゆえ管理はしばしば，研究者が適格な被検者を同定し，データを収集する方法に制限される。外的な影響のマネジメントは，通常，統計学的調整を通じて行われる。これらのデザインの重要な特徴は，予後因子とアウトカムの因果関係が直接的に確立できないということである。しかし，次の条件が満たされる場合，因果関係が推察されることがある。

● 予後因子は明らかに（縦断的デザインによって示される）アウトカムに先立って起こった。
● 予後因子とアウトカムの関係は（その計測の特質が定義するように）強かった。
● 予後因子とアウトカムの**用量−反応関係**が示された。
● 見解は（なるべく良好にデザインされた）先行研究から生じる結果と一致していた。
● その結果は**生物学的妥当性**の基準に合致した[21]。

　予後因子の研究に基づいた因果関係についての推察は，因果関係を明らかにする実験を行うのに不適格，あるいは倫理に反するという状況において必要かもしれない。例えば，肺がんの発生率に群間で相違があるかどうか明らかにするために，喫煙を控える群に対して喫煙習慣を開始する群を必要とすることは，被検者の保護に関する政府や専門家の責務に違反するだろう。必要なエビデンスを提供するために観察研究デザインアプローチが必要とされる。

コホートデザイン

コホートという専門用語は，通常，性や年齢，職業，予後因子，あるいは診断などのような一般的特性を共有する被検者群を意味し，継時的に追跡される[6]。コホート研究は，結果が予後因子とアウトカムの関係を明らかにするために，統計学的に分析される観察記述デザインである。

前方視的**コホートデザイン**は，被検者群が特定され，それから関心のあるアウトカムが起こるのか，その場合はいつなのかを観察するために，特定の期間追跡するものである[9]。しばしば2つ以上の群が比較のために追跡される。2番目の群は，通常，関心のある予後因子をもたない。前方視的コホートデザインは，著者らが過去の情報を用いるよりもむしろ，リアルタイムに自身のデータを収集することによって不必要な影響を管理する最善の機会が得られるので，予後因子についての疑問にとって好ましい研究デザインである。加えて，予後因子から開始し，アウトカムに向けて進めていくことは，潜在的な因果関係をより強く論証するために必要な手順である。このデザインの重要な課題は，長期間，被検者を追跡するのに必要な資源とともに，アウトカムが起こり，計測されるのを確証するのに時間が必要なことである。

Alemdaroğlu らは，脳卒中後の患者に対して，退院前のベースライン評価にて収集された因子が将来の転倒を予測するかどうか明らかにするために前方視的コホートデザインを用いた[22]。あるリハビリテーション病院の患者は，退院後6カ月の間に転倒したかどうかに基づいて2つの群に割り付けられた。確立された信頼性と妥当性のある標準化された計測法が研究に用いられ，それによってベースライン時に収集した計測の不安定性，あるいは不正確さが原因によるばらつきの変化は減少した。実行された6カ月のフォローアップは，脳卒中後の急性期に転倒が起こる可能性が最も高かった時間枠に関して過去のエビデンスと一致した。

後方視的コホートデザインは，医学的記録からの情報，アウトカムデータベース，あるいはレセプトデータベースが調べられ，そしてコホートがレビュー過程において特定されるものである[9]。このアプローチはアウトカムがすでに起こり特定されているという点で，前方視的コホートデザインの課題を処理できている。しかし，実際に被検者と出会っている間，測定値を収集するための管理はできていない。

Bland らは，脳卒中後の患者に対して，入院時に収集された臨床データと退院時の10 m 歩行スピードとの関係を調べるためにこのデザインを用いた[23]。これらの著者は，あるリハビリテーション病院への入院が認められた患者のコホートを特定し，運動や感覚の状態，標準化された機能に関するパフォーマンス，バランス，歩行スピード検査，患者の年齢，脳卒中発症からの時間に関する過去のデータを収集した。検査や計測は信頼性や妥当性が確立されていたが，研究者はそれらの手段が患者ケアの時

点で適用される方法を管理できなかった。結果として，データの正確性（精度）には
なんらかの影響が及ぼされているかもしれない。加えて，歩行テストのパフォーマン
スに寄与したかもしれない他の変数は計測されていないか，あるいは一貫した記録は
なかった。既知のリサーチ・クエスチョンやプロトコルを欠く状況下において，供給
者は個々の患者のヘルスケアの必要性に関係があると判断した情報を収集した。利用
可能な過去の情報のばらつきは，後方視的デザインの一般的な限界である。

ケースコントロールデザイン

　ケースコントロールデザインは，関心のあるアウトカムがあるとわかっている被検
者が，アウトカムがないとわかっているコントロール群と比較される後方視的アプ
ローチである[9]。調査される疑問は，各群における予後因子に対する相対的な曝露の頻
度である。ここでの典型的な例は，喫煙と肺がんの関係に関する初期調査である。肺
がんの進行は数年かかるので，誰かがいったん喫煙を始めたら，何が起こるか待って
観察することは常識的ではない。かわりに，研究者は肺がんと診断された被検者と疾
患のない被検者を特定し，喫煙に対する個々人の曝露を明らかにするために過去にさ
かのぼって調査した。結局，前方視的デザインと後方視的デザインの両方の結果は，
喫煙が原因となる因子であったと結論づける十分な説得力のあるエビデンスを提供で
きた[24]。
　ケースコントロールデザインは，理学療法研究にも役立つ。Riddle らは，足底筋膜
炎の発症のリスク因子を調べるためにケースコントロールデザインを用いた[25]。その
研究において，足底筋膜炎を呈した 50 人の被検者それぞれを，足底筋膜炎のなかっ
た 2 人のコントロール被検者の年齢と性について一致させた。それから潜在的なリス
ク因子が両群で測定され，相対的な割合が比較された。足底筋膜炎の病因はほとんど
のケースで未知であると考えれば，前方視的なやり方によってこの障害の発症を研究
することは，フォローアップの観点から常識的ではないかもしれない。後方視的デザ
インを通じたリスク因子の同定は，知識のギャップを埋めるのに役立つ情報を提供す
るかもしれない。

予後因子の他のデザイン

　予後因子は，ランダム化比較試験を含む介入論文からも収集されるかもしれない。
予後に関する情報はこの研究タイプの焦点にはならないので，あるとすれば，測定さ
れたアウトカムとどの因子が関連しているかを明らかにするために，読者はいくつか
調査しなければならないだろう[9]。理学療法に役立つ予後因子について限られた利用

可能な情報の観点から，臨床試験から得られる予後についてのあらゆるデータが評価するために重要となる。

介入についての疑問に対する研究デザイン

　介入研究は，有益な効果，あるいは有害な結果，もしくはその両方を明らかにするために用いられる。介入が理想的な条件下において，望ましいアウトカムを得る程度を測定するプロジェクトは，治療の**効果**に焦点を当てている。通常の臨床条件下での介入の影響を計測する研究は，治療の**有効性**に焦点を当てている[2]。両方のケースにおいて，これらの研究は，治療が明確に測定されたアウトカムを引き出すようにデザインされなければならない。加えて，デザインは，いずれかの治療効果が特定され，獲得されるために，外的な変数を管理，あるいは記述すべきである。実験的デザインは，介入の効果を明らかにするための"ゴールドスタンダード"として推奨される[2,3,7,9,16]。理学療法介入に関する研究論文の数の増加には実験的デザインが含まれる。しかし，多くの出版された理学療法介入研究の論文は，性質上，準実験的でもある。各種類のデザインの詳細を，次項以降で紹介する。

実験的デザイン

　臨床研究において用いられる古典的な実験的デザインは，**ランダム化比較**（または**臨床**）**試験** randomized controlled trial（RCT）である。RCT は被検者が無作為に割り付けられた 2 つ以上の群を含む。群の 1 つに実験介入が与えられ，結果として生じるふるまいがすべての群で比較される。Campbell と Stanley は，RCT に採用されるかもしれない 3 つの実験的研究フォーマット（事前-事後検査コントロール群法，ソロモン 4 群法，事後単独検査コントロール群法）を述べた[8]。これらのうち，事前-事後検査コントロール群法は，理学療法士にとって関心のある RCT において最も一般的に使用される。

　最も単純な形式として，事前-事後検査形式は 2 つの群（実験群とコントロール群）から成り立っている。関心のあるアウトカムの実態が，研究の開始時に両群で測定される（**事前検査**）。それから関心のある介入が実験群に適用される。最後に，被検者に変化が起こったかどうかを明らかにするために，実験の最終時点で再び測定される（**事後検査**）。長期にわたる事後検査の反復測定は，このデザインの縦断的な様式で用いられる。**図 5-1** に，事前-事後検査形式を示す。他の条件が同じ場合，実験群の被検者が変化し，コントロール群の被検者が変化していなければ，関心のある介入が要

```
R      O₁     X      O₂
R      O₃            O₄
R   =  群の無作為割付
O₁  =  実験群の事前検査
X   =  実験介入
O₂  =  実験群の事後検査
O₃  =  コントロール群の事前検査
O₄  =  コントロール群の事後検査
```

図 5-1　事前-事後検査の概略

From Campbell. *Experimental and Quasi-Experimental Designs for Research*, 1st ed. Copyright © 1966 South-Western, a part of Cengage Learning, Inc. Reproduced by permission. www.cengage.com/permissions.

表 5-2　実験的デザインにおける管理の方法

管理の方法	メリット
比較するために2つ（以上）の群があり，1つは実験治療を受けない"コントロール"群である	実験治療の効果は分離される
群への被検者の無作為割付	アウトカムに影響を及ぼす被検者の特徴は群間で等しく分配される
被検者の群割付に関する知識について被検者を盲検化する努力	群割付の認識が原因による被検者の行動の変化は最小化される
被検者の群割付に関する知識について研究者（あるいは検査管理者）を盲検化する努力	異なる群の行動について，研究者の期待により生じてしまうバイアスは最小化される
被検者の検査や治療に関する，注意深く記載され適用されるプロトコル	技術の一貫性が保証されるので，アウトカムが手続き上の変化ではなく，実験介入に帰するとされる
研究実施時の安定した環境条件	被検者のパフォーマンスは，検査あるいは治療の手順を除いた要因と関連がない
治療のアウトカムを明らかにするために完全で十分なフォローアップ	関心のあるアウトカムが進行し測定されるために十分な時間が提供される

因だった可能性を示す。

　RCTは，研究結果に干渉するかもしれない数多くの望まない影響を管理する能力があるため，価値ある研究デザインである。このデザインにおける典型的な管理の方法について，**表5-2**に要点を述べる。研究者による関心のあるものへの介入に効果があるとすれば，コントロール群はそれを引き出す主要な方法である。コントロール群はいくつかある手段のうちの1つにおいて実験治療群と識別される[6]。コントロール群の

被検者は全く治療を受けず，そしていつもの日常のようにふるまうよう指示されるかもしれない。そのかわりに，彼らは実験治療のようにみえる**プラセボ**，あるいは効果のない偽物の介入が提供されるかもしれない。臨床研究におけるプラセボの典型的な例は，薬剤の治験でコントロール群に提供される砂糖の錠剤である。理学療法研究において一般に用いられる3番目の方法は，両群に典型的な（または"通常の"）治療を提供するが，実験群に対して関心のある介入も提供することである。最終的には，各群には全く異なる治療が提供され，それはどの群が実験群でどの群がコントロール群かを記憶することが困難な状況となる。しばしば患者に治療を与えないことに関する倫理的問題は，どのタイプのコントロール群が用いられるかということに影響するだろう。

　群への被検者の無作為割付は，実験的研究のもう1つの管理方法である。無作為化は，サイズと構成が等しい群をつくり出すために用いられる。群の平等は，被検者に固有な外的な因子の影響からアウトカムを保護するために，研究の開始時に必要な条件である。理学療法研究において，群間のバランスのとれた分配が一般に評価される特性は，教育，仕事，社会的支援のような社会人口統計学的な因子だけでなく，年齢，性，民族性，ベースライン時の重症度あるいは機能，投薬使用をも含むかもしれないが，それらに制限されない。

　被検者や研究者の盲検化は，群割付の認識の結果による行動の変化を予防することで，バイアスの管理を助ける。同様に，環境条件の管理はもちろん，アウトカム測定や介入の適用方法について定義されたプロトコルは，関心のある介入とは関連のないデータによる故意ではない変動を避けるために重要である。最後に，フォローアップの時間経過は，可能性のある介入の効果が出現するのに十分な機会がなかったことが原因で少なく見積もられていないか確証するために重要である。

　研究内の多数の管理の方法に加えて，理想的なRCTは，大規模な被検者の代表者群を登録し，その過程でほとんど人数が減らない。より大規模な被検者数は，統計学的解析の機能，および被検者がリクルートされた大きな群に知見を適用する能力を高める。かなり潤沢な資金が提供され，フォローアップが整っている研究者を除いて，患者を伴った臨床研究では多数の被検者の代表的な選択が困難である。これらの研究は，国立衛生研究所や医療研究・品質調査機構のような大きな高等教育機関によって資金が提供され，多年にわたる調査である。研究中の被検者の自然減は，しばしば研究者の手に負えなくなるが，研究が続行するときに，脱落した，あるいは協力をやめる人の影響を扱う統計学的手法がある。

　Santamatoらの論文は，理学療法介入の有用性を調査するRCTの使用について説明している[26]。これらの著者は，肩峰下インピンジメント症候群に関する疼痛マネジメントにおける2つの異なる介入の有効性を評価するために無作為化された事前–事後

検査デザインを実行した。コントロール群が典型的な超音波治療を受けた一方で，実験群の被検者は高強度のレーザー治療を受けた。両群は，被検者の年齢，性，疼痛開始からの時間，インピンジメント症候群の重症度が同じであった。無作為割付の過程を担当する人は，被検者のベースラインの成績が盲検化された。同様に，事前-事後検査測定を行う人は，被検者群の割付が盲検化された。被検者の盲検化は言及されず，このことは群の割付に関する被検者の認識が原因で，アウトカムに影響が起こりうることを示唆する。著者らは，標準化された介入の適用やアウトカム測定に関する詳細を提示した。小さいが，臨床研究において予測可能と考えられるサンプルサイズである 70 人のみが本研究に登録された。しかし，被検者の数は 2 群間のアウトカムの相違を検出するのに十分であったことを知見の統計学的有意差は示唆している。

準実験的デザイン

　準実験的デザインは，目的をもって研究の被検者に介入するプロジェクトであるが，対象群や群への無作為化は欠けている[8,12]。しかし，実験的デザインにおいて用いられる他の管理の方法は，まだ課されるかもしれない。準実験的デザインは，時系列デザインや非同等なコントロール群デザインを含む，いくつかのデザインの選択に依存する。単純な時系列フォーマットでは，実験介入が単一の群に導入される前後で，反復測定された値が経時的に収集される。ベースライン測定が介入前に安定しているが，介入後に変化するなら，原因と結果の関係が推察される[8]。残念ながら，被検者の自然な改善を除外できないので，コントロール群の欠如は，この因果関係に関する確実性を低下させる。

　Bhambhani らは，外傷性脳損傷患者に対するサーキットトレーニングの有効性を評価するために時系列デザインを用いた[27]。研究の時間経過は 3 つの相に分けられた。第 1 相において，アウトカム測定の安定性が 1 週間を空けて反復測定を通じて評価された（T_1，T_2）。通常のリハビリテーションが 2 週目に導入された。実験介入であるサーキットトレーニングが 7 週目にすべての被検者に導入され，14 週間続けられた。アウトカム測定はリハビリテーションの最終時点（T_3），サーキットトレーニングの中間時点（T_4），サーキットトレーニングの最終時点（T_5）で繰り返された。図 5-2 に，本研究に用いられるデザインの概略を示す。

　非同等なコントロール群の形式は，群への無作為化割付が不足している点を除いて，実験的事前-事後検査デザインと同様である。かわりに，自然経過群は実験介入を受ける群のみと同じである。時系列デザインと違って，この形式は比較のためのコントロール群があるが，名前が意味するように，おそらく被検者の特性が研究の開始時に平等に割り付けられてはいない[12]。

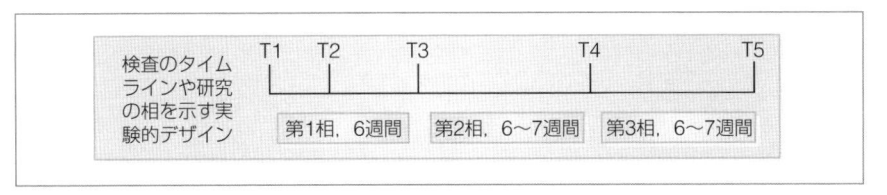

図 5-2　Bhambhani らによって行われた時系列デザインの概略
Reprinted with permission from American Congress of Rehabilitation Medicine and the American Academy of Medicine and Rehabilitation. Bhambhani Y, Rowland G, Farag M. Effects of circuit training on body composition and peak cardiorespiratory responses in patients with moderate to severe traumatic brain injury. *Arch Phys Med Rehabil*. 2005; 86(2): 268-276.

Robitaille らは，地域在住高齢者に対するバランスを改善する集団運動プログラムの有効性を評価する，非同等なコントロール群のデザインを用いた[28]。高齢者にサービスを提供している 2 組のコミュニティーセンターで参加可能な人を採用した。コミュニティーセンターの 1 つの群の被検者は実験的治療を受けた。一方で，もう 1 つの群の被検者はプログラムがそれらの地域で開始されるまで，一定期間待たなければならなかった。本研究は被検者の群の無作為割付を欠くが，研究室，あるいは健康管理施設よりもむしろ典型的な地域場面において行われる研究例を提供している。

シングルシステムデザイン

シングルシステムデザインは，介入の有用性を調査するために用いられる準実験的デザインの一種である。これらのデザインの顕著な特徴は，コントロール，あるいは比較となる期間と交互の形で実験治療を受ける被検者 1 人のみを対象とすることである。準実験的デザインで用いられるすべての管理をこのデザインにおいて課すことができる。1 個人のみを研究することもまた，研究者にとってフォローアップがよりしやすい。シングルシステムデザインは，患者/利用者マネジメントを著者がわかりやすく説明する症例報告あるいは症例集積研究とは異なる。

Carter らは，表 5-3 に示すように，次第により複雑になるそれぞれの 5 つのシングルシステムデザインの違いを述べている[1]。文字はデザインの異なる相を表すのに用いられる。"A–B デザイン"は最も単純な様式であり，コントロール期間（A）とそれに続く治療期間（B）を意味する。"撤去法"は，実験治療の中止後に課される第 2 のコントロール期間を加える。このアプローチは，実験介入が除去された後に被検者の状況がベースラインに戻るなら，真の治療効果の検出がより容易となるので，"A–B デザイン"よりも望ましい。

"多層ベースライン法"では，研究者が研究のアウトカムに影響を及ぼす外部事象を管理したいときに，複数の個人をそれぞれシングルシステム研究における 1 人として

表5-3　シングルシステムデザインの概略	
デザインの種類	図式の描写
A-B デザイン	A-B
撤去デザイン	A-B-A
多層ベースライン 　デザイン	A（1）-B-A 　A（2）-B-A 　　A（1）-B-A
条件交替デザイン	A-B-A-C-A
相互作用デザイン	A-B-A-C-A-BC-A
A＝コントロール相 A（1）＝ある期間のコントロール相 A（2）＝異なる期間のコントロール相 B＝ある実験治療の介入相 C＝異なる実験治療の介入相 BC＝組み合わせた両方の実験治療の介入相	

用いることがある。各個人は長さが一様でなく，時期が異なるベースラインコント
ロール期間に割り付けられることがあり，その後には実験介入とその撤去期間が続
く。それからすべての個人の結果が比較される。このアプローチは，特定の患者の反
応から導き出される変化に基づいたまちがった結論を減少させる。最後に，"条件交替
デザイン"や"相互作用デザイン"は，1つ以上の実験治療や，後者の場合，2つの
相互作用を評価するために用いられることがある。これらのデザインでは，研究者は
適用する介入の順番を無作為化するかもしれない。このアプローチは"n-of-1 RCT"
といわれる[3]。

　Carr らは，1人の強皮症患者の手の関節可動域，筋力，浮腫に対して4つの異なる
介入の効果を評価するために条件交替デザインを用いた[29]。被検者は，研究の3年前
に診断された42歳の女性であった。ベースライン相は2週間続き，右手にそれぞれ6
週間の3つの治療相が続けられた。左手は比較として使用され，同様の時間パターン
だが異なる介入順序にて治療された。このアプローチは，各介入タイプの間で撤去相
のかわりに用いられた。研究の結論において統計学的に有意な変化は検出されなかっ
た。この結果は，読者に介入アプローチ方法，および/または個々の患者の特徴がアウ
トカムに影響を及ぼすか考えるように促すべきものである。

　その被検者がリサーチ・クエスチョンをもつ理学療法士の患者/利用者/被検者に酷
似しているなら，研究で特定の個人に焦点を当てることは根拠に基づく理学療法の実
践に役立つかもしれない。検出された治療効果は，個人の特有な質が平均によって洗
い落とされる総数群にとって適切ではなく，その人にとってのみ適切である。Guyatt
と Rennie は，介入研究のエビデンスの体系化の上に"n-of-1 RCT"を位置づけるに

いたっている[3]。不幸にも，研究デザインの交互の順序の一部として潜在的に有益な治療を保留する，あるいは撤去する必要性は，このアプローチが用いられることを制限する重要な倫理的課題をもたらす。

臨床予測ルールの研究デザイン

5

　臨床予測ルールについての研究は，非実験的デザインではあるが，それらの特有な特徴はルールの使用目的に依存しさまざまである。診断分類や潜在的な治療反応に焦点を合わせる臨床予測ルールに関する研究は，個別の診断検査に関する研究に似ている。対照的に，予後予測の推定に焦点を合わせる臨床予測ルールは，予後因子に関する研究のようにデザインされる。診断検査や予後因子に関する研究デザインと同じデザインの強みや潜在的な弱みのすべてが本章にあてはまる。

　臨床予測ルールの開発段階は，研究デザインにも影響を及ぼすであろう。新たに得られた予測ルールに関するエビデンスは，最も意味のある予測を提供する臨床的因子を同定し，選択するのに用いられた方法を強調するだろう。最初の妥当性もまた検証されるだろう。これらのケースにおいて，研究デザインの要素は（次項で論じられる）自己申告型アウトカム測定に関する方法論的研究に用いられるものに似ている。Wainner らは，手根管症候群の診断における臨床予測ルールを開発するために前方視的デザインを用いた[30]。これらの著者は，予測因子のリストを最終決定するために用いられる収集された患者データの要素の詳細，データを入手する方法，分析アプローチを注意深く説明した。彼らはまた，手根管症候群を同定するために用いられた標準基準との比較によってルールの診断精度を評価した。この研究は小さいサンプルサイズであり，このことはエビデンスを用いる理学療法士にモデルが不正確である可能性を検討するように促している。

　あるいは，それらの開発の実証段階である臨床予測ルールは，（前に論じられた）臨床測定に関する方法論的研究に用いられたものに相当するデザインの特徴を用いて研究されるだろう。Gravel らは，足関節骨折の可能性を同定するために用いられた3つの臨床予測ルールの診断精度を評価した[31]。これらの著者は，それぞれのルールについて，比較に基づく性能に関する情報を読者に提示するのに加えて，小児でもそれらの妥当性を立証した。Ottawa Ankle Rules は，もともと成人集団にて得られ立証された[32]。Gravel らの知見は，Ottawa Ankle Rules が小児科診療において役立つことを示した。

　肝心なことは，臨床予測ルールの導出研究や妥当化研究を批判的に吟味するとき，根拠に基づく理学療法が方法論的研究デザインの利点や欠点に留意すべきであるとい

うことである。

アウトカム研究の研究デザイン

　アウトカム研究は，"現実の世界"で起こるものとして臨床的な業務の効果に焦点を当てている[1,33]。定義上，これらの研究は，個々の介入の相対的な効果，あるいは有効性よりも，むしろケアのエピソードに続く患者/利用者/被検者によって経験される"最終結果"に焦点を当てている[34,35]。研究デザインは非実験的（観察的）である[1]。結果として，それらは実験的デザイン，および準実験的デザインにおいて課される管理をほとんど失っている。例えば，それらは無作為化を含んでおらず，はじめから比較する群があると仮定しており，研究者は被検者に適用した介入を管理しない。それにもかかわらず，そのような研究を行う動機は，実際の診療において適用した治療に基づいてアウトカムを獲得したいという願望から生じている。管理された条件下の介入から生じた成果は，内科的，もしくは外科的マネジメントにおける多様性のような，理学療法の臨床判断においても考慮されるべき臨床環境の因子によって緩和されるかもしれない[1]。アウトカム研究は，しばしば病理，あるいは機能障害に基づく測定に加えて，もしくはそのかわりに患者/利用者/被検者に意味がある結果に焦点を当てている。最終的には，これらの研究は，設定や専門領域にわたって達成されるヘルスケアの質を評価する基礎となる[36,37]。

　アウトカム研究は，一般的に後方視的なアプローチであるが，答えられる疑問や利用可能なデータの本質によっては，横断的，あるいは縦断的な研究になるかもしれない。後方視的研究は通常，大きな二次的な管理上の，保険金請求，あるいはそれらのデータにおける営利的なアウトカムデータベースに依存する。例えば，Jewell とRiddle は，癒着性関節包炎患者 2370 人に提供された介入のタイプに基づいて身体の健康の改善可能性を評価するために，Focus on Therapeutic Outcomes 社によって管理されていた後方視的データを用いた[38,39]。大きなサンプルサイズは，（存在するなら）介入カテゴリーやアウトカムの間の関係を検出するのに重要な統計学的利点である。

　最も重要な欠点は，Jewell と Riddle が，介入の適用，あるいはデータの収集，および記録を管理しなかったことである。加えて，横断的デザインのために，この研究で真の因果関係を示すことができなかった。むしろ，この研究は同様の患者が実験群，および対照群に無作為化され，介入の提供が研究者によってリアルタイムに管理される将来の実験的デザインに基盤を提供している。それらの限界にもかかわらず，後方視的単一群の研究のみが，理学療法士が取り扱う分野のアウトカムについて利用可能な唯一のエビデンスであるかもしれない。それゆえ，個別の患者/利用者マネジメント

に役立つ情報があるかどうか決定づけるために今後も評価されるべきである。

　あまり一般的でないが，2つ以上の被検者群で観察的アウトカム研究を行うことが可能である。例えば，仮説上の研究者は次のリサーチ・クエスチョンに対する答えを得たいかもしれない。

> 　リハビリテーションプログラムにおいて早期にレジスタンストレーニングを受けた人々，あるいはそれを後で受けた人々のどちらの患者が，前十字靭帯再建術後の理学療法によって正常な歩行パターンを獲得したか？

　この研究では，研究者は手術後3週にレジスタンストレーニングを処方した外科医Aの患者と，手術後6週までレジスタンストレーニングを処方しなかった外科医Bの患者の歩行パターンを比較するためのデータを収集できた。このプロジェクトは診療記録のレビューを通じて後方視的に，あるいは方法を記録する標準化されたデータを通じて前方視的に行うことができた。繰り返すが，このようなプロジェクトの利点は，現実社会の臨床状態を反映することである。しかし，個々の患者は異なる外科医に無作為化されていないため，研究のアウトカムを妨げるかもしれない2つの治療群間でいくつもの不平等（例：病歴あるいは手術前の活動レベルの相違）があるかもしれない。加えて，そのような研究の被検者の数は，研究が行われる一定期間に両方の外科医が膝前十字靭帯の手術を大量に行わない限り，小さくなりそうである。どちらの状況も研究時に処理されなければならない統計学的な課題を提示している。

自己申告型アウトカム測定における方法論的研究

　本書の目的のために，アウトカム測定では，活動制限や参加制約，生活の質のような個人レベルのエンドポイントを捉える標準化された自己申告（例：調査），あるいはパフォーマンスに基づく（例：バランステスト）手段，もしくは手順について言及する。機能障害の測定とアウトカム測定の区別は，ある程度独断のように思われるかもしれないが，結局のところ，理学療法士の介入に反応した機能障害の改善は価値のある結果（アウトカム）となる。しかし，哲学的には，この様式でアウトカム測定を定義することは，米国理学療法士協会の Guide to Physical Therapist Practice を基盤とした障害モデルと同様に，**患者中心の医療**という概念とより一致する[10,40]。理学療法士はまた，機能障害に関する目標を重要視するよりもむしろ，患者/利用者/被検者にとって意味のある機能的なパフォーマンスに焦点を当てる治療目標を作成するよう，支払い機関によって推奨されている。

　アウトカム測定の展開は前に述べたように，機能障害の測定の展開と類似している。アウトカム測定に関する方法論的研究のデザインは本質的に非実験的である。能力低下[41,42]，健康状態[43,44]，満足度[45,46]，生活の質[47]について情報を提供する患者/利用者/被検者によって用いられる自己申告型アウトカム測定の展開，および有効性に関係した方法論的研究の重要な集合体が存在する。

　健康状態，満足度，生活の質は，身長や目の色のように“見る”ことができる直接的な方法で観察することができない抽象概念である。加えて，これらの構成は，患者/利用者/被検者の認識，および経験に基づいている。結果として，これらの現象は，患者/利用者/被検者に状況の評価を求める形式を通じて測定可能となる操作的定義を必要とする。そのような測定法の典型的なデザインは，現象を直接測定するのに役立つ質問，あるいは声明の調査である。例えば，健康状態の調査は，患者/利用者/被検者に身体的および社会的活動において経験した症状の影響を示すように尋ねる項目を含むかもしれないし，一方で満足度の調査は，理学療法士の対人技能や手技的技能と臨床環境の快適さの評価を引き出すかもしれない。調査は1つの疑問（例：変化に関する全体的な評価の尺度）と同じくらい短い可能性もあるが，一般的には，患者/利用者/被検者が答えるように求められる多くの項目がある。これらの種類の評価法と同様の情報を収集する質的調査との重要な違いは，調査でのそれぞれの質問や声明における限定された，数が標準化され相互に独立した選択肢を用いることである。一般的な例にはいくつかの評価尺度がある。一般的に回答者は，各項目に対して1つの回答のみを選択するように指示される。このアプローチの利点は，量的な分析方法を用いて収集された情報を統計学的に評価できることである。対照的に，質的アプローチは患者の経験を記述するために意図的に患者自身の言葉を要求する。

　新しい自己申告型の測定を展開する研究者は，操作的定義，あるいは調査項目の初期設定を巧みにつくることから始める。これらの定義の焦点はまた，よく練られている。一般的な自己申告型測定は，“包括的器具”きわめて多種多様な状況，あるいは患者/利用者/被検者の集まりに適用される。その他の測定は，特有な状況，身体部位，あるいはケアのエピソードのなんらかの側面の満足度に焦点を当てるかもしれない[6]。操作的定義を展開するために用いられる方法は，先行文献のレビュー，専門家や患者/利用者/被検者，および/あるいは介護者のフォーカスグループとの相談，もしくは理論の推敲を含むかもしれない。調査項目のリストがいったんつくり出されると，その後は関心のある被検者を対象とした検査や改良が，下記に設計された一連の反復を通じて続けられる[6]。

● 最も完璧であるが効果的な（簡潔な）一連の調査項目をつくり出す。
● 現象のある側面を測定するように意図された複数の項目間の関係を確立する。

- 設計される調査の対象となる被検者群の得点の安定性，説明力，有意味性を確立する。
- 以前に確立された測定法と調査の関係を確立する。

　研究プロジェクトに十分に資金が提供され，大勢の被検者を利用できるなら，それから研究者はまた同じ診断，臨床問題，あるいは状況にある第2の群を対象として，測定法の性能を検討するかもしれない。加えて，期間中の変化を測定する方法の有効性が示されるかもしれない。今後の研究では，異なる言語の調査様式だけでなく，関連するが全く異なった診断，あるいは臨床問題のある被検者を用いた測定法の特性を検討することが必要とされる。

　Salaffi らは，Recent-Onset Arthritis Disability（ROAD）質問票の開発，および検証について報告した。最初の論文では，122 の調査項目がつくり出され，5 つのステップの過程を通じて最終的に 12 に絞った測定法を記述した。その過程は，自己申告型アウトカム測定の開発に典型的な統計学的要素と質的要素の両方を含んでいた[41]。比較する論文では，質問紙調査の信頼性，妥当性，変化を検出する能力を評価するために用いられた方法が述べられた[42]。新しい測定法がつくり出される場合，開発や検証の手順を伝える 2 つの研究論文が一般的に必要とされる。結果として，根拠に基づく理学療法は，リサーチ・クエスチョンに十分に答えられる 1 つ以上の論文を探す準備が必要であるに違いない。

二次分析

　最も一般的な形式として，二次分析は以前に完了した個々の研究の収集に関する報告である。この形式の二次分析を行う動機は，1 つの単一調査研究は，しばしば診断検査，臨床測定，予後因子，介入，臨床予測ルール，自己申告型アウトカム測定の有用性について確定的結論を与えない，という事実に由来している。臨床調査におけるこの限界のいちばんの理由は，状態，あるいは異常に基づいて，すでに脆弱である患者を検査し，操作し，管理することの倫理的，およびフォローアップの困難さと同様に，研究内で十分大きい個々の群を探し出し，登録することの困難さにある。大規模研究を行うための資金が乏しければ，多くの研究者に問題をもたらす。その結果として，より強いエビデンスを累積的に提供する，臨床疑問に答えるために特定のトピックスに取り組むいくつかの小さな研究が存在しているのかもしれない。

　二次分析の 1 つの形が "文献レビュー"，あるいは，最近ではナラティブレビューである。**ナラティブレビュー**は，系統的探索や批判的吟味の過程を用いることなく，特定のトピックスについて先行研究を述べる論文である。最新の患者/利用者マネジメ

表5-4　理学療法に関するナラティブレビューの例
・Nyland J. Preserving transfer independence among individuals with spinal cord injury. *Spinal Cord.* 2000；38(11)：649-657. ・Napolitano R Jr. The diagnosis and treatment of shoulder injuries in the throwing athlete. *J Chiropractic Med.* 2002；1(1)：23-30. ・Emery C. Conservative management of congenital muscular torticollis：a literature review. *Phys Occup Ther Pediatr.* 1997；17(2)：13-20. ・Stiller K. Respiratory muscle training for tetraplegic patients：a literature review. *Aust J Physiother.* 1999；45(4)：291-299. ・Page JC. Critiquing clinical research of new technologies for diabetic foot wound management. *J Foot Ankle Surg.* 2002；41(4)：251-259, 273-275.

ントはまた，個人の見解に基づく形式で述べられる。定義によれば，これらの論文は論文の同定，選択，吟味の標準化された方法が実行されないため，バイアスが入った，論文の累積に関する代表である[9]。**表5-4**に，理学療法の実践に関するいくつかのナラティブレビューを列挙する。これらのナラティブレビューは，より信頼性の低いエビデンスの型であるが，読んで評価する価値のある数種類の真の研究デザインを用いている論文を同定するのに役立つかもしれない。

　DiCensoらは，臨床決定支援システム，診療ガイドライン，出版された論文のさまざまなエビデンスに基づいた抽出物のような，"まとめ"の他の型を述べている[13]。上質な研究を強調する系統的な過程を通じて作成されている場合，これらは忙しい理学療法士にとって信頼でき，効率の良い資源である。しかし，これらは真の研究デザインとは異なる特徴があることに読者は注意する必要がある。

システマティックレビュー

　その名前が示すように，システマティックレビューはナラティブレビューと正反対であり，エビデンスの階層の最頂点に位置する。**システマティックレビュー**，あるいは**統合体 synthesis** は，次のデザインの要素，および管理を含む真の研究成果である。

- 強調される特定のリサーチ・クエスチョン
- レビューする研究の選択の詳細な選択基準および除外基準
- 入念で徹底的な検索
- 主研究者以外の熟練したレビュアーをしばしば含む標準化されたレビュープロトコル
- レビューに含まれる各研究の詳細を捉える標準化された抽出過程
- 通常盲検化されたレビュアーによって適用される，個々の研究の価値を評価するあ

らかじめ決められた質的な基準

　システマティックレビューは，緒言や目的に関する記述で始まり，方法や結果の部分が続き，考察，およびエビデンスの累積体が何を示唆しているかに関するまとめで終わるという意味では典型的な研究論文のようにみえる。システマティックレビューの最もよく知られている，そして多数の情報源は Cochrane Collaboration である[48]。しかし，類似のシステマティックレビューが，この国際グループから独立した研究者によって実施されている。

　Richards らは，妊娠女性における背部痛や骨盤痛の予防や治療に関するさまざまな理学療法介入の効果を評価している前方視的ランダム化比較試験のシステマティックレビューを行った[49]。電子，および紙のデータベースの両方が検索された。よくあることだが，レビューの著者は選択基準によって，細かく特定された他の要素の不足だけでなく，多くの研究デザインの質の低さのために，分析に含めることができた研究（4 本）より多くの研究（26 本）を同定した。レビューした研究の全被検者数は 566 人だった。その一方で，個々の研究における被検者数は 60〜301 人の範囲だった。4 つの研究のうちの 3 つには，あらかじめ決められた基準に基づいて低〜中等度のバイアスのリスクがあると判断された。取り組まれた治療や測定されたアウトカムの多様性により，著者は腰背部痛あるいは骨盤痛のある妊娠女性に対する理学療法の有効性について確定的な結論を出せなかった。しかし，レビュー自体が曖昧な結論という結果をもたらすときでさえ，質の高い個々の臨床試験の同定は，システマティックレビューの二次的な産物であるかもしれない。

メタアナリシス

　可能なときにはいつでも，著者はシステマティックレビューの個々の研究から蓄積されたデータによって付加的な統計学的解析を行う。このアプローチは，個々の研究において関心のある介入やアウトカムが類似していることを必要としている。これらの基準が満たされているとき，著者は 1 つの研究よりもずっと大きなサンプルサイズをつくり出す。それによって，分析の統計学的**検出力**や**サンプル**の典型性を高める。このシステマティックレビューの形は**メタアナリシス**と称される。

　Main らは，嚢胞性線維症患者に対する他の気道クリアランス法と従来の肺理学療法を比較して，システマティックレビューの一部としてメタアナリシスを行った[50]。全 475 人の被検者を対象にした 29 の研究が含まれ，レビューされた。ここでもやはり，個々の試験の多くはデザインの質に限界があった。肺機能検査のアウトカムのデータが蓄積され，従来の方法と用いられた他の技法の間に治療効果に関する統計学

的な有意差はないことが明らかにされた。著者は，従来の肺理学療法に"効果がない"と結論づけなかったことに留意することが重要である。むしろ，他の技法に優先して従来の方法を用いることの利点はなかったと述べていた。言い換えれば，蓄積された統計学的データの結果は，1つの方法がもう1つの方法よりもより効果的であることを示さなかった。この結論は，理学療法研究のシステマティックレビューやメタアナリシスの一般的な結果であるこのエビデンスに基づいて，読者がどの治療技術を用いるかについて，臨床的な専門性や判断を用いるのを読者に求めている。個別の研究が質的に常に高いときのみ，これらのレビューの型はより確実性のある直接的結論を示すだろう。

質的研究

　ヘルスケアの質的研究は，しばしば患者，家族，介護者，ヘルスケア企業に従事するケア提供者などの視点，および相互作用に焦点を当てている。調査は被検者自身の言葉，および/または自然な文脈の中で展開する研究者の直接的な観察および経験を通じて獲得することを目的とする。すでに述べたように，現象学，エスノグラフィー，グラウンデッドセオリーの3つの質的研究の方法論が理学療法の文献において一般的である。次の例が各形式を説明する。

- 現象学（インタビュー）：Petursdottirらは，運動や知覚促進の経験や参加制約について変形性関節症を呈した12人にインタビューした。尋ねる質問は体系化されたが，被検者は回答で"自由に返答する"ことが推奨された。言い換えれば，被検者が選ばなければならない互いに独立した選択は用いられなかった。インタビューはテーマを同定されるために記録され，録音された。知見には，運動経験に影響を及ぼした内的および外的要因の同定を含んでいた。この方法による被検者の視点の理解は，個人の一貫した適切な運動行動を支援する理学療法士の能力を高めるものと位置づけられた[51]。
- エスノグラフィー（観察）：Thompsonは，慢性痛ユニットにおけるアウトカムについて，理学療法士と患者の相互作用の影響を調査するために，非参加型の観察アプローチを用いた。研究者は患者との相互作用を記録し，結果的に生じた情報を解釈するために，録音テープや実地調査記録を用いて6週間ごとに4人の理学療法士を追跡した。出現したテーマは追跡インタビューにより実証された。データの三角測量により，研究者は良好なアウトカム，もしくは良好でないアウトカムをもたらした理学療法士と患者の相互作用の特性を識別することが可能となる。その知見は，

理学療法を実践する際の，中核となる共有された意思決定の過程について，調査に関する付加的な道筋を提示した[52]。

● グラウンデッドセオリー（実証に基づいた主導型理論）：Rindflesch は，3つの臨床現場において9人の理学療法士によって実施された患者教育の過程を記述するためにグラウンデッドセオリーを用いた。当初，データは9人すべての被検者を含めたフォーカスグループインタビューを通じて収集された。インタビューから同定されたテーマは，それから数回の治療セッション中の理学療法士に関する研究者の観察に基づいて，立証，あるいは却下された。この反復の過程は，インタビューと観察の両方に存在する冗長でないテーマ4つのみが残るまで続けられた。これらのテーマの同定や説明は，このトピックの理論展開における予備的な基礎を供給した[53]。

まとめ

　研究デザインは，研究者が疑問を解決するために用いるアプローチである。それらはまた，関心のある現象に内在する客観性や主観性に関して，研究者の哲学的視点を反映する。研究デザインは，どの被検者が選択され管理されるか，どのように変数が計測され，および/または操作されるか，被検者や研究者の活動のタイミング，研究の時間枠，不必要な影響を最小化し，避ける方法について詳細を提供する。各デザインには，研究者が研究の見解に関する信頼を得るために強く主張しなければならない固有の長所と短所がある。

　異なるリサーチ・クエスチョンは，特定の研究デザインによって最善に解決される。ランダム化臨床（比較）試験は不必要な影響を管理し，変数間の因果関係を示すことに関して，最も効果的なアプローチである。結果として，このデザインは介入に関する疑問を解決することにおいて最も適切である。群への無作為化を含まない他のデザインは，診断検査，臨床測定，予後因子，臨床ルール，患者/利用者/被検者のアウトカムに関する疑問を調べるときにより有用である。しかし，研究者はこれらの研究結果を妨げる外的な因子を管理する付加的な手段をみつけなければならない。質的研究デザインは，ヘルスケアの参加者の認識や経験が直面していることを自身の言葉で捉えるのによく適している。これらのデザインは，しばしば患者（加えて，家族や介護者）の視点に対する洞察を提示することで，治療的な関係に関する情報を与えてくれる。根拠に基づく理学療法は，患者/利用者マネジメントの過程で考慮されるべき結果が重要で役立つ情報を提供するかどうか明らかにするために，研究デザインの強みを同定し評価できなければならない。

演　習

1．量的研究パラダイムと質的研究パラダイムを区別し，各アプローチによって解決される理学療法の実践に関するリサーチ・クエスチョンの例をあげてください。
2．実験的デザインの一般的特徴について，重要な長所と短所を含めて述べてください。このアプローチによって最もよく解決される疑問のタイプについて，理学療法の実践に関する例をあげてください。
3．実験的デザインと準実験的デザインはどのように異なりますか？　どの付加的な課題が準実験的研究アプローチを用いた結果として起こりますか？　要点を説明するために理学療法の実践に関する例をあげてください。
4．非実験的デザインの一般的特徴について，重要な長所と短所を含めて述べてください。このアプローチによって最もよく解決される疑問のタイプについて，理学療法の実践に関する例をあげてください。
5．実験的デザイン，準実験的デザイン，非実験的デザインにおける外的（不必要）な影響の管理の第１の方法を述べてください。要点を説明するために理学療法の実践に関する例をあげてください。
6．患者/利用者/被検者の視点を反映する機能障害の測定と自己申告型アウトカム測定を区別してください。要点を説明するために，理学療法に関する例をあげてください。
7．ナラティブレビューとシステマティックレビューを区別してください。なぜシステマティックレビューはエビデンスの累積集合体について疑問を解決するために望ましいアプローチなのでしょうか？
8．質的研究での一般的アプローチや解決する疑問を述べてください。要点を説明するために理学療法の実践に関する例をあげてください。

6章

研究対象

目　標

本章を読むことで，以下のことができるようになる。

1. 母集団とサンプルを区別する。
2. 対象となる可能性のある候補者を決定するために用いる選択基準や除外基準の目的および特徴を述べる。
3. 対象の確率的な抽出方法を述べ，それらの長所や欠点を説明する。
4. 対象の非確率的な抽出方法を述べ，それらの長所や欠点を説明する。
5. 対象を複数の群に割り付ける方法を述べ，それらの長所や欠点を説明する。
6. 研究に参加する対象に対して，関連する外部からの影響を管理する方法を述べる。
7. 研究結果の統計学的分析におけるサンプルサイズの役割を述べる。

本章の用語

一次データ：対象からリアルタイムに収集されたデータ。前方視的デザインに用いられる。

確率的サンプル抽出：母集団を正確に反映させるために，無作為抽出を用いてサンプルを抽出する方法。

クラスター抽出法：地理的に分散している母集団の中から小地域を選択し，その中から無作為に対象を選択する確率的な抽出方法。

系統的抽出：既知の識別子により組織化された群から無作為に最初の対象を選択し，その後すべての残っている対象を最初の対象からの数値距離（例えば，10人ごと）に基づいて収集する確率的サンプル抽出法。

系統的割付：すべての対象が群に割り付けられるまで，対象を群に振り分ける割

付方法。

検出力：2つ以上の変数，あるいは2つ以上の群の間に差が存在する場合，統計学的検定が差を検出する確率。

個人による無作為割付：コイントスや帽子から数字の書かれた紙を選ぶなどの方法で，対象を無作為に群に分類する割付方法。

サンプリング誤差：サンプルが他のサンプルや，サンプルが得られた母集団と異なった特徴をもったときに起こる。

サンプル：研究目的の母集団から個人（あるいは，組織のような分析の単位）を収集すること。

遮蔽化（盲検化）：(1) 診断検査や臨床測定に関する論文において，以前の診断結果や測定結果に関する情報が知らされていないこと，(2) 予後因子の論文において，曝露状況に関する情報が知らされていないこと，(3) 介入研究の論文において，対象者がどちらの群に割り付けられたかを知らされていないこと。

剰余変数：研究結果に影響を及ぼす可能性のある要因（例：検査，予測，介入）以外の個人的，組織的，あるいは環境的特徴。

除外基準：研究結果に影響を及ぼす，あるいは"混同させる"対象となる可能性をもつ特徴のリスト。研究者はこれらの特徴をもつ人（あるいは，組織のような分析の単位）を研究の対象から除外するためにこのリストを用いる。

スノーボールサンプリング：口づてで，研究の参加者を募る非確率的サンプル抽出法。

選択（抽出）：対象となる可能性のある候補者の群から対象を選択する過程。

選択基準：研究課題に適合している対象（あるいは，組織のような分析の単位）を決定するための明確な特徴のリスト。

層化無作為抽出：特定の条件で群を定義し，無作為に抽出する確率的サンプル抽出法。

対象：調査研究の目的に応じて収集された個人，組織，その他の分析の単位。

第Ⅱ種の過誤：有意な関連や差があるにもかかわらず，統計学的検定の結果，有意な関連や差がないことを示す誤り（すなわち偽陰性）[2]。

単純無作為抽出：どのサンプルも選択される確率が同じである確率的抽出法。

抽出枠：さまざまな公的，あるいは個人的な情報源から得られる対象となる可能性のある候補者のリスト。

調査対象母集団：研究者に有用な潜在的対象者の集団[1]。

二次データ：研究課題を解決するために用いる，以前に他者によって研究とは別

の目的で収集されたデータ。後方視的デザインに用いる。

非確率的サンプル抽出：無作為抽出を用いないで対象を抽出する方法。結果とし
　　て，抽出されたサンプルが母集団を正確に反映しない可能性がある。

標的集団：研究者が研究成果に利用したい個人のすべての集合。

ブロック割付：それぞれの群における対象の数をあらかじめ決める割付方法。研
　　究者はそれぞれの割付量に達するまで，対象を無作為に割り付ける。

便宜的サンプリング：研究にすぐ利用できる対象となる被検者（学生など）を研
　　究者が選択する非確率的な抽出方法。

マッチングされた割付：最初に対象を年齢，性別など明確な特徴に基づいてサブ
　　グループに分類する割付方法。群間の特徴を均等化するために，サブグループ
　　のメンバーをそれぞれの群に無作為に割り付ける。

有意サンプリング：研究者が特徴の重要性に基づいて，対象を抽出する非確率的
　　サンプル抽出法。

割付：研究の対象を 2 つ以上の群に分ける過程。

はじめに

　臨床研究は人からのデータを必要とする。リサーチ・クエスチョン，あるいは目的
によって，必要とする情報をもつ一般的な群が定義される。専門用語では，これらの
一般的な群を標的集団という。**標的集団**とは，研究者が研究に利用したい個人のすべ
ての集合である[1]。前十字靱帯再建術が施行されたすべてのアスリート，あるいは喘息
をもつすべての子どもは，理学療法の研究者が興味をもつ標的集団の例である。しか
し，その数の膨大さと地理的分布により，これらの標的集団のすべての人を研究に利
用することは不可能である。結果として，研究者にとって潜在的な研究参加者である
調査対象母集団を定義しなくてはならない。大都市圏の病院で前十字靱帯再建術が施
行されたアスリートや，ある州の地域にあるヘルスセンターで管理されている喘息を
もつ子どもが，調査対象母集団の例である。

　調査対象母集団は標的集団の小集団であるが，それでも広範囲すぎて，すべての人
を研究の対象とすることは困難である。したがって，研究者は少数の代表者を選択し
なくてはならない[2]。研究デザインによって明確にされた**対象**といわれるこれらの個
人には，研究期間にどのような活動に参加できるかが考慮され，調査対象母集団から
選択される。研究のために収集された対象をサンプルという。研究デザインにより，
サンプルは計画期間にリアルタイムでデータを収集される人（**一次データ**）や，通常

の治療や以前の研究への参加により収集されたデータ（**二次データ**）をもつ人から構成されることがある。

　根拠に基づく理学療法は，結果が有益で信頼できる形式でリサーチ・クエスチョンに答えられるかどうかを考慮して，研究デザインを評価しなくてはならない。研究の対象に関連する3つのデザインの過程は，研究計画の成功に欠かすことのできない構成要素である。

1．研究の対象となる可能性のある候補者の識別
2．候補者群からの適切な対象数の選択
3．研究における対象の役割と活動のマネジメント

　適切な対象の識別，選択，およびマネジメントにより，研究に参加していない類似した人々との結果の関連性に加え，その研究の有用性と信頼性を高める。このようなデザインの考察に加えて，適切な対象の十分な数が統計学的検定によって有意な結果を検出することの蓋然性を高めるために必要である。本章では，サンプルサイズに関連した問題と同様に，臨床研究における対象の識別，選択，操作に関する一般的に用いられる方法について述べる。

対象の識別

　一般に，リサーチ・クエスチョン，あるいは目的により研究のための母集団を決定する。例えば，**表6-1**に記載されている研究では，"多発性硬化症患者[3]"，"慢性の非特異性腰痛患者[4]"，"パーキンソン病患者[5]"，"重病患者[6]"が含まれている。理想的には，それぞれの研究における候補者は母集団と特徴が一致し，影響を及ぼしたり混乱させる可能性のある他の属性が排除されるべきである。これらの特徴は，選択基準といわれ，望ましくない属性は除外基準といわれる。

　選択基準は，研究への参加に適した対象を決定するための詳細な特徴と定義される。これらの特徴は，しばしば，人口統計学的，臨床的，そして/あるいは地理学的である[1]。例えば，Hoらの研究における対象は，少なくとも18歳以上の脊髄損傷患者で，"臨床的に清潔"な創傷床をもつステージⅢかⅣの患者である必要がある。同様に，Bhattらの研究における対象は，香港の"運動障害クリニック"で管理されており，服薬管理が安定し，自力で立ち上がれるパーキンソン病患者である[5]。

　選択基準は，剰余変数が大きくならないように注意し，適切な対象を確保するために広範囲でなくてはならない。例えば，Hoらの研究は，外科的なデブリードマンを

表6-1　理学療法に関連のある研究

システマティックレビュー

Gunn HJ, et al. Identification of risk factors for falls in multiple sclerosis: a systematic review and meta-analysis. *Phys Ther*. 2013; 93(4): 504-513.

ランダム化比較試験

Ho CH, et al. Pulsatile lavage for the enhancement of pressure ulcer healing: a randomized controlled trial. *Phys Ther*. 2012; 92(1): 38-48.

準実験的デザイン

Bhatt T, et al. Effect of externally cued training on dynamic stability control during the sit-to-stand task in people with Parkinson's disease. *Phys Ther*. 2013; 93(4): 492-503.

まとめ

Ciesla ND. Chest physical therapy for patients in the intensive care unit. *Phys Ther*. 1996; 76(6): 609-625.

6

必要としない中等度から重度の褥瘡の治癒率について2つの治療方法の効果に着目している[4]。"臨床的に清潔な創傷床"の臨床的な徴候を明確にすることは，壊死や痂皮などの異なった問題をもつ人が含まれることを避けるために必要である。しかし，研究者が選択基準を過剰に狭くし，ステージⅠとⅡの褥瘡しか対象としなければ，これらの対象は治療の効果がなかったとしても自然に回復する可能性が高いため，治療効果に有益となるバイアスを与えてしまう。加えて，研究結果をより重度な患者に応用することが困難となる。選ばれた選択基準の裏づけは，論文の総説にしばしば記述されている。その上で，リサーチ・クエスチョンや目的を明らかにするための選択基準の信頼性が十分であるかを根拠に基づく理学療法が個々に判断する必要がある。

　除外基準は，研究のアウトカムに影響を及ぼす，あるいは混同させる対象となる可能性のある候補者の特徴であると定義される。これらの基準は，研究のアウトカムに干渉する可能性のある剰余変数を反映している[2]。排他的な因子もまた，人口統計学的，臨床的，そして/あるいは地理学的なものである。Hoらは，5つの除外基準をあげている。2つは創の状態に関連すること，そして創が他の原因による徴候を示していること，他の系統的疾患に関わっていること，最後は潰瘍の医学的管理に関わることである[4]。Bhattらは，追跡が困難であったものも除外基準としている[5]。対象となる可能性のある候補者が，理解力が低下していたり，口頭や筆記による質問に答えられない場合も，データの信頼性や正確性が損なわれる可能性が高いため，一般的には除外基準とされる。選択基準と同様に，除外基準の裏づけも論文のはじめの総説に書かれていることが多い。根拠に基づく理学療法では，信頼性のある除外基準が満されていないことによって，剰余因子が取り込まれていないかどうかをみきわめる必要がある。

　選択基準と除外基準が決定すれば，研究者は対象となる可能性のある候補者を探す

方法を決定しなくてはならない。すでに特定の群に属している人は，保存されている個人的，あるいは公的な組織の記録を通して割り出すことができるであろう。例えば，病院の診療記録，保険会社の受益者情報，医療専門家の免許登録簿，職能団体の会員名簿，あるいは大学の教務課などにある記録が有益である。このようなリストは，**抽出枠**といわれる。抽出枠の利点は，対象となる可能性のある候補者すべてを一度に割り出すことができる点である。その結果，対象の抽出作業を迅速に進めることが可能となる。研究者が，新たに評価または診断された患者を対象として群に入れようとする場合，前から存在する抽出枠によって確認されていないため，候補者が研究に参加する実施者になるまで待たなければならない。抽出枠が使われるかどうかは，リサーチ・クエスチョンの性質と使うことができる記録が入手可能か否かによる。

　地域のメディアでの広告，直接的あるいは個人的な勧誘，臨床施設，学校，教会，市民団体，聖職者集団，大学などの他の組織に対する広告も，対象となる可能性のある候補者を集める追加的な方法である。参加者を募る範囲は，費用，管理要件に関する実務的な問題，および調査対象母集団の定義に依存している。

対象の選択

　対象となる可能性のある候補者が割り出された後，研究者は研究に参加させるために，対象の抽出方法を選択しなければならない。理想的には，対象は，後に研究結果をより大きな群へ応用できるように，母集団を代表していることが望ましい。一般的に用いられる対象を**選択**するための 2 つの方法として，確率的サンプル抽出と非確率的サンプル抽出がある。どちらのアプローチが使われるかは，数的に十分な候補者が存在し研究へ参加できる可能性や，対象が研究者のところに来られるか（もしくはその逆），そして研究を終えなければならない期間など，さまざまな後方支援的（ロジスティックな）因子に依存する。十分な資金を使用できることはしばしば決定的な要因となる[2]。自己資金による予備的，あるいは試験的な研究では，しばしばより簡単な抽出法が用いられる。

確率的サンプル抽出法

　確率的サンプル抽出は，対象を無作為に抽出する方法であるといわれている。無作為抽出は確率の原理により，抽出の繰り返しにより類似する対象を収集できることから，適合する対象を取り込む最も適した（保証はされないが）方法である[1]。研究者は，抽出した対象による研究結果が母集団に起因していると考察したいため，このサ

ンプル間の類似性が重要である。そうするために，研究者は同じ母集団から抽出した対象による研究結果がいつでも再現可能であることを明示しなくてはならない。同じ母集団から抽出したサンプルが偏っていることは問題であり，**サンプリング誤差**といわれる。サンプリング誤差を最小化することに加えて，無作為抽出の過程は，研究者が対象として適切かどうかを決める際の，自らの判断，あるいは好みによるバイアスが混入する機会を最小化させる。

　最も基本的な確率的サンプル抽出は，**単純無作為抽出**といわれる。単純無作為抽出によるサンプルは，それぞれのサンプルが選択される確率が等しいため，サンプリング誤差が最小となる。この方法では，選択基準に適合したすべての人に番号が割り当てられる。どの人が選ばれるかは，帽子から番号の書かれた紙を引く雑な方法から，無作為に数字を発生させる機械を使った複雑な方法まで，さまざまな方法で番号を明確にすることでなされる。Long らは，米国理学療法士協会の小児部門の抽出枠から1000 人の理学療法士が自己同定した無作為サンプル random sample を調査している[7]。サンプルは，利用可能な全人数の 20％を反映し，結果として，機械的な選択過程を通して，算術的で適切であることを報告している。別の方法として，誕生日，社会保障番号，患者のアカウント番号などの識別子によって体系化する**系統的抽出**がある。最初の 1 人のみ群内から無作為に抽出し，他のすべての対象を最初の対象からの数値距離（例えば，10 人ごと）によって抽出する。

　層化無作為抽出は，研究者が関心のあるサブグループが母集団内にある場合に用いられる，さらに複雑で確率的な選択方法である。サブグループは一般的に，性別，人種，年齢，疾患の重症度，機能障害の程度などの母集団の自然発生的な差異に基づいている。例えば，年齢によって疾患のリスクファクターが異なっているかを明らかにしたい研究を仮定してみよう。この仮の研究においては，母集団は 18～65 歳の年齢幅がある。全体の 20％が 18～25 歳，35％が 26～40 歳，45％が 41～65 歳とする。彼らの仮説を検証するために，この研究の研究者が，母集団全体から単純無作為抽出を選択するかもしれない。しかし，この方法では，特定の年齢層から非常に少ない数の対象を抽出することになる。研究者がサンプルの年齢を母集団の自然的な性質と均一にしたい場合，層化任意抽出法を用いるであろう。**表 6-2** に，単純無作為抽出と層化無作為抽出によるサンプル数（100 人当たり）の比較を示す。

　群全体の割合に関係なく，研究者は群内の特定の人を研究対象として選ぶため，層化無作為抽出を用いることもある。例えば，Peel らは，地域在住高齢者の移動能力に関する評価法の研究のため，人種，性別，地理的条件に基づき対象を多めに抽出した[8]。

　クラスター抽出法は，地理的に分散している母集団を自然発生的な小地域に分割し，その中から無作為に対象を選択する確率的な抽出方法である。例えば，研究者がバージニア州に住む腰痛患者に対する新しい教育プログラムの効果を判定する前方視

表6-2 異なる抽出法を用いて各年代から選ばれた仮説上の対象者数*		
	抽出法	
年齢群（全母集団に対する百分率）	単純無作為抽出 （全サンプル数に対する百分率）	層化無作為抽出 （全サンプル数に対する百分率）
18〜25（20）	33	20
26〜40（35）	39	35
41〜65（45）	28	45

＊対象者数＝100。

的研究を行うと仮定してみよう。この研究における自然発生的な小集団は，州の主要な都市かこれらの都市の外来理学療法クリニックから抽出されるかもしれない。**図6-1** に，100,000〜200,000 人の居住者のいる大都市圏の母集団を用いた抽出方法を示す[9]。最初の段階において，抽出する都市を無作為に選択する。それぞれの都市には，架空の数の理学療法クリニックがあり，その患者の少なくても 50%以上の人が腰痛をもっている。抽出の過程の第 2 段階として，それぞれの都市で 3 つのクリニックを無作為に選択する。最後に，それぞれのクリニックで，腰痛の 4 つのカテゴリーの中の 1 つに分類する。抽出過程の最後の段階で，研究者はそれぞれのクリニックで，4 つのカテゴリーから無作為に 25%ずつ抽出する。クラスター抽出法の第 1 の利点は，抽出枠が不明な際に，対象となる可能性のある候補者を決定する能力が向上することである。さらに，3 つの都市の 9 つのクリニックは，バージニア州のすべての都市のすべてのクリニックよりも地理的に密集しているため，移動費の面でも経済的である。

前述したように，確率的サンプル抽出法は，結果を応用する標的集団を反映しやすいため，より好んで用いられる。不幸なことに，研究者たちは，しばしばこの方法の実行にあたって困難に直面している。しかし，Physical Therapy を 1980 年までさかのぼって，タイトル，アブストラクト，テキスト中に "random sample" の単語を検索した結果，137 の引用しかみつからなかった。圧倒的大多数の研究は，非確率的サンプル抽出法を用いていた。

非確率的サンプル抽出法

非確率的サンプル抽出は，無作為抽出を用いないで対象を抽出する方法である。実行しやすく，費用もかからないため，これらの方法が臨床研究において一般的に用いられる[2]。さらに，非確率的サンプル抽出は，十分に大きな候補者の集団をつくるために長期間を要することが研究を完結する障害となったり，サンプルサイズが小さいとき（稀な疾患のケースなど）に必要となる[10]。特に，対象の選択が新しい患者に依存

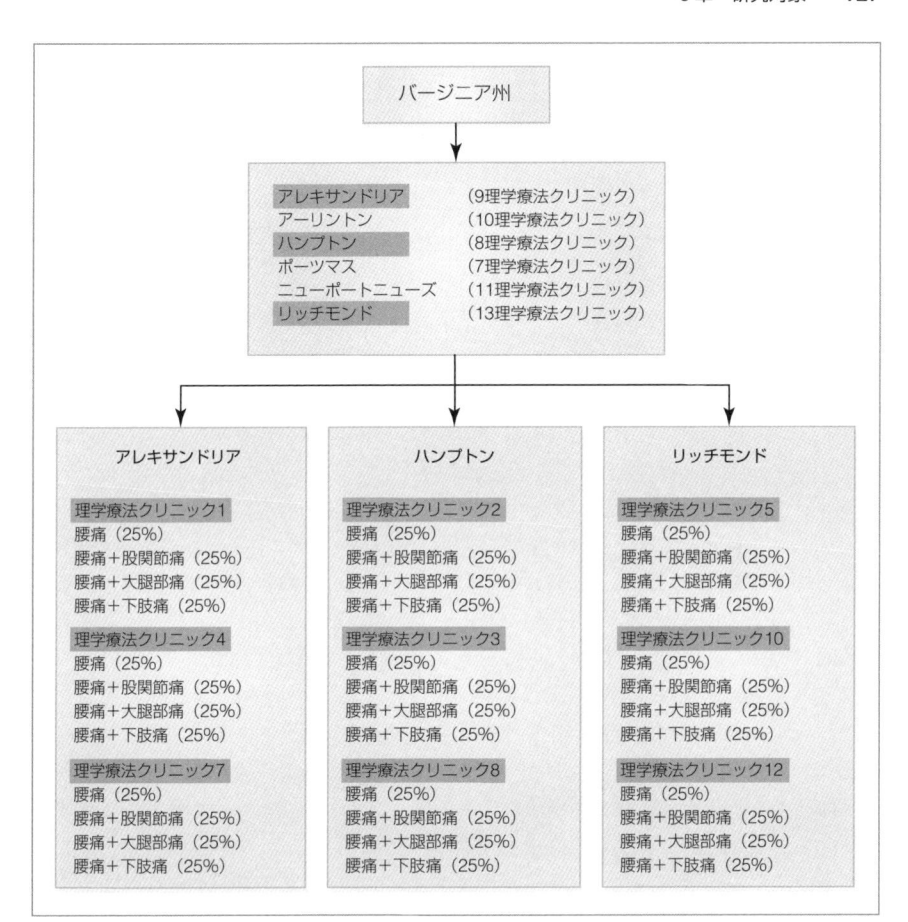

図 6-1　バージニア州の大都市における仮説的研究のクラスター抽出計画

している場合などに，これらの 2 つの状況が臨床研究において一般的に発生する。無作為抽出の過程をふまないことは，確率の法則が効果的に作用していないことを意味する。したがって，非確率的サンプル抽出法は，サンプリング誤差を起こす機会が増加する。結果として，サンプルは母集団を反映しにくく，追試によって結果を再現することが非常に困難となる場合もある。これらの重要な限界にもかかわらず，非確率的サンプル抽出法は臨床研究において最も頻繁に用いられる。

　最も基本的な非確率的サンプル抽出法は，**便宜的サンプリング**といわれる。この方法では，研究者は簡単に研究の基準に適合した対象を集めることが可能となる。対象を決定する一般的な方法は，知り合いの集団（学生など）への個人的なボランティア

の依頼，通行人への直接的な勧誘，あるいはメールである[10]。Ho らと Bhatt らは，医療施設で対象を募った[4,5]。実際に，これらの人々は，場所と接触の容易性において "用いやすい"。被検者はしばしば，時間のあるもの順，または名乗り出た順に連続的に選ばれる。便宜的サンプリングを用いる際の問題は，ボランティアとそうでない人との相違が研究結果に及ぼす影響の可能性である。例えば，運動がバランスと転倒に及ぼす効果に関する研究に参加する老人ホームに居住する高齢者は，参加の依頼に応じなかった人よりも，自分の安全に関心があるのかもしれない。この状況では，見方によれば，これらの関心の高さが，自分の安全に関心がない人よりも，研究に参加する人の運動に対する意欲を高めることが可能である。パフォーマンスにおけるこの相違は，結果的に統計学的に有意なプログラムの便益をもたらすかもしれない。この研究結果は，自分の安全に対する関心のなさが，結果的に運動への意欲の低下につながった人の場合，再現できないかもしれない。

　スノーボールサンプリングは，少ない対象から開始し，当初参加していた人による口づてでさらに対象を募る非確率的サンプル抽出法である。この方法は，身元が不明であったり，身元を意図的に公表しないため，対象となる可能性のある候補者を集めることが困難である場合に特に有用である。例えば，研究者がホームレスの退役軍人の皮膚の損傷に関する危険因子に関心があり，退役軍人のためのクリニックに創の治療を受けに来た人に対して，軍隊に所属していた地域住民の他のメンバーに応募してもらうための働きかけを依頼するかもしれない。また，密入国の農業従事者の反復的な外傷に対する治療の効果についての研究では，可能性のある候補者が刑事罰や国外退去などのおそれから，移住状況を隠す可能性もあるため，スノーボールサンプリングが用いられるかもしれない。

　便宜的サンプリングやスノーボールサンプリングによる偶然性は，無作為抽出法と混同すべきではない。研究者が募集に応えてくれる人や口づてで連絡する人を管理することは困難であることは事実であるが，この過程では，対象範囲内のすべての人に対して，選択するための平等な機会を与える能力が不足している。平等な機会を与えないことにより，無作為抽出の過程に伴う確率の原則が応用されない。結果として，同じ母集団から抽出する将来のサンプルとの類似性が低くなる。

　最後に，**有意サンプリング**は研究者が特徴の重要性に基づいて，誰を研究の対象とするかを決定する方法である。この方法は，単純に対象となる可能性のある候補者の集めやすさに依存していないので，便宜的サンプリングと異なっている。それどころか，より正確にいえば，研究者は，対象を参加させたり，抽出することが適切かどうかについて判断する。このアプローチは，専門的技術や知識をもった既知のグループの代表が求められる質的研究の中で，さまざまな見方が確保できるよう使われる。例えば，造船所で外傷を負った人のリハビリテーションと職場復帰に関するケースマネ

ジメントシステムの予想される価値を調査するために，特異的に幹部，人事係，けが
をした職員，ケースマネジャー，臨床医，リハビリテーションスタッフから対象を選
択し，面接を行うかもしれない。これらのスタッフはすべて，けがをした職員のリハ
ビリテーションに関心をもっている。それゆえ，この研究において，これらの人々を
取り込むことは，ケースマネジメントの有用性の認知が考慮されることを保証するた
めに必要である。便宜的サンプリングやスノーボールサンプリングと異なり，有意サ
ンプリングでは，研究者が対象を抽出する前に注意深くすべての対象に関連する特徴
を考慮し，結果的に合理的に代表サンプルを入手できる。

研究内における対象のマネジメント

　対象は，リサーチ・クエスチョンに関連した特異的な活動によって，彼らに関する
データを収集するために割り付けられる。対象が参加する活動は研究デザインの影響
を受けている。デザインが介入効果を群間で比較する必要がある実験であれば，最初
に決定することはそれぞれの対象をどのようにして群に割り付けるかであり，**割付**の
過程によって対象の特徴を均等に分布させ，同じサイズの群を作成する。バランスの
とれた群は実験的な介入効果を明らかにする上で重要である。実験を始める際に群間
に差があれば，アウトカムは開始時の差によるものかもしれない。当然のことである
が，対象の割付における無作為化は，確率の原則を通して群間の均等性を向上させる。

無作為割付

　これらの方法の中で最もシンプルな方法は，**個人による無作為割付**である。この方
法では，それぞれの対象は，無作為に帽子の中から取り出したコインや，コインを投
げて上を向いた側などに準じて群に割り付けられる。この方法の問題点は，全体のサ
ンプルサイズが少ない場合，群間の対象数や特徴の分布の均等性が低くなる可能性が
あることである[2]。別の方法としては，サンプル数を均等にするために，あらかじめ各
群のサンプルサイズを決めておく**ブロック割付**がある。研究者は対象の番号を最初の
群から順に無作為に割り付ける。Ho らと Bhatt らは，研究の開始時に 2 つの群のサン
プル数を等しくするためにこの方法を用いている[4,5]。3 番目の方法として，すべての
対象が群に分けられるまで対象を群の数に振り分ける方法である**系統的割付**がある。
表 6-3 に，4 つの群を用いた仮の研究の方法を示す。表にあるリストに沿って，群 1
は対象 A，E，I，群 2 は対象 B，F，J のようになる。
　最後に，明確な特徴に基づいた対象をすべての群に同数割り付ける**マッチングされ**

表6-3　仮の研究における4つの群への系統的割付

患者ID	群番号
対象A	群1
対象B	群2
対象C	群3
対象D	群4
対象E	群1
対象F	群2
対象G	群3
対象H	群4
対象I	群1
対象J	群2
対象K	群3
対象L	群4

た割付がある。まず対象は，性別，年齢，機能的な状態などの特徴によるサブグルー
プに分類される。そして，サブグループのすべての対象が複数の群に無作為に割り付
けられる。マッチングはこれらの明確な特徴がアウトカムに及ぼす影響を管理する方
法である。残念ながら，この方法は，マッチング可能な十分な対象数が必要となるた
め，時間と費用が必要となる[2]。それにもかかわらず，この方法を用いる理学療法士も
いる。Gerberらは，前十字靱帯再建術後患者を異なるリハビリテーションプロトコル
による2つの群に無作為に割り付けた。筋量，関節弛緩性，機能へ与える影響を考慮
して，グラフトタイプ，性別，年齢を一致させた[11]。
　これらの割付方法は，すべての対象が同時に割り付けられることを前提としてい
る。しかし，臨床研究においては，関連する診断や問題が明らかとなった時点で割り
付けられる場合も多い。この方法は，疾患や問題の発生に依存するため，研究を終え
るのに数カ月から数年要することもある。割付を行うためにすべての対象が集まるま
で待つのであれば，研究は不必要に遅れるであろう。この問題を避けるために，研究
における選択基準に準じて順番に割付を行う必要がある。すなわち，1番目の対象を
割り付け，2番目の対象を割り付ける，というように。例えば，50人の対象が研究に
必要な場合，50の連続した登録番号を前もって研究群に割り付ける。これによって，
対象を登録する際，彼らの群への割付は先に決まっており，研究が中断なく続行でき
る。

非無作為割付

　非無作為割付は，対象が研究者の関心のある自然発生的なメンバーである場合，あ

るいは，研究者が対照群に取り入れることを自ら決定する際に用いられる。非無作為的な群は，一般的に，予後因子に関する後方視的研究に用いられる。Friedrich らは，経過において効果的に改善する因子を検討するために3つの群を比較している。すなわち，広範囲な筋骨格系疼痛を伴う慢性腰痛の人，慢性腰痛のみの人，筋骨格系の問題の既往がなく疼痛のない人，である[12]。この研究者は，対象をこれらの群に"割り付けた"わけではない。むしろ，既存のメンバーの群を決めるために明確な選択基準を用いている。非無作為割付は介入研究にも用いられる。例えば，下腿切断後における硬性の取り外し式の包帯の有用性に関する介入研究で，周径と創の治癒時間を，術後に整形外科医によって，包帯を必要とした群と必要ないと判断され使用しなかった群で比較するかもしれない。無作為でないことは，群のサンプル数，あるいは交絡する特徴の分布が均等になる可能性を減少させるかもしれない。結果として，外部の影響を調節するために統計学的手法が必要なるかもしれない。

他の対象のマネジメント

　群への割付は，研究において対象を管理するために用いられる多くの方法の1つである。これらすべての方法は，好ましくない因子（例えば，**剰余変数**）が研究結果に影響を及ぼす可能性を最小化することが目的である。例えば，研究者の行動が対象のパフォーマンスを変化させる可能性を減少させるために，過去に実証されているプロトコルを模倣することがある。プロトコルは，追試あるいは研究介入の規定のために，仕様書，あるいは特異的配列として記載されているかもしれない。同様に，すべての対象は，研究活動へ適切に参加するために必要な情報を提供される[1]。参加者に何が期待されているのか，参加者は課題を適切に行うことができるか，また，矛盾した結果の可能性のある学習曲線を乗り越える時間が参加者にあるかなどを確認するために，トレーニングや練習の時間が予定されることもある。

　通常，研究に参加するということは，研究が完結するまで，被検者は通常の日課を変えることを避けなくてはならないことを意味する。例えば，有酸素運動の効果に関する研究では，日常的な生活を維持し，研究が終了するまで新たな運動プログラムに参加することを延期するように指示されるかもしれない。この制限は，実験的な有酸素運動の効果を区分するために行われる。対象の日常生活の変化が研究結果に影響を及ぼし，有酸素運動プログラムの効果が不正確に反映されたアウトカムを引き起こす可能性がある。

　最後に，2つ以上の群を用いる研究における対象は，行動の変化を最小化するため，自分がどの群に割り付けられているかを知らされてはならない。群の割付を秘密にしておくこの方法は，**遮蔽化**あるいは**盲検化**といわれる。また，研究者が対象に対して，

研究に参加している間は対象となっている人同士で研究に関する話をしないよう指示することもある。他の群と話をすることにより，割付に関する情報を知り，この知識により行動を変化させるかもしれない。同様に，治療計画を準備したり，アウトカムを収集する職員は，対象の割付に関する情報で自分の行動を変化させないためにも盲検化される。残念ながら，理学療法士が行う研究においては，ほとんどの介入が運動を基本とするという性質により，対象や割り付けられた群を盲検化することが困難な場合も多い。

サンプルサイズ

　研究者は，最終的に研究に参加した対象の人数を報告する必要がある。この数がサンプルサイズであり，標準的な記載法は"$n=$,"とされ，この"n"が"対象数"を表す。必須の留意事項は，変数間や群間に重要な関係性や差があれば統計学的に検出できる最低人数である。統計学的検定が関係性や差を検出する確率は，検定の**検出力**といわれる[1,2]。懸念されることは，対象の数が不十分であるために，関係性がないとか差がないなどの不正確な結果を引き起こすことである。実際は存在しているのに，関係性や差が検出されないという偽陰性の所見は，**第Ⅱ種の過誤**といわれる[2]。臨床的な対象の抽出や割付において，研究者は適切なサンプルサイズを満たす努力を継続しなくてはならない。幸いにも，研究を開始する前に適切な統計学的検出力に必要となる最小限の対象の数を計算する方法を用いることが有効である。

まとめ

　臨床研究は，リサーチ・クエスチョンの解決に要するデータ収集のために，人を対象とする必要がある。対象となる可能性のある候補者の識別は，明確な選択基準と除外基準の確立から始まる。候補者が決まってしまえば，標的集団から代表的なサンプルを抽出する可能性が高いという理由から，対象者の無作為な選択が好ましい。残念ながら，対象数や利便性が限られる患者を研究対象にするときには，無作為抽出が困難な場合もある。非無作為抽出は，臨床研究において最も多く用いられるが，再現性の低い，偏りのあるサンプルになるかもしれない。
　対象が抽出されれば，結果に影響を及ぼす可能性のある行動の変化を最小限にするために対象を管理しなくてはならない。2つ以上の群で介入の効果を評価する研究では，対象を群に割り付ける方法が必要となる。アウトカムに影響を及ぼす対象の特徴

を群間で均一化しやすいという理由から，無作為割付が選択される。最後に，群間の関係性や差を検出する統計学的な検出力は適切なサンプルサイズに依存しており，研究の開始前にサンプルサイズを計算しておくことが可能である。

演　習

1．これらの状況において，理学療法士としてあなたの進めたい仮説的なリサーチ・クエスチョンを作成してください。
　　a．関心のある標的集団を特定し，標的集団全員を研究対象にできない理由を説明してください。
　　b．研究のためにアクセス可能な集団を特定し，その集団の人々が研究に利用しやすい理由を説明してください。
　　c．対象を抽出するための3つの選択基準と3つの除外基準を特定してください。
2．確率的サンプル抽出と非確率的サンプル抽出の利点と欠点を述べてください。そして，それぞれの抽出法から1つずつ具体的な抽出法を選択し，質問1の状況においてどのように用いるべきか説明してください。
3．介入の効果に関する研究において，群への無作為割付の利点を述べてください。なぜ，この方法は研究の信頼性を向上させるのでしょうか？
4．研究期間における対象のマネジメントの例を3つ示してください。なぜ，対象と研究者の行動のマネジメントがそれほど重要なのでしょうか？
5．統計学的な検出力について説明してください。なぜ第Ⅱ種の過誤が研究において懸案事項なのでしょうか？

7章

変数とその測定法

目　標

本章を読むことで，以下のことができるようになる。

1. 従属変数，独立変数，剰余変数，それぞれの役割を区別する。

2. ある研究における独立変数の水準の数を決定する。

3. 名義尺度，順序尺度，間隔尺度，比率尺度の数学的特性を区別する。

4. 集団基準準拠尺度と目標基準準拠尺度を区別する。

5. 測定誤差とその誤差が研究結果に与える影響について述べる。

6. 以下に示す測定の信頼性の形式，および，その信頼性に影響を与える要因について述べる。

   a. 再現性（再検査信頼性）

   b. 内部一貫性

   c. 平行形式信頼性

   d. 折半法の信頼性

   e. 検者内信頼性

   f. 検者間信頼性

7. 以下に示す測定の妥当性の形式，および，その妥当性に影響を与える要因について述べる。

   a. 表面的妥当性

   b. 内容的妥当性

   c. 構成概念妥当性

   d. 収束的妥当性

   e. 弁別的妥当性

   f. 基準関連妥当性

   g. 併存的妥当性

　　h．予測的妥当性
8．測定値の変化の重要性，変化に対する潜在的障壁，変化に対する反応性について述べる。

本章の用語

概念：言葉で表現される観察可能な現象の心理的イメージ[1]。

間隔尺度：対象や特性をカテゴリー間に与えられた等距離の順序により分類した尺度であるが，所与の実証的な 0 はない。

基準関連妥当性：確立された妥当性のある測定（"基準測定"）と対象の測定が関連している程度[2]。

検者間信頼性：繰り返し測定が行われた場合の 2 人以上の検者間における測定値の安定性。

検者内信頼性：同一の検者が，繰り返し測定を行ったときの測定値の安定性。

構成概念：特定の研究目的のためにつくられた観察不可能な抽象概念。行動または出来事のように観察可能な評価により定義づけられる[2]。

構成概念妥当性：概念または構成概念を表していると考えられる定義と，ある測定が一致する程度[1]。

再現性（再検査信頼性）：測定が繰り返し行われた場合の測定値の安定性[1]。

最小可検変化量（MDC）：尺度の測定の標準誤差を超えた変化量[3]。

実験的デザイン：無作為に対象者を群に割り付け，少なくとも 1 つの群の独立変数に対して目的をもった操作介入を行い，測定を実施する研究デザイン。独立変数とアウトカムの因果関係を調査することが多い[1,4]。

収束的妥当性：構成概念妥当性を検証する方法の 1 つ。同じ現象また特性の測定を 2 回またはそれ以上行ったときに同等の値が得られる程度を反映する[2]。

従属変数：ある研究において，興味をもって調べて得られたアウトカム。

集団基準準拠：個々のパフォーマンスを判定するために，群全体のパフォーマンスと対比させた値を測定する方法[1]。

準実験的デザイン：1 つのみの対象者群または対象者の群割付における無作為化が行われていない研究デザイン。対象者の管理された操作は維持される[6]。

順序尺度：対象や特性を順序により分類した尺度であるが，カテゴリー間の差は等しいという数学的特性に欠ける。0 がある場合とない場合がある。

剰余変数：研究結果に影響を及ぼす可能性のある要因（例えば，検査，予測，介

入）以外の個人的，組織的，あるいは環境的特徴[1]。

折半法による信頼性：2つの形式の方法を一度に行われる1つの調査の中でまとめて検査することによって確立される信頼性。研究者は調査後，その調査項目を区別し，2つの検査形式に関する結果を比較する。

測定：値を変数に割り当てる過程。

測定誤差："真の値と観測値との間の差"[3] (p.62)。

測定の信頼性：繰り返された測定が互いにどのくらい一致しているかの程度。"安定性"，"一貫性"，"再現性"ともいわれる[3]。

測定の妥当性：ある検査または測定が捉えるべき現象を実際に捉えることのできる能力[3]。

測定の標準誤差（SEM）：観察された値が真の値からどのくらい隔たっているかの程度。繰り返し行われた測定から得られる"測定誤差の標準偏差"[1] (p.482)。

天井効果：個々の最高値に関して，尺度がそれ以上高い値を記録できないという測定の制限[1]。

独立変数：測定結果の変化をみつけ出す過程で，従来は，研究者が意図をもって操作する変数として定義されていた。

内的整合性：尺度の下位測定項目が同一の内容あるいは構成概念を測定できる程度[2]。

内容的妥当性：尺度の項目が，測定しようとしている変数のすべての側面を表す程度[3]。

二値変数：2通りの値しか存在しない変数。

反応性：関心のある現象の変化を検出する能力。

非実験的デザイン（観察研究）：対象者に対する操作介入をしない研究デザイン[1]。加えて，群割付がなされる場合，その割付は元来の患者特性または活動に基づいて行われる[5]。

表面的妥当性：実際に測定したものが一般的に受け入れられるかという主観的評価の程度[3]。

比率尺度：実証されたゼロ・ポイントとカテゴリー間が等距離の順位によって対象や特性を分類した尺度。

平行形式信頼性：同一の概念，または，構成概念を測定する2つの方法を検査することによって確立された計測法の信頼性。

併存的妥当性：基準関連妥当性を検証する方法の1つで，ある測定とすでに妥当性が確立された測定との間の相関関係で妥当性を検証する。すでに妥当性が確

立された測定を"基準測定"と呼び，両方の測定とも同じ時間枠で適用される[1]。

変数：異なる値をとりうる個人や目的，環境の状態の特性。

弁別的妥当性：構成概念妥当性を検証する方法の1つで，ある測定が異なる現象や特性を区別できる程度を反映する。

名義尺度：対象や特性を分類する尺度で，順序はなくカテゴリー間の距離も等しくない。

目標基準準拠：個々のパフォーマンスを判定するために，測定値を絶対的な基準と対比させて得られる値に準拠するということ[1]。

床効果：最低の値を獲得した人が多くいたために，その計測がそれ以下の値を記録しなくなるような測定上の限界[1]。

要因デザイン：2つ以上の独立変数，および，それらの相互作用を評価するための実験デザイン[1]。

予測的妥当性：外的な基準に基づいて検証する方法。ある測定の値が将来の基準値を予測できているかどうかの程度を反映する[2]。

離散変数：別々のカテゴリーを意味する変数（中間の値がない）。

連続変数：測定スケール上に連続して存在する値。その値は理論的には無数に存在する。

はじめに

　研究者には，リサーチ・クエスチョンに答えるために情報が必要である。その情報の性質は，問いや目的を示した意見，そして研究パラダイム（定性的または定量的研究）によって指定されるものである。例えば，ヘルスケア・システムについての経験を患者がどうみるかについて定性的な研究を行う場合には，患者の考えや見解に基づいて記録された個々の情報が必要である。診断のための検査について定量的な研究を行う場合には，実施された検査や診断についての情報が必要である。同様に，治療介入についての研究には，その治療や効果についての情報が必要である。これらの検査，診断，治療，効果は，一般的に"変数"と呼ばれる。定量的な研究デザインでは，どのような変数が含まれるか，その変数がどのように測定されるのかをはっきり示さなければならない。理想的には，使用される機器や技術などの情報は，その研究において行われた測定の一貫性や適切性を示す能力に関する記録を構成する。本章では，定量的研究に使用される測定の特性とともにさまざまなタイプの変数について論じる。

変数

　変数とは，人，目的，環境の状態によって2つ以上の異なる値をとりうる特性のことである。患者を対象とした臨床研究でよく使用される個々の特性には以下のものがある。ただし，これらに限定されない。その特性とは，年齢，性別，人種/民族，病状のタイプ，心身機能や身体構造の障害，活動制限，参加制約の程度などである。機能的なパフォーマンス特性，例えば，筋力，柔軟性，持久性，バランス，作業特異的なスキルレベルは，健常者や，症状の安定した慢性疾患患者に関する研究で使用されうる類似の特性である。目的の特性は，しばしば，診断検査や治療介入の性質のことをいう。その一方で，環境の特性は，研究の背景を物語る。非実験的デザインにおいて，研究者は，関心のある変数についての情報を，その変数のふるまいなどに意図的に影響を与えようとしないで得る。しかし，実験的デザインや準実験的デザインは，変数のいくつかを意図的に操作することで定義される。そのために，異なる研究デザインには，異なるタイプの変数が必要なのである。

独立変数

　独立変数は，測定結果の変化をみつけ出す過程で，研究者が意図的に操作する変数として従来は定義されていた。臨床研究においては，実験的デザインや準実験的デザインの使用を通して評価される治療介入が独立変数となる。例えば，Seynnes らは，運動プログラムの強度が虚弱高齢者における筋力や機能に及ぼす影響を調べた[7]。この場合の独立変数は，管理された状況の下，特別なプロトコルに従って研究者により行われたレジスタンストレーニングプログラムである。変数の意図をもった操作は，高強度の運動を行う群，低～中程度の強度群，そしてプラセボ群を形成することによって行われた。これら3つの群は，独立変数の3つの "レベル" を反映している。研究で採用される独立変数の構成を研究者自身が決定する場合に，そのレベルを定義することができる。

　治療介入の研究は，1つ，またはそれ以上の独立変数をもっている可能性がある。これは，その独立変数間の潜在的な相互作用により，研究デザインの複雑さが増すような状況にある。この相互作用の存在が予期されるような研究は，要因デザインと呼ばれる。例えば，Bower らは，脳性麻痺児に対する理学療法の効果についての研究で，2×2の要因デザインを用いた[8]。"2×2" の意味するところは，独立変数の数（"目指すところの設定" と "理学療法"）および，それぞれの変数の中のレベルの数である（客観的な設定では目的と目標，理学療法では通常の療法と高強度の療法）。表7-1は，

表7-1　2つの独立変数による要因デザイン			
		理学療法	
客観的な設定		通常の療法（R）	高強度の療法（I）
	目的（A）	AR	AI
	目標（G）	GR	GI

Reprinted from *Developmental Medicine and Child Neurology*, Randomized controlled trial of physiotherapy in 56 children with cerebral palsy followed for 18 months, Bower E, Michell D, Burnett M, Campbell MJ, McLellan DL, pp.4-15. Copyright © 2001, with permission from Wiley.

それぞれの変数のレベル間の相互作用を示している。それぞれの変数は，結果的に4つの群をつくる。すなわち，(1) 目的×通常の療法（AR），(2) 目的×高強度の療法（AI），(3) 目標×通常の療法（GR），(4) 目標×高強度の療法（GI），である。根拠に基づく理学療法では，特定の状況にあるアウトカムを左右させるような潜在的原因を理解するために，研究における変数の定義とその数に気を配らなければならない。

　研究者は，また，予後因子の研究において，独立変数の使用に言及するかもしれない。独立変数（"要因"あるいは"予測因子"とも呼ばれる）の使用の有用性は，特定の状況にあるアウトカムを予測する能力に基づいて決定される。それらの変数は，治療介入のように，意図をもって操作されるわけではないが，研究者が測定できるさまざまな値を推測できるかもしれない。例えば，Hulzebos らは，冠状動脈バイパス手術後の肺の合併症の発症予測において，12 の要因の役割を評価した[9]。その12 要因には，患者の年齢，糖尿病の有無，喫煙歴，肺機能などが含まれていた。予後因子の研究における独立変数は，アウトカムの変化を"引き起こす"といわれることはなく，むしろ，研究から得られた結果によって，その変化に"関連している"といわれる。

　何人かの著者は，それが観察研究の一部である場合には，介入を独立変数と呼ぶかもしれない。しかし，このことが意味するところは注意しなければならない。なぜなら，臨床家は，これらの介入を研究者の管理を越えて適用するからである。すなわち，特定の研究プロトコルに従って行われる意図をもった操作というものは存在しない。臨床家がすでに標準的な方法で治療を実施しない限りは，**独立変数**という用語の適用は，役立つよりもむしろ混乱をまねく。それにもかかわらず，観察されたデータの，検査前/検査後の統計学的解析は，これらの研究における独立変数の適用を暗に意味している。

　独立変数という用語は，記述研究や予測モデルを使用しないで変数同士の関連性を評価するような研究に対しては適用されない。多発性硬化症の異なるタイプの徴候や症状を特徴づける仮説研究は，記述研究の良い例である。このような研究を行う研究者は，何も意図的に操作しないし，ある独立変数が決定すると考えられるアウトカム

も存在しない。そのため，独立変数という用語はこのような場合は不適切である。住
居のある場所と多発性硬化症のタイプとの間の関連性を調べるような仮説研究は，2
番目に良い例であるといえる。この場合，両方の要因とも，一般的には変数であると
される。しかし，この研究の目標は，1 つの変数がもう 1 つの変数と相関している程
度を単純に決定することである。予測モデルを使わない場合，居住地と多発性硬化症
のタイプのどちらを独立変数とするか否かは任意である。

従属変数

　従属変数とは，研究上特定の状況にあるアウトカムのことである。治療介入に関す
る研究は，独立変数と従属変数の変化との間の因果関係を調べる研究である。
Seynnes らは，"筋力"，"機能"，"自己申告による障害"といった従属変数の変化を評
価した。これらは，"レジスタンストレーニング"という独立変数の異なる強さに起因
するかもしれない[7]。同様に，Bower らは，"目標の設定"と"理学療法"という独立
変数が，"運動機能"や"運動パフォーマンス"といった従属変数に及ぼす効果がある
のなら，どのようなものかということを調べた[8]。対照的に，予後因子に関する研究で
は，研究者は，従属変数の値が独立変数に起因するというよりは，むしろ独立変数に
よって予測されると仮定する。この両者の違いは，相違点を調べる研究と，関連性を
調べる研究との違いと同じことである。ここで，関連性の研究は独立変数と従属変数
との間の因果関係を確立することはできないことに注意すべきである。結果として，
Hulzebos らは，術後の肺の合併症（従属変数）の発症を増加させる年齢や喫煙歴など
といった要因を特定することができた。しかし，彼らは，これらの独立変数のどれが
有害なアウトカムを引き起こしたのかを結論づけることはできなかった[9]。

剰余変数

　剰余変数とは，従属変数に影響を与えるか，または，複雑にさせると考えられる独
立変数以外の要因を指す[1]。剰余変数の可能性があることは，定量的研究で，研究デザ
インを通してコントロール群を設けることと，統計学的な調整が試みられることの主
な理由となる。対象，調査者，機器，環境の状態，これらは研究における影響を複雑
化させる源である。例えば，対象者のパフォーマンスは，時間の経過とともに，疲労
と覚醒レベルのために増悪と寛解を起こしうる。アウトカムの測定に関する調査者の
レベルはさまざまかもしれない。機器は繰り返し使用されることで正確さを失ってく
るかもしれない。室温や照明の状態は，対象者が課題を行う能力を妨害するかもしれ
ない。これらのさまざまな問題のどれをとっても研究のアウトカムに影響を与えう

る。そして，独立変数に対する影響，または，独立変数との関係についての誤った結論へとつながる。研究者は，多くの剰余変数が，自分たちの研究を脅かす可能性があることを予測していなくてはならない。そして，これらを管理し，調節を行わなくてはならない。根拠に基づく理学療法では，このような管理や調節を行うことによって，その効果を決定しなくてはならない。同様に，重要な要因が無視されたり，見落とされたりしていないかも確認しなければならない。

　表7-2は，SeynnesらやHulzebosらの研究[7,9]におけるさまざまに異なるタイプの変数を箇条書きにしたものである。剰余変数は，"潜在的な"変数として定義されていることに注意すべきである。なぜなら，これらの研究では，これらの変数が同定されてはいるが管理はされていないからである。

表7-2　選択された治療介入と予後に関する研究における変数のタイプ

介入研究：Seynnes ら[7]		
独立変数	従属変数	潜在的剰余変数
トレーニングの強度 （3つのレベル） ・トレーニングせず ・低〜中程度の強度 ・高強度	筋力 筋持久力 機能的制限1 機能的制限2 機能的制限3 能力低下	対象者の全体的な健康状態 対象者の心理状態 対象者の感情状態 トレーニング中の環境状態
予後研究：Hulzebos ら[9]		
独立変数	従属変数	潜在的剰余変数
性別 肥満度指数（BMI） 年齢 喫煙歴 咳 1秒当たりの努力呼気肺活量 吸気肺活量 最大呼気圧 最大吸気圧 慢性閉塞性肺疾患（COPD）罹患歴 糖尿病 特定の活動のスケールにおける値	術後の肺合併症（4段階）	医師作成の記録 手術時間 心臓疾患のための薬物 心臓手術歴 心不全のエビデンス 以前に起こった心筋梗塞 心電図上の変化 麻酔学上の分類

7

変数に関するその他の用語解説

　独立，従属，剰余という修飾語に加え，変数は，測定に使用される一般的方法によって特徴づけられる。そのとりうる値がとびとびである変数を，**離散変数**と呼ぶ。"荷重なし"，"つま先接地"，"全足底接地"，"耐えられるところまで"そして"全荷重"として特徴づけられる体重負荷状態は，離散変数の良い例である。2つの値だけが可能な場合（"男-女"または"病気あり-なし"のような），その離散変数は特に**二値変数**と呼ばれる。研究者は，離散した用語を使って定量的な変数を定義することもできる。例えば，"地域における病院が5以下"と"地域における病院が6以上"などである。対照的に，測定可能な数字のついたスケール上に存在する変数の値は連続しているとみなされる。フィートやメートルで表される歩行距離は**連続変数**の良い例である。

測定

　研究者が，ある研究において変数の役割やふるまいについての理解を得たいのであれば，値を変数に割り付ける手段を決定しなければならない。その値は定性的なものかもしれないし，定量的なものかもしれない。どちらの場合でも，その研究を通して一貫して適用されるような明白なルールにのっとって，その割付が行われるべきである[1,3]。値の割付の過程を**測定**と呼ぶ。変数の測定は，定量的研究で得られた情報の記述的，あるいは推測的な統計解析を行うために必要なステップである。

測定の尺度

　4段階の測定の尺度が，定性的な値の割付から，定量的な値の割付までの間に存在する。名義尺度，順序尺度，間隔尺度，比率尺度である。**測定の名義尺度**は，名前をつけられたカテゴリーで値が形成される尺度であり，その順序に数学的性質がなく，カテゴリー間に決まった等しい距離も与えられてもいない。髪の毛の色（すなわち，ブロンド，ブルネット，とび色）や性別（すなわち，男か女か）や回答が"はい-いいえ"しかない質問などが名義尺度で使われる変数の例である。各変数に使われるカテゴリーは同等であると仮定する。つまり，その値は，1つが別のものより大きいとか小さいとかの違い（ランク）はない。その結果，統計解析は，頻度（すなわち，回数とかパーセンテージ）を用いて行われなければならない。

　測定の順序尺度もまた決まった等しい距離を割り付けることなしに特性を分類する。しかし，カテゴリー間には順序が存在する。順序測定は，対象の意見や考えを聞

非常に不満足	ある程度不満足	どちらでもない	ある程度満足	非常に満足
1	2	3	4	5

図7-1　仮の患者満足度調査で回答として使用される順序尺度

くなどの調査でよく使われる。よくみられる臨床研究の例は，応答選択が言葉と数字両方で提示されている場合の患者満足度の調査である（**図7-1**）。この場合，数字は単なるシンボルであり，量を意味していない。"体重負荷状態"の変数は，"荷重なし"から"全荷重"まで，負荷する体重の増加を反映した値で増加していく。この増加は数値による測定ではないが，修飾語によって示されている。伝統的に，スケール上の各レベル間の距離がわからない場合には，変数に対して直接的な数値演算は行うことができない。その結果，順序尺度における量とは，各々の回答の数やパーセンテージをもとに決定されている。

　測定の間隔尺度は，定性的というよりむしろ定量的な値を変数に割り付ける尺度である。これらの値は数字で，順位をもっており，値と値の間は等間隔である。しかし，絶対的なゼロ・ポイントをもっていない。別の言葉でいえば，"0"という値は，その特性がないことを意味していない。間隔尺度の古典的な例は，華氏，摂氏による温度の測定である。どちらのスケールでも0度は正確な温度を意味するが，温度が存在しないことを意味しているのではない。理論的に，とりうる値はスケールの両端の間に無限に存在する。実験に基づいて決められる既知のセロ・ポイントがないことは，スケールの間隔で特定される量というものが，正でも負でもありうることを意味している。さらに，それらの量は，互いに足したり引いたりされる。しかし，掛けたり割ったりは適切ではない。

　測定の比率尺度は，足す，引く，掛ける，割るために必要な数学的性質すべてをもっている。これらの量は順位をもっており，値の間の間隔は等間隔で，実験に基づいて決められているゼロ・ポイントをもっている。ゼロ・ポイントをもっているということは，このスケールには負の値は存在しないということを意味している。身長，体重，血圧，速度，距離などが比率尺度で，よく臨床で使われる例である。

　表7-3に，4つの尺度をその例とともにまとめて示す。**表7-4**は，Seynnesらの論文[7]による，従属変数を使ったこれらの概念の適用を示している。

　測定尺度の分類は，必ずしも直接的なものではないことに注意すべきである。例として，変数が，"杖"，"歩行器"，"車いす"などの"補助的器具"である場合を考えてみよう。みかけ上は，これらは名義尺度（順番なしの分類）にみえるだろう。本質的には，杖は，歩行器や車いすよりも高い値をもつわけではない。これは，研究者が1つだけの器具に興味をもっていた場合には，適切な研究計画となるであろう。しかし，

表7-3　測定尺度

尺度	臨床例
名義	性別（男性，女性） 人種/民族（白人，アフリカ系米国人，アジア人など） 宗教（カトリック，ユダヤ教，イスラム教，ヒンズー教など）
順序	荷重状態（非荷重，つま先接地，耐えられるだけの荷重，など） 必要とする補助のレベル（最小の補助，中程度の補助，最大の補助，など） 徒手筋力テストのグレード（不可，可，良，正常，など） 患者満足度（非常に不満足，ある程度不満足，どちらでもない，ある程度満足，非常に満足）
間隔	温度（摂氏，華氏） 暦年（2000, 2001, 2002, 2003, 2004, 2005, など）
比率	身長（cm） 体重（kg） 周径（cm） 血圧（mmHg） 速度（m/秒） 距離（m）

表7-4　Seynnesら[7]の論文における従属変数とその測定尺度

従属変数	測定	尺度
筋力	一度にもち上げられる重さの最大値（kg）	比率
筋持久力	最大値の90%の重さの物を繰り返しもち上げる回数	比率
機能的制限1	椅子から立ち上がるのに要する時間	比率
機能的制限2	階段昇段パワー（W）	比率
機能的制限3	6分間歩行距離（m）	比率
能力低下	0〜3のスケールで自己申告（困難さはなし，ある程度の困難さあり，非常に困難，不可能）	順序

　研究者が，対象者が移動するのに必要とする補助のレベルを示すものとして "補助的器具" に興味をもっていた場合には，この測定は，より高い（または低い）補助を与えるためのそれぞれの器具の性質に基づいて順序尺度を用いることになる。重要なことは，測定尺度は，測定法それ自体とそれを使うための研究者の意図の両方によって決定されうるものであることだ。根拠に基づく理学療法では，測定尺度が適切に決定されて用いられているかどうかを判断するために，研究におけるこれらの2つの問題をはっきりと区別しなければならない。

測定の参照基準

　測定は，その尺度だけでなく，その値を評価するときの基準によっても特徴づけられる。研究者は，しばしば，個々あるいはグループのパフォーマンスの値を，以前に確立されたパフォーマンスのレベルと対比させたいと考える。このパフォーマンスの基準が，以前にテストされた個々の値に由来する場合，その測定を**集団基準準拠**という。子どもの成長曲線は，集団基準に準拠した臨床測定の良い例である。基準のための値は，異なる年齢，身長，体重，性別によって特徴づけられた健常者の代表的なサンプル集団から集められた[10]。**図 7-2**は，出生から 36 カ月までの男児の成長のチャートである。幼少の男児を調べている研究者は，自分たちが調べている対象の値と基準となる値とを対比させる目的でこのチャートを使用することができる。

　測定の集団準拠の別の方法として，得られた値を，以前に確立された絶対的な基準と対比させるという方法がある。このやり方で評価された測定は，**目標基準準拠**という。退院させるための基準として，例えば，"独力で移乗できる"や"9 m 歩き回ることができる"などは，患者のパフォーマンスを絶対的な基準と対比させて判定する臨床状態の例である。理学療法士の免許や，専門家になるための資格試験では，試験にパスするための合格点を決定するために，目標基準準拠の方法が使用される。

測定の信頼性

　測定が完全なものならば，得られた値はすべて"真の値"であるか，調べている現象を正確に反映したものになるであろう。残念なことに，測定というものは完全ではない。これは，得られた値には必ずばらつきや誤差が含まれているものであることを意味しており，"真の"値とは無関係である。その誤差が十分大きなものであれば，研究結果は疑問を投げかけられるだろう。例えば，アウトカムの値が単に測定誤差のために変動するのであれば，アウトカムの値変化が治療介入によるものであると結論することは難しいだろう。研究者は，機器の選択やその使い方を通して，**測定誤差**を最小限にとどめようとする。すでにその性能が確立されている機器が好ましいが，そのような機器が常に利用できるとは限らない。一連の測定方法は，以下のことを最小化するプロトコルによってデザインされている。

- 機器や技術を適用する研究者におけるばらつき
- 対象者のパフォーマンス自体のばらつき
- 機器の不調や不具合により測定がばらつく可能性

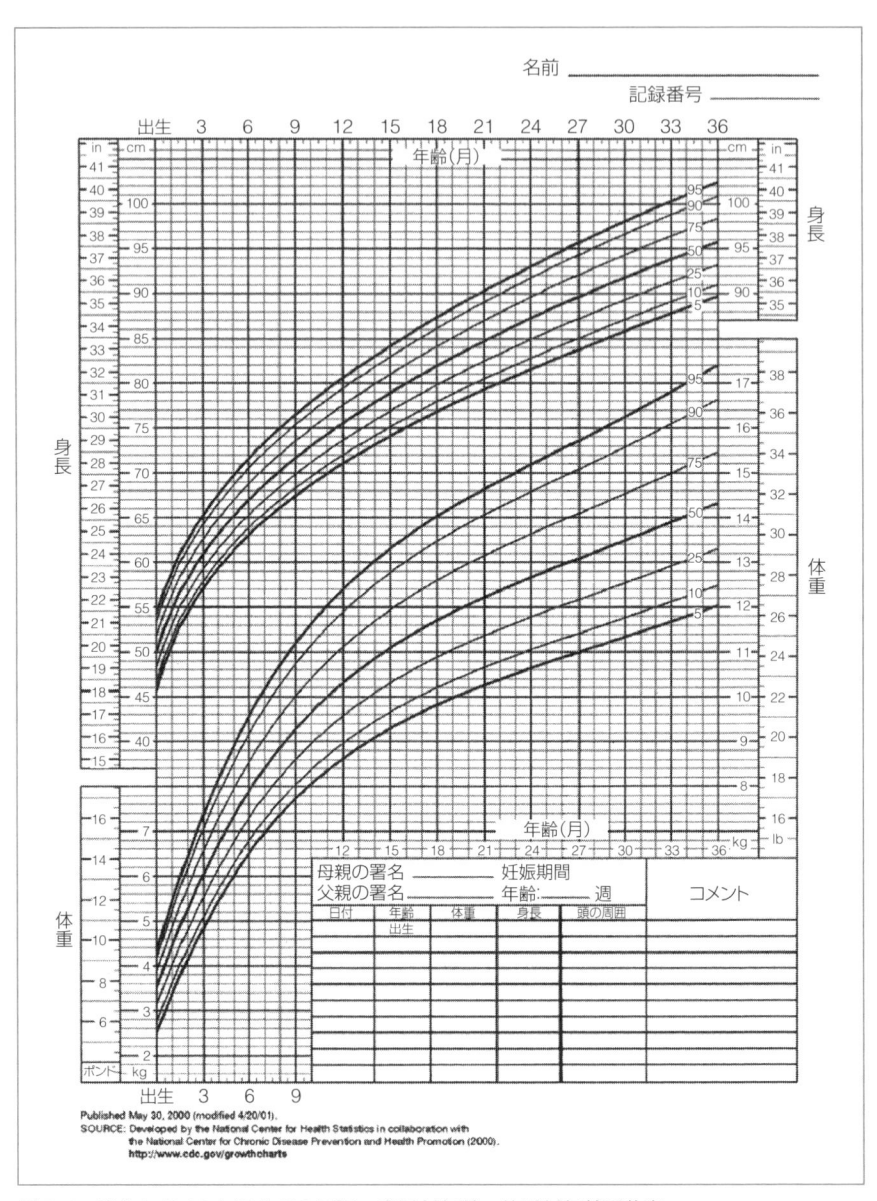

図 7-2　出生から 36 カ月までの男児：身長対年齢，体重対年齢百分率

Centers for Disease Control and Prevention. http://www.cdc.gov/nchs/data/nhanes/growthcharts/set 1clinical/cj41l017.pdf

　機器の選択やその使い方が適切ならば，研究者，および，研究によって得られたエビデンスを利用する立場の人々は，同じ現象による値は，繰り返し測定においても安定していることがわかる。すなわち，測定が信頼できるものであることがわかる。研究で得られた値の潜在的有用性を決定するために，数種類の**測定の信頼性**の評価が行われる。これらの信頼性の評価は，測定法に関連したものである。その他は，測定者に関連したものである。研究者は，このような信頼性評価を研究の一部として行うか，あるいは，測定法の特性を評価した先行研究を参照することができる。この項では各種信頼性について考察する。

測定法の信頼性：再現性（または，再検査信頼性）

　再現性，または**再検査信頼性**は，ある機器が，同一の対象に対して2つの異なる状況で使用されるときに確立される信頼性である。この信頼性確立のプロセスにおいて困難なことは，2回の測定の間，どのくらいのインターバルをおくべきかを決定することである。一方で，そのインターバルが短すぎると対象のパフォーマンスが疲労によって変動したり，モチベーションの変化が起こったり，繰り返し練習することにより対象のスキルが向上してしまったりする。これらは，いずれも"真の"測定値とは関係がない。他方，インターバルが長すぎると，測定値の本当のばらつきが生じて，2度目の値が全く違うものになる。

測定法の信頼性：内部一貫性

　内部一貫性は，自己申告型の測定に関連する信頼性の種類である。例えば，生活の質に関するアンケートなどがこれに当たる。これらの調査は，通常，いくつかの項目に分かれていたり，質問が課されたり，異なる**概念**や**構成概念**を評価するために立案された群に分かれていたりする。例えば，脳卒中による負担スケール Burden of Stroke Scale（BOSS）は，脳卒中の結果として起こることを，3つの構成概念について評価する自己記入式問診票である。その3つとは，"身体面の活動制限"，"認知面の活動制限"，"心理的苦痛"である[11]。BOSS の各領域は，数多くのサブスケールによって評価される。その1つ1つは，数個の項目から成り立っている（**図7-3**）。その下位尺度が，それぞれの領域の異なる面を捉えるのならば，各項目は，1つの下位尺度のみに関係していて，他のものには関係していない状態になくてはならない。同様に，その下位尺度は，1つの構成概念のみに関係しており，他のものには関係していない状態になくてはならない。別の言葉でいえば，その問診票は，各々の構成概念の内部一貫性を示すべきものである。

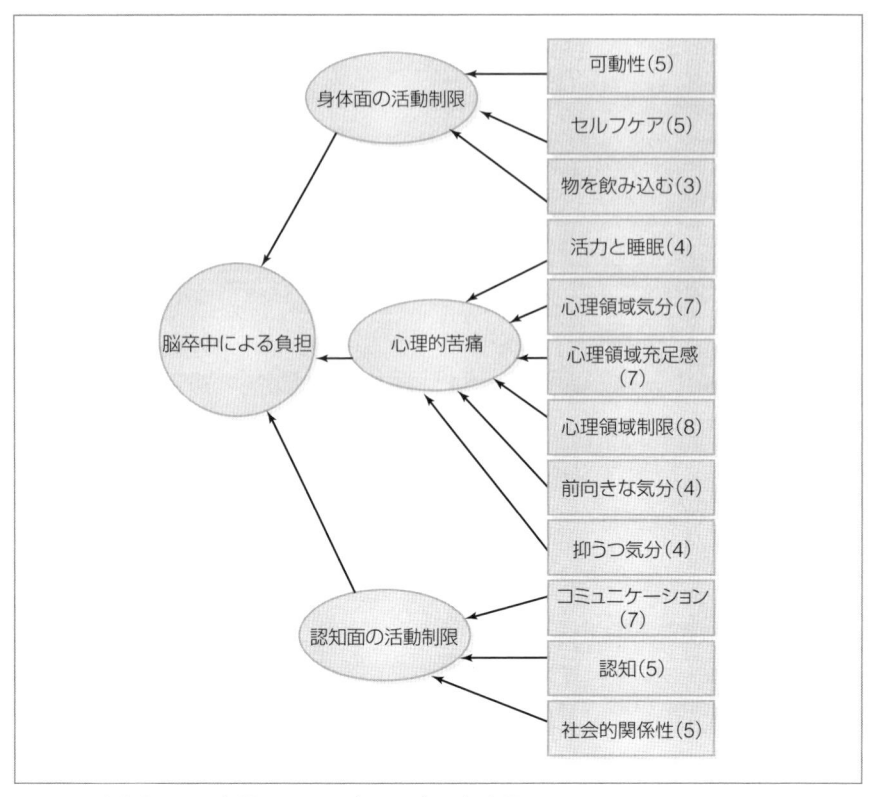

図7-3　脳卒中による負担スケール（BOSS）の概念図
Reprinted from Journol of Clinical Epidemiology, 57（10）, Doyle PJ, McNeil MR, Mikolic JM, Prieto L, Hula WD et al., pp.997-1007, Copyright © 2004, with permission from Elsevser.

測定法の信頼性：平行形式

　平行形式信頼性もまた，自己申告型の測定に関連したものである。その名前からわかるとおり，平行形式信頼性は2つの形式の計測法が存在し，かつその両方が同じ概念，または構成概念を測定する場合にのみ確立される信頼性である。各検査形式が一緒に実施され，同じ項目や同じ概念に対して同じ値を与える程度を決定するために，それぞれの回答の比較が行われる。

測定法の信頼性：折半法

　折半法は，調査計測法の2つの形式を1つの長い形式のものに統合することによって，2つの検査導入の必要性を排除する方法である。対象は，全調査に記入し，研究者はその項目を比較のために分割する。そして，同じ項目または同じ概念で値が一致する程度を決定する。

検者の信頼性

　これまでに考察された信頼性の形式は，計測法に深く関わっている。しかし，測定の安定性は，データを収集する人にも依存している。個人（1人）によって繰り返し行われた測定の一貫性は，**検者内信頼性**と呼ばれる。例えば，実験的なストレッチ後の関節の可動域を1人の理学療法士が測定する場合，同時期に行われた測定では，毎回，同じポジションごとにほとんど同じ値を得ることができなくてはならない。しかし，同じクリニックの何人かの理学療法士が順番にデータをとった場合には，検者間の値の一貫性（または，**検者間信頼性**）が確立されていなければならない。

測定の妥当性

　測定に関するもう1つの必要不可欠な特性は妥当性（ある測定が，その測定によって捉えようと意図したものを捉える能力）である[3]。単純な言葉で表すと，関節の位置を角度で測定するゴニオメーターは可動域を測定するための重要な機器であるが，一方，温度計はそうではない。研究者は，通常，このような意味のない2つのオプションから選択を行ったりはしない。それよりも，研究者は，同じものを測定するはずの複数の機器から選択を行う。信頼性の場合と同様に，すでに妥当性が確立した機器を選ぶことが好ましい。得られた値の潜在的有用性を決定するために，**測定の妥当性**についていくつかの形式が評価される。この項では，その妥当性のさまざまな形式について考察する。

表面的妥当性

　表面的妥当性は，測定の妥当性のうち，最も単純で最も主観的なものである。重要なことは，表面的妥当性は質問によって検査されることである。"この機器の選択は，この変数を測定するために適切であると思われるか？"これは"はい-いいえ"で答え

る質問であり，判断を下すための特別な基準は存在しない。その結果，研究者は，別の妥当性評価のための計測法を探し求めることになる。しかし，研究者や対象にとって，目にみえる表面的妥当性を欠いている計測法は，望むような情報を与えてくれない可能性が高いことを心にとどめておくべきである。

世論調査や，自己記入式問診票，定性的な順位尺度などのような順序をつける測定は，不適切な定義づけのために，この問題の影響を最も強く受けやすい。"期待に応えていない"，"期待に応えている"，"期待よりもよくやっている"といったラベルの定義づけを正確に行っていないような従業員パフォーマンス評価システムについて考えてみてほしい。上司は，これらの評価システムを，一貫性をもたせないで適用しているかもしれない。なぜなら，上司は，特定の従業員のパフォーマンスに与えられるこれらのラベルの関連性を理解していないからである。同様に，従業員は，高い評価を勝ち取るために自分の行動を変えることを強制されているとは感じないかもしれない。なぜなら，従業員は，その評価システムが彼らのパフォーマンスを適切に捉えているとは思っていないからである。表面的妥当性のこのような主観的な性質にもかかわらず，その表面的妥当性が欠如していることは，計測法の潜在的有用性について警告を発するかもしれない。

内容的妥当性

ある計測が測定しようと意図している変数のすべての面を表している場合，その計測は**内容的妥当性**をもっているといわれる[3]。さらに，その計測には，無関係な情報を捉えるような要素が含まれていてはならない。例えば，バランスをテストする包括的検査は，座っている間，そして/または立っている間に，真っすぐな直立したポジションを維持することを難しくさせるような活動を含んでいるべきである。しかしその検査は，対象に臥位のポジションを維持することを要求するような活動を含んでいるべきではない。同様に，疾患や障害が下肢の機能に与える影響を調べるための自己記入式問診票は，下肢全体（足関節だけでなく）のパフォーマンスについて質問する項目を含んでいるべきだが，上肢機能に関する質問を含んでいるべきではない。

内容的妥当性を決定することは難しい。その理由は，計測を判定するための外部の基準や統計学的基準が存在しないからである。内容的妥当性を確立するための通常の方法は，計測が示すべき活動や項目すべてを特定するのに十分幅広い知識をもった専門家のグループをつくることである。"専門家"とは，（1）その計測によって調べられる病状の管理を専門的に取り扱えるヘルスケア専門職，（2）その計測によって調べられる病状をもっている患者，あるいは，（3）上記2つのグループからの代表者の組み合わせのことである。このようなグループの形成は，その計測が複数の概念や構成概

念を測定しようとしている場合，より困難なものになる。複数の概念や構成概念を測定することは，健康状態や障害の程度を測定する場合にはよくあることである。より複雑な計測には，ある変数に関連するすべての面が適切に表されることを確実にするための大きな努力が必要となる。

構成概念妥当性

　ある計測の**構成概念妥当性**は，その測定がその概念や構成概念の定義を反映している程度に基づいて決定される[1]。構成概念妥当性は，内容的妥当性とは異なる。内容的妥当性は，その定義を構成する特性や項目全体よりもむしろ，その定義そのものが強調される。例えば，"筋力"，"バランス"，"自立レベル"は，理学療法士が医療現場でルーチンに測定する概念であり，それぞれは 1 つ以上の定義をもっている。"筋力"は特定の重さを指示された回数もち上げる能力，または重力に対して移動を行う能力として定義することができる。"バランス"は，身体の動きを止めているとき，動いているときに，直立の姿勢を保つ能力として定義することができる。そして，"自立レベル"は，患者に要求される努力の量，または理学療法士に要求される努力の量に対する関係性の中で定義されうる。これらの概念各々の測定における構成概念妥当性を評価するためには，その定義をまず特定しなければならない。

　"患者満足度"は，定義することが難しい構成概念の一例である。患者に対する調査が臨床の環境について質問することだけならば，例えば，その病院がどのくらい清潔か？　とか，どのくらいプライバシーが守られるか？　とか，どのくらい機器の補修管理が行き届いているか？　など，その計測は病院におけるケアそのものではなく，ケアの環境に対する満足度だけを反映することになる。この定義は，臨床家や事務方が知りたいことによっては十分なものである。しかし，その調査が，臨床やサポートを行うスタッフの行動や能力についての質問ならば，その計測は，"患者満足度"についてより幅広い定義を反映することになる。このように全体論的な質問を提示することは，おそらく計測の有用性を向上させることになる。

　図 7-3 に示した BOSS は，包括的なやり方で構成概念（脳卒中による負担）を定義する試みの例である[11]。構成概念妥当性は，移動する標的のようなものであるといえる。その理由は，定義というものは繰り返し検査を行うことによって進化していくものであり，そのことが概念や構成概念の根底にある理論的基礎についての人々の理解を変えていくからである。このことは，例えば，BOSS のように，より新しい計測法で，限られた程度にしか評価されてこなかったもので特に顕著である。

収束的妥当性

　ある計測の構成概念妥当性を評価する 1 つの方法は，ある計測による値と，同じ概念または構成概念を測定するといわれている別の計測による値との関係性を評価することである。両方の計測の値が同等の結果を導く場合，それらは**収束的妥当性**をもっていることを示す。Doyle らは，BOSS の収束的妥当性を証明するために，すでに確立されている 2 つの計測法を用いた[12]。

弁別的妥当性

　構成概念妥当性の検討は，ある計測の弁別的妥当性を評価することによっても行うことができる。**弁別的妥当性**は，ある計測が，さまざまに異なる概念や構成概念を区別できるか否かの程度を反映する。例えば，ある患者満足度調査が病院のケアの環境と患者にケアを届けることとを適切に区別できている場合は，その計測が弁別的妥当性をもっていることを示している。この形式の妥当性は，ある計測によって調査する特性，例えば疾患の重症度，身体機能のレベル，障害の程度などが異なるレベルにある患者個々を区別できる能力ともいう。BOSS は脳卒中から回復した患者と脳卒中に罹患していない患者を区別することができるし，同様に脳卒中から回復したもののコミュニケーションに問題をもつ患者と問題をもっていない患者とを区別することもできる[11]。

基準関連妥当性

　計測の**基準関連妥当性**は，その計測の値が参照基準の計測によって得られた値と相関している程度を反映する[2]。その計測が診断検査ならば，その参照基準の妥当性は以前に確立されているものであり，その検査はより優れたものになる。よく知られた例は，軟部組織の損傷を調べる臨床測定技術による結果と，磁気共鳴画像 magnetic resonance imaging（MRI）のような画像技術による結果の比較である。MRI は，潜在的な損傷組織の画像を撮る高い能力により，より優れた方法であるといえる。この比較によって，臨床家は，体外から自分が見て，聴いて，感じたことをもとに組織損傷部位を推察しなければならない。臨床測定技術は，それが MRI と同等の結果をもたらす場合，高い基準関連妥当性をもつことになるだろう。

　基準関連妥当性はまた，臨床予測ルールや自己申告型アウトカム測定にも適用される。例えば，新たに開発された健康状態の計測法は，しばしば Sort-Form 36 と対比される。その理由は，後者が異なる状況，異なる国々の幅広い患者を対象にした検査と

して優れたものであるからである[13]。その計測法が，診断のための器具，あるいは書面による調査どちらの場合であっても，難しいことは，第1に入手可能な参照基準をもっているかどうかである。基準測定の妥当性は，それが計測しているものと同じものを測定しているかどうか，または信頼のおける結果を導くか否かに依存しており，同様にバイアスが最小であるという証拠の存在にも依存している[3]。

併存的妥当性

併存的妥当性は，基準関連妥当性を評価するための方法であり，調査のために行う検査と参照基準の検査の導入を同時に含んでいる。その目標は，各計測によって同じ行動，特性，または，知見を得ることである。その理由は，時間が経過してしまうと，結果を混乱させてしまうような自然な変化が生じてしまうからである。

研究者が基準検査よりも効率的でリスクが少ないと考えている検査を用いたいと思っている場合，併存妥当性は特に興味深い方法である。例えば，血圧測定のためには，侵襲性の低い確かな方法が好まれる。その理由は，そのような方法は，どのような状況下でも行えるし，末梢の動脈へのカテーテルの導入を避けることができるからである[14]。併存的妥当性は，自己申告型の測定とも関係がある。しかし，一方あるいは両方の調査票に必要な時間が長ければ，実際的に困難かもしれない。調査票の記入にあまり長い時間を要する場合には，対象者の回答が，疲労や興味の喪失によって影響を受けるかもしれない。

予測的妥当性

予測的妥当性は，基準関連妥当性を評価するための別の方法であり，検査の結果が参照基準によって得られた将来のアウトカムを予測できる程度を反映している。予測的妥当性を確立するには，アウトカムが得られるまでの十分な時間の経過が必要である。例えば，Werneke と Hart は，Quebec Task Force Classification system と Pain pattern Classification system が，リハビリテーションの開始と終了時における痛みと障害を予測する能力を詳細に調べた。そして，腰痛患者が終了後1年たったときの労働の状況も同様に調べた[15]。大学などの学校側が，プログラムへの応募者の学業上の成功について，成績や，必修の定期試験のスコアを基準にして予測する場合も同じような努力が必要とされる。

変化に対する反応性

　変化は，理学療法において中心的テーマである。心身機能や身体構造の障害，活動制限，参加制約の回復は，自然回復と治療介入のどちらか，またはその両方を反映するような変化に依存している。研究者が独立変数を操作する場合に生じるすべての効果に注視しているときは，変化は実験的な，そして準実験的な研究の焦点となる。理学療法士と研究者はともに，信頼性や確実性のみならず，関心のある現象の変化を検知できる計測法を必要としている。このような測定の性質を反応性と呼ぶ。

　変化に対する反応性は，次のことに依存する。(1) 計測法と，関心のある現象の定義が適合しているかどうか，(2) 計測スケールにおける値の数，(3) 計測と関連した測定の標準誤差，である[1]。

　反応性のある計測にとって最も必要とされることは，構成概念妥当性である。その測定は，興味をもっている現象の定義に適合していなければならない。例えば，関節の位置が関心のある構成概念とすれば，適切な機器はひずみゲージよりもむしろゴニオメーターである。同様に，疾患特異的な健康関連の生活の質の調査は，一般的な計測法によっては捉えることができないような特定の病状についての微妙な差異に対処することができる。

　2番目に必要とされることは，計測スケール上の値が細かければ細かいほど，変化を検知できるチャンスが大きくなるということである。例えば，1 mm ごとに印のついた巻き尺は，1/4 インチ（6 mm）ごとに印のついた巻き尺よりも傷んだベッドの寸法の変化に対して反応性が高い。

　最後に，**測定の標準誤差**は，測定値が"真の"値の周辺にどのくらい散らばるのかの範囲である。大きな標準誤差をもつ計測が，変化に対する反応性が低いことは理に適っている。その理由は，"真の"値が，測定が繰り返されるたびに生じる不正確さの中で失われていくからである。一般的に，反応性は**最小可検変化量 minimal detectable change（MDC）**を計算することによって決定される。その MDC は，ある計測の標準誤差をちょうど超えるような変化の量である[3]。BOSS の 12 のサブスケールのうち，9 個が脳卒中後の回復の最初の 1 年間における変化に対する反応性を示している[12]。

床効果と天井効果

　反応性は，計測に使用された尺度の範囲にも依存する。**床効果**と**天井効果**は，最低値よりも低い値，最高値よりも高い値が，それぞれ測定の尺度に存在しない場合に生

じる。このような状態は，第 1 に特定の状況に関する変数にそれ以上変化する余地が
ある場合には問題となる。例えば，進行性の神経障害患者に対する仮説上の障害イン
デックスでは，ある一定の限られた援助しか受けていない患者にその尺度における最
低値が与えられていたとする。しかし，この患者では，時間経過とともに機能低下が
見込まれる。このような場合には床効果が生じる。同様に，治癒可能な疾患の患者に
対する障害インデックスは，完全には治っていない患者に対して最高値が与えられた
場合には，天井効果を生じる。床効果と天井効果は，現象をよく定義し，計測法を注
意深く確立することによって防ぐことができる。

変化の解釈

　ある計測がある現象の変化を検知する能力は，変化後の新しい状態に意味づけがな
されることによって完全なものになる。ある人が 7.5 m 長く歩くことができるように
なったとしても，その能力は，その人がまだ部屋の中央に立っている状態であるのな
ら，あまり意味をもっていない。しかし，その歩く力の改善が，その人をバスルーム
やキッチン・テーブルに連れていってくれるなら，このような歩行状態の変化は大き
な意味をもつ！　ある計測が意味のある変化を検知する能力は，しばしば計測法を選
ぶための重要な基準となる[16]。その意味づけが，理学療法士によってなされるものか，
または患者/利用者/被検者によってなされるものかもまた考慮されるべきである。

まとめ

　変数とは，研究者が疑問に対する答えを見出すための定量的デザインの中で使用さ
れる個人や目的および環境の特性のことである。独立変数とは，介入研究において操
作される特性であり，予後因子の研究では関心のある予測因子の特性を意味する。非
実験的デザインにおける独立変数は，関心のある介入を表し，それらは，研究者が管
理できない範囲で適用される。従属変数は特定の状況にあるアウトカムを表す。そし
て，剰余変数は，独立変数の影響とは別に，ある研究のアウトカムに影響を与えうる
要因を表している。
　研究者は，研究に関連する変数を特定することに加えて，測定法も特定しなければ
ならない。結果は測定によって数値に割り付けられる。その値の範囲は，純粋に記述
的なものから定量的なものまで様々な性質をもつ。最も有用な計測法は，繰り返し測
定において安定した結果を生み出す（信頼性）。そして，研究者が測定しようとしてい

る現象を捉える（妥当性）。信頼性は，測定する者と同様に，その計測法の能力について評価される。妥当性は，関心のある計測法による値が他の計測法による値とどのくらい相関しているか，その程度によって，最もよく確立される。最後に，反応性をもった計測法とは，特定の状況にある現象の変化を検知することができるものである。

演 習

1. 電子データベースの検索技術を用いて，理学療法の介入に関する実験的デザイン，または準実験的デザインを探し出してください。
   a. その研究における独立変数と従属変数を特定して，それら2つのタイプの変数の違いを述べてください。
   b. その研究における，実際のまたは潜在的な剰余変数を，2つか3つ特定してください。それらの変数が研究結果にとって問題となるのはなぜでしょうか？
   c. その研究の独立変数それぞれについて，尺度の数とそれらの定義を特定してください。
2. 離散変数，および連続変数の臨床例を1つずつあげてください。
3. 測定尺度のうち，名義尺度，順序尺度，間隔尺度，比率尺度がどのように違うのかを述べてください。1で答えた研究で使われた変数のタイプを分類してください。
4. **測定誤差**を定義してください。そして，研究結果の有用性にとってそれが何を意味するのかを述べてください。理学療法に関して，あなたの記述をよく説明するような臨床例を1つあげてください。
5. 検者内信頼性と検者間信頼性の違いについて述べてください。検者の信頼性が証明されない場合，潜在的には何が研究結果に影響を与えますか？
6. 自己申告型の測定の信頼性を確立するための方法を1つ述べてください。理学療法に関して，あなたが述べた方法をよく説明するような臨床例を1つあげてください。
7. ある計測に関する内容的妥当性と構成概念妥当性の違いを示してください。理学療法に関して，あなたの記述をよく説明するような臨床例を1つあげてください。
8. ある計測が，変化に対して反応しない場合の理由を2つ考察してください。反応を妨げる各障壁について，考えられる解決法をそれぞれ示してください。

8章

研究デザインにおける妥当性

目　標

本章を読むことで，以下のことができるようになる。

1. 研究妥当性の概念について述べる。
2. 研究妥当性の低さに基づく一般化の限界について述べる。
3. 介入に関する量的研究の妥当性に関する以下の項目について理解し，述べる。
   a. 対象者の選定
   b. 割付
   c. 対象者の脱落
   d. 成熟，慣れ
   e. 補正的対抗，または怒りによる士気喪失
   f. 介入内容の拡散あるいは真似
   g. 平均への統計学的回帰
   h. 治療の補正同等化
   i. 履歴
   j. 測定手段
   k. 検査がもたらす脅威
4. 介入についての量的研究の妥当性に対する脅威を最小限にする解決策について述べる。
5. 診断検査，臨床測定，予後因子，臨床予測ルール，アウトカム，自己申告型アウトカム測定に関する量的研究の妥当性に対する脅威の関連について述べる。
6. 研究デザインに関係する**構成概念妥当性**という用語を定義し，量的研究との関連性や意義について述べる。

8

7．量的研究の一般化可能性に対して脅威となる要因の影響の大きさについて
理解し，記述し，それらの影響を最小限にする解決策について説明する。
8．質的研究デザインの妥当性についても同様に述べる。

本章の用語

怒りによる士気喪失：研究妥当性（内的妥当性）に影響を与える要因のうち，コ
ントロール群の対象者が割付結果を知ってしまったために，研究に引き続き取
り組もうとする努力を行わなくなり生じるもの。

移転性：質的研究の結果が，検討した状況とは異なる対象や環境に適用できる可
能性の程度[8]。

外的妥当性（適用性または一般化可能性）：量的研究の成果を，行った研究とは異
なる対象者や環境に対してどの程度適用できるのかを表す程度[2]。

介入内容の拡散（真似）：研究妥当性（内的妥当性）に影響を与える要因のうち，
観察対象者が他の群に属する対象者と話をした結果，自分の行動を変えてしま
うことによって生じるもの。

介入内容の補正同等化：研究妥当性（内的妥当性）に影響を与える要因のうち，
実験介入を受けていないコントロール群に属する対象者に，意図的，または意
図的ではない励ましや練習を追加することによって特徴づけられるもの。

欠落（脱落または死亡）：なんらかの理由で参加をとりやめた対象者を意味する用
語。対象者の欠落はサンプルサイズの減少を招き，また不均等な群となり，研
究妥当性に影響を与える可能性がある。

研究妥当性："研究が疑問に対し適切に解答する程度"[6] (p.225)。

検査がもたらす脅威：研究妥当性（内的妥当性）に影響を与える要因のうち，検
査や測定に対する慣れに起因するパフォーマンスの変化や，測定者の不適切な
手順提示に対する非協力性により生じる脅威。

検出力：2つ以上の変数，あるいは2つ以上の群の間に差が存在する場合，統計
学的検定が差を検出する確率[2,4]。

構成概念妥当性：概念または構成概念を表していると考えられる定義と，ある測
定が一致する程度[2]。

構成概念の代表性の不足：構成概念妥当性に影響を与える要因のうち，明確に定
義されていない変数や構成要素により生じるもの。

再帰性：質的研究における基本的原則で，研究者はプロジェクトの各相で自分た

ちの掲げた仮定や仮説に対して熟慮と継続的な検証を行うべきであること[8]。

三角測量：質的研究における概念や展望を確認する方法[4,8]。

実験的デザイン：無作為に対象者を群に割り付け，少なくとも 1 つの群の独立変数に対して目的をもった操作介入を行い，測定を実施する研究デザイン。独立変数とアウトカムの因果関係を調査することが多い[2,3]。

遮蔽化（盲検化）：(1) 診断検査や臨床測定に関する論文において，以前の診断結果や測定結果に関する情報が知らされていないこと，(2) 予後因子の論文において，曝露状況に関する情報が知らされていないこと，(3) 介入研究の論文において，対象者がどちらの群に割り付られたかを知らされていないこと。

準実験的デザイン：1 つのみの対象者群または対象者の群割付における無作為化が行われていない研究デザイン。対象者の管理された操作は維持される[7]。

成熟，慣れ：研究妥当性（内的妥当性）に影響を与える要因のうち，時間経過とともに生じる成熟や慣れのことで，他の要因の影響を受けることなく最終的な研究成果に影響を与える変化のこと。

選択（抽出）：対象となる可能性のある候補者の群から対象を選択する過程。

8

測定手段がもたらす脅威：研究妥当性（内的妥当性）に影響を与える要因のうち，測定に使用した評価方法や機器の問題により生じる脅威。

内的妥当性：実験的デザインまたは準実験的デザインにおいて，アウトカムの変化が研究とは無関係な要因ではなく実験的介入により生じたことを表す程度[4]。

バイアス：真実から系統的に偏った結果や推論，"またはそのような偏りを引き起こす過程"[1]。

非実験的デザイン（観察研究）：対象者に対する操作介入をしない研究デザイン[2]。加えて，群割付がなされる場合，その割付は元来の患者特性または活動に基づいて行われる[5]。

プラセボ："生物学的に効果を与える成分や要素を含んでいない薬物や介入"[6] (p.682)。

平均への統計学的回帰：研究妥当性（内的妥当性）に影響を与える要因のうち，対象者がある測定で極端な値を記録したときに生じるもので[2]，次に測定した結果は数学的に全体の平均値に近づくという現象。

補正的対抗：研究妥当性（内的妥当性）に影響を与える要因のうち，割付結果を知ってしまったコントロール群に属する対象者が，実験群に属する対象者と同じような効果を得ようと行動を変容させることによって生じるもの。

履歴：研究妥当性（内的妥当性）に影響を与える要因のうち，研究参加期間中に

研究内容とは関係のないなんらかのイベントが発生し，最終的な結果に影響を
与えうるもの。

割付：研究の対象を２つ以上の群に分ける過程。不適切な割付は研究を開始した
時点ですでに他の群とは異なる状況に陥ってしまい，研究妥当性（内的妥当性）
に影響を与える可能性がある。

はじめに

　個人の見解や経験に関する疑問と同じように，診断検査，臨床測定，予後因子，介
入，臨床予測ルール，アウトカム研究，および自己申告型アウトカム測定などに対す
る疑問に関して，さまざまな研究デザインが用いられている。それらの研究デザイン
は，研究から得た結果が信頼できる程度に影響を与える強みと限界をもっている。量
的研究における"信憑性"はこれまで慣習的に**内的妥当性**と呼ばれているものの，こ
の用語は効果や有効性を検討する**実験的デザイン**や**準実験的デザイン**に関する特別な
ものとして定義されている。その結果，この概念を他の研究デザインに援用すること
は困難である[9]。本書では，どのような量的研究においても，**研究妥当性**という用語
を，その得られた結果がどの程度信頼できるのかを特徴づける用語として用いる[6]。質
的研究の基礎的な理論的枠組みは，対象者の多くの現実に起因するため，質的研究に
"信憑性"を用いることは，困難ではあるが興味をそそられる考え方である。真実が各
個人の見解に基づくのであれば，読者はどのようにして報告者が適切に関心のある現
象をとらえていると判断するのであろうか？　それでもなお，質的研究を行う研究者
は，研究妥当性の概念にかなう方法で信憑性を確立しようと努力している[8]。

　要因の数は研究妥当性に影響を与えるかもしれない。報告者は自分の研究の価値を
脅かすかもしれない問題点について，研究の計画段階で予測し，その解決に取り組む
べきである。さらに，理学療法士は研究デザインの違いに基づいて研究妥当性の程度
に関する精査をしながら，エビデンスを吟味すべきである。研究妥当性の低い報告の
成果は信頼しえないものであり，研究デザインの違いに基づくエビデンスの吟味は，
根拠に基づく理学療法の実践の基礎をなすものである。

　研究成果の正確性の評価に加えて，理学療法士は自分が担当している患者/利用者/
被検者にとってそれらの研究成果が適切なものであるのかも吟味しなければならな
い。現場で理学療法士が担当している患者/利用者/被検者，現場の状況に類似した対
象者や環境を研究報告が含んでいるときに，その適切性が証明されるものである。量
的研究における適切性は慣習的に**外的妥当性**と呼ばれている。しかし，**適用性**や**一般**

化可能性も日常的に同義語として用いられている。**移転性**は質的研究において類似した用語として用いられている[8]。

　本章では，研究妥当性を脅かす要因について述べるとともに，それらの要因により起こりうる問題の影響を最小化するために用いられる研究デザインの解決策についても述べる。また，いくつかの問題点に対する統計学的手法による対策についても述べる。さらに，量的研究と質的研究双方の外的妥当性や移転性を潜在的に脅かす要因に関して簡潔にまとめる。

"信憑性"：量的研究

　研究妥当性は量的研究の結果の真実性や正確性に関連し，(1) 研究者が知りたい物事にどの程度焦点が当てられているか，(2) 研究成果に望ましくない影響が混入してしまうことをどの程度防いでいるかに基づき決定される。量的研究の妥当性を手早く評価する方法は，次の質問を投げかけることである。

● この研究結果に "競合する"（かわりとなる）説明を明らかにできますか？[4]

　"いいえ" と答えられたなら，その研究は妥当性の高いことを示していると考えられる。このような結論づけは，前出の (1) や (2) の条件に関する詳細を吟味して確認すべきである。しかし，"はい" と答えられた場合，次の質問もすべきである。

● 研究デザインの構成要素における具体的な問題は何なのか？
● それらの研究デザインにおける問題は，その研究に対してどのような悪影響を及ぼしているのか？
● それらの悪影響によって，研究結果に対して他にどのような説明ができるのか？

　これらの質問に対する回答は，その研究の妥当性が低く，理学療法士が担当する患者/利用者マネジメントの過程においてそのエビデンスを用いることができない（または用いようとはしない）か決める上で役に立つ。

研究妥当性にとっての脅威

　量的研究に望ましくない影響を与える研究デザインの問題は，"研究妥当性にとっての脅威" として集約される。研究デザインはさまざまな要因から害を受けうる。根

拠に基づく理学療法において，それらの要因は研究者によって予測され，その影響を最小にする方法が扱われていることが望まれる（そのような完璧な研究デザインはないことを覚えておいてほしい！）。ここからは，研究妥当性を脅かす要因やその要因の影響を防ぐ，または最小化する可能性のある解決方法についての議論であり，根拠に基づく理学療法の実践においては傾注していただきたい。これらの要因のほとんどは介入研究との関連性が高い。診断検査，臨床測定，予後因子，臨床予測ルール，アウトカム研究，および自己申告型アウトカム測定に関する報告に関連する要因については，他の項でそれらの要因の影響を最小化する方法とともに述べる。

介入研究の研究妥当性にとっての脅威

　痙性両麻痺を呈した学童期の子どもに対する理学療法に関して，歩行パターンの正常化を目的として課題特異的機能トレーニングと神経発達学的 neurodevelopmental treatment（NDT）[10]アプローチの効果比較に関する研究を行うことを考えてみよう。痙性両麻痺は，下肢の筋緊張の強い亢進を示す一方で，上肢の筋緊張は正常な状態が保たれている脳性麻痺の1つである[11]。この仮の研究では，次の4つのアウトカムにいたることが考えられる。

1．どちらのアプローチも同等の効果を示す。
2．課題特異的機能トレーニングは NDT アプローチに比べてより効果がある。
3．NDT アプローチは課題特異的機能トレーニングに比べてより効果がある。
4．どちらのアプローチも歩行パターンの改善に有効ではない。

　たとえどのような結論が得られても，この報告を読む理学療法士は以下に述べる要因がその正確性に影響を与えているかどうかを熟慮すべきである。

対象に関する脅威

対象者の選択（抽出）
●問題点●
　対象者の選択（抽出）に関連した研究妥当性を脅かす要因は，（1）関心のある母集団へのアクセスが限定されているとき，および/または（2）参加者を選択する方法が，関心のある対象の母集団を代表するサンプルとならなかったときに生じる。調査されるべき疾患をもった対象が受診まで待つ状況は第1の例である。研究者はそのような

状況下であっても，対象者になりうる時期や数を調整してはならない。非確率的サンプリングを用いた場合が第 2 の問題となる例である。この方法を用いて対象者を選択する場合，本来，研究対象とすべき人から研究に参加する機会を奪う可能性が増すことになる。

　どちらの状況における研究結果も，実際に起きている現象を完全には反映しない結論を導く。例えば，非確率的サンプル抽出を用いて歩行研究への参加者として抽出された子どもは，研究対象者として適切な子どもよりも高い意欲をもっているため，自発的な行動を起こすかもしれない。研究参加者が軽度両麻痺例であったら，対象者には意欲の低い者に加えて，もしくはより重度な問題をもつ子どもが含まれないため，機能的トレーニングや NDT アプローチの効果は誇張されたものとなりうる。

●研究デザインにおける解決策●

　研究の実施場所を 1 カ所とするよりも複数箇所で行う研究デザインのほうが，関心のある母集団へのより有効なアクセス方法となる。このような多施設共同研究では，ある地域における被検者や参加施設（例：病院またはクリニック）の数や範囲という利点によって，対象者となりうる人の同定や募集の機会を拡大させる。歩行研究における類似したアプローチとして，1 カ所の学校ではなく，ある地区内のすべての学校を含めて行われていた報告もある。無作為抽出法の利用は前述の第 2 の問題点を修正する方法である。残念ながら，非確率的サンプル抽出はフォローアップ上の理由から，より一般的な方法として用いられている。研究サンプルに起因する偏った結果とならないようにするためには，他の研究デザインを用いなければならない。

割付

●問題点●

　割付に関連した研究妥当性を脅かす要因は，研究の最初の段階でベースライン属性に違いがある場合に生じる。通常の臨床研究に含まれる属性情報には，数ある中でも，対象者の年齢，性別，人種および人種的背景，教育水準，臨床的な問題に罹患していた期間や重症度，合併症の有無，服薬内容，現在の機能や活動に関する情報が含まれている。歩行研究では，対象となった子どもの年齢，性別，他の疾患の数やその治療効果，現在の運動を制御する能力や痙性の重症度に違いが生じる場面に直面する可能性がある。群割付が適切に行われたなら，機能的トレーニングを行う群と NDT アプローチを行う群で，介入開始前にはそれらの属性は等しい分布を示すはずである。

　少なくとも，著者は各群の属性情報に対する記述統計の情報を示す必要がある。さらに詳細な情報として，群間における差を統計学的検定により検討する。群間の差を記述データの目視による確認，または統計学的推測により行っても，懸念されることは同じである。介入開始前に機能的トレーニング群と NDT アプローチ群に差が生じ

ている場合，研究者は関心のある治療介入による変化が生じたと結論づけることは難しくなるだろう。つまり，研究成果は介入方法ではなくベースラインにおける群間の差に依存することになる。

●**研究デザインによる解決策**●

　割付に関する問題を解決する上で最も重要な方法は，群間の割付を無作為に行うことである。無作為割付は群間に生じた不均衡による影響を防ぎ，群間の特性や結果に影響を与える要因を均等にする上で有用である。しかし，均等な群割付が保証されているわけではない。無作為割付がうまくいかないときや，**非実験的デザイン**で無作為割付の実施が困難である場合，ベースラインデータに対する統計学的な調整を実施すべきである。

対象者の欠落

●**問題点**●

　欠落（**脱落**または**死亡**）は，研究期間内に対象者を失ってしまうことである。対象者は疾患の再発，損傷，死亡，仕事や家族の都合，研究参加に対する段階的な関心低下，開始当初の参加に対する価値観の変化などのさまざまな理由で，研究への参加を継続しないことがある。歩行研究では，子どもたちの通う学校事情との兼ね合い，退屈さや苛立ち，保護者の置かれた環境の変化に伴い治療介入を受ける場所へ通うことが困難となるなどの理由により，参加をとりやめることがあるだろう。対象者の欠落によりサンプルサイズが小さくなるとともに，特に複数の群を扱う研究では，各群の対象者の特性に不均衡が生じる可能性がある。サンプルサイズの減少は対象のデータ数や分布に数学的な影響を与えるため，統計学的な影響ももつ。さらに群間差を検出するための統計学的検定の**検出力**も失うことになるかもしれない。各群の特性に不均衡が生じることは，割付と同様の問題が生じてしまう可能性がある。

●**研究デザインによる解決策**●

　管理の基盤があり，より多くの参加候補者が見込める資金が豊富な研究では，脱落した対象者を補うことが可能かもしれない。そのような対処が難しければ，研究者は少なくとも脱落者に関する特性と脱落した理由について記録を残しておくべきである。脱落者と最終的な研究参加者の特性を比較し，類似した特徴をもつ（望ましい結果），あるいは特徴に違いがあるものの解析対象者に脱落者は含まれていない（望ましくない結果）ことを示すべきである。脱落が生じた結果，群間に特性の差が生じてしまった場合，解析対象者の決定に関する再検討を行うべきである。研究者は，さらに**バイアス**を生じさせないよう，各群の人数を任意に変更すべきではない。欠損値に対する統計学的評価は別の方法が用いられる。最終的には，脱落者についてもアウトカムに関する情報収集が可能であれば，"intention-to-treat" 解析を行うことが望ましい。

成熟，慣れ

●問題点●

　成熟，慣れは，時間経過とともに生じる対象者の内的な変化を指す。人の身体的，心理的，感情的，精神的な状態は，"自分の外の世界"で起こった出来事の結果として，またはそれとは無関係に，良くなったり悪くなったりする。これらの変化は，年齢，発達，特別なテーマや能力に関する経験の蓄積や慣れ，治癒，新たな関心対象の出現や今までとは異なる物事への意欲などを反映している。これらの状況は，研究対象者の遂行能力に影響を与えるため，研究成果に対して全く異なる解釈をしなければならない状況を生み出すかもしれない。つまり，対象者の成熟や慣れによって得られたという結果が事実であるにもかかわらず，得られた研究成果が関心のある変数による変化と結論づけてしまうかもしれない。測定間隔が長くなると成熟や慣れによる影響が生じやすくなる可能性がある。

　自然な成長発達過程を経た結果，両麻痺のある子どもは変わっていくこともある。その成長が子どもたちの筋長，筋緊張，協調性，彼らに行われた介入内容の理解度などにどのような影響を与えるのかは，彼らの能力や歩行パターンを改善させたいという望みに関連するかもしれない。研究者が子どもの成長発達について説明ができない状況であるならば，介入したことによって歩行の正常化がなされたと結論づけることができるのであろうか？

　研究における検査や測定のタイミングによって，成熟や慣れが結果に与える影響は左右されるかもしれない。被検者はいつ検査測定が予定されていたかや，どのくらいの頻度で対象動作を行っていたかによって，研究内容に関連した課題の遂行能力が良くなったり悪くなったりするかもしれない。疲労は1つの例としてあげられ，子どもの歩行能力の評価において，1日のうち早い段階で測定を行った者に比べて，課題特異的機能トレーニングを受け，1日のうち遅い時間に測定を行った者は疲労による影響を受けるだろう。同様に，歩行計測が繰り返し必要な場合，子どもは体力が奪われ（興味も失い），パフォーマンスは低下していくだろう。また，被検者が研究手順を熟知することは，研究成果に影響を与える一種の慣れ状態を意味する。各セッションの最後に立位練習を行う子どものほうが，座って体幹コントロールの練習をしている子どもよりも，よりリラックスして快適に歩くことができると感じるだろう。

●研究デザインにおける解決策●

　研究者は，時間経過とともに生じる変化の不均衡が群間で生じないようにするため，無作為に介入群とコントロール群に割り付けるとよい。子どもの歩行研究を例にとると，参加した子どもは機能的トレーニング群とNDTアプローチ群に無作為に割り付けられるということである。さらに，研究者は実験を開始する前のベースライン期にいくつかのパフォーマンス（例：歩行）の評価を行うことがある。得られたベー

スライン期の測定結果が類似していれば，成熟や慣れは起こりにくいことを示唆しているだろう。また，研究者は次の条件を保証するようデザインしたプロトコルを通じて，検査測定のタイミングや介入後の経過に関連した問題を減らすことができる。

- 検査測定時間の統一化
- 繰り返し測定を行う場合の適切な休憩時間の確保
- 運動学習や慣れの効果を排除するように特異的な介入の実施順序を無作為に決める

補正的対抗，あるいは怒りによる士気喪失
●問題点●

　研究に参加する人同士のコミュニケーションをしっかりと管理できない場合，参加者は他の参加者が属する群の取り組み内容を知ることとなる。コントロール群に属する参加者が実験群に行われている介入内容の詳細について知ってしまった場合，またその介入内容が自分の受けている内容よりも明らかに優れているものと知ってしまった場合，その参加者は次の2つのうち，1つの行動を選択するかもしれない。

1．**補正的対抗**："自分たちも同じような効果をみせてやる"といった態度
2．**怒りによる士気喪失**："貧乏くじを引いてしまった"と諦めてしまうこと

　どちらの状況でも，コントロール群が実験群のことについて知ってしまうことは，行動変容を引き起こし，介入によって得られる可能性のある群間の差を減らしたり（対抗），なくしてしまう，もしくは過剰な差（士気喪失）を生じてしまうかもしれない。歩行研究における子どものことを考えてみると，同じ学校の子どもが全員参加したり，同じクラスの子ども全員が研究に参加した場合，自然と互いに影響し合うような機会をもってしまうだろう。取り組み内容に相違があると気づいてしまうと，前述したような行動に結びつき，その結果，コントロール群に属する参加者の行動変容や過度な努力的態度を引き起こしてしまうかもしれない。

●研究デザインによる解決策●

　研究者が補正的対抗や怒りによる士気喪失を防ぐ方法は，まず各群の参加者同士がコミュニケーションを図ることができないよう離しておくことである。同じ学校の子どもすべてを参加者とした場合，このような方法を実施することは容易ではない。学校にいる間の子どもたちの交流は欠かすことのできないものであり，研究参加者の間で情報を共有する確率は高いといえる。したがって，可能であれば，異なる学校から参加者を募集する方法が代替案として有用である。

　第2の方法としては，参加者に自分がどの群に割り付けられているかを知らせない

遮蔽化（盲検化）である。この方法は薬物治療の効果検証に用いられる標準的な方法で，効果のない錠剤を**プラセボ**として用いる。理学療法士の行う介入研究の大半では，効果を検証したい介入内容に運動を行う努力を要するため遮蔽化（盲検化）は困難といえる。歩行研究では，臨床家は子どもが 2 つの異なる運動介入方法を比較した際の差異を知ったり，理解することを防ぐことは困難であろう。

　第 3 の方法としては，現在決められて行っていることや服薬法を遵守することの重要性を，対象者（あるいは，その保護者，介護者）に完璧に説明することである。極端な，または予測されていない状況が起こらない限り，研究参加期間中に態度を変えることを参加者自身に避けてもらうべきである。歩行研究を例とするならば，2 つの群にそれぞれ異なる介入が行われ，他の群に属する参加者同士が情報を共有する可能性が高いと想定されるならば，両親，学校の担任，子ども自身に研究参加期間中に活動レベルを変えてしまわないよう説明することが最も適切な解決方法といえる。

介入内容の拡散，あるいは真似
●問題点●

　介入内容の拡散，あるいは真似も，研究期間中に異なる群間で参加者がコミュニケーションをとることによって生じうるものである。意図的かどうかにかかわらず，他方の群の参加者による言動によって，結果的に行動が変化してしまうという側面を含んでいる。機能的トレーニングを受けている子どもが，自分たちに行われているトレーニング内容の一部を NDT アプローチを受けている子どもに伝えてしまうと，その伝えられた子どもは，日頃の方法にかわる方法として，伝えられた方法を家で実践するかもしれない。このような状況が生じてしまった場合は，NDT アプローチによる変化と結論づけることは困難である。

●研究デザインによる解決策●

　介入内容の拡散，あるいは真似を防ぐためには，補正的対抗や怒りによる士気喪失に対するのと同じ方法が有用である。

平均への統計学的回帰
●問題点●

　平均への統計学的回帰は，対象者がベースラインにおいて関心のあるアウトカム測定の際に極端な値を示したときに起こる。子どもの歩行研究における例をあげると，大多数の子どもは股関節や膝関節の歩行中の屈曲角度は 10～25 度程度であるのに比べて，かがみ歩行をする子どもは最初の測定で 100 度を超える過度な股関節と膝関節の屈曲を示すことがある。その結果，かがみ歩行をする子どもは 2 回目の測定を行う

と，股関節と膝関節の屈曲は減少し，簡単に運動学的改善を示す可能性がある。このような状況が発生したら，本当の介入効果は曖昧になってしまうだろう。

●研究デザインによる解決策●

研究者には平均への統計学的回帰を防ぐために2つの選択肢がある。第1の選択肢は，ベースラインにおける外れ値を除外することで，対象となる測定値は平均に近い値の分布（1標準偏差以内）に制限される。この方法は，大規模データから解析対象を取り込むときに最も有用な方法である。第2の選択肢として，データ収集過程における極端な結果を減らすために，ベースライン期のデータを繰り返し測定し，得られたデータの平均値を算出することである。この方法は，小規模データで研究を進める必要がある際に望ましい方法である。

研究者に関する脅威

治療の補正同等化

●問題点●

治療の補正同等化は，コントロール群の参加者が，実験群に行われている介入内容との"埋め合わせ"のために意図的，または非意図的に行われる補足的治療を受けた際に生じる。この状況は，多くの理学療法士が研究者の監督下から外れて治療を行う際に発生しやすくなる。自分が担当している患者に対して最良の治療を提供しようとするために，このような理学療法士は少し強めの内容を患者に求めたり，余分な練習機会やより多くの励ましなどを与えることがある。このような余分な努力は，関心のある介入によって生じるパフォーマンスの変化との差を縮めるかもしれない。歩行研究を例に取り上げると，理学療法士が機能的トレーニング群の子どもに対して課題特異的なスキルを得る機会を増やしたため，彼らはNDTトレーニング群の子どもと同じように歩けるようになることもある。

●研究デザインよる解決策●

治療の補正同等化への最も直接的な解決策は，まず研究者や理学療法士にどの群がどの介入を受けているかを知らせず遮蔽化（盲検化）することである。しかし，歩行研究を例にとると，前述したように介入内容を隠すことは不可能であろう。

第2の方法は，介入実施に対する明確ではっきりとしたプロトコルを提示することであり，必要であれば具体的な手順の説明を加えて提示することである。3つ目の方法は，研究者，または理学療法士の間の介入内容に関する情報共有を最小限にする，または避けるよう求めることである。実際に歩行研究に関わる理学療法士は，自分たちに示されたプロトコルに沿って，NDTトレーニングまたは機能的トレーニングのどちらを行うかを容易に確認でき，他の介入方法の詳細な内容を知ることはできない

だろう。異なる病院やクリニックごとに理学療法士の十分な協力が得られるならば，ある病院やクリニックを利用する子どもすべてに NDT トレーニングを実施し，他の場所では機能的トレーニングを実施し続けることによって，混成作用を防ぐことができるだろう。

研究の流れに関する脅威

履歴
●問題点●

　履歴とは，研究者が管理できない介入研究とは無関係に発生するイベントのことである。表記の仕方は勘違いにつながるが，この履歴は研究と同時期に起こるイベントのことを指し，過去のイベントを指すものではない。この要因は"人生は続く life goes on"という言葉とともに思い出される。つまり，研究プロジェクトが実施されているか否かに関係なく，日々の生活は続くということである。研究における取り組みとは無関係なイベントの発生により，研究成果が影響を受けてしまう可能性が生じる。各測定，評価の間隔が長くなるにつれて履歴に関連した影響が起こりやすくなる。例えば，機能的トレーニングと NDT アプローチの効果比較をする際に，研究期間中の移動能力の改善や低下が学校に通う間に起こった場合，体育の授業の内容は変わるかもしれない。研究者は，子どもの学校生活における検討課題に対して行われる変更を避けるための研究実施のタイミングを管理できないならば，この状況に対する解決策を新たに考えなければならない。そうでなければ，歩行能力に関するどのような変化(あるいは，無変化)も研究期間中に行われた介入によるものではなく，その他の物事の変化によって生じたと結論づけられるかもしれない。

●研究デザインによる解決策●

　研究者は履歴に関連する要因発生に対して，2 つの対策を行うことができる。第 1 に，研究者は実験群に加えてコントロール群や対照群へ無作為に割付を行えばよい。無作為割付は群間の"履歴要因"を最も適切に等質化するため，研究とは無関係なイベントが発生しても，その影響を最小限にとどめることができる。これは，歩行研究においてはその研究デザインの中にすでに 2 つの群があるので，実行可能な解決策である。

　第 2 に，研究者は予想可能な研究とは関係ない出来事を避けることができる。研究者は対象者が通う学校に連絡をし，体育活動に関する特徴と予定について尋ねることができる。学校から得た情報に基づき，予定されている体育活動における変更を見逃すことがなくなり，介入や測定，評価に関する調整ができるはずである。

8

測定手段
●問題点●

　介入研究の研究妥当性は，関心のある変数の測定を行う手段の問題とともに検討されるかもしれない。**測定手段**に関連した要因の例として，まちがった測定方法や機器の選択，測定に制限があるもの，機器の故障，機器の不正確なアプリケーションに関するものを含んでいる。例えば，両麻痺児の歩行研究では，（正確性に欠ける）理学療法士の観察評価により歩行分析がなされるか，または（より正確な）ビデオやパソコンなどの先進的技術を使用した機器を用いて行われる。前者の場合，不正確な分析結果はすべて人由来のものである。ある理学療法士が子どもの能力に関するものを観察したとしても，それは他の理学療法士も観察するとは限らない。

　しかし，先進機器を用いる際には，その機器の適切な使い方や測定の信頼性や妥当性を高めるための調整が必要となる。また，研究者がすぐには気づかない故障も起こりうる。正しく使用されていない機器は，誤った測定結果を導く可能性がある。以上の問題により，歩行パターンの改善は，対象者における真の変化というよりむしろ測定上の人工的変化となるかもしれない。

●研究デザインによる解決策●

　まず，研究者は自分たちが何を測定したいのか，そして利用しようとする道具でそれを測定できるのかを注意深く考えるべきである。最も有用な機器や技術として知られている方法を実施するためには，尺度や測定方法の信頼性や妥当性，そして反応性について入念に検討すべきである。

　どのような先進機器も，研究で使用する前には調整を行うべきである。同様に，論文を書く際には，測定者が測定機器や技術を適切に使用するために行ったことの説明や練習過程について記述すべきで，データ収集に関するプロトコルも同様に記述すべきである。そして，統計学的な比較は，これら測定方法が検者内や検者間で安定しているときに行うものである。最後に，可能であれば気温や湿度条件に関しても同じ条件下で測定を行うべきである。

検査
●問題点●

　検査は計測順序への慣れ，測定者からの異なる説明や合図に基づいて改善を示すことがあるため，研究妥当性を脅かす要因となりうる。例えば，歩行研究における子どもは，機能的トレーニングやNDTアプローチというより，むしろ歩行評価の過程における練習の影響で改善を示すかもしれない。同様に，計測や評価中に子どもを励ます（例：こっちにおいで，もう少し遠くまで歩けるよ）研究者は，介入というよりむしろ外生的な影響によってパフォーマンスの違いを生み出すかもしれない。

●研究デザインによる解決策●

　測定が進むにつれて経験が増していく研究では重要なことであるが，研究者は実際のデータを収集する前に，対象者のスキルレベルがプラトーに達したと考えられる状況にするため，特別な検査や計測の練習の機会を何度か与える。この安定化は，実際にいったんデータ収集が開始されると，練習による学習効果をなくすだろう。あるいは，スキルレベルの変化による影響を減らすため，数学的回帰に基づいて1回の測定から得られる複数の測定結果の平均値を計算するだろう。検査の実施過程で望んでいない影響が生じないようにするため，研究者は必要があれば，説明や指導の仕方に関する文章を含めて，測定実施に必要なプロトコルを明確に提示すべきである。最後に，実際のデータ測定の前にすべての操作者が測定を確実に行えることを確認すべきである。

　表8-1に，理学療法士が介入研究を行う際に研究妥当性を脅かす要因となるものと，その解決策の概要を示す。

患者/利用者マネジメントモデルの他の要素に関する量的研究の研究妥当性にとっての脅威

　ここまで，介入研究を行う際にその研究妥当性にとっての脅威とその解決策について述べた。割付，補正的対抗，怒りによる士気喪失，介入内容の拡散あるいは真似，治療の補正同等化は，診断検査，臨床測定，予後因子，介入，臨床予測ルール，アウトカム研究，および自己申告型アウトカム測定に関する研究にはあてはまらない。なぜならば，（1）このような研究では1つの群しかいないこと，（2）2つ以上の群が自然に発生すること，（3）他の群とは異なる意図的な実験操作を1つの群に行うことはないことが理由としてあげられる。反対に，対象者の選択，対象者の欠落，極端な特性をもった対象者（例：“あまりにも健康”，“あまりにも病的”など）を研究に含めることは，すでに述べた理由からどんな研究にも関連することである。

　研究妥当性を脅かすいくつかの要因は，特に研究者にとって特異的な質問に対する答えに関連する。例えば，診断検査や臨床測定，診断に関連するような臨床予測ルールに関する研究では，測定方法や機器に由来する要因や検査に関する要因によって影響を受けるかもしれない。これらの研究で重要な点は，臨床的問題を同定したり，量的に評価し，分類する方法として，その技術の有用性を確立することにあるが，得られた結果の正確性に疑いがある場合はその目的は達成されない。同様に，予後因子や予後に関連する臨床予測ルールやアウトカムは，成熟や履歴のような時間関連要因により影響を受けるだろう。これらの研究妥当性に関する問題は，関心のある検査・測定と参考とする標準的な検査・測定の実施の間隔が著しく空いていなければ，診断検

表8-1 介入研究の研究妥当性にとっての脅威と解決策

脅威	特徴	解決策
対象に関連する脅威		
対象者の選択	関心のある母集団と比べて誤った結果を導いてしまう非典型的なサンプルの選択	・複数施設からの対象者の募集 ・対象者の無作為抽出
割付	研究のアウトカムに影響を与える群間の不均衡なベースライン特性	・対象者の無作為割付 ・統計学的調整の実施
対象者の欠落	対象者の欠落はサンプルサイズの減少をまねき，群間のベースライン特性に不均衡を生じさせる	・適切に実施可能であれば，対象者を交代する ・統計学的調整の実施
成熟，慣れ	研究成果に影響を与える可能性のある，自然に生じる行動や機能の変化	・対象者の無作為割付 ・影響を最小限にする研究期間の設定 ・測定や治療順序の無作為化 ・統計学的調整の実施
補正的対抗，あるいは怒りによる士気喪失	コントロール群であることを知ったために生じる行動変容	・対象者の分離 ・割付情報の遮蔽化 ・すべての対象者に研究期間中の行動変化を避けるよう依頼
介入内容の拡散，あるいは真似	実験群が受けている内容をコントロール群が知ったことによって生じる行動変容	・対象者の分離 ・割付情報の遮蔽化 ・すべての対象者に研究期間中の行動変化を避けるよう依頼
平均への統計学的回帰	最初の測定，評価結果が極端な結果であっても次の結果は平均に近づくという統計学的傾向	・極値データの除外 ・ベースライン測定の反復
研究者に関する脅威		
治療の補正同等化	遂行能力に影響を与えるコントロール群への意図のある，または意図のない治療の追加	・研究者に対する割付結果の遮蔽化 ・治療プロトコルの遵守 ・対象者に自分たちの行動に関する話し合いを誰ともしないよう依頼
研究の流れに関する脅威		
履歴	研究成果に影響を与える，研究とは関係のないイベントの発生	・対象者の無作為割付 ・イベント発生を避けるよう時間調整 ・統計学的調整の実施
測定手段	データ収集に使用する技術や機器類の機能の不適切な選択	・適切な技術や機器の選択 ・使用者のトレーニングと練習 ・機器の調整
検査	測定順序への慣れや測定者による不適切な合図のために生じたアウトカムの変化	・対象者に測定前の練習機会を与える ・説明を含めたプロトコルを使用

要因	あり（＋）/なし（－）
対象者の選択	＋
割付	－
対象者の減少	＋
成熟，慣れ	＋
補正的対抗，あるいは怒りによる士気喪失	－
治療内容の拡散，あるいは真似	－
平均への統計学的回帰	＋
治療の補正同等化	－
履歴	＋
測定手段	＋
検査	＋

表8-2　介入研究を除く患者/利用者マネジメントモデルの要素に関する研究の研究妥当性にとっての脅威

査や臨床測定に関する横断的研究には影響がない。これらのさまざまな脅威の影響を最小限にするために利用可能な介入研究に対する同じ戦略が，理学療法士の患者/利用者マネジメントモデルの他の側面に焦点を当てた研究デザインに適用される。

　表8-2に，診断検査，臨床測定，予後因子，臨床予測ルール，アウトカムや自己申告型アウトカム測定に関する研究妥当性の脅威の概要を示す。

研究者バイアスの影響

　研究者バイアスは，研究者が意図的，あるいは非意図的に，結果が系統的に真実から逸脱してしまうような研究手順をデザインしたり，干渉することにより生じる。いくつかの研究者バイアスはすべての種類の臨床研究に関連し，他の要因は提起された研究疑問や用いられた研究デザインの種類に依存する。

対象者の選択

　関心のある研究疑問に関連するよう対象者の選択基準を過剰に狭く定義することは，すべての研究に関連する研究者バイアスの1つの例である。他の問題としては，基準には含まれていない特性に基づく他の要因というより，むしろ意図的な対象者の選択もしくは除外である。どちらの状況でもサンプルの代表性が欠如しているという結果は，研究疑問に完全に答えることができず，関心のある現象に対してゆがんだ結論を導き出してしまうことを意味する。例えば，急性腰痛の患者に関するアウトカム研究において，理学療法に対してより意欲があるだろうという理由で，軽度の症状を有する患者のみを対象とした研究を例として考えてみよう。その研究における知見

は，痛みの範囲や理学療法に取り組む姿勢のレベルがさまざまな人から得られるアウトカムの範囲を反映するものではない。

割付

　割付は，対象者の登録責任者がすでに無作為割付された群を他の情報に基づいて変えてしまうことによって，研究者バイアスとなる。例えば，研究プロジェクトのスタッフは，子どもの保護者が代替的治療アプローチに対して懐疑的な意見を示しているため，NDTアプローチに割り付けられた子どもを機能的トレーニングを行う群へと変えることを決めるかもしれない。このように子どもが割り付けられた群を変えてしまうような，前もって決まっていたプロトコルに意図的に干渉することは，無作為割付によって得られた利点を害するとともに，"割付"という脅威となる。

検査

　検査や測定の適用を決める責任者は，対象者の群の分類（研究デザインに関連する場合）や，以前の診断，測定結果に関して知っていた場合，不正確な結果を導くかもしれない。対象者の状態について事前に知っている場合，自分たちが行っている測定に対する研究者の解釈に影響を与える特別な結果を得たいという期待感が生じ，"検査"という研究妥当性の脅威が加わる状況を生み出してしまうかもしれない。どちらの場合も，このような脅威の影響を最小限にするためには，研究に参加するスタッフに情報が伝わらないようにすることであり，そうすることで参加スタッフは対象者に関する情報によって影響を受けたり，そそのかされることはない。

　研究者バイアスは，異なる方法で診断検査に関する研究妥当性を脅かすかもしれない。臨床検査の靭帯断裂検出能を評価する仮の研究を考えてみよう。研究者は靭帯ストレステストに対して陽性を示した症例にのみ優れた比較検査（例：MRI検査）を行うだろう。その結果，靭帯ストレステストで陰性だった者は本当の診断名は確認されず，靭帯ストレステストの有用性は過大評価される状況となるだろう。

　表8-3に，研究者バイアスに関連する要因と，その解決策について示す。

研究妥当性にとっての脅威へのさらなる解決策

　研究者が研究妥当性にとっての脅威から保護する研究デザインの解決策をもち合わせていないとき，彼らには2つの選択肢がある。まず1つ目は，解析をする際に調整変数を使用してその脅威に対する統計学的な補正をすることである。例えば，"時間"は履歴や成熟，慣れの影響を減らすために調整変数として使用してもよい。検査や測定手段に関連する問題には，測定実施者や使用した機器のような調整変数を加えても

表 8-3　研究者バイアスによる研究妥当性にとっての脅威

要因	影響を受ける研究の種類	脅威の特徴	解決策
対象者の選定	・診断検査 ・診断に関連する臨床予測ルール	・研究課題によって定義される関心のある母集団を代表しない対象者を選択する ・診断検査や臨床予測ルールが，関心のある疾病の重症度の違いをうまく区別する能力を制限する	・関心のある疾病の範囲を代表するサンプルを得るために，適切な選択基準と除外基準を定義する
対象者の選択	・予後因子 ・予後に関連する臨床予測ルール	・"非常に健康な人"または"非常に健康を害している人"を対象者として選択する ・回復までの過程や反対のアウトカムにいたる誤った結果につながり，予後因子の有用性に悪影響を与える	・通常は早い段階で対象者を登録する
対象者の選択	・介入 ・アウトカム	・研究課題により定義される関心のある母集団を代表しない対象者を選択する ・異なる状態や異なる予後のプロフィールをもつ者への介入有用性を制限する	・関心のある疾病の範囲を代表するサンプルを得るために，適切な選択基準と除外基準を定義する
割付	・介入	・参加者を登録する者が群割付の過程で干渉する ・研究開始前に群間に不均衡が生じる	・対象者の割付表を前もって作成し，対象者に割付結果を隠す
検査	・診断検査	・研究者は関心のある診断検査で陽性を示した者にのみ優れた比較検査を行う ・診断検査の有用性を過大評価してしまう	・関心のある診断検査の結果に関係なく，優れた比較検査をすべての対象者に行う
検査	・診断検査 ・臨床測定 ・予後因子 ・介入 ・臨床予測ルール ・アウトカム	・測定を行う者が測定対象者の状態を知っていたり，事前検査や測定結果を知ることで解釈に影響を及ぼす ・研究者の期待により不正確な結果を導く	・対象者の状態や事前検査の結果を測定者がわからないようにする

よい。研究開始時に群が異なる場合は，年齢やベースライン時の機能状態など特定の対象者特性が調整要因として用いられるだろう。不均衡な群を扱う際の他の統計学的な方法は，"intention-to-treat 解析"を行うことである。この方法は望ましくない影響要因を分離する数学的な方法で，研究者は行った介入やその他の関心のある変数の貢

献度を正確に記述できる。

　2つ目に，研究者は単に研究妥当性にとっての脅威が存在し，その要因は研究の限界として認識される必要があることを認めることである。研究開始時にこれらの問題が調整できない理由は，通常，研究者が直面した研究の過程における取り組みへの困難を読者が理解できるようにするためや，将来の研究者が同じような問題に直面しないようにするために記述されるものである。

構成概念妥当性にとっての脅威

　研究結果の“信憑性”は，研究に用いられる変数の明確で十分な定義次第で決定される。“研究の範囲内の変数の意味”は，**構成概念妥当性**という用語で特徴づけられる[2] (p.85)。根拠に基づく理学療法では，尺度が本当に変数の概念を表しているか判断するために，両者の比較によって構成概念妥当性の整合性を評価する。例えば，研究者は患者の社会経済的状況と外来患者の理学療法受診との関連性を検討したいと考えているとしよう。研究者は，統計学的解析により結果を得るため，“社会経済学的状況”という変数をどのような尺度で測定するか決定しなければならない。例としていくつかの選択肢があるが，次のものに限られるわけではない。

- 患者の給料
- 資産（例：家，車）
- 投資金
- 世帯収入

　すべての尺度は，“社会経済”という言葉と一致する金銭的基礎をもっている。それらの研究の構成概念妥当性を高めるために，研究者はこの変数を定義しようと1つ，またはそれ以上の尺度を選択するだろう。

　特定の変数に求められる尺度は，研究者にとって時に利用できないことがある。研究デザインの問題は，独立変数，従属変数，調整変数の構成概念妥当性に脅威をもたらす可能性がある。構成概念妥当性の脅威の1つに，変数の不十分な定義によるものがあり，**構成概念の代表性の不足**と呼ばれる。例えば，理学療法の満足度を調査する研究では，患者の経験を得点化するような質問を含むだろう。その質問が予約をとることに関する問題にのみ焦点が当てられていたら，“理学療法の満足度”という議論は完全には成し得ない。そのかわりに，予約過程に対する満足度という変数が測定されたことになる。

　その他の脅威は，対象者が研究者の気づきや期待に応じて行動を変化させるときに

生じる（Carter らにより "実験者の期待" と呼ばれる）[2 (p.86)]。このような状況では，対象者は研究者が望むことを予測し，好ましい反応を示す（Hawthorne 効果として知られている）[4]。または，研究者が検査や測定を行う際に提示するわずかな合図に対して好ましい反応を示す。THA 患者の椅子からの立ち上がり動作を最も安全に指導する方法の効果を検証する仮の研究について考えてみよう。その効果は股関節脱臼を防ぐような運動の制限に患者が従うかどうかで判断されるだろう。被検者が前方に傾き始めるにつれて実験者が眉をひそめると，被検者はこの小さな表情という合図に応じて動き方を変えてしまい，特に動き方に修正を加えた後に実験者が笑顔になるよう動き方を変えるだろう。被検者が教えられたやり方を思い出すというより，むしろ理学療法士のボディーランゲージへの反応を反映するアウトカム変数となってしまっているため，提示方法の効果が誤って示されてしまう。アウトカム変数の構成概念妥当性はこのような状況下では悪影響を受ける。

　さらに，複数の治療間の相互作用があるときや，検査そのものが治療となる場合に，構成概念妥当性に対する脅威が生じる。前者の場合，1 つの治療として定義された独立変数が，実際には被検者が受けた治療の組み合わせを反映しているかもしれない。例えば，有酸素運動能力に対する経口ビタミン補助食品の効果に着目した研究では，被検者や実験者が気づかないわずかな体重減少を通じて追加のビタミンが得られると，構成概念妥当性に対する脅威が生じる。後者の場合，ハムストリングスの柔軟性に対するストレッチングの効果を検証する研究では，膝関節や股関節の関節可動域 range of motion（ROM）を測定する過程で，着目した筋群にストレッチング効果が生じてしまい，構成概念妥当性に対する脅威となる。

　構成概念妥当性における問題を避けるためには，研究で用いるすべての変数に対して操作的定義を明確にすることから始まる。それを実現するためには，実験者はそれらの変数を直接的に示す尺度を選択すべきである。さらに，実験者からの合図の影響を最小限にすることや，治療の差別化を図ったり実証するために，測定を行っている実験者を隠すことを考えるべきである。すべてのことに失敗してしまったら，将来行われる研究でそれらの問題に対処されることや，患者/利用者/被検者にエビデンスを適用するとき，それらの問題を考慮することを促すために，研究者はどこで構成概念妥当性が危険にさらされるのか，それらの問題に関する説明を行うべきである。

"信憑性"：質的研究

　量的研究デザインでは，適切に設計され実行された方法により捉えることができる客観的な目的が存在することを仮定している。自身の研究における研究妥当性にとっ

ての脅威を避ける，もしくは影響を少なくするための実験者の能力は，得られる結果の"信憑性"の程度によって決まる。しかし，"信憑性"の概念は質的研究の理論的枠組みとは矛盾するようにみえる。質的研究における真実や意義は，研究に参加する各個人固有の考え方次第で決まり，そのため多様な体をなす。逆効果にならないのであれば，このようなデザインにおいて研究妥当性にとっての脅威の影響を避けたり，最小限にとどめることは不必要に思える。しかし，質的研究の主観的で事例的な成果の価値を減じる批評家に対して答える必要性は，質的研究を行う研究者にとって自身の用いた研究デザインの信憑性を確認するための戦略の展開を促す[8]。

三角測量は，質的研究の過程で生み出された概念や展望を確認する方法である[4,8]。研究者には，この検証を行う上でいくつかの選択肢がある。最初に，彼らは現象を記述するために患者や介護者といった対象者の多くからデータを得るだろう。次に，同じような問題や現象に着目してインタビューや直接観察を行うといった方法を用いてデータを集めるだろう。さらに，自分たちが集めてきたデータの議論を通じて，確証的な情報，または矛盾する情報を提供する多くの研究者がその研究に含まれるだろう。また報告された知見の信頼性は，概念や主題そして展望の整合性によってももたらされる。

再帰性は，研究者が研究の各時期に自身の仮説を熟慮し継続的に検証するべきであるという，質的研究デザインの原則のことである[8]。自身の研究活動において，この原則に従う研究者は，観察された現象や研究参加者に関して予想していた考えを実証するだろうし，新しいデータが得られたときにはその分析を繰り返し行い，すでに知られている理論的見解からその解釈に挑戦することができる。このことは，量的研究デザインにおいて行われるようなバイアスの排除を意図するものではない。むしろ，再帰性の精査はバイアスを自身の研究や研究参加者における状況と意図的な関係をもたせる点で研究者を補助するものである。

研究の適合性

いったん研究の"信憑性"が評価されると，理学療法士は知見が自身の状況に関連するのか検討しなければならない。**外的妥当性**は，"現実世界"において量的研究に有用性があるか表現する用語として用いられる。**移転性**は類似した用語として質的研究デザインで用いられる。言い換えると，読者が群（または個人）を越えて，研究の行われた環境や読者の置かれた臨床現場にも適用できるときには，その研究は強い外的妥当性や移転性を有するということができる。外的妥当性や移転性にとっての脅威として次のものがあげられる。

- 不適切なサンプルの選択：対象者はそれらが表すとされる母集団とは異なり，狭く定義された集団のみを含んでいる。
- 異なる環境：他の臨床場面で起こるであろうこととは異なる様式で行われる研究要素を必要とする。
- 時間：その研究は現在とはかなり異なる状況で実施されている[2]。

　すべての研究者が処理しなければならない計画と資源（例：研究資金）の制限を受けてしまうことは，ある程度，すべての研究の外的妥当性や移転性に対する制限を生じさせるだろう。例えば，特に対象者が患者群であれば，十分な種類と規模のサンプルを募集したり，“リアルタイム”に研究を実施することは困難かもしれない。病理学や傷害の影響を受けた場合にのみ研究対象は患者となり，その罹患率や発生率によって患者が対象となる可能性は決まる。しかし，正当なサンプルサイズを追求することは，多様な対象群を生じさせることとなり，誰を代表するものにもならない。

　研究者は，量的研究では無作為抽出を用いて多くのサンプルを選択し，質的研究ではすでに知られている異なる視点に立って参加者を募ること，“現実世界”の状況下で研究を行うこと，さらには最近起こっている現象を取り上げ，なるべく早く研究成果を公表することによって，外的妥当性や移転性を検証することが肝要である。根拠に基づく理学療法では，自身の患者/利用者/被検者に研究成果が適用できるかを判断するために，外的妥当性や移転性の脅威となる要因の範囲と影響の大きさを評価しなければならない。

8

まとめ

　量的研究における研究妥当性は，研究成果が現象に対する真実を表現し信用できる限度を表す。構成概念妥当性は，量的研究において用いられる変数が明確に定義，計測される程度と関連している。研究妥当性や構成概念妥当にとっての脅威により，研究で得られた知見に対する競合的証明がなされる可能性があり，それによってその信憑性に関する議論に挑むことになる。質的研究を行う者も信憑性の問題に対処しなければならない。外的妥当性や移転性は，それぞれ量的研究，質的研究の分野で用いられる妥当性に関連する用語である。外的妥当性や移転性の限界は，行われた研究の対象とは異なる患者や利用者に対して研究知見がどの程度適用できるのかを表す。多くのデザインや統計手法を用いることで，研究の信憑性や妥当性にとっての脅威を最小限にすることができる。根拠に基づく理学療法では，自身の患者/利用者/被検者に対してあるエビデンスが有用で適切だと判断したら，研究妥当性にとっての脅威とその

影響を減少させる解決策についての見識を深めなければならない。

演 習

1. 研究妥当性，構成概念妥当性，外的妥当性の定義について述べてください。これらの用語の焦点はどこに当てられているか述べてください。さらに，なぜこれらは量的研究の統合に重要なのか述べてください。
2. 研究妥当性を脅かす要因を3つ列挙し，それぞれの原因と量的研究のデザインにおける解決策を1つずつ述べてください。自分の考えを支持する理学療法に関連する研究シナリオを提示してください。
3. 研究者が量的研究においてバイアスをどのように生じさせるのか述べてください。自分の考えを支持する理学療法に関連する研究シナリオをあげてください。
4. 構成概念妥当性の脅威を1つあげ，その原因と解決策についてそれぞれ1つずつ例をあげてください。自分の考えを支持する理学療法に関連する研究シナリオを提示してください。
5. 外的妥当性を脅かす要因を1つあげ，その原因と解決策についてそれぞれ1つずつ例をあげてください。自分の考えを支持する理学療法に関連する研究シナリオを提示してください。
6. 質的研究における三角測量について述べてください。これらのデザインにおける信憑性はどうすれば支持されますか？　自分の考えを支持する理学療法に関連する研究シナリオを提示してください。
7. 質的研究における再帰性の原則について述べてください。これらのデザインにおける信憑性はどうすれば支持されますか？　自分の考えを支持する理学療法に関連する研究シナリオを提示してください。
8. 移転性にとっての脅威を1つあげ，その原因と質的研究における解決策について述べてください。自分の考えを支持する理学療法に関連する研究シナリオを提示してください。

9章

統計学的な謎の解明：記述統計学

目　標

本章を読むことで，以下のことができるようになる。

1. 以下の記述統計学的手段の特徴を考察する。
    a. 目的
    b. 使用の適応
    c. 使用方法
    d. 統計量から得られる情報
    e. 使用の制限または注意
2. 本章でレビューした統計学的手段から得られた情報を解釈する。

9

本章の用語

間隔尺度：対象や特性をカテゴリー間に与えられた等距離の順序により分類した
　　尺度であるが，所与の実証的な0はない。

効果量（ES）：2つの平均値の差の大きさ。統合した標準偏差で割ることで標準化
　　し，異なる尺度で測定された効果を比較する[2]。

最頻値：データセットの中で最も多く現われた値。

順序尺度：対象や特性を順序により分類した尺度であるが，カテゴリー間の差は
　　等しいという数学的特性に欠ける。0がある場合とない場合がある。

推定の標準誤差（SEE）："個々のデータの点と回帰式との距離の標準偏差"[2(p.482)]。

測定の標準誤差（SEM）：反復測定から得られる "測定誤差の標準偏差"[2 (p.482)]。

中央値：データの中央の値。

パーセンタイル：四分位数や三分位数のように，一定の割合の値がどこに存在す
　　るか特定するために用いられるデータの分割点[3]。

パーセンタイル範囲：あるパーセンタイルから次のパーセンタイルまでの広がり

を示す測定値。中央値周囲のバラツキを指すのに用いられる[3]。

バラツキ：データセットの中で値が広がっている程度[3]。

範囲：最大値と最小値の差。

標準偏差（SD）：データセットの平均値からの距離の絶対値の平均。

比率尺度：実証されたゼロ・ポイントとカテゴリー間が等距離の順位によって対象や特性を分類した尺度。

頻度：現象や特性が起こる回数。

平均：データの総和をデータ数で割ったもの。

平均の標準誤差（SEM）：関心のある母集団の標準偏差の推定。母集団から反復して抽出されたサンプルに関連する誤差の程度を表す[3]。

変動係数（CV）：平均の割合で表わされるデータセットのバラツキ[1]。

名義尺度：対象や特性を分類する尺度で，順序はなくカテゴリー間の距離も等しくない。

ゆがみ：データセットの中の外れ値がもたらす正規釣鐘状曲線のゆがみ。

はじめに

"統計学"という用語は，多くの研究者や臨床家をおじけづかせている。それはおそらく，謎めいた情報の提供方法と同様に，複雑な数式から成り立つものだからであろう。しかし，統計学は理学療法士が臨床的手段を用いる場合と同様な方法で研究者が使う単なる道具の集まりである。例えば，理学療法士が歩行検査，トレッドミルストレステストやエルゴメーター試験を使って有酸素能力を測定するようなものである。同様に，理学療法士は徒手角度計，電子角度計や傾斜計を用いて関節可動域を測定することができる。これらの道具はすべて，特定の現象を客観的な（バイアスのない）方法で捉えるものである。さらに，理学療法士は測定したものを定量化し，理学療法前後でのパフォーマンスの変化を計算することができる。

　理学療法士がクリニックで用いる道具は，統計学と次のような共通した特徴がある。

1. 具体的にデザインされた目的
2. 使用の適応
3. 定められた使用法
4. 使用時に得られる特有の情報
5. 道具の適切な使用の範囲を超える限界や，使用上の重要な警告

　例えば，角度計の特徴は次のとおりである。

1．角度を測定するようにデザインされている。
2．理学療法士が関節の位置や身体検査中の関節可動域を定量化する必要があるときに用いる。
3．関節の運動軸の回転中心に適用され，関連する骨指標を結ぶ直線にアームを合わせる。
4．度単位で測定される。
5．測定の標準誤差は 4 度である。

　理学療法士が角度計を適切に使えば，関節の位置や可動域の情報が得られ，理学療法士は，その情報を同年齢，同性の人体の標準的なデータに基づいて解釈する。理学療法士の角度計によって測定された数値の解釈は，"正常な"，"制限あり"，"過度の"，"悪化した"のような用語で表現される。

　研究論文を読むとき，角度計の特徴を考えるのと同じように著者が使った統計学について考えるといいだろう。根拠に基づく理学療法では，研究課題に対して正しい統計学的手法を選択し，正しく適用されたか検討することである。次に，理学療法士は統計学がもたらした情報が何か（すなわち，研究結果），その情報についてどう考えるか（すなわち，結果が重要で有効か否か）を検討しなければならない。

　本章では，臨床研究において広く用いられる記述統計学について述べる。目的は，記述統計学がどのように使われ，記述統計学から得られる情報をどのように解釈するか読者の理解の手助けをすることである。

9

記述統計学

　記述統計学は，その名のとおり，研究者によって集められたデータを記述するものである。研究者は，いくつかの理由によりデータを記述する。まず，唯一の研究目的が関心のある現象についての数字的に詳細な要約である場合に記述統計学を用いる。一般的には，疾患，障害，問題となる個人の特性，関連する診断の発生率や有病率および介入利用率である（これらに限定はされない）。研究目的が記述のみの場合，研究は理学療法士が病態やその管理に関する背景について回答することをしばしば意図している。2 つ目は，研究者は関係性や差に関する研究において，データが統計学的検定のための準備ができているかを決定するために記述統計学を用いる。推測統計学的検定は，データの性質やデータの型についての仮定に基づいて発展してきたため，こ

のステップは必須である。これらの仮定を無視すると，おそらく研究者の結果を台無しにするであろう。最後に，研究者は関連ある対象者や環境特性についての情報を提供する，関係性や差に関する研究に記述統計学を用いる。これらの記述により，理学療法士にとって当該研究がエビデンスを得ようとしている患者や利用と類似する対象者を含んだものであるかどうか決定する手助けとなる。

データの分布

統計学的検定の準備は，データの分布を検討することで決められる。特に研究者が知りたいのは，(1) データが密集している中心点，(2) すべてのデータは中心点からどのくらい離れているか，である。(1) の特徴は，"代表値" といわれ[2]，平均値，中央値，最頻値で表される。最もよく使われる記述統計は**平均値**（$\bar{x}$ で表す）であり，すべてのデータの平均の値を表す。**最頻値**はデータセットの中で最も多く現れる値であるのに対して，**中央値**はデータの中央の値を表す。平均値は，伝統的に比率尺度や間隔尺度に対して用いられる。中央値と最頻値は**比率尺度**，**間隔尺度**，**順序尺度**に用いられる。しかし，最頻値は**名義尺度**を記述するときに用いられる唯一の代表値である。

(2) の特徴は，データセットの**バラツキ**，すなわち，中心の値の周囲にどの程度データが分布しているかである。バラツキを表すのに最も用いられるのは，範囲，標準偏差，パーセンタイル範囲である。**範囲**は，データセットの中の最大値と最小値で決まり，これらの値（例えば，20〜100）や，最大値と最小値の差（例えば，80）で表す。範囲を用いることの限界は，各データの情報を反映していないことである。一方，**標準偏差 standard deviation**（SD）は，各データと平均値との差の絶対値の平均を要約した値である。研究者は一般的にはデータの全体像を表すのに，平均値とともに SD を報告する。SD が大きい場合，データセットのバラツキが大きいことを表す。**パーセンタイル範囲**は，ある値がすべてのその他の値に対して相対的にどこに位置するかを決定するために等分にデータを分割するときに用いられる（すなわち，10 番目，四分位数，3 番目など）[3]。これらの区分は，**パーセンタイル**といい，さらなる比較のために対象を小さな群に分割するときによく用いられる。成長曲線は，ある子どもの成長を同性，同年齢の健康な子どもの典型的な値と比較して評価することを助けるために，パーセンタイル範囲を使いやすい。

研究者はまた，同じ現象の異なる測定単位間や（例えば，生体電気インピーダンスとキャリパーを使った身体組成の値），異なるサンプルから得られた同じ測定単位間（例えば，握力の反復検査から得られた値）のバラツキを比較することにも興味があるだろう。この状況でよく用いられる記述統計は，**変動係数 coefficient of variation**

（CV）である。CV は，標準偏差を平均値で割りパーセントで表される相対的なバラツキである。この計算では測定単位が約分され，異なる測定単位間や異なる測定単位内での比較が可能となる。

　この点に述べられる変動性の計測は，概して一度に集められたデータを評価するために用いられる。研究者はまた，測定やサンプルの抽出を複数回行うとき，そのバラツキを評価することもあるだろう。すべての測定は，ある程度の誤差がつきものである。複数回測定することによる誤差の標準偏差は，**測定の標準誤差 standard error of measurement**（SEM）といわれる[2]。この統計量は，測定ごとに測定値がもとの値からどのくらい変動するかを示すものである。既知の測定誤差のバラツキは，研究者や臨床家にとって測定ごとに"真の"変化が起こっているか判断する手助けとなる。例えば，徒手角度計の測定の標準誤差は 4 度であると先ほど述べた。術後に膝屈曲の可動域を回復させようとしている患者を考えてみよう。理学療法士は，一般的に介入前後で罹患した関節の可動域を測定する。介入前後で可動域の変化が 4 度を超えれば，患者の実際の改善が実証されるだろう。可動域の増加が 1～4 度の間であれば，それはおそらく測定誤差の範囲内かもしれない。言い換えれば，理学療法士は患者が真に改善したのか，あるいは新しい値が測定手順そのものの人為的な結果であるのか確証をもっていうことができない。一方，**平均の標準誤差 standard error of the mean**（SEM）は母集団から繰り返しサンプルが抽出されるときに生じる誤差の変動を評価するものである。この値はまた，研究対象の母集団の平均値周辺のバラツキの評価ともいわれることがある[3]。バラツキが小さければ，母集団から抽出された研究サンプルの測定値の平均は，母集団の測定値の平均により近づく。残念ながらバラツキの測定値の略語は 2 つとも同じ SEM であり，研究報告を読んだり聞いたりするときに混乱する。根拠に基づく理学療法では，提供される情報を誤って解釈しないように，略語が使われている前後関係と同様に略語の定義を意識しなければならない。

　最後に，予後を推定する研究者はデータ点の集まりから引かれた直線周辺のバラツキを評価するだろう。個々のデータの点と回帰式との距離の標準偏差は，**推定の標準誤差 standard error of the estimate**（SEE）と呼ばれる。小さい SEE は，予測精度が高いことを意味する。

　代表値とバラツキに加えて，データに対する統計学的検定の準備ができているかを研究者は値の視覚的な表示によってすぐに決めることができる。一般的に用いられるグラフ表示は，ヒストグラム（**図 9-1**）と線プロット（**図 9-2**）である。特に研究者が知りたいのは，データのプロットが左右対称な釣鐘状曲線となっているかどうかである（**図 9-3**）。

　釣鐘状曲線のデータは，群の値が代表値（通常，平均値）の周辺にある"正規分布"といわれる[1]。加えて，値の予測可能な割合は，正規分布のデータの平均値から 1，2

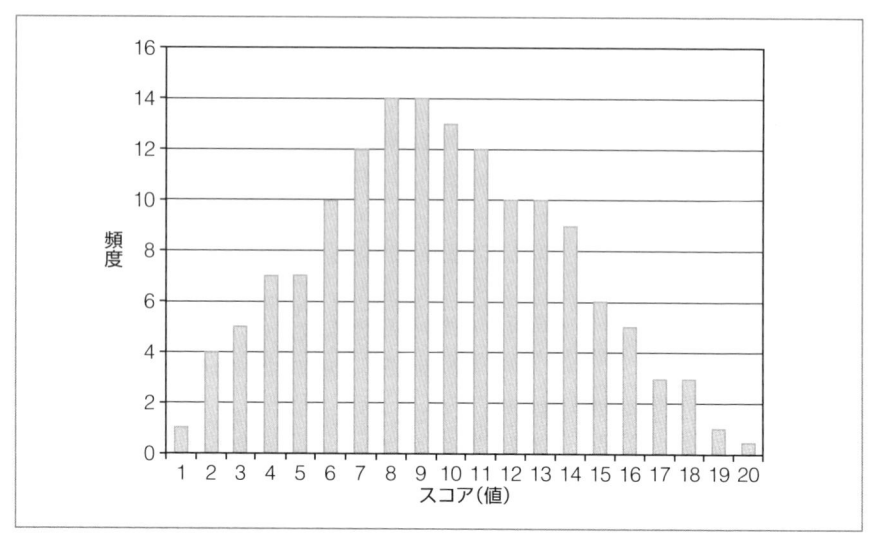

図 9-1　仮想データのヒストグラム

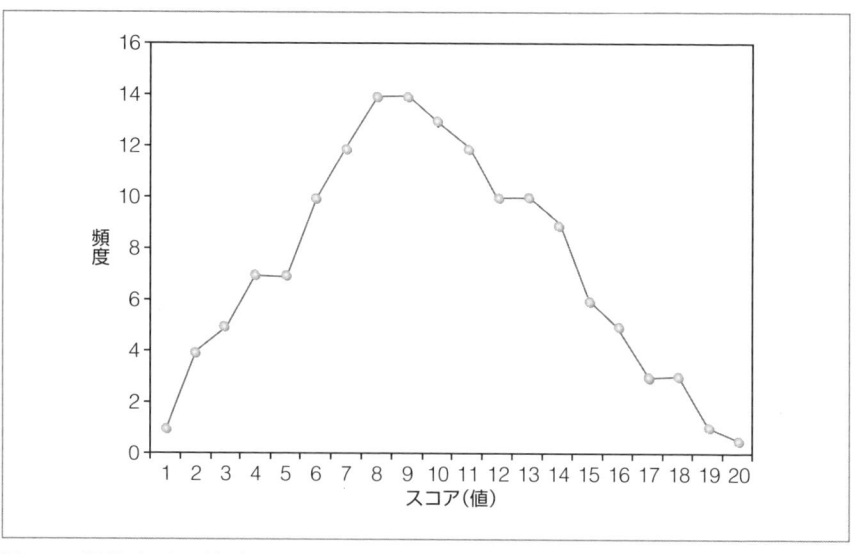

図 9-2　仮想データの線プロット

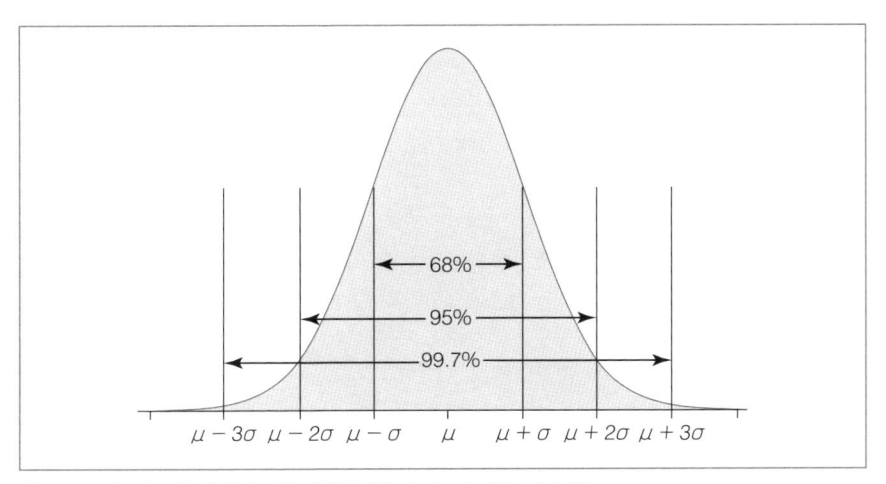

図 9-3　データの正規分布（釣鐘状曲線）と 1, 2 および 3 SD
© Jones & Bartlett Learning

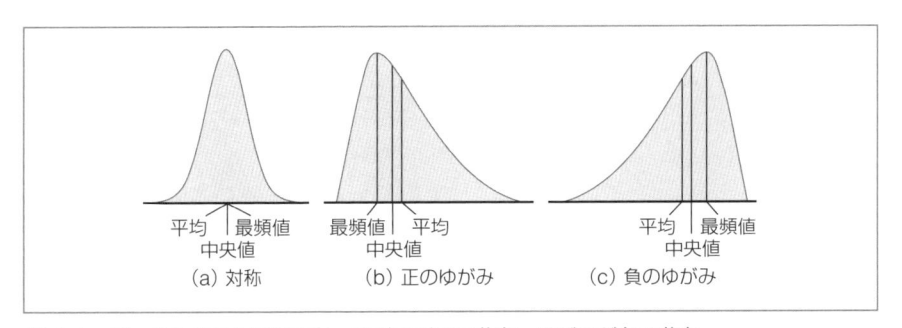

図 9-4　データの分布：正規分布，ゆがみが正の分布，ゆがみが負の分布
© Jones & Bartlett Learning

あるいは 3 SD の範囲内に位置する。釣鐘状曲線の特徴は，パラメトリック検定の基礎となる。

　間隔尺度や比率尺度の場合，群の極端なスコアは曲線をゆがめ，ある方向あるいは他の方向に非対称にする。曲線の端（あるいは尾）を右に引っ張る値（例えば，群の平均よりも極端に高い BMI の対象者）は "ゆがみが正の分布" となる。曲線の端を左に引っ張る値（例えば，群の平均よりも極端に低い年齢の対象者）は "ゆがみが負の分布" となる（**図 9-4**）[4]。

　外れ値はまた，平均値を細長い尾のほうへ変位させる。これは平均値がデータセットのすべての値（外れ値を含む）を用いて計算されるものだからである。最頻値は，

最も多く現われる値であるため，外れ値の影響を受けない。なぜなら，データセットのすべての値の数学的な要約ではないからである。最後に，中央値は，ある方向あるいは他の方向に変位する分布の中央の値であるため，平均値と最頻値の間を動く。

対象者の特性

　すべての臨床研究の重要な特徴は，研究の対象の記述である。これは，根拠に基づく理学療法において対象者が個々の患者/利用者/被検者とどの程度似ているかを判断する際の必須の情報である。対象者の特性の要約はまた，研究者にとって2つの理由で重要である。1つ目は，研究者は抽出されたサンプルがどの程度，母集団を表しているか知りたいものである。サンプルと母集団の差が大きい場合，結果がその研究を越えて応用できる範囲が制限されてしまう。2つ目は，介入を行って2つ以上の群間のアウトカムを比較することに関心がある研究者は，対象者の関連ある特性が研究開始時の群間に等しく分布していることを求める。群間の分布の差が大きい場合，定量的研究の妥当性は損なわれてしまう。

　記述統計学を用いて一般的に要約される患者/利用者/被検者の特性は以下のとおりであるが，これらのみに限定はされない。

- 人口統計学の情報
  - a．年齢
  - b．性別
  - c．人種/民族性
  - d．教育レベル
  - e．社会経済的地位
  - f．雇用状況
  - g．結婚歴
  - h．保険のタイプや加入の有無
- 臨床情報
  - a．身長
  - b．体重
  - c．診断
  - d．疾患あるいは有害事象のリスク因子のタイプや数
  - e．合併症の数やタイプ
  - f．健康状態や機能の状態
  - g．精神状態や認知状態

特性	平均あるいは%	標準偏差	範囲
表9-1 老人ホームの住人の膝屈曲拘縮のリスク因子に関する仮想の研究における記述統計量の例			
年齢	84.4	4.5	77〜92
性別（女性の%）	72	—	—
MMSE[6] スコア	20.7	2.8	16〜27
合併症の数	2.75	1.2	1〜5
薬の数	3.75	1.1	2〜6
膝手術歴の有無（ありの%）	31	—	—

h．移動のための支援機器のタイプ
i．薬のタイプや数
j．診断検査のタイプや数
k．手術のタイプや数
l．紹介医師のタイプ

　表9-1 は，老人ホームに入所する住人の膝屈曲拘縮のリスク因子に関する仮想の研究における，対象者の特性を表す記述統計量である。年齢，Mini Mental State Exam（MMSE）[6]，合併症や薬の数は比率尺度であるため，これらの平均，標準偏差や範囲が提示されている。"性別"や"膝の手術歴の有無"は，頻度による数学的表現が求められる名義尺度である。**頻度**とは，その特性をもつ対象者の数，あるいは全対象者数に占める割合である。この例では，対象者の72%が女性であり，31%に膝の手術歴がある。

効果量

　理学療法士には，多くの臨床上の問題に解答を出すために，現象を"記述する"以上に定量的なエビデンスを必要とする。例えば，脳卒中急性期における退院予測の患者特性の有用性に関する研究では，関係性の分析が必要となる。同様に，乳腺切除術後のリンパ浮腫を軽減するための実験的介入の効果に関する研究では，介入群とコントロール群との間の差の解析を必要とする。統計学的に有意な関係や差を示す結果は有用だが，個別の患者/利用者/被検者に情報を適用する正当な理由となるか否かを決定するにはおそらく十分ではない。研究者は特定の関係や差の大きさに関する情報を含ませるのが理想である。

　研究成果の大きさに関する情報を提供するのに用いられる記述統計量は，**効果量**

effect size（ES）である。効果量には絶対的なものと相対的なものがある。例えば，美容師の肩の痛みに対処するため2つの介入の実験的デザインを考えてみよう。ボディーメカニクストレーニングと運動の両方を実施した群と運動のみを実施した群である。両群のアウトカムは上肢障害評価表 Disability of the Arm, Shoulder and Hand（DASH）[7]の自己申告調査により測定されている。

　DASH の得点が両群で 15 ポイント違うという結論であれば，効果の絶対的な大きさは 15 である。相対的な効果の大きさはデータのバラツキ（すなわち標準偏差）が計算の中に含まれる場合に導き出される。相対的な効果量は，0～1 の間である場合が多い。相対的な効果量の基準には以下の報告がある。

- 0.20　効果小
- 0.50　効果中
- 0.80　効果大

　この基準を適用すると，1 を超える効果量は非常に大きな効果を生んでいる。

まとめ

　統計学は，対象者から収集したデータを理解し評価するために研究者が使う道具である。臨床で用いる道具と同様に，統計学的検定は目的，使用の適応，使用のための特別な方法，あるいはその性能に関する制限や警告を定義している。統計学的検定はまた，それらの情報を特定の形で提供する。本章で述べたツールは，代表値とその周辺のバラツキを特定することにより収集されたデータを記述するようデザインされている。根拠に基づく理学療法では，課題をもつ患者/利用者/被検者と対象の特性が合致するか決定する。理学療法士は，予測因子の有効性を評価するときは変数間の関係の大きさを，介入の有効性を評価するときは変数間の差の大きさを用いる。

　表9-2は，本章で述べた臨床研究で一般的に使われる記述統計量のまとめである[1-5]。

表 9-2　記述統計量

統計量	目的	使用の適応	使用方法	提供される情報	制限または重要な注意
頻度	・対象者の数やその特性を数える	・疫学論文における現象や特性の記述 ・疫学以外のすべての論文における対象者、検査結果、アウトカムの記述	・すべての尺度で使用できる	・数 ・パーセンテージ	・なし
平均値	・データの要約 ・データが最も集まる中心点の決定	・疫学論文における現象や特性の記述 ・疫学以外のすべての論文における対象者、検査、検査結果、アウトカムの記述	・比率尺度と間隔尺度で使用できる ・数学的な性質に対するにもかかわらず順序尺度に用いられることもある	・データセットのすべての値の平均	・すべての値が計算に含まれるため、外れ値に影響される
中央値	・データの要約 ・データが最も集まる中心点の決定	・平均値と同様、特にデータが歪んでいる場合	・比率尺度、間隔尺度、順序尺度で使用できる	・データセットの中央の値	・計算によって導出されるものでないため、外れ値の影響を受けない
最頻値	・データの要約 ・データが最も集まる中心点の決定	・平均値と同様	・すべての尺度で使用できる ・名義尺度に用いられる唯一の要約統計量	・データセットの中で最も頻度が高い値	・計算によって導出されるものでないため、外れ値の影響を受けない ・データセットには2つ以上の最頻値がある場合がある
範囲	・データセット内のバラつきの記述	・平均値や中央値についての情報の補足	・比率尺度、間隔尺度、順序尺度で使用できる	・最大値と最小値あるいは最大値と最小値の差	・すべてのデータのたった2つの値で表される。それらは外れ値かもしれない ・最も役に立たないバラつきの記述
標準偏差（SD）	・平均値周辺のバラつきの記述	・ありのままを純粋に記述した論文 ・他のすべての論文における対象者、検査結果、アウトカムの記述	・平均値からの偏差によって計算される	・個々の値の平均値からの偏差の要約	・データが正規分布（釣鐘状曲線）に従う場合、 ・±1 SDにデータの68%がある ・±2 SDにデータの95%がある ・±3 SDにデータの99%がある ・外れ値の影響を大きくは受けない
パーセンタイル範囲	・データセット内のバラつきの記述	・中央値についての情報の補足に用いられることが多い	・すべての尺度で使用できる ・分割点は、三分位数や四分位数	・値の特定の割合を含む範囲（例えば、25番目のパーセンタイル）	・バラつきの記述
変動係数	・平均に対してのバラつきの測定（平均値周辺のバラつきではなく）	・異なる単位の測定手段から収集された値のバラつきの比較 ・同じ測定手段からの反復データのバラつきの比較	・平均に対する標準偏差の比率で計算される	・バラつきの割合	・なし

（つづく）

表9-2　記述統計量（つづき）

統計量	目的	使用の適応	使用方法	提供される情報	制限または重要な注意
ゆがみ	・データからつくられた曲線の形状の記述	・データの正規性の決定	・データの要約説明の一部として計算される	・正（右）あるいは負（左）の値	・データセットの中に外れ値がある場合に起こる
測定の標準誤差（SEM）	・反復測定された個体におけるバラツキの決定	・真の変化か反復測定の誤差であるかの識別	・この値を得るための十分な反復測定は理論的に不可能なので数学的に推定される	・測定誤差の標準偏差	・測定誤差が正規分布にしたがうと仮定する場合， ・±1SEMにデータの68%がある ・±2SEMにデータの95%がある ・±3SEMにデータの99%がある ・SEMは平均の標準誤差の略語でもある
平均の標準誤差（SEM）	・同一の母集団から繰り返し抽出されたサンプルのバラツキの決定	・標準偏差とともに，あるいはかわりに報告される	・繰り返しサンプルを抽出することは理論的に不可能なので数学的に推定される	・母平均やサンプルの分布の標準偏差	・サンプル数が大きい場合，SEMは小さくなる ・標本誤差が正規分布にしたがうと仮定する場合， ・±1SEMにデータの68%がある ・±2SEMにデータの95%がある ・±3SEMにデータの99%がある ・SEMは測定の標準誤差の略語でもある
推定の標準誤差（SEE）	・直線からデータ点の集まりへのバラツキの決定	・予測因子についての研究	・直線からデータまでの距離で計算される	・直線からデータ点までのバラツキの要約	・サンプル数が大きい場合，SEEは小さくなる ・直線からのデータのバラツキが正規分布に従うと仮定する場合， ・±1SEEにデータの68%がある ・±2SEEにデータの95%がある ・±3SEEにデータの99%がある
効果量	・変数間の関係や変数間の差の範囲の決定	・予測因子，介入やアウトカムの研究	・比率尺度と間隔尺度で使用できる	・関係や差の大きさ	・絶対的なものと相対的（データのバラつきを含めた）なものがある

演　習

問題 1～3 は下記の内容に関係する質問です。
　研究目的　　骨粗鬆症患者のカルシウム消費パターンの記述
　結果　　　　（$n=75$ 人）
　性別　　　　68%が女性
　対象者の年齢（歳）　　平均値：56.6
　　　　　　　　　　　　中央値：61.2
　　　　　　　　　　　　SD：8.43
　　　　　　　　　　　　範囲：32～97

1. 集められた対象者の年齢の範囲に基づいてデータをプロットして作成した曲線は，どれですか。
　　a．正規分布（釣鐘状曲線）
　　b．負のゆがみ
　　c．正のゆがみ
　　d．二峰性
2. 性別を定量化する際に用いる記述統計はどれですか。
　　a．頻度
　　b．最頻値
　　c．効果量
　　d．パーセンタイル
3. データの分布は平均 63 でした。この誤差の標準偏差を何といいますか。
　　a．変動係数
　　b．パーセンタイル範囲
　　c．平均の標準誤差
　　d．測定の標準誤差

問題 4 と 5 は下記の内容に関係する質問です。
　研究課題　日照量とうつ病のレベルが運動頻度に与える影響は何ですか。
　運動頻度の平均が週 2.3 回（SD＝0.4）の日照曝露量が少ない群と，日照曝露量がより多い群（運動頻度の平均が週 3.8 回，SD＝0.4）との比較
4. この研究の絶対的な効果量はどれですか。
　　a．1.5
　　b．0
　　c．3.4
　　d．1.9
5. 標準偏差 0.4 は何を表しますか。
　　a．サンプル中のデータの範囲
　　b．平均値周辺のデータのバラつき
　　c．測定の標準誤差
　　d．相対的な効果量

10章

統計学的な謎の解明：推測統計学

目 標

本章を読むことで，以下のことができるようになる。

1. 以下の違いを区別する。
   a．パラメトリック検定とノンパラメトリック検定
   b．関連性の検定と差の検定
   c．独立変数と従属変数
2. 以下の推測統計学的手段の特徴を考察する。
   a．目的
   b．使用の適応
   c．使用方法
   d．統計量から得られる情報
   e．使用の制限または注意
3. 以下によって与えられる情報を解釈する。
   a．本章の中でレビューされる統計学的検定
   b．p 値と信頼区間
4. 統計学的有意性と臨床的関連性を区別する。
5. 検出力の概念を説明できる。

本章の用語

アルファ（a）水準（または有意水準）：変数間の関連や差が真の結果であるか，または偶然の結果であるかを判断するために，研究者が用いる閾値のこと[1]。

陰性的中率（NPV）：検査結果が陰性の患者/利用者/被検者が真に陰性である割合[2,5]。

陰性尤度比（LR－）：真に陽性である患者/利用者/被検者が検査結果で陰性である尤度（検査における感度や特異度）と，真に陰性である患者/利用者/被検者が検査結果も陰性である尤度の比[5]。

オッズ比（OR）：予後（リスク）因子のない人と比べて，予後（リスク）因子のある人にそのアウトカムが生じる確率[2]。

間隔尺度：対象や特性をカテゴリー間に与えられた等距離の順序により分類した尺度であるが，所与の実証的な 0 はない。

感度：ある症状が陽性である人に対して検査をしたときに陽性の結果が出る割合。"真の陽性度"ともいわれる[2]。

決定係数：ある変数が他の変数により説明できるバラツキの割合（パーセンテージで表す）。

検者間信頼性：繰り返し測定が行われた場合の 2 人以上の検者間における測定値の安定性。

検者内信頼性：同一の検者が，繰り返し測定を行ったときの測定値の安定性。

検出力：2 つ以上の変数，あるいは 2 つ以上の群の間に差が存在する場合，統計学的検定が差を検出する確率[1,3]。

順序尺度：対象や特性を順序により分類した尺度であるが，カテゴリー間の差は等しいという数学的特性に欠ける。0 がある場合とない場合がある。

信頼区間：ある変数における真の値が，特定の確率（例：90％，95％，99％）内に存在すると推定される値の範囲[3]。

推測統計：サンプルによって提供されたデータをもとに，母集団の特性を推測する統計学的検定。

推定の標準誤差(SEE)："個々のデータの点と回帰式との距離の標準偏差"[3](p.482)。

第Ⅰ種の過誤：有意な関連や差がないにもかかわらず，統計学的検定の結果，有意な関連や差があることを示す誤り（すなわち偽陽性）[1]。

第Ⅱ種の過誤：有意な関連や差があるにもかかわらず，統計学的検定の結果，有意な関連や差がないことを示す誤り（すなわち偽陰性）[1]。

多重共線性：独立変数が互いに関連している程度[4]。

中央値：データの中央の値。

治療必要数（NNT）：研究の過程を通して，実験的介入によりある良好なアウトカムを得る，または好ましくないアウトカムを防ぐために必要な治療対象者の数[2]。

データ変換：パラメトリック検定に求められる，データを正規分布に変換する数学的手法。

10

特異度：ある症状が陰性である人に対して検査をしたときに陰性の結果が出る割合。"真の陰性度"ともいわれる[2]。

ノンパラメトリック統計学的検定（ノンパラメトリック統計，ノンパラメトリック検定）：名義尺度と順序尺度に使用される統計学的検定。正規分布でない間隔尺度と比率尺度にも用いられる。

バラツキ：データセットの中で値が広がっている程度[7]。

パラメトリック統計学的検定（パラメトリック統計，パラメトリック検定）：正規分布である間隔尺度と比率尺度に用いる統計学的検定。

***p*値**：統計学的な結果が偶然起こった確率。

標準偏差（SD）：データセットの平均値からの距離の絶対値の平均[6]。

比率尺度：実証されたゼロ・ポイントとカテゴリー間が等距離の順位によって対象や特性を分類した尺度。

平均：データの総和をデータの数で割ったもの。

名義尺度：対象や特性を分類する尺度で，順序はなくカテゴリー間の距離も等しくない。

ゆがみ：データセットの中の外れ値がもたらす正規釣鐘状曲線のゆがみ。

陽性的中率（PPV）：検査結果が陽性の患者/利用者/被検者が真に陽性である割合[2]。

陽性尤度比（LR＋）：真に陽性である患者/利用者/被検者が検査結果も陽性である尤度と，真に陰性である患者/利用者/被検者が検査結果で陽性である尤度の比[5]。

利益増加：介入の結果，肯定的なアウトカムの見込みが増加する程度。絶対的および相対的期間として算出できる[2]。

リスク減少：介入の結果，疾患のリスクが減少する程度。絶対的および相対的期間として算出できる[2]。

はじめに

　記述統計学は研究に重要な変数の要約情報を提供してくれる。変数間の関連や差を分析するためには，事象を推測する精度の高い統計学的手法が求められる。サンプルデータに基づいて母集団の特性を推定する方法が**推測統計**である。本章では，臨床研究で一般的に用いられる推測統計に焦点を当てる。その意図は，統計の使用方法や得られた情報の解釈について理解を助けることである。続いて，根拠に基づく理学療法に関連する追加の統計手法の議論を記述する。最後に，統計結果の重要性をどのように判断するかをレビューしている。特別な統計学の計算方法や研究計画における実践

的な応用については本書の範囲を超えている。これらの手順の詳細を知るためには，巻末に記載されている参考文献から学習を始めるべきである。

パラメトリック検定

　パラメトリック検定は，記述統計よりも推測統計の形式といえる。それらは，研究者や根拠に基づく理学療法士がデータを判断するための助けとなる。慣習的にこれらの統計手法は，**比率尺度**や**間隔尺度**に用いられている。これらの検定の利点は，連続変数によってデータに関する詳細な情報を提供してくれることにある[6]。研究者はこれらの検定を**順序尺度**にも用いることがある[1]。順序尺度に用いることについては論争の的になるが，特に社会科学研究分野において順序尺度は広く使用されている。順序尺度は，順位を表す符号（つまり，数字）が使用されるが，各数字間の距離は不明である。そのため，これらのデータを"数学的に"捉えることは技術的に困難である。例えば，細かく刻まれた目盛りがなく，また間隔が不規則に 1〜12 の数字が書かれた定規を想像してみよう。各数字の距離が等しくないのであれば，測定することは不可能であろう。このような問題にもかかわらず，パラメトリック検定は順序尺度の使用に十分"強固に"耐えられる方法とみなされている[1]。

　パラメトリック検定における重要な仮定は，データが正規分布であることである[3]。仮に正規分布でない場合（分布が正または負の**ゆがみ**を示す場合）は，問題を修正するためにいくつかのデータ変換が利用できる。データ変換の選択肢には，対数変換，べき乗変換，平方根変換などが含まれる[1]。変換方法の決定は分布がどのようにゆがみ，そして，**データ変換**が結果の解釈にどのように影響するかに左右される。データ変換を使用したのであれば，著者は変換技術を提示することだろう。変数変換のかわりの方法としては，ノンパラメトリック検定の使用がある[1]。

　パラメトリック検定は，関連性の検定と差の検定の 2 群に分類できる。次の項では，それぞれ分類において遭遇することが多い統計学的検定について説明する。

関連性のパラメトリック検定

　関連性の検定は，2 つ以上の変数が互いに関連しているかを判断したいときに用いられる。これらの検定は，臨床研究においていくつかの役割をもっている。1 番目に，関連性の検定は，測定機器の信頼性と妥当性を確立するための測定方法の研究に用いられる。2 番目に，研究開始前に検者の**検者内・検者間信頼性**を調べるために検定が実施される。両ケースにおいて望ましい結果は，強い相関関係や関連性が示唆される

10

ことである。それは，測定の安定性や正確に目的を捉えられていることを示している。
3番目に，関連性の検定は，研究においてすべての変数を統計モデルに残す必要性があるかを評価するために用いられる。性質が似ている変数を統計モデルに追加すると，分析時に多くの問題を引き起こす。相関が強い場合は，変数の**多重共線性**と呼ばれている[4]。研究者はこの問題を減らすために，たびたび，関連のある変数の1つを除外している。最後に，多くの高度な関連性の検定は，数理モデルや将来のアウトカムの予測に使用され，そして予後因子の研究のために必要とされる。

　関連性の基本的なパラメトリック検定は，関連の強さ，方向，および重要性を評価している。"強さ"は，1つの変数の値がもう1つの変数にどの程度密接に関連するかを表し，0〜1の相関係数によって表されている。相関係数は1が完全に関連していることを示しているのに対し，0は全く関連していないことを示している。PortneyとWatkinsは，相関係数の強さを判断するために次の基準を提示している[1] (p.525)。

- 0.00〜0.25　わずか，または関連性がない
- 0.26〜0.50　まずまずの関連性
- 0.51〜0.75　中等度から良好な関連性
- 0.76〜1.00　良好から優れている関連性

　"方向性"は相関係数の前に記載されている（−）または（＋）により示されている。（−）は"年齢の増加に伴う骨密度の減少"のような，負または逆の関係性を示している。（＋）は"カフェインレベルが減少すると，覚醒レベルが減少する"（または"カフェインレベルが増加すると覚醒レベルが増加する"）ような，正の関係性を示している。つまり，負の関係性は2つの変数の値が反対の方向に変化し，それに対し正の相関は2つの変数の値が同じ方向に変化することを意味している。

　最後に，関連性の重要性は，関係性によって説明できるアウトカム（パーセンテージとして表現）の**バラツキ**によって示されている。このバラツキは**決定係数**によって示されている。例えば，年齢が骨量の減少を説明するかもしれないが，食事や運動，遺伝，喫煙もまた関与するかもしれない。年齢が骨量の変動性を30%説明する場合，70%は他の要因が説明する。しかし，年齢が骨量の変動性を85%説明する場合，そのときは他の要因はわずかであるといえる。

　より高度な関連性の検定は，独立変数の値をもとに，従属変数の値を予測するために用いられる。従属変数は通常"アウトカム"と表現され，独立変数は"予測因子"または"要因"と呼ばれる。まとめて重回帰式または重回帰モデルとして知られており，これらの検定は独立した要因により説明されるアウトカムの変動性の割合と同様に，予測因子とアウトカムとの関連性の強さと方向に関する情報を与えてくれる。回

帰式は予測モデルから個々のデータのバラツキの程度を，**推定の標準誤差**として算出する[3]。例にあげた骨量に対する関連因子についての問いを再度考えてみよう。回帰式は，年齢，食事，運動，遺伝，喫煙量による骨粗鬆症疑いのある人の骨量の予測に利用できる。個々の事象のモデルをつくるために重要な方法であるか否かを研究者が判断するのを助けるために，回帰式もまた統計学的に検定される。

表 10-1 に，臨床研究で使用される関連性のパラメトリック検定を示す。

- Pearson の積率相関係数（Pearson の r）
- 級内相関係数 intraclass correlation coefficient（ICC）
- 重相関係数
- 単回帰分析
- 重回帰分析[1,3,4,6]

差のパラメトリック検定

差のパラメトリック検定は，2 群以上の群間，さらには同じ対象内で反復測定の**平均値**を比較したいときに用いられる。研究開始時点で群間の特性が同じであるかどうか，そして治療アプローチにより他群と比べてどこに差が生じているかを評価するために，群間の比較を行う。

差のパラメトリック検定を実施する前に，各群のデータがその他のデータと独立しているかどうかを研究者は判断しなければならない。すなわち，異なった個々を対象にデータが収集されたものか，または同じ対象の反復測定により収集されたものに由来しているか，である。区別された対象群に用いられる統計学的比較は"群間"比較検定と呼ばれ，一方，同じ対象群の反復測定に用いられる比較は"群内"比較検定と呼ばれている[6]。**表 10-2** は，仮説研究の開始時点における対象の特性の"群間"比較を説明している。研究内容は，美容師の肩関節痛への介入効果を検証するものである。自己申告型の Disability of the Arm, Shoulder and Hand（DASH）[8]を用いて重要なアウトカムを収集した。

この研究のように"群間"分析におけるデータは，異なった対象から収集されるため，もう一方の群とは独立しているといわれる。すなわち，身体力学トレーニング＋運動群の DASH スコアは，運動のみの群の DASH スコアに影響はしていない。

この研究計画において群内比較をする場合は，研究開始時点と終了時点での DASH スコアを 1 群のみで比較することになる（例：身体力学トレーニング＋運動群）。群内比較のデータは，もう一方に従属しているといわれている。すなわち，同じ対象に由来しているため，研究終了時点の能力障害の点数は，研究開始時点での点数に左右さ

10

表10-1　関連性のパラメトリック検定

統計学的検定	目的	使用の適応	使用方法	提供される情報	制限または重要な注意
Pearsonの積率相関係数（Pearsonのr）	・"2つの変数間に関連性を認めるか"という問いに答えるため	・測定の信頼性を評価する研究 ・2変数間の相関を評価する研究	・比率尺度や間隔尺度に使用するためにデザイン	・相関係数（r）：-1〜1（負から正）において関連の強さを示す（負から正） ・決定係数（r^2）：他の変数によって説明できるバラツキの割合 ・p 値 ・信頼区間（CI）	・類義語＝相関性，関連性，関係性 ・データが直線関係にあると仮定される場合 ・関連性は因果関係と同じではない
級内相関係数（ICC）	・"3つ以上の変数間に関連性を認めるか"という問いに答えるため	・反復測定の信頼性を評価する研究 ・3組以上の変数の関連性を評価する研究	・比率尺度や間隔尺度に使用するためにデザイン ・分析目的に応じて6つの形式から選ばれる	・信頼性係数（ICC）。-1〜1において関連の強さを示す（負から正） ・0の値は，測定値が測定誤差によるものであることを示す ・p 値 ・信頼区間（CI）	・データが直線関係にあると仮定される場合
重相関係数	・"3つ以上の変数間に関連性を認めるか"という問いに答えるため	・3組以上の変数間の関連性を評価する研究	・比率尺度や間隔尺度に使用するためにデザイン	・相関係数。-1〜1において関連の強さを示す（負から正） ・決定係数。他の変数によって説明できるバラツキの割合 ・p 値 ・信頼区間（CI）	・データが直線関係にあると仮定される場合 ・関連性は因果関係と同じではない

（つづく）

表 10-1　関連性のパラメトリック検定（つづき）

統計学的検定	目的	使用の適応	使用方法	提供される情報	制限または重要な注意
単回帰分析	・"要因値 (x) から結果 (y) を予測できるか" という問いに答えるため	・予後因子に関する研究	・従属変数 (y) は比率尺度か間隔尺度である	・β = xの変化にあたりのyの変化量 ・SE = 推定の標準誤差 ・r = xとyの関係性の強さ（−1〜1） ・r^2 = xによって説明できるyのバラツキの割合 ・$r^2 > 0$ かを決めるためのF統計量 ・r^2のためのp値 ・yの予測値のための信頼区間	・独立変数と従属変数が強く相関しているときに効果的
重回帰分析	・"2つ以上の要因値 (x) から結果 (y) を予測できるか" という問いに答えるため	・予後因子に関する研究	・2つ以上の独立変数によって予測される ・従属変数 (y) は比率尺度または間隔尺度である ・独立変数 (x) は名義尺度、比率尺度、間隔尺度である ・独立変数を回帰式に投入する方法がいくつかある ・ブロックにすべて投入する方法（強制投入法） ・1つずつ投入する方法（変数増加法） ・すべて投入してから1つずつ取り除く方法（変数減少法）	・β = xの変化にあたりのyの変化量 ・SE = 推定の標準誤差 ・R = xとyの関係性の強さ ・R^2 = 独立変数のグループによって説明できるyのバラツキの割合 (x_1, x_2, など) ・β = 標準化回帰係数は各独立変数から算出され、xが原因でyが起こる変化の割合を説明する ・$\beta > 0$ と $R^2 > 0$ かどうかを決めるためのF統計量またはt統計量 ・β と R^2のためのp値 ・yの予測値のための信頼区間	・独立変数と従属変数が強く相関しているときに効果的 ・独立変数間に相関を認めないと仮定される場合

10

表 10-2　美容師の肩関節痛管理を目的とした，身体力学トレーニングと運動併用群と運動のみの群による仮説を検証する研究における群間特性比較

特性	身体力学トレーニングと運動併用群の平均値（標準偏差）または%	運動のみの群の平均値（標準偏差）または%	p 値
年齢	35.8 (3.6)	29.2 (2.2)	0.04
性別（%女性）	73	64	0.01
収入	$31,456.00（約342万円）	$30,598.00（約333万円）	0.48
研究開始時点でのDASHスコア	73.4 (3.8)	71.6 (3.1)	0.27
薬の数	1.8 (0.4)	2.0 (0.6)	0.34
手術を前に受けた対象の割合（はいの%）	15	16	0.15

DASH：Disabilty of the Arm, Shoulder and Hand

れることになる。この従属関係は，統計学的な目的のためには数学的に認識されなければならない。その結果として，独立形式と従属形式の有意差検定が利用可能となる。
　差の推測統計の選択は，その他のいくつかの要因に左右される。はじめに，比較する群数を考慮しなければならない。これらの検定で最も単純な形式は2群間のみで比較するものであり，一方，高度な形式の検定は3群以上の比較が可能である。共通の問題としては使用される変数の数があげられる。観察研究デザインにおいて，2つ以上の変数は変数間の交互作用による効果分析と同様に，各変数による主効果の分析が求められる。2番目に，外部変数の調整能力が求められる。差の検定の特定の形式においてのみ，この調整が可能となる。3番目に，2つ以上の従属変数またはアウトカムにおいては，他の検定が求められる。**表10-3**に，臨床研究で一般的に使用される差のパラメトリック検定を示す。

- t 検定とそれの従属測定に相当するもの，対応のある t 検定
- 分散分析（ANOVA）とそれの従属測定に相当するもの，反復測定の分散分析
- 共分散分析（ANCOVA），交絡変数を調整するために用いる
- 多変量分散分析（MANOVA），2つ以上の従属変数の場合に用いる[1,3,4,6]

ノンパラメトリック検定

　ノンパラメトリック検定は，**名義尺度**と順序尺度を扱うためのものである。それらの尺度はデータが連続変数でないため，パラメトリック検定では情報を導き出すことができない。その長所は，データの正規分布に頼らないことである。そのため，間隔

尺度や比率尺度の分布がかなりゆがみ，そしてデータ変換を適用しないときには適切な選択といえる。最後に，これらの統計はサンプルサイズに影響されない。そのため，小さいサンプルの間隔尺度や比率尺度のデータに用いても適切な選択といえる[1]。

　ノンパラメトリック検定とパラメトリック検定の互いに対応する部分としては，関連性と差の検定があることである。加えて，測定値の独立性，比較する群数，外部変数の調整，および従属変数の数などの考慮が必要である。**表 10-4** に関連性のノンパラメトリック検定，**表 10-5** に差のノンパラメトリック検定を示す。

根拠に基づいた理学療法における追加の統計

　ここで説明した従来の推測統計に加えて，診断検査，予後因子，介入，臨床予測ルール，自己申告型アウトカム測定の有用性の評価のために，いくつかの計算が使用されている。理想的な診断検査は，障害を有する患者（真陽性）および，それがない患者（真陰性）を常に正しく識別する検査である。診断検査の予測精度については，**感度**，**特異度**，**陽性的中率**，**陰性的中率**が設定されている[2,5]。診断検査の有用性は，有病率の増減に依存しており，**陽性尤度比**または**陰性尤度比**によって示されている[2,5]。算出方法と解釈の詳細については別の箇所に記載している。

　予後因子は，患者/利用者/被検者が**オッズ比**によって有効な，または有害なアウトカムにいたる確率を定量化できるときに有用である[5]。一方，介入においては，治療効果が得られるために必要な患者数（**治療必要数**）と同様に，有害なアウトカムの危険率減少（**リスク減少**）と有効なアウトカムの確率増加（**利益増加**）によって評価される[2,5]。算出や解釈の詳細については他に記載している。臨床予測ルールの開発と検証は，診断検査と予後因子の研究に用いた同じ計算方法により評価される。最後に，DASH[8]スコアなどの自己申告型アウトカム測定は，変化への反応性と同様に信頼性と妥当性が評価される。

　研究者は，推測統計学とともにこれらの算出値を使用し，読者が考察できるような結果を提示する。エビデンスをレビューする理学療法士は，従来の統計のみを使用した著者が提示したデータから，これらの値を算出することが可能かもしれない。

10

統計学的有意性

　本章の冒頭で指摘したように，定量的研究における統計学的検定の目標は，客観的にデータを評価することである。統計学的結果の有意性を評価する 2 つの方法は，*p*

表 10-3 差のパラメトリック検定

統計学的検定	目的	使用の適応	使用方法	提供される情報	制限または重要な注意
2標本 t 検定	・"2群に差を認めるか"という問いに答えるため	・研究開始時点での群間の特性を比較 ・予後（リスク）因子や治療に起因するアウトカムの比較	・2群のみの平均値の差を調査 ・パラメトリックデータを使用するためにデザインされる（間隔・比率）	・t 統計量 ・p 値	・以下のことを仮定する 　・正規分布のデータ 　・群間が等分散 　・互いの値の独立性
対応のある t 検定	・"同じ群内に差を認めるか"という問いに答えるため	・自分自身をコントロール群とした事前検定/事後検定のデザイン	・2群の平均値の差を調査 ・パラメトリックデータに使用するためにデザインされる（間隔・比率）	・t 統計量 ・p 値	・正規分布のデータ
分散分析 （ANOVA）	・"2群以上の群間に差を認めるか"という問いに答えるため	・独立変数（例：治療）の水準が2つ以上のデザイン ・2つ以上の独立変数による要因分析 ・1つの従属変数（アウトカム）だけの場合に使用される	・各群の平均値の差を調査 ・パラメトリックデータを使用するためにデザインされる（間隔・比率） ・要因分析 　・1つの独立変数＝一元配置分散分析 　・2つの独立変数＝二元配置分散分析	・F統計量 ・p 値 ・2つ以上の独立変数をもつ検定において 　・各変数の主効果 　・各変数間の交互作用	・t 検定での全仮定が適用 ・3群以上で比較するとき，群間に差があることのみ示す。どこに差があるか（つまり，どの群間に差があるか）は示していない ・互いの差がどの群にあるかを判断するには追加的な（事後）検定が必要となる

（つづく）

表10-3　差のパラメトリック検定（つづき）

統計学的検定	目的	使用の適応	使用方法	提供される情報	制限または重要な注意
（反復測定の）分散分析（ANOVA）	・"同じ群を対象に反復測定された値に差を認めるか"という問いに答えるため	・反復測定は独立変数（例：治療）が2水準以上であり，そして自分自身をコントロール群としてデザインされる ・2つ以上の独立変数による要因分析 ・1つの従属変数（アウトカム）だけの場合に使用される	・反復測定の平均値の差を調査 ・パラメトリックデータに使用するためにデザインされる（間隔・比率） ・要因分析 　・1つの独立変数＝反復測定の一元配置分散分析 　・2つの独立変数＝二元配置分散分析	・F統計量 ・p値 ・2つ以上の独立変数をもつ検定において 　・各変数のための主効果 　・各変数間の交互作用	・t検定での全仮定が適用 ・3群以上で比較するとき，群間に差があることのみ示す。どこに差があるか（つまり，どの群に差があるか）は示していない ・互いの差がどの群にあるかを判断するには追加的な（事後）検定が必要となる
共分散分析（ANCOVA）	・"共変量を調整した上で，2群以上の群間で差を認めるか"という問いに答えるため	・独立変数（例：治療）の水準が2つ以上のデザイン ・1つの従属変数（アウトカム）の場合に使用される	・従属変数を調整するために共変量を使用する。そのとき，各群の平均値の差を調査する ・パラメトリックデータを使用するためにデザインされる（間隔・比率）	・F統計量 ・p値	・t検定での全仮定が適用 ・共変量は互いに相関しない ・共変量は独立変数と直線関係にある ・共変量は名義尺度，間隔尺度，比率尺度である
多変量分散分析（MANOVA）	・"2群以上の群間での2つ以上のアウトカムに差を認めるか"という問いに答えるため	・独立変数（例：治療）の水準が2つ以上のデザイン ・2つ以上の独立変数による要因分析研究 ・1つ以上の従属変数（アウトカム）の場合に使用される	・群間比較において多変量の独立変数間の関係性を説明する ・パラメトリックデータに使用するためにデザインされる（間隔・比率）	・Wilksのラムダ ・F統計量 ・p値	・t検定での全仮定が適用 ・3群以上で比較するとき，群間に差があることのみ示す。どこに差があるか（つまり，どの群に差があるか）は示していない ・互いの差がどの群にあるかを判断するには追加的な（事後）検定が必要となる

表 10-4　関連性のノンパラメトリック検定

統計学的検定	目的	使用の適応	使用方法	提供される情報	制限または重要な注意
χ^2独立性検定	・"2 つの変数間に関連性を認めるか"という問いに答えるため	・疫学研究（例：ケースコントロールデザイン）	・変数の出現度数を予測するために比較する ・名義尺度に使用するためにデザインされる	・χ^2統計量 ・p 値	・この手順は 2 組のデータが互いに独立しているかどうかを検定するためにデザインされる ・有意な結果は変数が独立していない（つまり関連している）ことを示している
Spearman の順位相関係数	・"2 つの変数間に関連性を認めるか"という問いに答えること	・信頼性研究 ・2 変数の関連性研究	・順序尺度に使用するためにデザインされる	・相関係数（ρ）。−1〜1（負から正）により関連性の強さを示す ・p 値	・類義語＝相関性，関連性，関係性 ・データが直線関係にあると仮定される ・関連性と因果関係は同じではない
カッパ係数	・"3 つ以上の変数間に関連性を認めるか"という問いに答えること	・反復測定の信頼性研究 ・3 つ以上の変数間の関連性研究	・名義尺度に使用するためにデザインされる	・信頼性係数（κ）。−1〜1により関連性の強さを示す（負から正） ・p 値	・類義語＝相関性，関連性，関係性 ・データが直線関係にあると仮定される

（つづく）

10

表10-4　関連性のノンパラメトリック検定（つづき）

統計学的検定	目的	使用の適応	使用方法	提供される情報	制限または重要な注意
ロジスティック回帰分析	・"既知の単一要因の値に基づいて発生する確率はどのくらいですか？" という問いに答えること	・予後因子に関する研究	・従属変数（y）は名義尺度（二値）である ・予測因子（x）（独立変数）は名義尺度、間隔尺度、比率尺度である	・β＝xの変化あたりのyの変化量 ・SE＝推定の標準誤差 ・r＝xとyとの関係の強さを示す（－1～1） ・r^2によって説明できるyのバラツキの割合 ・$r^2 > 0$であるかを決めるためのF統計量 ・r^2のためのp値 ・yの値を予測するための信頼区間	・独立変数が従属変数に強く相関しているときに機能する
多重ロジスティック回帰分析	・"既知の2つ以上の要因の値に基づいて発生する確率はどのくらいですか？" という問いに答えること	・予後因子に関する研究	・2つ以上の独立変数により予測される ・従属変数（y）は名義尺度（二値）である ・予測因子（x）（独立変数）は名義尺度、間隔尺度、比率尺度である ・独立変数を回帰式に投入する方法がいくつかある ・ブロックにすべて投入する方法（強制投入法） ・1つずつ投入する方法（変数増加法） ・すべて投入してから1つずつ取り除く方法（変数減少法）	・β＝xの変化あたりのyの変化量 ・SE＝推定の標準誤差 ・R＝x'sとyとの関係の強さを示す（－1～1） ・R^2＝x'sによって説明できるyのバラツキの割合 ・Exp（β）＝オッズ比 ・Exp（β）＞0または$R^2 > 0$であるかを決めるためのF統計量またはt統計量 ・Exp（β）とR^2のためのp値 ・yの値とExp（β）を予測するための信頼区間	・独立変数が従属変数に強く相関しているときに機能する ・独立変数間は相関していないと仮定される

表10-5　差のノンパラメトリック検定

統計学的検定	目的	使用の適応	使用方法	提供される情報	制限または重要な注意
Mann-Whitney の U 検定	・"2群間に差を認めるか"という問いに答えること	・研究開始時点での群間特性の比較 ・予後（リスク）因子や治療に起因するアウトカムの比較	・ノンパラメトリックデータや問題のあるパラメトリックデータ（例：非正規分布）のためにデザインされる	・各群の順位データ ・U 統計量 ・p 値	・データの正規分布は仮定されない ・小さいサンプルサイズで使用可能
Wilcoxon の順位和検定	・"2群間に差を認めるか"という問いに答えること	・研究開始時点での群間の特性の比較 ・予後（リスク）因子や治療に起因するアウトカムの比較	・ノンパラメトリックデータや問題のあるパラメトリックデータ（例：非正規分布）のためにデザインされる	・各群のデータの順位和 ・z 値 ・p 値	・データの正規分布は仮定されない ・小さいサンプルサイズで使用可能
Wilcoxon の符号つき順位検定	・"同じ群内に差を認めるか"という問いに答えること	・自分自身をコントロール群とした事前検定/事後検定	・実験群とコントロール群の中央値の差を調査 ・ノンパラメトリックデータ（順序尺度，名義尺度）のためにデザインされる	・対象者の各対間における順位差 ・z 値 ・p 値	・1つもない
χ^2適合度検定	・"2群間に差を認めるか"という問いに答えること	・母集団からの推定値とサンプルの値との適合度が良いかを判断するため	・期待度数と観察度数とを比較 ・名義尺度のためにデザインされる	・χ^2値 ・p 値	・適合度検定の場合，期待度数と観察度数が一致することが好ましい。この一致は有意ではないという結果によって示される

（つづく）

表 10-5　差のノンパラメトリック検定（つづき）

統計学的検定	目的	使用の適応	使用方法	提供される情報	制限または重要な注意
Kruskal-Wallis 検定	・"3 群以上の群間（コントロール群および実験群）に差を認めるか"という問いに答えること	・3 水準以上の独立変数（例：治療）による分析 ・従属変数（アウトカム）が 1 つの場合に使用される ・正規分布しないパラメトリックデータに使用される	・ノンパラメトリックデータ（順序尺度，名義尺度）のためにデザインされる	・順位 ・H 統計量 ・p 値	・データの正規分布は仮定されない ・小さいサンプルサイズで使用可能 ・差があることのみ示す。どこに差があるか（つまり，どの群間に差があるか）は示していない ・互いの差がある群を決めるには追加的な（事後）検定が必要となる
Friedman 検定	・"同じ群を対象に反復測定された値に差を認めるか"という問いに答えるため	・自分自身をコントロール群とした反復測定 ・従属変数（アウトカム）が 1 つの場合に使用される	・反復測定間の順位和の差を調査 ・ノンパラメトリックデータ（順序尺度，名義尺度）のためにデザインされる	・順位 ・F 統計量あるいは Friedman の χ^2 統計量 ・p 値	・データの正規分布は仮定されない ・小さいサンプルサイズで使用可能 ・差があることのみ示す。どこに差があるか（つまり，どの群間に差があるか）は示していない ・互いの差がある群を決めるには追加的な（事後）検定が必要となる

値と信頼区間である。2つの例において，研究者は偶然に発生するのではなく，結果が"有意"であると考える閾値を選択しなければならない。統計学的有意性の定義は，帰無仮説（つまり，差がない，関連がない）を棄却することと同じ意味合いである。

p 値

　p 値とは，研究結果が偶然によって起こる確率のことである[1]。例えば，0.10 の p 値は，研究結果が偶然により起こる確率が10%であると解釈される。関連性や差の検定を実施する際に用いられる統計ソフトウェアによって p 値は算出される。著者は，この"得られた"p 値に関する情報を残りの結果とともに提示する。研究者が統計学的有意性を検出するために，**α水準**または**有意水準**は慣習的に 0.05 が選択されている[10]。有意水準である 0.05 より低い p 値は，偶然により起こる確率が低いことを示している。著者は，自分たちの研究方法のセクションで，選択した a 水準を明らかにしてもよいし，統計結果の一部として計算された p 値が閾値より低いことを結果で単に示してもよい。いずれのケースにおいても，**第Ⅰ種の過誤**を減らすために研究者は有意水準を選択する。第Ⅰ種の過誤とは，関連性や差が本当は存在しないことである(偽陽性)[3]。低い a 水準（得られた p 値の結果）は，過誤が起こる確率が低いことを示している。

　p 値の限界としては，有意性の問いに対する回答が"あり–なし"の 2 分法となることである。この手法では，連続的な情報を用いた評価を詳細に解釈する余地はない。Sterne と Smith は，統計学的検定の有意性を決める方法には，以下の 2 つの理由から限界があると述べている。

1．閾値が任意であること（例：0.05）。
2．連続値を使用した結果の重要性を評価する別の手法があること。厳密にいえば信頼区間のことである[10]。

　これらの著者は，他の利用可能なエビデンスとともに，結果が意味のあるものか否かを判断するための p 値と同じくらい，調査の前後関係が重要であることを主張している。その上であれば，0.05 より低い p 値（例：0.001）は，帰無仮説を棄却するためにより説得力をもつことになる。

信頼区間

　信頼区間は，特定の確率内に変数の真値があると推定される範囲を示している[3]。信頼区間の範囲が狭いことは，データの中で値の変動が少ないことを示している。信頼

区間の閾値は，それらが算出される確率水準であり，典型的な値は 90%，95%，99% である。慣習的に使用される 95% 信頼区間を選択した場合，母集団の真値が 95% の確率でその範囲内にあることを示している。

Sim と Reid は，信頼区間が統計学的有意性に加えて，結果の精度と真度についても提示することを示唆している[11]。"0" を含む信頼区間は "関連がない（差がない）" という帰無仮説が棄却できないことを示している。さらに，狭い信頼区間（例：95% 信頼区間）は，得られた結果が真値に近いことを示しており（真度），一方，広い信頼区間（例：99% 信頼区間）は，母集団の値が含まれる可能性（偶然）が増加することを示している（精度）。これらの信頼区間は，0.05 と 0.01 の p 値とそれぞれ一致する。（2 つの例において）信頼区間によって，根拠に基づく理学療法士が有意な結果を受け入れるか否かを読み取ることができるだけでなく，母集団の値が予測される範囲についても提供してくれる。

適切な p 値に関する議論は今後も継続されるだろう。根拠に基づく理学療法士の務めは，p 値と信頼区間からの情報を理解することである。なぜなら，これらの値の客観性は，人間の主観的な評価を補うために重要だからである。

検出力

統計学的有意性にはサンプルサイズが部分的に影響している。有意な結果を検出するために必要な対象者数の判断について，研究者は非常に関心をもっている。**検出力**とは，統計学的検定が変数の関連性や 2 群以上の差を検知するための確率を示している[1,3]。十分な検出力を得ることができない過ちを**第 II 種の過誤**と呼び，これは帰無仮説を誤って採択してしまうことを示している（偽陰性）。幸いにも，研究に必要な最少のサンプルサイズは検出力分析により確認できる。この技術は，研究者が望ましいと考える a 水準，効果量，検出力を選択する必要がある。検出力の基準は 0.80 に設定されることが多く，言い換えるとそれは第 II 種の過誤が 20% であることを示唆している[7]。ソフトウェアには，この基準を満たすために必要な対象者数を見積もるための分析が設計されている。本質的に，大規模なサンプルサイズにおいては有意な関連性や差を検知する可能性が増加する。十分なサンプルサイズが得られたときには，p 値は低くなり，信頼区間も狭くなるだろう。

10

臨床的関連性

指摘したように，統計学的検定により得られる p 値と信頼区間は，研究者や根拠に

基づく理学療法によるデータの客観的評価を助けるものである。次の課題としては，研究結果が臨床的見地から有用であるかを判断することである。例えば，研究者によるトレッドミル検査により測定された，高齢者の有酸素運動の効果を調査する研究を想像してみよう。研究結果の可能性として，通常の活動群と運動群の間に統計学的有意差（例：$p = 0.03$）を認めたとする。運動群のパフォーマンスの変化が，トレッドミル検査における5分間の延長として認められた場合，多くの人は臨床的に意味のある改善が生じたと考えるだろう。しかし，1.5分しか改善が得られない場合，この知見から統計学的有意差を認めるが，日常生活能力の改善とは解釈しないだろう。つまり，結果は臨床的には妥当でないと解釈される。

　もう1つの例は，研究結果がa水準より大きい有意確率が得られた場合である（例：$p = 0.05$）。運動群がトレッドミルの時間を5分伸ばしてもp値が0.08だった場合，根拠に基づく理学療法では，トレッドミル運動を患者にまだやらせるだろう。つまり，理学療法士は研究結果が偶然に起こる確率の増加を喜んで受け入れるかもしれない（8％対5％）。なぜなら，運動による5分間の増加は，日常生活の移動能力の改善と解釈されるかもしれないからである。研究者は"有意な傾向にある"という言葉を使用して，このような場合の可能性を認めることがある。前項で指摘したように，統計学的有意性を表すp値の扱いについては議論が続いている。研究者が提示するのであれば，信頼区間は付加的な洞察を与えてくれる[12]。しかし，統計学的結果は同じである（例：0.05と95％信頼区間）。最後に，根拠に基づく理学療法では，エビデンスが患者/利用者のマネジメントに適用できるかを判断するために，すべての情報を比較検討しなければならない。

まとめ

　推測統計は，個々のサンプルから母集団を予測するために使用される手法である。これらの手段は，異なる測定水準からのデータを使用して関連性や差に関する問いに答えるためにデザインされたものである。それらは診断検査，予後因子，介入，臨床予測ルール，自己申告型アウトカム測定の有用性の洞察を与えてくれる。統計学的結果の有意性は，確率と信頼区間によって評価される。根拠に基づく理学療法では，統計学的知見が臨床に必要であるかを決めるために，臨床的な専門性を用いて判断しなければならない。

演 習

問題 1～3 は下記の内容に関係する質問です。

研究仮説　　　　閉経後の女性のカルシウム消費量は骨粗鬆症に関連しますか？

α 水準　　　　　0.05

結果　　　　　　（n＝75 人）

対象年齢（歳）　平均値　　56.6
　　　　　　　　中央値　　61.2
　　　　　　　　標準偏差　8.43
　　　　　　　　範囲　　　32～97

統計解析　　　　$\chi^2=5.46$　$p=0.07$

	骨粗鬆症（＋）	骨粗鬆症（－）
＜1000 mg CA^{2+}	25	22
＞1000 mg CA^{2+}	12	16

1．このシナリオで使用されている統計学的検定はどの方法ですか？
　　a．χ^2検定
　　b．Spearman の順位相関係数
　　c．二元配置分散分析
　　d．Wilcoxon の順位和検定
2．統計結果をもとに，あなたが研究の著者に求めることは，
　　a．仮説を受け入れる。
　　b．証明される仮説を検討する。
　　c．仮説を棄却する。
　　d．上記のどれでもない。
3．大規模なサンプルサイズの研究結果と本研究の結果が矛盾しました。この不一致の原因は，どのタイプの過誤ですか？
　　a．数学的な過誤
　　b．検定選択の過誤
　　c．第Ⅰ種の過誤
　　d．第Ⅱ種の過誤

問題 4～5 は下記の内容に関係する質問です。

研究疑問　　　　脳卒中の徴候を認める患者への血栓溶解療法の使用を，性別で予測できますか？

変数と尺度　　　性別＝男性または女性，年齢＝歳，血栓溶解＝はい，またはいいえ

4．提示された疑問に答えるために，どの統計解析を用いるべきですか？
　　a．差のノンパラメトリック検定
　　b．差のパラメトリック検定
　　c．関連性のノンパラメトリック検定
　　d．関連性のパラメトリック検定

10

5．提示された疑問を適切に分析するのは，どの統計学的検定ですか？
　　a．ロジスティック回帰分析
　　b．回帰分析
　　c．Pearson の積率相関係数
　　d．Spearman の順位相関係数

問題 6〜8 は下記の内容に関係する質問です。
　研究疑問 10 代の軽度肥満者に対して，8 週間の高タンパク・低炭水化物ダイエットと運動を実施した結果，体重は減少するでしょうか？
　α水準 0.05
　結果 （n＝10）
　　　　体重＝kg

対象者	体重 1	体重 2
1	95.7	88.0
2	78.5	76.7
3	84.4	77.1
4	74.8	78.0
—	—	—
—	—	—
—	—	—
10	91.2	88.5
	$\bar{x}_1$＝85.4	$\bar{x}_2$＝81.6

6．このデータの分析のために適切な統計学的検定はどれでしょうか？
　　a．2 標本 t 検定
　　b．一元配置分散分析
　　c．対応のある t 検定
　　d．二元配置分散分析
7．統計学的検定により得られた p 値が 0.243 でした。この結果をもとにあなたはどの結論を下しますか？
　　a．ダイエットと運動は体重減少に効果的である。
　　b．ダイエットと運動は体重減少に効果的ではない。
　　c．この知見は一般化できない。
　　d．この知見はもっともらしくない。
8．この研究は，以下のどれを表していますか？
　　a．従属変数の群間分析
　　b．独立変数の群間分析
　　c．従属変数の群内分析
　　d．独立変数の群内分析

問題 9〜11 は下記の内容に関係する質問です。
　　研究疑問　日光照射量とうつ病は運動頻度に影響しますか？
　　うつ病　　うつ病評価尺度の閾値によりうつ病の有無を判断
　　日光　　　時間
　　運動頻度　回数/週
　　α水準　　0.01
　　結果　　　（$n=100$）

	F	p 値
日光照射時間	10.62	0.001
うつ病	4.89	0.263
日光照射時間×うつ病	13.21	0.031

9．この研究で使用される統計学的検定はどれですか？
　　a．一元配置分散分析
　　b．二元配置分散分析
　　c．三元配置分散分析
　　d．上記のどれでもない

10．あなたは上記の結果をどのように解釈しますか？
　　a．うつ病は運動頻度に影響する。
　　b．日光照射量は運動頻度に影響する。
　　c．日光照射量とうつ病との間に交互作用は認めない。
　　d．bとcの両方。

11．この研究で統計学的有意水準が示していることは，
　　a．偶然にこの結果が起こる確率が 1%である。
　　b．偶然にこの結果が起こる確率が 5%である。
　　c．偶然にこの結果が起こる確率が 95%である。
　　d．偶然にこの結果が起こる確率が 99%である。

問題 12〜14 は下記の内容に関係する質問です。
　　研究疑問　　人工股関節全置換術の在院日数を基本属性と医学的属性によって予測できますか？
　　対象者　　　$n=200$，ボストンの病院で人工股関節全置換術を施行された症例
　　予測因子

基本属性	医学的属性
年齢（歳）	術後ヘモグロビン（dL）
性別（1=女性，0=その他）	術後白血球数（dL）
人種（1=白人，0=その他）	吐き気（1=はい，0=いいえ）

アウトカム
滞在期間　在院日数
α水準　　0.05

回帰係数		標準化偏回帰係数	p 値
0.417	年齢	0.251	0.020
−0.103	性別	0.102	0.171
0.893	人種	0.015	0.082
−1.430	ヘモグロビン	0.269	0.050
2.590	白血球数	0.182	0.001
0.960	吐き気	0.003	0.040
定数＝3.9			

12. この研究で使用される統計学的検定は何ですか？
    a．重回帰分析
    b．多重ロジスティック回帰分析
    c．単回帰分析
    d．一変量ロジスティック回帰分析
13. ヘモグロビンの回帰係数に記載されているマイナスの値は何を表していますか？
    a．ヘモグロビンが減少すると，在院日数が減少する。
    b．ヘモグロビンが増加すると，在院日数が減少する。
    c．ヘモグロビンが増加すると，在院日数が増加する。
    d．ヘモグロビンは在院日数と関連しない。
14. 吐き気の標準化偏回帰係数と p 値をどのように解釈しますか？
    a．統計学的に有意ではないが，在院日数の影響には重要である。
    b．統計学的に有意ではなく，そして在院日数の影響にも重要ではない。
    c．在院日数に対する最大の影響力が統計学的に有意である。
    d．在院日数に対する最小の影響力が統計学的に有意である。

問題 15～16 は下記の内容に関係する質問です。
　研究疑問　　足関節捻挫の急性期に発生する浮腫を定量化するために実施されるフィ
　　　　　　　ギュアエイト測定法は，信頼性・妥当性の高い方法ですか？
　研究設定　　地方のスポーツ理学療法クリニック 1 施設
　データ収集　5 名の理学療法士
　方法　　　　理学療法士が 5 名を対象に測定を実施した
15. フィギュアエイト測定法の検者間信頼性の評価をするための統計学的検定はどれで
    しょうか？
    a．カッパ係数
    b．級内相関係数
    c．Pearson の相関係数
    d．Spearman の相関係数

16. フィギュアエイト測定法のスコアと，妥当性が認められている水容積測定法のスコ
    アを統計学的に比較しました。得られた相関係数は 0.68 でした（$p=0.04$）。これら
    の結果は，フィギュアエイト測定法の妥当性についてどのように主張しています
    か？
    a．妥当性のエビデンスはない。
    b．妥当性のエビデンスは乏しい。
    c．妥当性の中等度のエビデンスは認める。
    d．妥当性のエビデンスは疑う余地がない。

10

3部　エビデンスの評価

11 章

診断検査と臨床測定のエビデンスの評価

目 標

本章を読むことで，以下のことができるようになる。

1．理学療法における診断および鑑別診断の目的と過程を述べる。
2．以下を含む診断検査と臨床測定のエビデンスを批評する。
    a．研究の妥当性を問うための重要な質問。
    b．信頼性と妥当性に関する測定の適切さ。
3．以下の項目を理解し，計算をして，適用する。
    a．感度，特異度
    b．受信者動作特性（ROC）曲線
    c．陽性的中率，陰性的中率
    d．陽性尤度比，陰性尤度比
    e．検査前確率，検査後確率
    f．検査閾値，治療閾値
4．報告された知見の潜在的な重要性や意義を特定するために，p 値と信頼区間を評価する。
5．個々の患者/利用者/被検者に対する診断検査と臨床測定のエビデンスの適用について考察する。

本章の用語

陰性的中率（NPV）：検査結果が陰性の患者/利用者/被検者が真に陰性である割合[10]。

陰性尤度比（LR−）：真に陽性である患者/利用者/被検者が検査結果で陰性である尤度（検査における感度や特異度）と，真に陰性である患者/利用者/被検者

が検査結果も陰性である尤度の比[9]。

インデックス診断検査または測定：関心のある臨床測定もしくは診断検査であり，"ゴールドスタンダード（参照基準）"の検査または測定との比較によって有用性が評価される。

感度（Sn）：ある症状がある人に対して検査をしたときに陽性の結果が出る割合。"真の陽性度"ともいわれる[10]。

鑑別診断："患者/利用者/被検者の状況をうまく説明できるようないくつかの診断"を区別するための過程[6] (p.673)。

基準関連妥当性：確立された妥当性のある測定（"基準測定"）と対象の測定が関連している程度[3]。

検査閾値：疑わしい状態はなく，診断検査を行わないと理学療法士が決定する最大の確率[11]。

検査後確率：診断検査の結果，どの程度，患者/利用者/被検者がその診断状態になっているのかという見込み（可能性）[10]。

検査前確率：診断検査が行われる前の臨床的な状態をもとにして，どの程度患者/利用者/被検者がその診断状態になっているのかという見込み（可能性）[10]。

ゴールドスタンダード（参照基準）の検査または測定：最も適切な診断や測定が得られる診断検査あるいは臨床測定。"そのクラスで最高の"基準検査あるいは基準測定[1]。

最小可検変化量（MDC）：尺度の測定の標準誤差を超えた変化量[7]。

遮蔽化（盲検化）：(1) 診断検査や臨床測定に関する論文において，以前の診断結果や測定結果に関する情報が知らされていないこと，(2) 予後因子の論文において，曝露状況に関する情報が知らされていないこと，(3) 介入研究の論文において，対象者がどちらの群に割り付けられたかを知らされていないこと。

診断：患者/利用者/被検者の検査から得られた"情報を統合し評価する過程"であり，予後，ケアプラン，介入の分類などとつながる[4,5]。

信頼区間：ある変数における真の値が，特定の確率（例：90％，95％，99％）内に存在すると推定される値の範囲[2]。

測定手段がもたらす脅威：研究妥当性（内的妥当性）に影響を与える要因のうち，測定に使用した評価方法や機器の問題により生じる脅威。

測定の信頼性：繰り返された測定が互いにどのくらい一致しているかの程度。"安定性"，"一貫性"，"再現性"ともいわれる[7]。

測定の妥当性：ある検査または測定が捉えるべき現象を実際に捉えることのでき

る能力[7]。

測定の標準誤差（SEM）：観察された値が真の値からどのくらい隔たっているかの程度。繰り返し行われた測定から得られる "測定誤差の標準偏差"[2 (p.482)]。

治療閾値：診断は予想されたものであり，治療開始に必要なさらなる検査を行わないと理学療法士が決定する最小の確率[11]。

特異度（Sp）：ある症状がない人に対して検査をしたときに陰性の結果が出る割合。"真の陰性度" ともいわれる[10]。

バイアス：真実から系統的に偏った結果や推論，"またはそのような偏りを引き起こす過程"[1 (p.251)]。

反応性：関心のある現象の変化を検出する能力[7]。

p 値：統計学的な結果が偶然起こった確率。

標準化応答平均（SRM）：アウトカムの尺度に関する 2 つの値の差（あるいは，変化量）に基づいた反応性の指標。

表面的妥当性：実際に測定したものが一般的に受け入れられる程度の主観的評価[7]。

併存的妥当性：基準関連妥当性を検証する方法の 1 つで，関心のある検査もしくは測定とすでに妥当性が確立された測定との間の相関関係で妥当性を検証する。すでに妥当性が確立された測定を "基準測定" と呼び，両方の測定とも同じ時間枠で適用される[2]。

有病率：その時点で関心のある状態にある個人の割合[11]。

陽性的中率（PPV）：検査結果が陽性の患者/利用者/被検者が真に陽性である割合[10]。

陽性尤度比（LR ＋）：真に陽性である患者/利用者/被検者が検査結果も陽性である尤度と，真に陰性である患者/利用者/被検者が検査結果で陽性である尤度の比[9]。

はじめに

Guide to Physical Therapist Practice, Second Edition には，検査とは，理学療法士が患者/利用者/被検者の問題点や懸念を統合する過程であり，患者/利用者マネジメントの1つの手順であると記載している。検査というのは，健康に関する記録の確認，患者/利用者/被検者への問診，病歴の要約，診断検査や臨床測定の適用を含んでいる[4]。今日の保健医療関係を取り巻く多忙な環境下で，理学療法士は可能な限り効率的に，また効果的に，最も関連のあるデータを収集する努力をしている。この目標を心

にとどめて，本章では，理学療法士の診断検査と臨床測定の選択のためのエビデンス
の評価を紹介する。

診断検査

　診断とは，収集，評価された患者のデータを使用して状態を分類し，予後を決定し，
可能な介入を選択する過程である[4,5]。鑑別診断とは，医療従事者（医師，理学療法士
など）が，患者の種々の症状や徴候によって，それが存在するいくつかの可能性から
1つの原因を決定するときに行う方法である[6]。どちらにしても，結果は患者の病歴，
臨床測定，そして診断検査の結果によって導き出される。

　診断検査には，理学療法において以下の3つの可能性がある。すなわち，（1）特定
の部位や体組織に着目して検査できること，（2）医師にみてもらわなければならない
可能性を特定すること，（3）分類の過程を手助けすること，である[12]。診断検査を行
うかどうかの判断は，臨床家が臨床測定と主訴を統合して決定する。図11-1 に示す
ように，Hayden と Brown は，0〜100％の連続した可能性において "検査閾値" と
"治療閾値" の2つの意思決定のポイントがあると説明している[11]。

　検査閾値とは，特定の診断結果である可能性がほとんどないために，診断検査が行
われない最大の確率である。治療閾値とは，特定の診断である可能性が非常に大きく
緊急の治療が指示されたために，検査が行われない最小の確率のことである。Fritz と
Wainner は，この意思決定のポイントを "作業閾値" と呼んでいる[12]。これら2つの
意思決定ポイントの間は，検査をした場合に疑わしい診断を除外する場合と受け入れ
る場合の可能性があることを示す。

　診断と鑑別診断の成功は，実現可能な検査で，また信頼性と妥当性が検証された説
得力のある診断検査を使用することに，ある程度依存している。測定の信頼性が検証

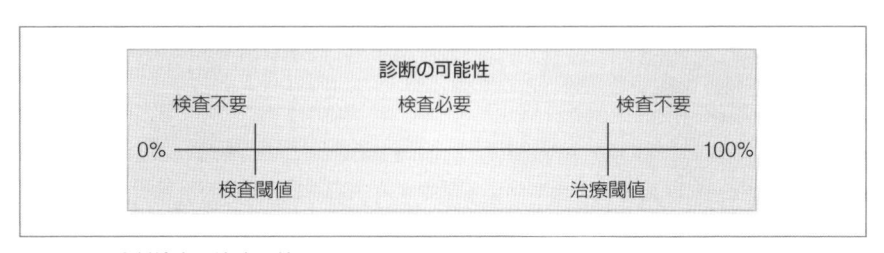

図 11-1　診断検査と治療閾値

されている検査は，何度検査を行っても安定した結果をもたらし，**測定の妥当性**が検証されている検査は，検査している対象を正確に捉えることができる。説得力のある説明を提示できる能力は，その疾患や病態の存在の見積もりが検査の結果によって変わる程度を反映している。

　軍隊での実務では，画像診断や診断検査のオーダーが許容されるが，理学療法士は主に患者/利用者/被検者を検査するために臨床的な（あるいは"特別な"）検査を行う。一般の理学療法士もコンサルテーションのときに診断検査を勧めることができる。どのような場合においても，理学療法士は治療の質，安全性，および効率を向上させるため，または患者/利用者/被検者の価値観や希望を尊重するために，診断検査のエビデンスを考慮すべきである。

研究の信憑性

　理学療法士が最初に使用する診断検査に関連するエビデンスは，その研究妥当性の批評により評価されなければならない。より高い妥当性が研究で証明されていれば，**バイアス**がより少ないという確信が増加する。言い換えると，結果を信頼できるということである。診断検査のエビデンスの評価は，**表 11-1** に記載されている質問から始まる。これらの質問は Centre for Evidence Based Medicine at the University of Oxford によってつくられた批判的思考のワークシートを改変した Quality Assessment of Diagnostic Accuracy Studies（QUADAS）appraisal tool をモデルにしている[8,13]。これらの目的は，理学療法士が研究において利用される関心のある診断検査(すなわち，**インデックス診断検査**)について，バイアスを含むような研究デザインの問題がないか判断する手助けとなることである[10]。

表 11-1　診断検査のエビデンスの妥当性を評価するための質問
1．研究者は，インデックス診断検査によって評価されたすべての水準や重症度の対象者を含めたか？
2．研究者は，インデックス診断検査の信頼性を評価したか（文献の参照を示しているか）？
3．研究者は，インデックス診断検査の結果と"ゴールドスタンダード"の診断検査の結果を比較しているか？
4．すべての被検者は，比較のための検査を受けたか？
5．それぞれの検査を実施する人と解釈する人は，もう一方の検査の結果を知らなかったか（すなわち，彼らは遮蔽化あるいは盲検化されたか）？
6．インデックス診断検査を実施したときと"ゴールドスタンダード"の診断検査を実施したときの間隔は，被検者の状態が変化する機会を最小化するのに十分短かったか？
7．研究者は，新たな被検者で知見を確認しているか？

1. 研究者は，インデックス診断検査によって評価されたすべての水準や重症度の対象者を含めたか？

　この質問は，さまざまな臨床現場においてインデックス診断検査が使用できるかという点に焦点を当てている。例えば，重症度はそれを識別および定量化することによって，予後や治療を決定するのに必要不可欠な特徴づけが可能となる。理学療法の実践における診断検査の場合は，内反捻挫における靭帯の損傷の重症度を格づけするのが良い例である。グレード1は，すべての機能と筋力が残存している微細断裂である。グレード2は，関節に中等度の弛緩があり，機能障害を伴う部分断裂である。グレード3は，完全な関節の弛緩や機能障害があり，そして靭帯の完全断裂である[14]。それぞれのグレードで治療の強度と回復の時間が大きく異なる。したがって，診断検査はこれらのグレードを区別できるかどうかを評価することが望ましい。加えて，患者予後を評価するとき，足関節の治療を受けた者と受けてない者を区別する検査は非常に有用である。最後に，鑑別診断のプロセスにおいて，同じような状態（骨折，腱障害）を他の病態から区別する検査も有益である[1,12]。

　読者は，インデックス診断検査が評価される程度は，研究者のリサーチ・クエスチョンによって決定されることを理解しておかなくてはならない。グレード3の足関節捻挫を対象にした靭帯ストレス検査の正確性のみを評価した研究は，妥当性が決して弱いわけではないが，グレード1と2に関してこれをあてはめることは制限される。

2. 研究者は，インデックス診断検査の信頼性を評価したか（文献の参照を示しているか）？

　診断検査の研究の妥当性は，同じ結果を同じ状況，時間で確認できるかどうかである程度決定される。検査の信頼性は，妥当性が評価されると同時に評価されることがある。しかし，測定属性は異なる研究で実証されることが通常である。そのような場合，インデックス診断検査が妥当であるかどうかを判断したい著者は，信頼性の前提条件を確認するためにすでに発表されている研究を参考にするだろう。

3. 研究者は，インデックス診断検査の結果と"ゴールドスタンダード"の診断検査の結果を比較しているか？

　この質問は，研究している診断検査を，それ以前に研究された上位の結果と比較する必要性を示している。理想的には，比較する検査として"ゴールドスタンダード"もしくは"その領域の最良なのもの"を適用することである。多くの場合，理学療法士にとって，"ゴールドスタンダード"の診断検査に準ずるものは，画像診断，病理診断，手術的もしくは剖検の所見である。比較検査の決定は，リサーチ・クエスチョンもしくは研究者の特権によるところが大きい。よって，比較検査において"その領域

で最良なもの”ではないものが使われていることがある。

　どの場合も，比較検査はその研究で使われている検査よりも技術の特徴もしくは信頼性および妥当性において上位のものでならなくてはならない。加えて，比較検査とインデックス診断検査の目的とアウトカムが一定でなくてはならない[12]。機能的平衡尺度の不必要性を証明するためにX線を使用することは，技術的にX線が優位であっても，意味をなさない。上位の検査との比較は，研究者にインデックス診断検査の妥当性の証明を可能にする。しかし，読者は比較対象がないため，“ゴールドスタンダード”の真の有用性をしばしば判断できないことを理解しなければならない。最低限，比較対象の検査において表面的妥当性は必要である。技術の進化によって，この比較検査は違うものに置き換えられる可能性があることは周知しておく必要がある[9]。

4. すべての被検者は，比較のための検査を受けたか？

　この質問は，研究者がインデックス診断検査を評価する前に，対象者を選択して比較対象の検査を実施してしまうといった研究のバイアスが存在しないことを明確にするものである。この選択的検査は，比較検査が高額である場合，もしくは対象者が関心のある状態にあるという可能性が少ないときに行われるものである[12]。診断検査の研究において，インデックス診断検査（靱帯ストレス検査）で陽性だった被検者だけに比較検査（X線）を行う場合，特に注意が必要である。この例では，この靱帯ストレス検査の診断の正確性は間違った方向に導かれている可能性がある。なぜなら，検査を適用した際，真陰性もしくは偽陰性がどの程度生じるかという情報が欠如しているからである。

5. それぞれの検査を実施する人と解釈する人は，もう一方の検査の結果を知らなかったか（すなわち，彼らは遮蔽化あるいは盲検化されたか）？

　インデックス診断検査と比較検査は，**遮蔽化（盲検化）** された検査者によって実施されることが理想的である。検査の実施者から他の検査の実施を遮蔽することによって，検査者のバイアスを最小限まで減少させ，さらに妥当性を高めることができる。言い換えれば，他の検査の結果を知ることで，結果的に特定の所見が生じてしまうことがわかっている場合，その可能性が減少する。

6. インデックス診断検査を実施したときと“ゴールドスタンダード”の診断検査を実施したときの間隔は，被検者の状態が変化する機会を最小化するのに十分短かったか？

　診断検査の研究者が懸念しているのは，インデックス診断検査と“ゴールドスタンダード”検査を施行する時間の間隔が空きすぎることにより，対象としている状態が

変化してしまうことである。この状態が変化してしまった場合，インデックス診断検査の区分のまちがいや妥当性が疑われる。例えば，靭帯の捻挫は十分な回復時間を有してしまうと重症度が軽くみられてしまうということである。

7. 研究者は，新たな被検者で知見を確認しているか？

　この質問は，インデックス診断検査がある特定の群にしか作用しないのではないかという可能性を確認している。同じ検査を，研究の対象患者の基準を満たし，研究の対象外の患者を除いた第2のグループに行うことによって，検査の確実性（あるいはその欠如）を確認することができる。この過程は，単一の研究においては，しばしば資金不足や被検者数の制限によって除外されていることが多い。結果として，根拠に基づく理学療法では，診断検査の有効性を拡大した範囲まで検証したいのであれば，同じ診断検査のいくつかのエビデンスを読まなければならない。

追加の検討事項

　これまで紹介した質問は，その研究にエビデンスがあり，役に立つかどうかを最初にスクリーニングするために提示されている。つまり，研究の妥当性を確認する第一歩である。評価者の観点から，2〜6の質問で"いいえ"があてはまると，許容範囲外のバイアスがあり，研究デザインに"重大な欠陥"があると結論づけられる。読者は，1〜7の質問の重要性を理解して，別の角度からの検証が必要であろう。なぜなら，研究者は制限の中からリサーチ・クエスチョンを彼ら自身で作成するという特権をもっているからである。Herbertらは，この質問で問題が生じた場合，その研究はいったん横に置いておき，さらに他の研究がないか検索を始めるべきであると述べている[9]。この機会がなければ，そのエビデンスには制限があることを熟考する必要がある。特にインデックス診断検査が患者/利用者/被検者に影響を与えるときはなおさらである。

　最後に，診断検査のエビデンスに関わる研究デザインについてさらに熟考する事柄がある。特に読者は以下の観点の有無を確認する必要ある。

1．研究が行われた設定
2．使われた検査（得点法を含む）のプロトコル
3．得られたサンプルの特性

　この情報は，根拠に基づく理学療法において，関心のある研究が現状に適応できるかどうかを判断させてくれる（1，2）。また，被検者が患者/利用者/被検者と似たような特性を含んでいるか判断させてくれる（3）。これらの詳細を欠く場合，よくデザ

インされた研究の有用性は制限されるかもしれない。

研究結果

信頼性

　根拠に基づく理学療法の実践は，診断検査の信頼性を決定する種々の検査の関係性によって成り立っている。信頼性の立証は"真値"とエラーを含めた検査データの集積を確認することである。エラーは検査が実施された被検者，観察者，測定尺度または環境設定の結果によるものかもしれない[2,7]。正確な診断は，偽陽性または偽陰性を検査の過程で避け，エラーを最小限にとどめることができるかどうかに依存している。研究者は，検者内信頼性もしくは検者間信頼性を明らかにするために，検査の関係性を活用する。このようなデータ収集によって再現性のある方法で多くの被検者に実施できることを明らかにしておく必要性は，**測定手段がもたらす脅威**と呼ばれる研究の妥当性の脅威から生じている。

　診断検査の信頼性を統計学的に証明する例には，**測定の標準誤差** standard error of measurement（SEM），Pearson の積率相関係数（r），級内相関係数 intraclass correlation coefficient（ICC），Spearman の順位相関係数（ρ），そしてカッパ係数（κ）が含まれる。SEM 以外の検査はすべて，患者もしくは被検者から得たデータ間の関係性の強さを評価するものである。最初の 2 つの検査は，間隔尺度および比率尺度を使用するときに用いられる。次の 2 つは，名義尺度および順序尺度を使用するときに用いられる。Pearson の r と Spearman の ρ は，2 つの測定値のみを比較するときに用いられ，ICC とカッパ係数（κ）は複数の測定値を同時に比較するときに用いられる。Portney と Watkins は，相関係数の強さを判断するために以下の基準を提供している[7 (p.525)]。

- 0.00～0.25 "関係性がごく稀またはない"
- 0.26～0.50 "関係性が少々ある"
- 0.51～0.75 "関係性が中等度～良い"
- 0.76～1.00 "関係性が良い～すばらしい"

　p 値もしくは信頼区間は，検証された関係性の臨床的有用性や統計学的有意性を評価するために用いられる。

妥当性

　診断検査の妥当性は，さまざまな側面から評価することができる。まず最初は，測定尺度や技術の**表面的妥当性**を考えることである。下肢筋力を評価する検査は，靭帯の損傷度を評価する表面的妥当性を有していない。2番目の方法は，比較検査の結果とインデックス診断検査の結果の関係性を統計学的に評価することである。前の項で紹介したものがここでも適用される。より高い係数になればなるほど，比べた検査との間に相関があることを意味している。言い換えると，関心のある検査は比較検査と同じ情報を提供していることを示している。この統計学的方法は，**基準関連妥当性**もしくは**構成概念妥当性**を検証する方法である[2,3]。

　最後に，診断検査の測定の妥当性は2×2の分割表を用いて，数学的な計算方法で評価することがある（**図11-2**）。2×2の分割表はχ^2検定をもととして，多くはリスク因子と疾病の関係性を調べる疫学的研究によって用いられてきた。公衆衛生でよくある例は，喫煙と肺がんの関係性である。

　図11-2は，以下のように理解されるべきである。

- (a) は喫煙して肺がんを発症した人
- (b) は喫煙して肺がんを発症しなかった人
- (c) は喫煙しないで肺がんを発症した人
- (d) は喫煙しないで肺がんを発症しなかった人

　2×2の分割表は，診断検査の陽性結果と陰性結果をそれぞれ反映させるために列のラベルを変えることで，診断検査の評価に簡単に適用できる。

　妥当性のある診断検査は，真陽性または真陰性，あるいはその両方を矛盾なく証明することができる[1]。加えて，理学療法士は検査の結果を考慮して，その病態の可能性

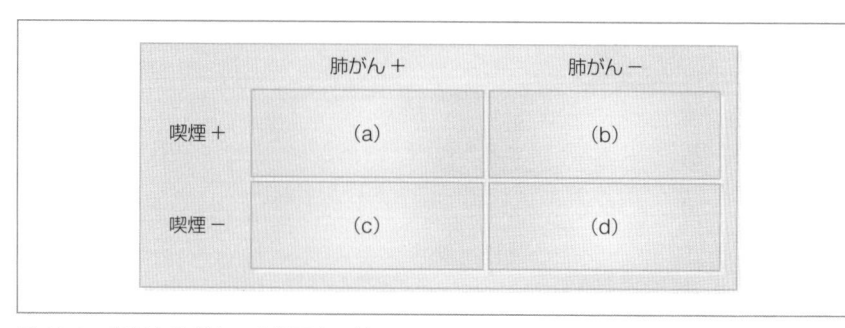

図11-2　喫煙と肺がんの疫学研究に使用された2×2の分割表

	疾病 ＋	疾病 －
検査 結果 ＋	真陽性 (a)	偽陽性 (b)
検査 結果 －	偽陰性 (c)	真陰性 (d)

図 11-3　診断検査を評価する 2×2 の分割表

を予測できる。以下に記載する，**図 11-3** に示す 2×2 の分割表をもとにした数学的な計算式は，診断検査がこれらの基準を満たしているかを決定するために使用できる。

感度（Sn）

関心のある状態となっている個人を正しく分類できるときに，診断検査は**感度**が高いといえる（真陽性）[10]。この情報により，ある特定の状態が疑われるときにどの検査が最も適切なのか，根拠に基づく理学療法士は判断が可能となる。ほぼすべての研究者は，論文内に検査の感度（0～100%）を記載しているが，以下の計算式を用いて求めることもできる。

$$感度 = \frac{検査が陽性でその状態にある患者（a）}{その状態にある全患者（a+c）}$$

感度が高い（その状態にある人を検出できる）検査には，非常に重要な警戒が必要である。高感度の検査を用いて陰性の検査結果が得られたとき，その状態は除外できると臨床家は確信をもっていうことができる。言い換えれば，偽陰性は，すべてではないがその状態にあるほとんどの人を検査は捉えている，ということではない。したがって，高感度の検査における陰性の検査結果は，ある人がその状態にないことを意味する。Sackett らは，この警戒を覚えやすくするために，**SnNout**（Sn＝高感度検査，N＝陰性の結果，out＝疾患を除外する）という記憶法を作成した[15]。

図 11-4 は，このコンセプトを視覚的に示している。（＋）と（－）はその状態，つまり疾病を保持しているかどうかを示している。仮想の診断検査は，陽性である人（ラインで囲まれている＋の記号）を正しく特定する能力によって示された高感度の検査である。たった 1 つだけ，偽陰性によってミスが生じた。概して，この例では偽陰性

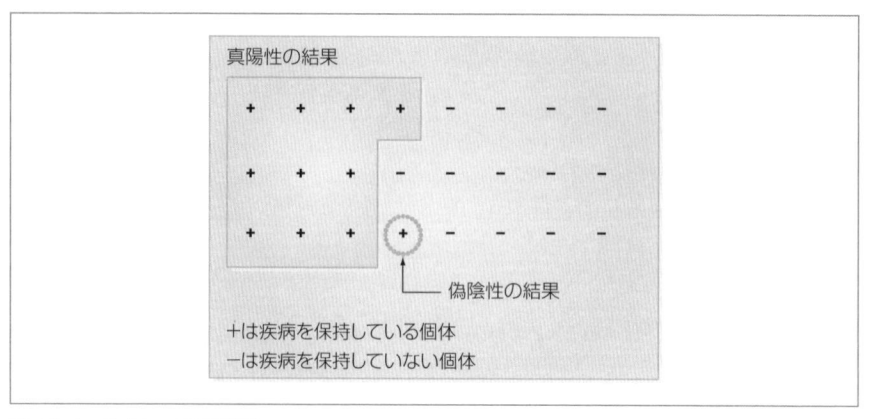

図 11-4　SnNout の視覚化

の可能性はきわめて低くなるため，この検査を使用した場合，陰性の検査結果は信用され，その疾患を除外することができる。

特異度（Sp）

　診断検査は，関心のある状態にない個人を正しく分類できるときに，特異的であるといえる（真陰性）[10]。感度と同様，**特異度**はある状態にあるかどうかを判断するときに用いられる。多くの研究者は，論文の中に検査の特異度（0〜100％）を記載している。しかし，特異度もまた 2×2 の分割表を用いて以下の計算式で求めることができる。

$$特異度 = \frac{検査が陰性でその状態にない患者（d）}{その状態にない全患者（b+d）}$$

　特異度が高い検査（その状態にない人を検出できる）は，非常に重要な警戒が必要である。この検査を使用して陽性のとき，その状態は有力であると臨床家は自信をもっていうことができる。言い換えれば，偽陽性の可能性は非常に低い。したがって，高特異度の検査で陽性の結果が得られた場合は，その状態にあることを意味している。**SpPin**（Sp＝高特異度の検査，P＝陽性の検査結果，in＝疾病を含む）は，この重要性の記憶法である[15]。

　図 11-5 は，このコンセプトを視覚化したものである。（＋）と（−）はその人が関心のある状態か否かを示している。仮想の診断検査は，陰性の人（ラインで囲まれている−の記号）を正しく特定する能力によって高特異度が示されている。わずかに 1

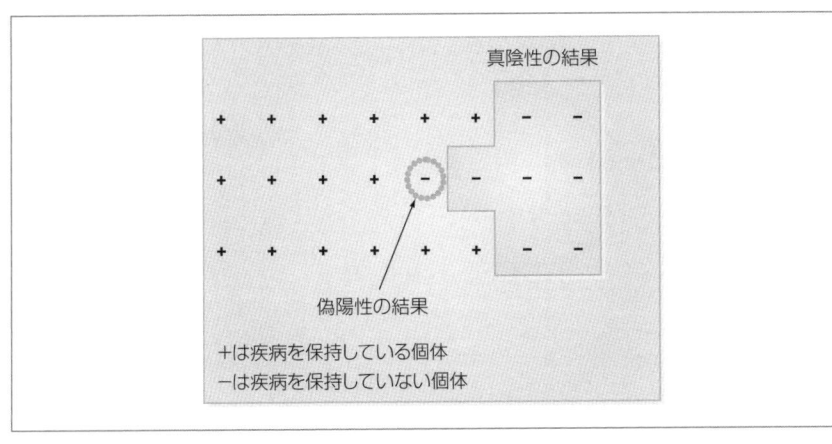

図 11-5　SpPin の視覚化

人が偽陽性のため見逃された。この例では，偽陽性になる可能性がきわめて低いために，この検査を使って結果が陽性であれば，信用でき，その状態を有力視できる。

受信者動作特性曲線

　残念ながら，感度と特異度は 2 つの理由により有用性に制限がある。(1) その状態にあるか否かわかっている人々において，検査能力を示す。(2) 閾値もしくは区切られる値によって陽性か陰性かの 2 つの区分を決定しているため，情報が減少する。検査を区分する値が異なる場合は，感度，特異度の再計算が必要であり，検査値の幅が状態の重症度を示している場合は非効率的である[1]。

　感度と特異度の計算の有用性を向上する 1 つの方法は，受信者動作特性 receiver operating characteristic（ROC）曲線を作成することである。ROC 曲線は，各々の区切りの値および閾値で得られた真陽性と偽陽性の数を視覚化して評価するものである。実際には，この曲線によって，研究者は診断検査から作成可能な点数の信号雑音比を確定できる[7]。この方法は，診断検査の妥当性を評価するうえで 2×2 の分割表を用いるよりも効率的である。

　ROC 曲線は四角い枠内に書き込まれる。y 軸は感度または真陽性，x 軸は 1 − 特異度または偽陽性とする。完璧な検査は真陽性の結果しかないので，その状態の有無は閾値によって選択されても関係ない。その場合，ROC は y 軸に沿ってまっすぐとなる（図 11-6）。

　診断検査はほとんど完璧とはならない。ROC 曲線は y 軸に沿って始まるが，やがて

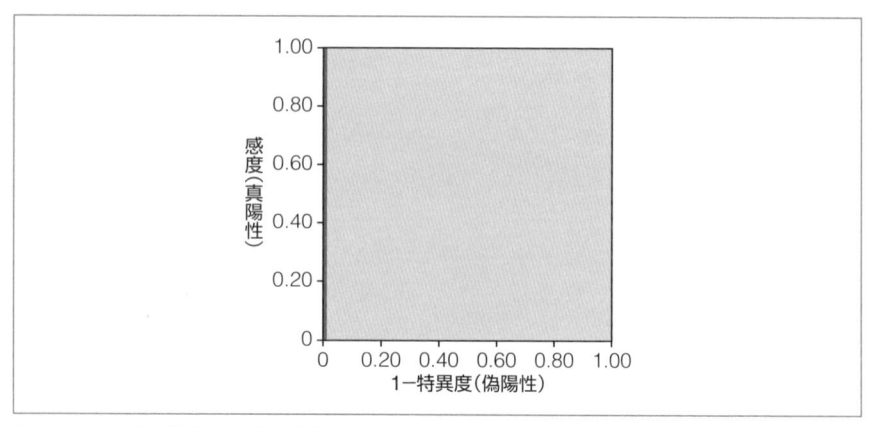

図 11-6　完璧な検査の受信者動作特性（ROC）曲線

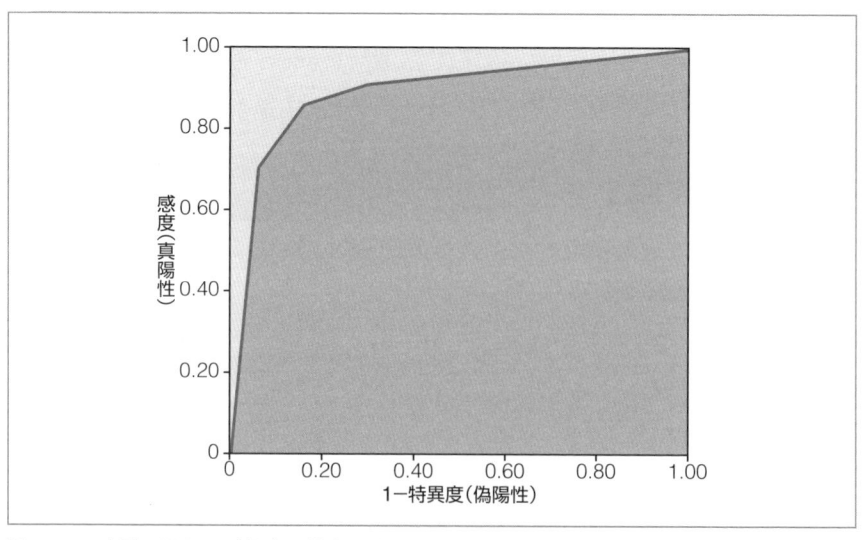

図 11-7　完璧ではないが役立つ検査の受信者動作特性（ROC）曲線

そこから離れ，x 軸に沿って進む。偽陽性よりも真陽性を反映するか，あるいはノイズよりも信号が多い場合，曲線は枠を満たすことになるだろう（**図 11-7**）。

　カーブが完璧な斜めの線であれば，診断検査は真陽性と偽陽性が同じ数あることを示している。そして，診断の決定力はコインの裏表の確率にまで減少する（**図 11-8**）。

　研究者は，その曲線を領域の決定のために評価しなければならない。また，利用可能な診断検査の値の中から最も役立つカットオフ値を確定する。曲線下面積は，診断

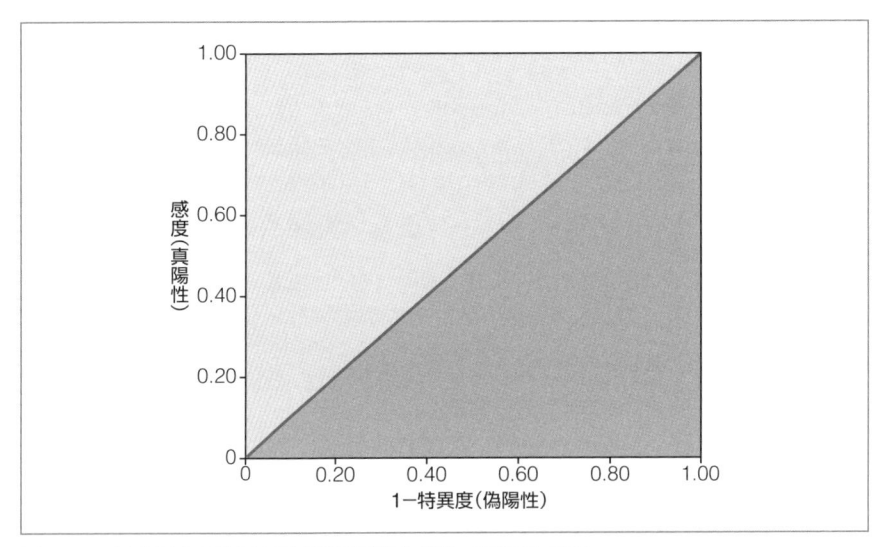

図 11-8　五分五分の結果を示す受信者動作特性（ROC）曲線

検査で得た値の真陽性および偽陽性を示しているか，研究者が評価したい特定の値を示している。高い真陽性率は，大きな曲線下面積となる。不完全な検査は，曲線が y 軸から折り曲がる点に閾値がある。なぜなら，偽陽性率が増加し始める点だからである。言い換えると，その点が，問題を抱えている人と抱えていない人に関する大半の情報を診断検査が提供するからである。

陽性的中率

　陽性的中率 positive predictive value（PPV）は，検査結果が陽性であったすべての患者の中の，本当にその疾病をもつ患者の割合を正しく求める診断検査の精度を表す[10]。患者がその状態にあるかどうかを検査結果から臨床的に判断することができる[12]。多くの研究者は PPV（0～100%）を記載しているが，2×2 の分割表を用いて求めることもできる。

$$PPV = \frac{検査結果が陽性であり，その疾病をもつ患者数（a）}{検査が陽性であったすべての患者数（a+b）}$$

陰性的中率

　陰性的中率 negative predictive value（NPV）は，検査結果が陰性であったすべての患者の中の，本当にその疾病ではなかった患者の割合を正しく求める診断検査の精度を表す[10]。この率は臨床思考の過程で役に立つ。多くの研究者は NPV（0～100%）を記載しているが，2×2 の分割表を用いて求めることもできる。

$$NPV = \frac{検査結果が陰性であり，その疾病ではない患者数（d）}{検査が陰性であったすべての患者数（c+d）}$$

　診断検査における陽性的中率または陰性的中率を読むときの最大の注意点は，これらの数値はその状態の**有病率**によって変化するということである。言い換えると，PPV および NPV は，その研究で行われた状況でしか使えないということである。より良い治療や予防方法が開発されれば，有病率も変化してくる。したがって，PPV と NPV は，他の診断検査の妥当性よりも有益ではない[16]。

尤度比

　尤度比は，説得力のある情報を提供する診断検査の精度を反映した数学的計算値である。この値は，理学療法士が疑った疾病および状態の最初の推定をどの程度変えるべきかを決定する手助けとなるだろう。診断の過程において，尤度比を用いる利点が3つある。まず1つ目として，どのような検査結果にも計算して使うことができる（陽性と陰性だけでなく）。2つ目は，全体における疾病の有病率に左右されない[10]。3つ目は，感度，特異度，陽性的中率，陰性的中率はグループを示しているが，この比は個々の患者/利用者/被検者に適用できる，ことである。

　陽性尤度比 positive likelihood ratio（LR＋）は，陽性の検査結果が得られたときに，その人が疾病をもっている可能性をもっていない人の可能性と比較したものである。**陰性尤度比** negative likelihood ratio（LR－）は，陰性の検査結果が得られたときに，その人が疾病をもっていない可能性をもっている人の可能性と比較したものである[9]。尤度比は，0 もしくはそれ以上の尺度を有している。LR＋は1よりも大きな値である（＞1）。LR－は1よりも小さな値である（＜1）。尤度比が1（＝1）ということは，その状態にあるか否かわからないということである（コイントスと同じ）[16]。

　多くの研究者は彼らが評価した検査の尤度比を論文中に紹介しているが，2×2の分割表または感度と特異度を使用して計算し，求めることができる。それは以下のとおりである。

$$LR + = \frac{感度}{1 - 特異度} \quad または \quad \frac{\dfrac{a}{a+c}}{1 - \dfrac{d}{b+d}}$$

$$LR - = \frac{1 - 感度}{特異度} \quad または \quad \frac{1 - \dfrac{a}{a+c}}{\dfrac{d}{d+d}}$$

ノモグラム

診断検査の尤度比は，**図 11-9** にあるノモグラムを使って臨床で活用できる[17]。

ノモグラムは，検査をすることによって特定の患者/利用者/被検者に対して処置を行うリスクと費用に値する十分な情報を得られるかどうか臨床家が判断することを助けてくれる。以下に，ノモグラムの使用の手順を示す。

● 患者/利用者/被検者の状態の検査前確率を確定する。

このステップは，理学療法士が患者/利用者/被検者を検査している間に集められたデータに基づいてその状態を予測することが必要である。これはパーセントで概算することができ，以下によって確定される。

1．集団における既知の有病率（疫学調査によって）
2．理学療法士のクリニックを訪れている患者/利用者/被検者の既知の有病率
3．患者/利用者/被検者が問題をもっている確率についての直観

この "検査前確率" は，ノモグラムの左側の線に表記される。

● 検査の尤度比を確定する。

尤度比は，現存する最適なエビデンスを使用し，ノモグラムの真ん中に表記される。

● 点をつなげる。

検査前確率から尤度比に向かって一直線に線を引き，そのまま右はじにある **"検査後確率"** まで直線を伸ばす。この数値はパーセンテージで表示され，検査結果を得ることで，患者/利用者/被検者がその状態にあるとわかる確率を示している。

Guyatt と Rennie は，尤度比を解釈するために以下のようガイドラインを提供している[9] (pp.128-129)。

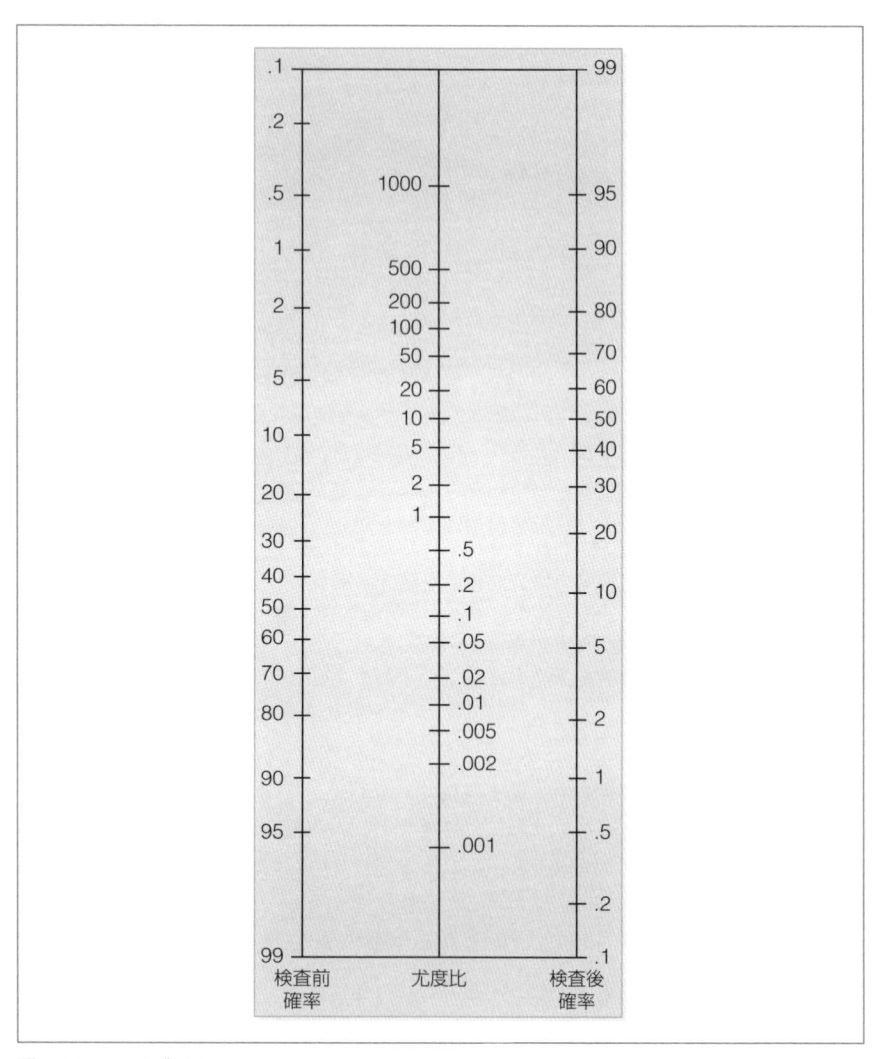

図 11-9　ノモグラム

From Fagan TJ. Nomogram for Bayes's theorem. *N Engl J Med.* 1975; 293(5)： 257. Reprinted with permission from the Massachusetts Medical Society.

- LR + ＞10 もしくは LR − ＜0.10 ＝検査前確率から検査後確率の，大きく決定的な変化
- LR + ＝5〜10 もしくは LR − ＝0.10〜0.20 ＝検査前確率から検査後確率の中等度の変化

11

- LR＋＝2～5 もしくは LR－＝0.20～0.50＝検査前確率から検査後確率の，小さいが時折重要かもしれない変化
- LR＋＝1～2 もしくは LR－＝0.50～1.0＝検査前確率のごくわずかな変化

診断検査の評価：研究結果からの計算

　以下の内容は，実際の診断検査の研究の 2×2 の分割表とノモグラムの結果である。van Dijk らは，靱帯損傷となる急性足関節捻挫の診断に対する時期を遅らせた身体検査の有用性を検討した（n＝160）[18]。診断の確定は関節造影を用いて行った。前距腓靱帯に対する検査の 1 つは前方引き出し検査であった。**図 11-10** は，前方引き出し検査と関節造影の結果が示された 2×2 の分割表である。

　この結果を計算すると，感度，特異度，陽性的中率，陰性的中率，陽性尤度比，陰性尤度比が以下のように求められる。

感度	90/117＝0.77
特異度	28/37＝0.76
陽性的中率	90/99＝0.91
陰性的中率	28/55＝0.51
陽性尤度比	0.77/1～0.76＝3.21
陰性尤度比	1～0.77/0.76＝0.30

　研究者は，これらの結果とデータから，時期を遅らせた身体検査は靱帯損傷を診断するのに十分であると結論づけ，関節造影よりも害を与えない（そして，おそらくよ

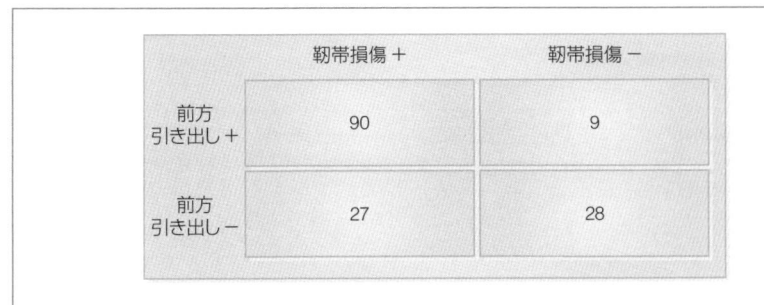

図 11-10　van Dijk らによる前方引き出し検査と関節造影の結果
Data from van Dijk CN, Lim LSL, Bossuyt PMM, Marti RK. Physical examination is sufficient for the diagnosis of sprained ankles. *J Bone Joint Surg*. Essential Surgical Techniques, 1996; 78(6): 958-962.

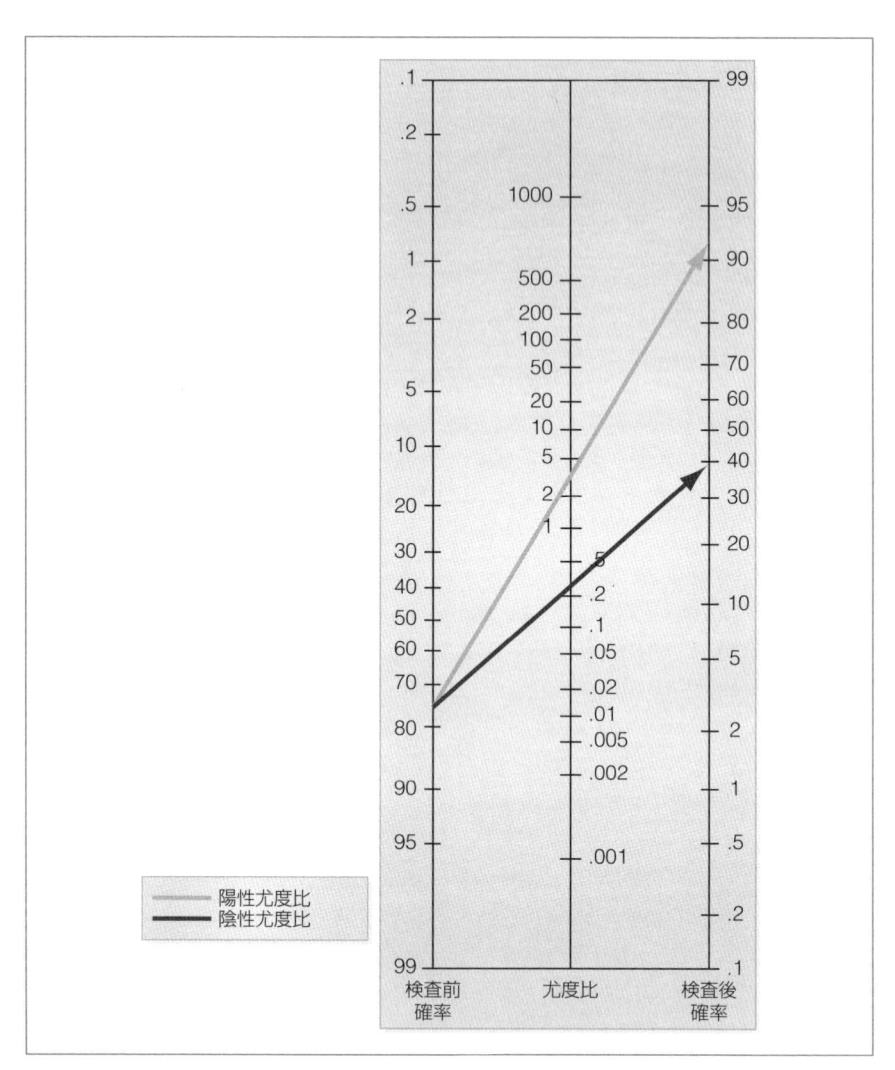

図 11-11　van Dijk らによる足関節靭帯損傷の前方引き出し検査の尤度比

From Fagan TJ. Nomogram for Bayes's theorem. *N Engl J Med*. 1975; 293 (5): 257. Reprinted with permission from the Massachusetts Medical Society.

り安価である）とした。

　図 11-11 は，ノモグラムを使った van Dijk らの尤度比の適用を示している。この研究において靭帯損傷の割合は 76％であった。したがって，この例ではこの値が検査前確率となる。薄いグレーの線は，3.21 という陽性尤度比は，個人が靭帯損傷を負っ

ている可能性を90％少し超えるくらいまで増加させることを示している。濃いグレーの線は，0.30 という陰性尤度比は，個人が靭帯損傷を負っている可能性を約38％まで減少させることを示している。この研究の妥当性は確実な根拠があり，検査前確率のこれらの大きな変化は，足関節外側捻挫が疑われる際に前方引き出し検査を行うことは重要であることを示唆するのに十分である。

尤度比の実用的な用途

　医師の行う診断検査は，しばしば高価であり，侵襲性があり，患者のリスクを伴うことから，ノモグラムの使用は医療現場で役立つであろう。こうした状況において，さらに別の検査を行うことによって臨床診断に価値を加えることができるかどうかを判断することは意義のあることである。一般の理学療法士は，コストや侵襲性の心配をする必要がないことが多い。なぜなら，理学療法士が診断検査を指示，あるいは実施することはたいてい認められていないからである。しかし，臨床測定の技術は，しばしば痛みを伴うこともあり，ある状況下では非常にリスクを伴うこともある。したがって，検査をすることの価値を考えなければならない。加えて，直接治療する場合，現在の状態がどの分類に属するのかを診断検査を通じて知る必要がある。このような状況下では，前方引き出し検査の例にあったように，ノモグラムを有効に使うことができる。理学療法士が筋電図を使った診断や超音波診断だけでなく，診断検査を指示できる場合は，このシンプルなツールによってより大きな恩恵を受けるだろう。

　根拠に基づく理学療法では，Sackett らの計算式によって検査前確率から検査後確率への変化を決定するだろう[15]。確率からオッズへの変換および再変換には，以下のような手順が必要になる（足関節の研究の陽性尤度比を使用して以下に示す）。

1. $検査前オッズ = \dfrac{検査前確率}{1 - 検査前確率} = \dfrac{0.76}{0.24} = 3.16$

2. $検査後オッズ = 検査前オッズ \times 陽性尤度比 = 3.16 \times 3.21 = 10.11$

3. $検査後確率 = \dfrac{検査後オッズ}{検査後オッズ + 1} = \dfrac{10.11}{11.11} = 91\%$

　治療をするか，あるいは，それ以上の検査が必要なのか判断するために，理学療法士は特定されている治療閾値に対する最終的な検査後確率を評価すべきであり，ノモグラムの使用，あるいは計算の実施はそれを保証する[12]。

研究結果の統計学的意義

　診断検査の研究で報告されている相関係数，感度，特異度，的中率，尤度比に加えて，研究者は，結果の"大きな価値"，あるいは潜在的な重要性を決定する情報をも提供する。潜在的な重要性を伝える 2 つの主な方法は，p 値と信頼区間である。p 値はどの程度の確率で偶然に結果が生じるかを示している。p 値（例：<0.05）が小さいほど，統計学的にはより重要である。なぜなら，その確率は除外されないがきわめて低くなるからである。p 値は，信頼区間が以下のようなものと関係があれば計算され評価される。(1) インデックス診断検査によって繰り返し得られた点数，および (2) インデックス診断検査の点数と比較検査の点数である。

　信頼区間は得られた数値の真の値の幅であり，特定の範囲の中にあるものである（例：90%，95%，99%）[2]。信頼区間は，感度，特異度，的中率，尤度比を概算した確率を示すために使われる。例えば，尤度比は信頼区間内にあれば有意であるが，妥当性のためには狭い区間もしくは幅が推奨されている。言い換えると，狭い信頼区間は尤度比が確立された確率で（例：95%）"真"の値に近づいているといえる。残念ながら，どこからが"広すぎる"信頼区間であるという定義は存在しない。尤度比が"1"という信頼区間は研究者が統計学的に妥当ではないと判断した（コインの裏表の確率）ものである[15] ことを思い出してほしい。著者らは，結果は統計学的に有意ではなかったと述べることによってこの状況を認めるだろう。

　通常であれば，信頼区間は論文に記載してある。しかし，記載していない場合，計算によって求めることもできる。また，統計学的有意差の閾値は研究者が決定していることを忘れてはならない。p 値の場合，伝統的な閾値はアルファ $(a) \leqq 0.05$ である。信頼区間の場合，伝統的には 95% である。究極的にはこれらは任意の選択であり，それゆえ，根拠に基づく理学療法では，研究知見の臨床的な意義や重要性を決定するために，臨床的な判断や専門性を用いなければならない。この困難さは，統計学的に有意でないか（例：$p = 0.07$），あるいは信頼区間が広いとより鮮明になる。何はともあれ，バイアスが最小限であり，強い統計学的有意差があり，狭い信頼区間を有している研究は非常に重要な情報を提供していると判断すべきである。

理学療法における診断について最後の考察

　診断検査のエビデンスに関するニーズは，検査を指示できる軍の理学療法士の実践においても，ダイレクトアクセスのある州の一般の理学療法士の実践においても先行する。訪問の理学療法士もまた，前回の訪問時には存在しなかった症状や徴候を患者

が示している場合はこのような情報を使用してニーズをみつけるだろう。

　しかし，病院勤務の理学療法士は，この診断のコンセプトが彼らの実践にあてはまらないと思うかもしれない。患者は，"脳卒中"，"心筋梗塞"，"股関節骨折" などの診断名を最終的につけられて入院する。理学療法士は，この状況および疾病の有無を判断するためにどの検査を使用するかを判断する必要はない。しかし，各患者は運動関連の障害に対して理学療法を必要としており，障害の分類は多様な選択肢によって決められる。例えば，心筋梗塞の患者は酸素供給が欠乏して運動に対する耐久性が減少しているのかもしれないし，末端の筋力低下が原因かもしれない。理学療法士は臨床測定を行い，なぜ運動耐久性が低いのか問題をみつけ，最も効果的な治療計画を立案しなければならない[11]。したがって，どの方法がいちばん効果的に必要な情報を得られるのか決定しなければならない。ということで，診断検査のエビデンスの評価は，すべての理学療法士にとってどのような場面においても必要なものなのである。

臨床測定

　臨床測定は，診断検査とは異なるものとして扱われる。なぜなら，特定の状態や疾病の有無を判断するものではないからである。そのかわりに，臨床測定は患者の心身機能や身体構造の障害，および活動制限や参加制約について決められた方法で定量化および/あるいは記述するために使用される。それらが正しく行われた場合，客観的で，しばしばパフォーマンスを基礎とした，問題の程度が提示される。臨床測定による値は，問題の重症度の違いを区別するのに役立つかもしれない。患者/利用者/被検者の初期評価時に実施される臨床測定は，理学療法士の計画の中で目標を設定するための基礎としてしばしば寄与する。目標に向けて患者は何を改善させたのか評価するために，ベースラインの数値がその後の測定値と比較される[4,7]。

　優れた臨床測定というのは信頼性や妥当性があり，反応性のある測定項目や手続きの使用および利用可能性によって成り立っている。診断検査の場合のように，信頼性が実証されている測定は，何度行っても一定の結果が得られる。一方，妥当性が実証されている測定は，測定すべきものを正しく捉えることができる。**反応性**は，関心のある現象の変化を検出できる臨床測定の能力のことである[7]。

　臨床測定は，あらゆる現場におけるあらゆる患者/利用者/被検者に対して，検査過程に必要不可欠な要素である。結果的に，状況に応じて最も正確な情報を提示しているエビデンスを選ぶために，理学療法士は例えば**表11-2** に示されたような臨床測定のエビデンスを考慮すべきである。

表11-2　臨床測定の方法論の研究例
・Brunton LK, et al. Validity and reliability of two abbreviated versions of the Gross Motor Function Measure. *Phys Ther*. 2011; 91(4): 577-588.
・Kegelmeyer DA, et al. Reliability and validity of the Tinetti Mobility Test for individuals with Parkinson's disease. *Phys Ther*. 2007; 87(10): 1369-1378.
・Taylor R, et al. Reliability and validity of arm volume measurements for assessment of lymphedema. *Phys Ther*. 2006; 86(2): 205-214.
・Michener LA, et al. Scapular muscle tests in subjects with shoulder pain and functional loss: reliability and construct validity. *Phys Ther*. 2005; 85(11): 1128-1138.
・Williams DS, et al. Measurements used to characterize the foot and the medial longitudinal arch: reliability and validity. *Phys Ther*. 2000; 80(9): 864-871.

研究の信憑性

　臨床測定のエビデンスの評価（しばしば"方法論の研究"）は，診断検査を評価したときと似た過程を経る。最初のステップは，対象としている測定が実施されている疾患の集団にわたって評価されているかどうかである。例えば，足関節捻挫の重症度が異なる患者は，程度の異なる運動制限が生じるだろう。ゴニオメーターの使用は，特定の重症度だけでなく，すべての重症度の患者に対して測定の正確性が評価されているのであれば最適であろう。対象としている測定の使用方法が確定されたら，**表11-3**の項目にある残りの質問を用いて研究の妥当性を批評していく。これらの質問の意図や解釈は診断検査のエビデンスと同じである。

　研究者は，対象となるインデックス測定の信頼性を調べることを主な目的としているかもしれない。かわりに，彼らはその測定法の特質を確立させた過去の研究を引用するかもしれない。インデックス測定の妥当性は上位のもの，なるべくなら"ゴールドスタンダード"の臨床測定と比較する必要がある。臨床測定の"ゴールドスタンダード"は，ゴニオメーター，筋力測定装置，身体評価法のような徒手的な測定尺度の電子版である。同様に，研究者は，インデックス測定の能力について完璧な情報が得られていることを保証するために，対象としているインデックス測定と比較測定の両方ですべての被検者を比較すべきである。集めたデータの解釈への影響を少なくするために，測定者から以前の測定結果を遮蔽化することで，検者のバイアスを最小化すべきである。最後に，インデックス測定と"ゴールドスタンダード"測定は，同じ検査セッション，もしくは心身機能や身体構造の障害，活動制限，参加制約の変化が起こり得ない短い間隔で行う必要がある。比較している技術によるものと異なる結果が得られた場合，インデックス測定の妥当性は問題となるだろう。

　どの研究でも，研究者がその研究の焦点を決定する。このことは，臨床測定のエビ

11

表 11-3　臨床測定のエビデンスの妥当性を評価するための質問
1．研究者は，インデックス測定によって評価された状態のすべての水準や重症度の対象者を含めたか？
2．研究者は，インデックス測定の信頼性を評価したか（文献の参照を示しているか）？
3．研究者は，インデックス測定の結果と"ゴールドスタンダード"の測定結果を比較しているか？
4．すべての被検者は，比較となる臨床測定を受けたか？
5．それぞれの測定を実施する人と解釈する人は，もう一方の測定結果を知らなかったか（すなわち，彼らは遮蔽化あるいは盲検化されたか）？
6．インデックス測定を実施したときと"ゴールドスタンダード"の比較測定を実施したときの間隔は，被検者の状態が変化する機会を最小化するのに十分短かったか？
7．研究者は，新たな被検者でその知見を確認しているか？

デンスは信頼性と妥当性の特質を両方同時にというよりは，どちらかの評価に限られるかもしれない，ということを意味する。同じような問題は，新規の対象者で研究の知見は検証されていないという点に存在する。その結果，根拠に基づく理学療法士は，臨床測定の有用性について完璧な情報を得るために複数の研究を批評する必要がある。

研究結果

　臨床測定の信頼性と妥当性は，相関係数を用いて統計学的に確認できる。加えて，臨床測定の反応性は通常，**最小可検変化量** minimal detectable change（MDC）を計算することによって評価される。MDC は，ある器具の測定の標準誤差をちょうど超えた変化量である[7]。**標準化応答平均** standardized response mean（SRM）は，繰り返し測定された 2 つの値の違いを反映するもので，これも論文内に記載されるかもしれない。SRM＝1.0 は，反応性を確立するための基準閾値としてしばしば用いられる。

　診断検査の正確性を評価するために用いられる計算（例：感度，特異度など）は，臨床測定の妥当性についての方法論の研究においてしばしば報告されないことがある。理由は，筋力低下，可動域制限，痛みを定量化する技術または機器は，その問題点に対する潜在的な診断的理由を特定する情報を提供しないからである。例えば，ゴニオメーターで足部の関節可動域を測定したとしても，靭帯損傷を確定あるいは除外することはできない。

　このような状況の例外は，臨床測定の値が将来のアウトカムを予測できるか評価する研究の場合である。Riddle と Stratford は，Berg バランス検査において感度，特異度，的中率，尤度比を計算して，どの値が将来高齢者の転倒リスクを増やすのか調べた[19]。前述のように，診断の過程は分類の演習となるのが一般的である。Berg バラン

ス検査は，転倒につながる病理的な過程は特定できないが，得られた値によって高齢者に転倒リスクがあるか判断できる能力は，臨床測定において重要な特性である。理学療法士は，Riddle と Stratford のデザインをまねた臨床測定についての他の研究をみつけるかもれない。その場合，インデックス測定の有用性は，診断検査の妥当性の評価に関連した結果に従って批評されなければならない。

研究結果の統計学的意義

　臨床測定の有用性を評価する研究者は，研究結果の潜在的な重要性を評価するために p 値と信頼区間を用いる。解釈には同じガイドラインが適用される。p 値（例：< 0.05）が小さければ小さいほど，結果は統計学的により重要である。なぜなら，完全にゼロにはならないにせよ，偶然の可能性は小さくなるからである。

　同様に，狭い信頼区間は特定の確率（例：95％）の中で，相関係数，MDC または SRM が"真"に近いことを意味している。

エビデンスと患者/利用者/被検者

　研究における診断検査または臨床測定の妥当性が確認でき，結果の重要性が証明されたら，最後のステップは個々の患者/利用者/被検者にエビデンスがあてはまるか否かを決定することである。これは理学療法士がその臨床的な専門性と判断を，患者/利用者/被検者の希望，価値観そして研究の結果と統合して決定する過程である。

　エビデンスを臨床に落としこむ前にいくつか現実的に考えなくてはならないことがある。まず，その診断検査もしくは臨床測定は，理学療法士の現場において安全で，実用的で，使用可能であるべきである。例えば，Biodex System 4 のようなもち運びが困難な高価な機器を使う場合[20]，老人ホームという環境よりは外来診療施設のほうがより適しているだろう。

　2つ目に，その診断検査および臨床測定の研究の対象者と，理学療法士が評価しようとしている患者/利用者/被検者が似ている必要がある。それは，年齢，性別，徴候，症状，以前の活動レベル，併用している疾患などを含む。臨床的に重要な違いは，その検査や測定を使用せず，他を選択する可能性を意味しているのかもしれない。

　3つ目として，診断検査の場合，理学療法士が検査前確率を考えなくてはならない。稀に遭遇する診断は，疫学的データや理学療法士の経験のどちらにおいても，このステップを難しくする。診断の確率を上方修正あるいは下方修正することで検査の結果

が情報を追加するか特定するために，納得できる検査前確率が必要不可欠である。このような検討に対して曖昧な答えしかないエビデンスは，安全で役に立つ診断検査かどうかを理学療法士の臨床判断に求めることとなる。

　加えて，この現実的な問題に直面したとき，理学療法士は患者/利用者/被検者の価値観や希望に加えて，健康状態や健康管理を考慮する必要がある。この問題の探求は初期面接で始まり，ケアのエピソードを通じて継続される。これだけではないが，患者/利用者/被検者の興味や関心には，以下のようなものも考えられる[21,22]。

1．実施することによる痛みや外傷の潜在的なリスク
2．検査あるいは測定の結果がわかれば十分な利益が生じるか否か
3．コスト（経済的，または仕事，学校，家族から離れる時間）
4．検査あるいは測定，および/あるいは検査者の確実性
5．科学的エビデンスの価値に対する評価や信念

　個々の文化や社会的規範が，その状況に関わっている家族や介護者とともに患者/利用者/被検者に対するこれらの問題の議論を形づくるだろう。

　理想的には，理学療法士と患者/利用者/被検者が最適な行動指針について合意することである。しかし，自律に関する倫理指針では，診断検査あるいは臨床測定がリスクか有益か，患者/利用者/被検者が決めなければならないと規定している。気が進まないということは，臨床測定の結果を不適切なものにする可能性があるため，理学療法士はデータを取得するか否か考慮する必要がある。

エビデンス批評ツール

　表11-4 は，どのような臨床場面においても，診断検査のエビデンスを評価できるチェックリストである[8,13,23]。**表11-5** は，臨床測定のエビデンスのチェックリストである。これらのかわりに，読者はオンラインにある批評ツールの使用を考えるかもしれない。戦略的に価値のある工夫は，学術的な文献に加えて，チェックリストかワークシートを含む引用文献ノートの作成である。このような要約は，特定の状況にあるすべての理学療法士の診断測定や臨床測定に関するエビデンスの活用を促進する。

まとめ

　診断検査と臨床測定はどのような現場においても理学療法の実践に必要不可欠な要

表 11-4 診断検査のエビデンス：質を批評するためのチェックリスト	
研究の妥当性	
研究者は，インデックス診断検査によって評価されたすべての水準や重症度の対象者を含めたか？	__はい __いいえ __詳細不十分
研究者は，インデックス診断検査の信頼性を評価したか（文献の参照を示しているか）？	__はい __いいえ __詳細不十分
研究者は，インデックス診断検査の結果と"ゴールドスタンダード"の診断検査の結果を比較しているか？	__"ゴールドスタンダード"との比較あり __他の検査との比較あり __比較はあるが詳細不十分 __比較なし
すべての被検者は，比較のための検査を受けたか？	__はい __いいえ __詳細不十分
それぞれの検査を実施する人と解釈する人は，もう一方の検査の結果を知らなかったか（すなわち，彼らは遮蔽化あるいは盲検化されたか）？	__はい __いいえ __詳細不十分
インデックス診断検査を実施したときと，"ゴールドスタンダード"の診断検査を実施したときの間隔は，被検者の状態が変化する機会を最小化するのに十分短かったか？	__はい __いいえ __詳細不十分
研究者は，新たな被検者で知見を確認しているか？	__はい __いいえ __詳細不十分
患者/利用者/被検者にこのエビデンスの使用を考慮するにあたって，この論文の研究妥当性に十分な自信があるか？	__はい __決められない __いいえ
関連のある研究知見	
あなたの臨床疑問に特異的な結果	
感度_____	
特異度_____	
陽性的中率_____	
陰性的中率_____	
陽性尤度比_____	
陰性尤度比_____	
相関係数_____	
その他_____	
関連する研究結果の統計学的有意性と精度	
著者によって報告されたそれぞれの関連ある統計量の p 値：_____	
著者によって報告されたそれぞれの関連ある統計量の信頼区間：_____	

（つづく）

表 11-4　診断検査のエビデンス：質を批評するためのチェックリスト（つづき）

インデックス診断検査は信頼性があるか？	__はい __いいえ __どちらともいえない __詳細不十分
インデックス診断検査は妥当性があるか？　はいの場合，以下の質問へ	__はい __いいえ __どちらともいえない __詳細不十分
関心のある状態の患者/利用者/被検者の検査前確率は？	_____
関心のある状態の患者/利用者/被検者に検査を適用した場合の検査後確率は？	_____

あなたの患者/利用者/被検者へのエビデンスの適用

研究の被検者とあなたの患者/利用者/被検者に臨床的に意義のある差はあるか？	__はい __いいえ __どちらともいえない __詳細不十分
あなたの知識，スキル，資源を使って，インデックス診断検査を安全で適切に現場で行えるか？	__はい __いいえ __使われているテクニックを使用することは不適切である
インデックス診断検査は，患者/利用者/被検者の価値観や希望に合うか？	__はい __いいえ __どちらともいえない
あなたの患者/利用者/被検者にインデックス診断検査を使用するか？	__はい __いいえ

計算例

ターゲットとしている疾患

上腕二頭筋と SLAP 損傷

Holtby と Razmjou[23]

		あり	なし	合計
診断検査結果 （Yergason）	陽性（上腕二頭筋溝もしくは肩甲上腕関節に疼痛）	a 9	b 6	a+b 15
	陰性（上腕二頭筋溝もしくは肩甲上腕関節に疼痛なし）	c 12	d 22	c+d 34
	合計	a+c 21	b+d 28	a+b+c+d 49

感度＝a/（a+c）＝9/21＝43%
特異度＝d/（b+d）＝22/28＝79%
陽性的中率＝a/（a+b）＝9/15＝60%
陰性的中率＝d/（c+d）＝22/34＝65%
陽性尤度比＝LR＋＝感度/（1－特異度）＝43%/21%＝2.05

（つづく）

表11-4 診断検査のエビデンス：質を批評するためのチェックリスト（つづき）

陰性尤度比＝LR－＝(1－感度)/特異度＝57%/79%＝0.72

検査が実施されることによる確率の変化
陽性の検査結果
　検査前確率（有病率）＝(a+c)/(a+b+c+d)＝21/49＝43%
　検査前オッズ＝有病率/(1－有病率)＝43%/57%＝0.75
　検査後オッズ＝検査前オッズ×LR＋＝0.75×2.05＝1.54
　検査後確率＝検査後オッズ/(検査後オッズ+1)＝1.54/2.54＝61%
陰性の検査結果
　検査前確率（有病率）＝(a+c)/(a+b+c+d)＝21/49＝43%
　検査前オッズ＝有病率/(1－有病率)＝43%/57%＝0.75
　検査後オッズ＝検査前オッズ×LR－＝0.75×0.72＝0.54
　検査後確率＝検査後オッズ/(検査後オッズ+1)＝0.54/1.54＝35%

あなたの計算式

ターゲットとしている疾患

		あり	なし	合計
	陽性	a	b	a+b
診断検査結果	陰性	c	d	c+d
	合計	a+c	b+d	a+b+c+d

These questions were adapted from the Oxford Centre for Evidence-Based Medicine and applied to physical therapist practice.

素である。最も役に立つ診断検査は，信頼性，妥当性，そして説得力のある情報を提供する検査である。信頼性は，繰り返された検査結果を統計学的に処理することによって証明される。妥当性は，確固たる診断または測定をもたらす"ゴールドスタンダード"の結果を使って，統計学的または数学的に結果を比較することで実証される。受信者動作特性（ROC）曲線は，診断検査における重要な閾値もしくはカットオフ値を確定するのに使用される。特定の疾患，あるいは状態の存在についての推定を変える診断検査の能力は，尤度比によって示される。尤度比は，臨床的に最も柔軟な診断検査の要素の1つである。なぜなら，その計算された結果を実際の個々の患者/利用者/被検者にあてはめることができるからである。

　最も役立つ臨床測定には信頼性と妥当性があり，変化する反応性を有しているものである。臨床測定の反応性は，最小可検変化量もしくは標準化応答平均によって示される。

　診断検査と臨床測定のエビデンスは，研究の妥当性を確かめるためと，個々の患者/利用者/被検者への適用が有用で重要か判断するために評価されるべきである。最終

表11-5　臨床測定のエビデンス：質を批評するためのチェックリスト

研究の妥当性

研究者は，インデックス測定によって評価された状態のすべての水準や重症度の対象者を含めたか？	__はい __いいえ __詳細不十分
研究者は，インデックス測定の信頼性を評価したか（文献の参照を示しているか）？	__はい __いいえ __詳細不十分
研究者は，インデックス測定の結果と“ゴールドスタンダード”の測定結果を比較しているか？	__“ゴールドスタンダード”と比較 __他の測定と比較 __比較は行われていたが説明不足 __比較なし
すべての被検者は，比較となる臨床測定を受けたか？	__はい __いいえ __詳細不十分
それぞれの測定結果を実施する人と解釈する人は，もう一方の測定結果を知らなかったか（すなわち，彼らは遮蔽化あるいは盲検化されたか）？	__はい __いいえ __詳細不十分
インデックス測定を実施したときと“ゴールドスタンダード”の比較測定を実施したときの間隔は，被検者の状態が変化する機会を最小化するのに十分短かったか？	__はい __いいえ __詳細不十分
研究者は，新たな被検者でその知見を確認したのか？	__はい __いいえ __詳細不十分
あなたの患者/利用者/被検者にこの研究のエビデンスを使うための研究妥当性に十分な自信はあるか？	__はい __決められない __いいえ

関連ある研究知見

あなたの臨床疑問に明確に報告された結果
  相関係数_____
  最小可検変化量_____
  標準化応答平均_____
  その他_____
研究結果の統計学的有意性と精度
  著者によって報告されたそれぞれの関連ある統計量の p 値_____
  著者によって報告されたそれぞれの関連ある統計量の信頼区間_____

対象となる臨床測定は信頼性があるか？	__はい __いいえ __詳細不十分
対象となる臨床測定は妥当性があるか？	__はい __いいえ __詳細不十分

（つづく）

表 11-5　臨床測定のエビデンス：質を批評するためのチェックリスト（つづき）	
対象となる臨床測定は反応性があるか？	__はい __いいえ __詳細不十分
エビデンスのあなたの患者/利用者/被検者への適用	
研究の被検者とあなたの患者/利用者/被検者の間に臨床的に意義のある差はあるか？	__はい __いいえ __どちらともいえない __詳細不十分
インデックス測定をあなたの知識とスキルで安全で適切に現場で行えるか？	__はい __いいえ __使われているテクニックを使用することは不適切である
インデックス測定は患者/利用者/被検者の価値観や希望に合うか？	__はい __いいえ __どちらともいえない
あなたの患者/利用者/被検者にインデックス測定を使用するか？	__はい __いいえ

These questions were adapted from the Oxford Centre for Evidence-Based Medicine and applied to physical therapist practice.

決定は，理学療法士の臨床的な専門性/判断と，患者/利用者/被検者の希望と価値観の両方が反映されるべきである。

演　習

1. 検査閾値と治療閾値の違いを説明してください。理学療法に関して臨床的な例をあげてください。
2. 診断検査もしくは臨床測定の信頼性と妥当性の違いを説明してください。理学療法に関して臨床的な例をあげてください。
3. インデックス診断検査または測定の妥当性を得るためには，なぜ遮蔽化された上位の検査もしくは測定と比較しなくてはならないのか説明してください。理学療法に関して臨床的な例をあげてください。
4. 診断検査の感度と特異度の違いを説明してください。感度が低く特異度が高い場合，何を意味していますか？　感度が高く特異度が低い場合，何を意味していますか？理学療法に関して臨床的な例をあげてください。
5. なぜ，陽性的中率と陰性的中率は万能ではないのか説明してください。
6. 陽性尤度比と陰性尤度比の違いを説明してください。尤度比が 1.0 の場合は何を意味するでしょうか？

7. 検査前確率と検査後確率の違いを説明してください。この 2 つと尤度比はどのような関係性ですか？

8. 下の 2×2 の分割表を用いて，仮想の診断検査の感度，特異度，陽性/陰性的中率，陽性/陰性尤度比を計算してください。

	状態＋	状態－
検査＋	138	108
検査－	35	235

それぞれの計算結果を説明してください。

9. 質問 8 の診断検査で検査前確率が 30％である患者がいるとします。図 11-9 のノモグラムと質問 8 の尤度比を用いて検査後確率を求めてください。

10. 質問 8 の診断検査の研究において，以下の信頼区間と陽性/陰性尤度比が得られました。
    陽性尤度比の 95％信頼区間 (0.87, 6.8)
    陰性尤度比の 95％信頼区間 (0.20, 0.74)
    それぞれの尤度比の使いやすさについて，これらの信頼区間は何を意味していますか？

12章

予後（リスク）因子の
エビデンスの評価

目 標

本章を読むことで，以下のことができるようになる。
1. 理学療法における，予後に関する3つの要素について述べる。
2. 以下を含む予後（リスク）因子に関するエビデンスを批評する。
   a. 研究の妥当性を問うための重要な質問
   b. 予測指標を特定するための統計学的アプローチ
3. 以下の項目を理解し，適用する。
   a. 生存曲線
   b. オッズ比
   c. 相対リスク
   d. ハザード比
4. 報告された知見の潜在的な重要性を特定するため，p 値と信頼区間を評価する。
5. 個々の患者/利用者/被検者に対する予後（リスク）因子のエビデンスの適用について考察する。

本章の用語

一次予防："一般の健康増進活動のような具体的措置を通じて，罹患しやすい，もしくは潜在的に罹患しやすい集団に対して標的状態を予防すること" [5] (p.41)。

オッズ比（OR）：予後（リスク）因子のない人と比べて，予後（リスク）因子のある人にそのアウトカムが生じる確率[2,4]。

起始コホート：疾病や障害が進行する以前の早い時期に集められ，追跡される被検者集団[4]。

ケースコントロールデザイン：潜在的な曝露（例：リスク因子）とアウトカム（例：疾病や障害）との関係を評価するために用いる後方視的な疫学的研究デザイン。アウトカムが発生している集団（症例群）と発生していない集団（コントロール群）の2群において，特定の要因に曝露された人の割合がどちらの群で多いかを比較し評価する[2]。

コホートデザイン：潜在的な曝露（例：リスク因子）とアウトカム（例：疾病や障害）との関係を評価するために用いる前方視的な疫学的研究デザイン。特定の要因に曝露された集団と曝露されていない集団の2群を一定期間追跡し，どの被検者にアウトカムが発生するのか，またはしないのかを評価する[2]。

三次予防："障害の悪化を予防し，慢性疾患や不可逆性疾患をもつ患者のリハビリテーションおよび機能回復を促進すること"[5 (p.41)]。

遮蔽化（盲検化）：(1) 診断検査や臨床測定に関する論文において，以前の診断結果や測定結果に関する情報が知らされていないこと，(2) 予後因子の論文において，曝露状況に関する情報が知らされていないこと，(3) 介入研究の論文において，対象者がどちらの群に割り付けられたかを知らされていないこと。

信頼区間：ある変数における真の値が，特定の確率（例：90%，95%，99%）内に存在すると推定される値の範囲[3]。

生存曲線：あるアウトカムが時間とともに生じた頻度を図示したもの。一連の時点において，そのアウトカムが生じていない人の割合をプロットして作成する[2,4]。

相対リスク（RR）：予後（リスク）因子のない患者におけるリスクと比べた，予後（リスク）因子のある患者に障害が発生するリスクの割合[2,4]。

二次予防："早期診断および迅速な介入により，疾患の罹患期間の短縮，重症度の軽減，後遺症数の低減を図ること"[5 (p.41)]。

バイアス：真実から系統的に偏った結果や推論，"またはそのような偏りを引き起こす過程"[1 (p.251)]。

ハザード比（HR）：研究期間内に発生する問題の相対的なリスクを推定した値。得られる対象者数により補正される[2]。

***p* 値**：統計学的な結果が偶然起こった確率。

予後：病気やその状態の自然経過，または事前に特定されたリスク因子に基づく病状の変化の予測で，"介入によって改善する度合いや回復に必要な時間を予測すること"を指す[5 (p.46)]。

予後因子：患者/利用者/被検者の有する，社会人口学的特徴，診断的特徴，合併

症の特徴。疾患や障害，または治療介入によって，望ましいアウトカムや有害なアウトカムが起こりやすくなったり起こりにくくなったりすることに影響を及ぼす[2,4]。

リスク因子：有害なアウトカムを起こしやすくしたり起こしにくくしたりするような，患者/利用者/被検者の社会人口学的特徴，診断的特徴，合併症の特徴[2,4]。

はじめに

予後予測とは，患者/利用者/被検者の今後を予測していく過程である。理学療法士は，(1) 将来発生しうる問題のリスク，(2) 心身機能や身体構造の障害，活動制限，参加制約に関する最終的なアウトカム，(3) 理学療法介入の結果，についての予後予測を展開する[5,6]。予後の評価は，患者/利用者/被検者やその家族からの疑問に回答するという形や，理学療法士の治療計画の目標を述べるという形で組み立てていく。いずれの場合にも，予測されるアウトカムには，患者/利用者/被検者からの期待を満足させるための期間だけでなく，単位ごとの治療の強度や継続期間について，支払いを行う当人に十分関心をもってもらうために必要な期間も含まれる[5]。本章では，理学療法士が患者/利用者/被検者に予後を告げるためのエビデンスの評価に着目する。

将来生じる有害事象のリスク

一般に，将来発生するリスクについて理学療法士が最も関心をもつことは，患者に対して最初の医学的診断や機能障害の確定がすでになされているかである。リスクを軽減することは，これらの状況における**二次予防**，**三次予防**対策の一環となる[5]。患者が起こしうる問題には以下のような例がある。

- （糖尿病や脳卒中による）感覚脱失，（脊髄損傷やギプス固定による）不動を起因とする皮膚損傷
- 捻挫や筋挫傷後の，復職もしくは運動による再損傷
- （脳卒中や脳外傷による）神経障害を起因とする転倒

理学療法士は健康増進分野にも進出してきた。それゆえ，彼らの関心は，活動量低下による循環器疾患や骨粗鬆症，関節炎の進行リスクに対処するといったような**一次予防**に関するところまで拡大している。これらの例における目標は，将来いつか起こ

りうる有害事象を防ぐことである。個々に異なるレベルのリスクを識別する能力（すなわち，予測）は，理学療法士が治療計画を組み立て，状況に応じて優先順位をつけるのに有益である。

最終的なアウトカム

　理学療法士は，運動に関わる心身機能や身体構造の障害，活動制限，参加制約についての最終的なアウトカムに対して予後予測を組み立てていく。また彼らは，最終的な状態はどうなるかと質問される場合も多い。将来の有害事象のリスクとは異なり，障害や状態の最終的なアウトカムを概念化することは，過去にさまざまな診断の自然経過についての臨床知見が数多く報告されているため，比較的容易といえる[6]。最終的なアウトカムに関して理学療法士が直面する（あるいは自らが感じる）予後予測の疑問は，例えば以下のようなものである。

- 活動する場合はいつも酸素吸入が必要か？
- 再び歩行器なしで歩けるようになるか？
- この肩は，今後も投球のたびに痛むか？
- この子は他の子と同じように学校に通うことができるか？

　これらの疑問は患者や介護者から，また，さまざまな患者の問題に対して経験の浅い学生や専門職スタッフからも投げかけられる。さらに，患者も理学療法士も気にしている，変化にどのくらいの時間を要するかについての疑問も加わる。

- この術創部（骨，腱，靭帯）が治癒するにはどれくらいの期間がかかるか？
- 手根管症候群の手術後，この患者の手の感覚はいつ回復するか？
- この患者がまた運転できるようになるまでどれくらいかかるか？

　進行や悪化，死亡や治癒などのさまざまな状況において，状態，機能障害，活動制限，参加制約に関する最終的なアウトカムを特定することにより，治療計画を組み立て，治療に関連する予後予測を確実に行うことが可能になる。

理学療法介入による結果

　介入結果がどうなるかという予測は，理学療法士がその患者/利用者/被検者に対して描いた目標に反映される。心身機能や身体構造の障害，活動制限，参加制約のどれが

改善の方向へ向かう場合においても，目標は理学療法士がその治療に対してどんな反応を期待しているかを表している[5]。また，これらの情報は特定のアウトカムを達成するために見込まれた期間，例えば，日数，週数，受診回数などとも強く関わっている。理学療法士の課題は，ある患者/利用者/被検者のために特定したアウトカムを，決められた期間内に達成できる可能性をみきわめることである。例えば，膝関節全置換術後の退院前に家庭での運動プログラムを学習する患者の能力は，個人の認知能力および家族や介護者の支援状況に依存する場合がある。このような個々の要因は，理学療法士が予測した目標達成の可能性を変えてしまう可能性もある。前述したように，治療反応に関する予後予測は，最終的なアウトカムを予測するための一部である。

表12-1 に，理学療法士が日常的に治療介入で行う予測に関する研究をいくつかを示す。

予後予測の要素

前述した例は，予後予測には（1）起こりうるアウトカム，（2）アウトカムが生じる可能性，（3）その達成にかかる期間，という3つの要素があることを示している[4]。特定されたアウトカムに影響する可能性がある患者/利用者/被検者の特徴をみきわめることは特に重要である。**図12-1** に示すように，関連する特徴は，人口統計学的因子，疾患特異的因子，医学的合併症，および生物行動学的併存疾患などである[7]。将来のアウトカムのタイプを予測する特性のことを，一般的に**予後因子**と呼ぶ。また，将来の有害事象の予測因子のことを**リスク因子**と呼ぶ[2,4]。どちらの場合にも課題となるのは，利用可能な多くの患者/利用者/被検者の情報のうちどれが最も潜在的なアウトカムを予測できるかを特定することである。

表 12-1　理学療法士の業務に関連する予後因子研究の例
· Gunn HJ, et al. Identification of risk factors for falls in multiple sclerosis: a systematic review and meta-analysis. *Phys Ther*. 2013; 93(4): 504-513.
· Nijland RHM, et al. Accuracy of physical therapists' early predictions of upper-limb function in hospital stroke units: the EPOS study. *Phys Ther*. 2013; 93(4): 460-469.
· Wideman TH, et al. Development of a cumulative psychosocial index for problematic recovery following work-related musculoskeletal injuries. *Phys Ther*. 2012; 92(1): 58-68.
· Wright AA, et al. Predictors of response to physical therapy intervention in patients with primary hip osteoarthritis. *Phys Ther*. 2011; 91(4): 510-524.
· Dumas HE, et al. Recovery of ambulation during inpatient rehabilitation: physical therapist prognosis for children and adolescents with traumatic brain injury. *Phys Ther*. 2004; 84(3): 232-242.

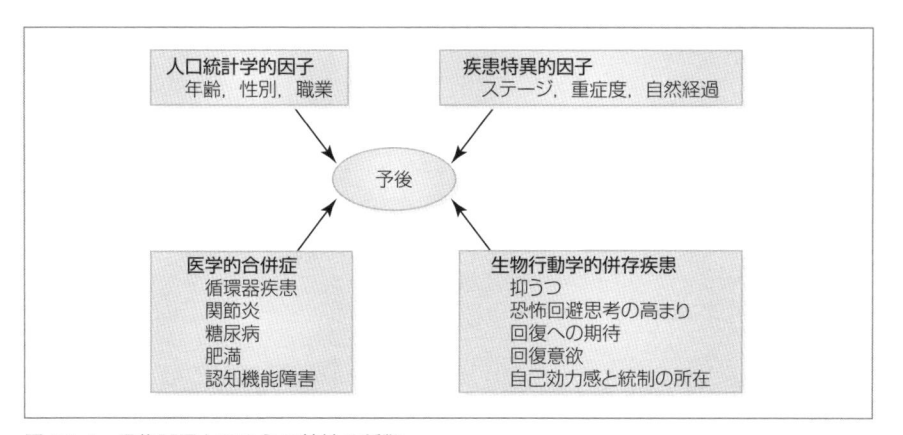

図 12-1　予後因子となりうる特性の種類
Reprinted from Beattie PF, Nelson RM. Evaluating research studies that address prognosis for patients receiving physical therapy care: a clinical update. *Phys Ther.* 2007; 87(11): 1527-1535, with permission from the American Physical Therapy Association. Copyright© 2007 American Physical Therapy Association.

　予測を行うことは理学療法士による患者/利用者マネジメントの統合に関する部分であるため，理学療法士は治療を受ける個人の予後（リスク）因子に関するエビデンスを熟知しておかなければならない。自らが予測した結果通りになるか否かを判断するために，十分な時間をかけて患者/利用者/被検者をフォローアップしていくという理学療法士の能力が，しばしば日常業務によって制限されてしまうというのも確かである。加えて，理学療法士がみるのは，なんらかの障害をもつ非典型的個人の限られた集合のみであるため，予測推定値には大きなバイアスが生じる[6,7]。取得可能な最適なエビデンスを評価することは，理学療法士が治療において起こりうるこれらの限界を克服し，予後予測能力を改善するのに役立つ。

研究の信憑性

　予後因子に関するエビデンスは，まず，その研究の妥当性を評価することでみきわめるべきである。妥当性の高い研究は，研究結果にほぼ**バイアス**がないだろう，という大きな確信を得ることができる。言い換えれば，その結果は信じるに値するということである。予後（リスク）因子に関するエビデンスの批評は，**表 12-2** に記載されているような問いで始まる。これらの質問は，Oxford Centre for Evidence-Based Medicine で開発された批評的な評価ワークシートにならってつくられている[8]。これは，結果にバイアスがあるかもしれない研究デザインに問題があるかどうか，理学療

表12-2 予後（リスク）因子に関するエビデンスの妥当性を評価するための質問
1．その研究において，研究者は操作上，サンプル（被検者）の定義を行っているか？
2．抽出されたもとの母集団を代表するような被検者はいたか？
3．全被検者が同じ状態（望ましいのは早期）の段階で研究に参加したか？
4．関心のあるアウトカムを捉えるのに十分な研究期間を確保したか？
5．研究に参加した全被検者からアウトカムのデータを収集したか？
6．操作上，アウトカムの判断基準は定義されたか？
7．アウトカムの測定者は，各被検者の予後因子の状態について庶蔽化（盲検化）されていたか？
8．サンプル（被検者）には予後予測が異なる患者のサブグループが含まれているか？　この場合，研究者は個々のサブグループ分析を実施したか，もしくはこれらの異なる予後因子について統計学的な調整を行ったか？
9．研究者は新しい調査対象を用いて研究結果を確認したか？

法士の判断を補助することを目的としている[2,4]。

1．その研究において，研究者は操作上，サンプル（被検者）の定義を行っているか？

　研究者がサンプル（被検者）についてまず気にすべきことの1つは，その定義である。関心のあるアウトカムを有する，またはこれに対するリスクを有する個人の定義に被検者が合致するように，はっきり明示された選択基準と除外基準が使用されるべきである。例えば，"関節炎"の発症のリスク因子を調べる研究では，対象とする障害の原因が全身性なのか（すなわち，関節リウマチ），生体力学的なものなのか（すなわち，変形性関節症）を特定すべきである。これら各々の関節疾患に関する症状は，ある程度異なるリスク因子をもつ可能性がある，という点で互いに異なる。障害を取り扱う上でこれを定義することや診断の際の判断基準は，関連するリスク因子の信頼性を高めることにつながる。

2．抽出されたもとの母集団を代表するような被検者はいたか？

　代表性についての問題は，研究期間を通して，研究者が適する被検者すべてを捉えられるかという度合いに関係する。一部の人（例えば，50代の変形性関節症患者）のみ参加させ，他の人（例えば，70代の変形性関節症患者）を参加させない場合，参加者と非参加者間に系統的な相違をもたらす可能性があり，その結果，各群の予後推定が異なることになる[6]。もちろん，研究者は適する被検者すべてを強制的に参加させることはできない。しかし，参加者と非参加者間の統計学的比較を行っておくことで，サンプル（被検者）がその集団を代表しているかどうかを判定することができる。群間に統計学的有意差があれば，バイアスを含んだ予後予測が生じている可能性が示唆されている。

3. 全被検者が同じ状態（望ましいのは早期）の段階で研究に参加したか？

　この問題は，縦断的コホートデザインで特に重要である。研究者は，その研究のためにどの段階の患者を集めるべきかを定義する必要がある。この決定は，関心のあるアウトカムの性質とリサーチ・クエスチョンにある程度依存する。新しく定期的な運動を始めた後の筋肉痛，といったような急性の問題を解決するための予後因子は，問題が数日以内に自己制御できてしまうため，発症後ただちに研究する必要がある。これに対して，うっ血性心不全のような慢性疾患における死亡率低下の予測因子は，ある時点からの予後というよりは，研究者が知りたい内容によって疾患の進行に伴ういくつかの時点で調査されうる。当然のことながら，障害の状態があまりに進行しすぎている患者は，研究の早い段階でそのアウトカムに達するため，その進行に関する時間枠に錯覚を生じさせる可能性がある[4]。予後因子の研究に望ましい出発点は，症状が臨床的に明らかになった直後である。この時点で集められた被検者は起始コホートと呼ばれる[4]。選択された出発点にかかわらず，将来のアウトカム，それに関連する要因や時間枠を予測するには異質すぎるサンプルを避けることが目標となる。

4. 関心のあるアウトカムを捉えるのに十分な研究期間を確保したか？

　研究の追跡期間の長さは，どのようなアウトカムや事象が予測されるかに依存する。指定される期間は，人体が生理学的または心理的な観点においてそのアウトカムにいたるのに十分な長さでなければならない。期間が短すぎれば，起こりうるアウトカムが見逃されうる[4]。しかし，長期間を要する研究は，リアルタイムな実施を支えるために多大な資源が必要となることが多い。その結果，稀な事象の研究においては，前方視的な方法では患者が問題を発症する可能性が低いため，通常，後方視的なケースコントロールデザインが使用される。

5. 研究に参加した全被検者からアウトカムのデータを収集したか？

　なんらかの理由で欠損があると，どのようなアウトカムがいつ発生したかを歪曲して示してしまう可能性があるため，全被検者のアウトカムを把握する能力は重要である。研究に残った被検者とは本当にアウトカムが異なるかどうかを評価するため，研究から脱落した被検者に何が起こったかを研究者が判断できることが理想である。残った被検者と脱落した被検者に違いがあることは，予後予測にバイアスが引き起こされている可能性が高いことを示している。Straus らは，"5 および 20 のルール" として，被検者を 5% 失うことはほとんど影響を与えないが，20% 以上の被検者を失うと研究の妥当性を大きく低下させると述べている。研究者は，アウトカムがその欠損の影響をどの程度受けるか判断するため，感度分析を行って"最良の場合"および"最悪の場合"のシナリオを計算することができる[4]。これにより，根拠に基づく理学療法

士は，最悪のシナリオが研究価値を損なうバイアスを反映しているかどうかについて
自身で判断を下せる可能性がある。

6. 操作上，アウトカムの判断基準は定義されたか？

　これは，関心のあるアウトカムを捉えるために使われる基準の妥当性に言及する質
問である。誤認を避けるためには（例えば，動脈機能不全による傷と褥瘡との鑑別），
アウトカムの明確な定義が必要である。研究者は，データ収集開始前に，固有の臨床
的基準および検査基準を明確にすべきである。また，情報収集に当たる個々人が適切
な訓練を受けており，その測定に信頼性があることも確認しなければならない。

7. アウトカムの測定者は，各被検者の予後因子の状態について遮蔽化（盲検化）されていたか？

　アウトカムを測定する場合は，遮蔽化されているか，あるいは被検者の予後（リス
ク）について知らされていない状態が理想的である。被検者の状態を事前に知ること
は，研究において測定者のバイアスをまねきうる。なぜなら，このようなアウトカム
になるかもという期待が，研究で用いられた方法の適用と解釈に影響する可能性があ
るからである。

8. サンプル（被検者）には予後予測が異なる患者のサブグループが含まれているか？この場合，研究者は個々のサブグループ分析を実施したか，もしくはこれらの異なる予後因子について統計学的な調整を行ったか？

　サブグループとは，より大きなサンプルと区別される特徴を有する，より小さな被
検者集団のことである。この特徴は，異なる予後推定が同定されうるといったように，
関心のあるアウトカムに影響することが予想される。ここで，80歳以上の人の膝痛の
発生に関するリスク因子の仮想の研究について検討する。年齢は，変形性関節症など
の関連疾患とともに，このアウトカムの適切な予測因子であると考えられる。しかし，
被検者の一部が肥満である場合，膝痛の発生は，他の関連する特徴に加えて体重の影
響を受ける可能性がある。肥満患者のサブグループにおいて，アウトカムが発生し進
行する際に生じる差異は，サンプル全体の結果を混乱させうる。

　研究者がこれらの付加的な予後（リスク）因子を特定し，なんらかの形でそれらを
分けて考えるのが理想的である。最も簡単なアプローチは別々の分析を行うことであ
り，この場合だと肥満の高齢患者と肥満でない高齢患者に対して分析を行うことであ
る。しかしこの方法は，分析に十分な検出力を得るために大きなサンプルサイズを必
要とする。その他のアプローチは，体重やBMIについて補正を行いながら，全サンプ
ルを使用して膝痛を予測するための統計モデルの検定を行うことである[9]。どちらの

場合においても，根拠に基づく理学療法では，どの付加的な要因によりそのアウトカムが予測されたり影響されたりするのかを検討し，研究者がこれらの要因について説明しているかどうかを判断するため，そのエビデンスを見直すべきである。

9. 研究者は新しい調査対象を用いて研究結果を確認したか？

　この質問は，予後（リスク）因子に関する研究結果がサンプル（被検者）固有の属性によって生じた可能性を示唆するものである。はじめの被検者集団に用いた選択基準および除外基準に合致する，別の被検者集団に対してもう一度研究を繰り返すことは，同じ予測因子が存在するかどうかを評価する機会となる。被検者集団を集め，無作為に半数を選択して予後モデルを作成し，その後残りの半分で再試験を行うことも1つの戦略である。このステップは，被検者数が不十分だったり資金不足だったりするため，単一の研究報告には含まれていないことが多い。結果として，根拠に基づく理学療法では，因子の有用性をより正確に検証したい場合，同じ予後（リスク）因子について書かれた複数の文献的エビデンスを読んでみる必要がある。

その他の考慮事項

　前述の質問は，そのエビデンスの有用性を判断するための，最初のスクリーニングとして役立つ。すなわち，研究の妥当性を判断するということである。評価という観点からいえば，質問 1〜8 に対して“いいえ”の答えがあるということは，その研究デザインに容認しがたいレベルのバイアスに関連する“致命的な欠陥”があることを示唆する。読者は，質問 9 に関して，研究者が資源の制限内で研究を実施しなければならないことを考慮し，その解析内容を多少寛容に捉える場合があるかもしれない。

　予後(リスク)因子についての論文の研究デザインに関するその他の考慮事項には，以下の詳細な記述があるかどうかが含まれる。

1. 得られたサンプル（被検者）の特性
2. 予後（リスク）因子を特定するために用いた方法についての，操作上の定義，プロトコル，信頼性，および妥当性

　この情報により，根拠に基づく理学療法では，その論文内の被検者が自分の患者に似ているかどうか（質問 1），予測因子の特定や測定が可能であるかどうか（質問 2）を判断することができる。

研究結果

　予後に関する研究は，予後（リスク）因子を特定するため，記述統計と関連性の検定の両方を使用する。通常，記述統計は，例えば褥瘡を発症した被検者のうち特定のリスク因子を有する者の割合，または復職した被検者のうち特定の予後因子を有する被検者の割合などのように，比率として報告される。これらの値は，時間経過を通して，もしくは特定の時点（通常は中央値）において報告されうる[4]。別の記述的アプローチは，時間経過に伴う事象やアウトカムの数をプロットして**生存曲線**を作成することである。生存曲線は一般的に，研究者が，死亡，治療による副作用，機能低下などの有害事象の発生を評価する際に計算される。しかし，さまざまな二値アウトカムをこの方法で描くことができる。**図 12-2** に，10 年間にわたって有害な関心のあるアウトカムを経験する被検者の割合が増加していく一般的な例を示す。

　下の曲線の被検者は疑わしいリスク因子を有する人を表し，上の曲線の被検者はそれを有しない人を表す。これらの曲線の勾配をみることで，関心のあるアウトカムがどのくらい速く（またはゆっくり）生じたかを即座に知ることができる[4,10]。データの点と勾配は，上の曲線で表される被検者に比べて下の曲線で表される人が予後不良であることを示している。10 年が経過するまでに，このリスク因子をもたない被検者では 37％に有害事象が生じたのに比べ，リスク因子を有する被検者の 90％に有害事象が生じた。こうした著しい数字は，この仮想のリスク因子を将来の患者で特定するための非常に説得力のある例となる。

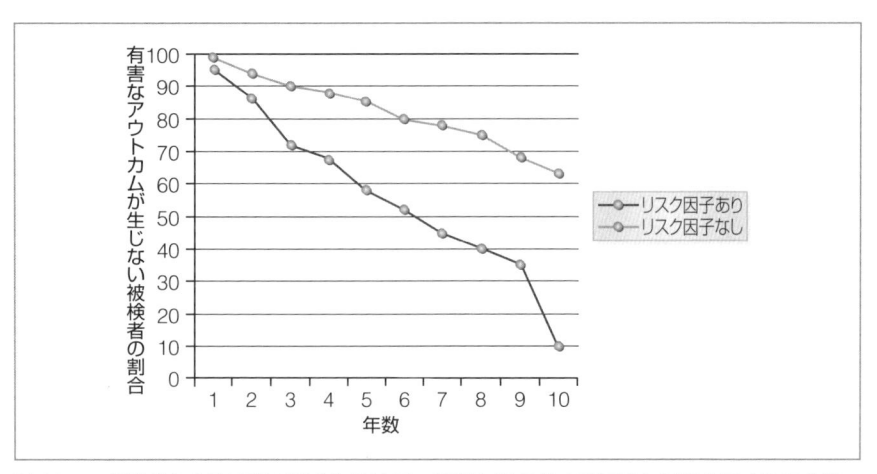

図 12-2　経時的な有害事象の発生に関する，良好な予後および不良な予後を示す生存曲線

　予後に関する統計学的検定は，回帰分析を通じて，単純な関連づけを行ったり，より複雑な予測を行ったりすることができる。Pearson の r（標本相関係数），Spearman の ρ（母集団の相関係数），カイ 2 乗（χ^2）検定のような関連性の検定は，さらなる調査が必要かどうかを決定するために，予測因子とアウトカムの間の新しい関係性を探求する場合に使用されうる。これらの検定は 2 つの変数間の関連性しか評価できないため，得られる情報としては最小限である。これに対して回帰分析は，アウトカムの値を予測し，この結果に対するそれぞれの予後（リスク）因子の相対的な寄与をみきわめるために用いられる。アウトカムが連続的であるか 2 つに分かれるかに応じて，予測因子を評価するために線形回帰分析およびロジスティック回帰分析の両方を使用することができる。

　多重ロジスティック回帰分析では，数式によって各因子のオッズ比 odds ratio（OR）が算出されるため，よく実施される。**オッズ比**は，予後（リスク）因子をもたない人の確率に対し，予後（リスク）因子を有する人に関心のあるアウトカムが生じる確率を反映するものである[2,4]。オッズは，回帰式における他のすべての独立変数の結果として算出される[10]。オッズ比は尤度比と同じく，ゼロから無限大の値をとり，1 未満の値はオッズの低下，1 を超える値はオッズの上昇を示す。ちょうど 1 の場合，これはコイン投げと同じようなもので，言い換えれば関心のあるアウトカムが発生する確率は偶然にすぎないということになる。

　表 12-3 に，復職時に起こる再損傷の予測因子に関する仮想の研究におけるロジスティック回帰分析の結果を示す。オッズ比は "Exp（β）" と書かれた列に記載されている。オッズ比の解釈は，尤度比の解釈の仕方と同様である。例えば，**表 12-3** の BMI

表 12-3　復職による再損傷の予後を検討した仮想の研究の結果					
変数	ベータ（β）	SE	p 値	Exp（β）：オッズ比	95%CI
年齢（歳）	0.181	0.049	0.102	1.198	0.98，2.67
BMI（>30）	1.078	0.431	0.031	2.398	1.79，3.56
喫煙（+）	0.389	0.084	0.070	1.475	0.93，4.05
事前損傷（+）	1.908	0.560	0.005	6.739	4.32，7.23
仕事の満足度（全く満足を感じないを 0，完全に満足を 100 とする 100 mm のスケールを使用）	−0.986	0.341	0.022	0.790	0.69，0.98
定数	6.327	2.45	0.000		

略語：（β）＝係数，SE＝標準誤差，Exp（β）＝自然対数の底の係数乗，CI＝信頼区間。

	転倒（2回以上）あり	転倒（2回以上）なし
神経障害 あり	a 43	b 20
神経障害 なし	c 25	d 38

図12-3　転倒に関する仮想の研究におけるオッズ比計算のための2×2表

のオッズ比は2.398である。この結果は，BMIが30より高い被検者は，BMIの低い被検者に比べて，再損傷に苦しむオッズが2倍を超えるという意味だと解釈できる。しかし，仕事の満足度のオッズ比（0.790）は，仕事の満足度が高い場合は再損傷のオッズが減ることを示している。この結果は，β係数の前についている負の符号と一致し，予測因子とアウトカムの間に逆の関係性があることを示している。

　オッズ比は個体変数についての2×2表からも算出することができる。**図12-3**は，末梢神経障害の有無と転倒リスクの関係性に関する仮想の研究のデータを示している。表からオッズ比を計算する式は，以下のとおりである。

　　オッズ比 = (a/b)/(c/d) もしくは ad/bc

　表のデータを使って計算すると，オッズ比は3.27となる。つまり，末梢神経障害のある被検者が2回以上転倒したオッズは，末梢神経障害のない被検者のオッズの3倍ということである。この方法は，1つの指標についてのみ評価を行う場合には有用である。一方，複数の因子や予測因子について評価を行う場合は，それらの中での各予測因子の影響を同定するため，回帰分析が必要となる。

　研究者は最終的に，特定のアウトカムに関する予測因子について，相対リスク relative risk（RR）とハザード比 hazard ratio（HR）を記載する場合がある。**相対リスク**とは，予後（リスク）因子を有する患者におけるアウトカムを発生させるリスクと，予後（リスク）因子を有しない患者におけるリスクとの比である[2,4]。**ハザード比**とは，通常，生存曲線とともに記載される。これらの値は，期間を通じたアウトカムに関する相対的なリスクを反映する。その名が示すとおり，これらの評価は有害事象との関連において用いられる。概念としては，リスク因子を有するグループとそうでないグループとの間で比較が行われるという点でオッズ比と類似している。解釈もまた同等で，比が1を超えるとリスクの増加を，比が1未満だとリスクの減少を，そして比が1だと関心のあるアウトカムの発生リスクが偶然に等しいことを意味する。

　相対リスクは，リスク因子を有する（もしくは有しない）全被検者におけるアウトカム発生率に基づいて計算される点がオッズ比と異なる。当然のことながら，相対リスクは，リスク因子を有する人，または有しない人について関心のあるアウトカムの発生率を測定していく縦断的研究で用いられるため，この区別は重要である。これらは，研究者がアウトカムの有無にかかわらず被検者の数を決定し，その後にリスク因子の分布をさかのぼって同定するようなケースコントロールデザインでは計算できない[4]。相対リスクは次の式を用いて 2×2 表から計算できる。

　　相対リスク $= (a/a+b)/(c/c+d)$

　図 12-3 のデータを用いると，転倒の相対リスクは 1.72 であり，これは末梢神経障害のある被検者の転倒リスクが末梢神経障害のない被検者の 1.5 倍以上であることを意味している。相対リスクは，実際に起こる事象の割合ではなく事象発生率の割合であるため，通常はオッズ比より低い値をとる。事象発生率が低い場合，相対リスクとオッズ比は互いに近い値となる。読者は，研究結果を適切に解釈するため，どのような評価が使用されているかを認識しなければならない。

研究結果の統計学的意義

　研究者は，研究の中で相関係数やオッズ比，相対リスク，ハザード比に加えて，自分たちの結果の"有意性"や潜在的な重要性を判定するための情報も記載する。潜在的重要性を伝える 2 つの主な方法は，p 値と信頼区間である。p 値は，得られた結果が偶然に起こる確率を示す。p 値が小さいほど（例えば，0.05 未満），結果は統計学的に重要である。なぜなら，偶然起こるという部分が排除こそされていないものの，非常に少ないためである。

　信頼区間とは，ある変数の真の値が特定の確率内にあると推定される値の幅を表す（例えば，90%，95%，99%）[3]。オッズ比や相対リスク，ハザード比は，それらが信頼区間内に存在すれば有意義とされる。他の推定と同様に，信頼区間は狭いほうが望ましい。なぜなら，指定された確率で（例えば，95%で）その比が"真の"比に近いことを示すものだからである。残念ながら，信頼区間が"広すぎる"かどうかを判断する基準はない。オッズ比や相対リスク，ハザード比の信頼区間が"1"の値を含むようであれば，オッズ比，相対リスク，ハザード比は偶然にすぎず，予測因子は役に立たないということを覚えておく必要がある[9]。このような結果は，統計学的には"有意差なし"と記載される。表 12-3 では，"年齢"と"喫煙"という予後因子についてのこうした状況を示している。

　通常，著者は関連する信頼区間を記載するが，これが書かれていない場合は読者も異なる推定値の区間を計算する場合がある。他を当たれば，さまざまな比率に対する信頼区間の式の記載はみつけられる。最終的に著者は，p 値と信頼区間の閾値をどのようにするかを選択する。従来，p 値の閾値はアルファ（a）≦0.05，信頼区間の確率は95％である。結局のところ，これらは任意に選択されるものであるがゆえに，根拠に基づく理学療法では，臨床的意義や研究成果の重要性を判断するためには，自らの臨床的判断と専門知識を使用しなければならない。これは，結果が有意性（例えば，$p = 0.07$）を欠く場合や信頼区間が広い場合などに課題となるだろう。そうはいうものの，バイアスを最小限に抑えた研究や，狭い信頼区間で強い統計学的有意性を示す研究においては，そこに書かれた情報を重要なものと受け取るべきである。

エビデンスと患者/利用者/被検者

　すべてのエビデンスと同様に，予後（リスク）因子に関する研究は，結果を適用しようとしている患者/利用者/被検者によく似た被検者を含んでいるかどうか吟味しなければならない。研究の中で予測されたアウトカムも，患者/利用者/被検者に関連性があり，有意義なものであるべきである[7]。より慎重に扱うべき問題は，理学療法士が患者/利用者/被検者に将来どうなるかについて話すことがどれくらい影響を与えるか，また，どのような治療計画が影響を与えるか，といったエビデンスが影響する程度である[6]。将来についての予測は，人の認識を特徴づけ，関係するすべての利害関係者（理学療法士を含む！）に影響するような，期待，恐怖，欲求など数多くの感情によって複雑化する可能性がある。エビデンスが客観的で感情の入るようなものでないとしても，その影響はそうでないかもしれない。これこそ臨床判断が行われる部分である。なぜなら理学療法士は，なんらかのアウトカムにいたる可能性がその患者/利用者/被検者に特有なのか，あるいは研究内の集団の傾向と一致するのかを判断しなければならないためである。これに対する結論は，患者/利用者/被検者の価値と同様に，マネジメントの過程で予後情報をいかに使用するかについて理学療法士に対する指針となるだろう。

エビデンスの評価ツール

　表12-4 は，予後（リスク）因子に関するエビデンスを評価するために治療現場などで使えるチェックリストである[8]。または，オンラインによる評価ツールの入手を検討する場合もあるだろう。戦略としては，関連する研究論文とともに，チェックリス

表 12-4　予後（リスク）因子に関するエビデンス：質を評価するためのチェックリスト

研究の妥当性

その研究において，研究者は操作上，サンプル（被検者）の定義を行っているか？
　__はい
　__いいえ
　__詳細不明

抽出されたもとの母集団を代表するような被検者はいたか？
　__はい
　__いいえ
　__詳細不明

全被検者が同じ状態（望ましいのは早期）の段階で研究に参加したか？
　__はい
　__いいえ
　__詳細不明

関心のあるアウトカムを捉えるのに十分な研究期間を確保したか？
　__はい
　__いいえ
　__詳細不明

研究に参加した全被検者からアウトカムのデータを収集したか？
　__はい
　__いいえ
　__詳細不明

操作上，アウトカムの判断基準は定義されたか？
　__はい
　__いいえ
　__詳細不明

アウトカムの測定者は，各被検者の予後因子の状態について遮蔽化（盲検化）されていたか？
　__はい
　__いいえ
　__詳細不明

サンプル（被検者）には，予後予測が異なる患者のサブグループが含まれているか？
　__はい
　__いいえ
　__詳細不明

前の回答が“はい”だった場合，研究者は個々のサブグループ分析を実施したか，もしくは，これらの異なる予後因子について統計学的な調整を行ったか？
　__はい
　__いいえ
　__詳細不明

研究者は新しい調査対象を用いて研究結果を確認したか？
　__はい
　__いいえ
　__詳細不明

患者/利用者/被検者へのこのエビデンスの使用を考慮するにあたって，この論文の研究は妥当性に十分な自信があるか？
　__はい
　__まだわからない
　__いいえ

関連のある研究知見

あなたの臨床疑問に特異的な結果：
　相関係数＿＿＿＿＿＿＿＿＿＿＿＿＿＿＿＿＿＿＿＿＿＿＿＿＿＿＿＿＿＿＿＿＿
　決定係数＿＿＿＿＿＿＿＿＿＿＿＿＿＿＿＿＿＿＿＿＿＿＿＿＿＿＿＿＿＿＿＿＿
　オッズ比＿＿＿＿＿＿＿＿＿＿＿＿＿＿＿＿＿＿＿＿＿＿＿＿＿＿＿＿＿＿＿＿＿
　相対リスク＿＿＿＿＿＿＿＿＿＿＿＿＿＿＿＿＿＿＿＿＿＿＿＿＿＿＿＿＿＿＿＿
　ハザード比＿＿＿＿＿＿＿＿＿＿＿＿＿＿＿＿＿＿＿＿＿＿＿＿＿＿＿＿＿＿＿＿
　その他＿＿＿＿＿＿＿＿＿＿＿＿＿＿＿＿＿＿＿＿＿＿＿＿＿＿＿＿＿＿＿＿＿＿

（つづく）

表12-4　予後（リスク）因子に関するエビデンス：質を評価するためのチェックリスト（つづき）	
関連する研究結果の統計学的有意性と精度	
著者によって報告されたそれぞれの関連ある統計量の p 値：＿＿＿＿＿＿＿＿＿＿＿＿＿＿	
著者が報告されたそれぞれの関連ある統計量の信頼区間：＿＿＿＿＿＿＿＿＿＿＿＿＿＿	
あなたの患者/利用者/被検者へのエビデンスの適用	
（あなたの経験に即して，もしくは，その研究でアウトカムにいたった被検者の割合に基づいて）時間経過とともにどのようなアウトカムが起こりそうか？	＿＿＿＿＿＿＿＿＿＿
研究の被検者とあなたの患者/利用者/被検者に臨床的に意義のある差はあるか？	＿はい ＿いいえ ＿そうとはいい切れない ＿詳細不明
この予後因子やリスク因子についての研究に関する情報をあなたの患者/利用者/被検者と共有することは，患者の価値観や希望に合うか？	＿はい ＿いいえ ＿そうとはいい切れない
あなたの患者/利用者/被検者にこの情報を使用するか？	＿はい ＿いいえ

These questions were adapted from the Oxford Centre for Evidence-Based Medicine and applied to physical therapist practice.

トやワークシートをつけ加えた参考文献ノートを作成するのが良いだろう。これらの一覧があれば，理学療法士は予後（リスク）因子に関するエビデンスをさまざまな状況でスムーズに使用できる。

まとめ

　予後予測は，患者/利用者/被検者に関する将来のアウトカムを予測するプロセスである。臨床業務だけから予後の推定を進めていくことは難しい。なぜなら，まだ経験の少ない理学療法士も，ある問題に関するアウトカムにいたるリスクのある（もしくは，あると思われる）個々の集団に対応していかなければならないからである。理学療法に関連するアウトカムの予後（リスク）因子についてのエビデンスは限られているが，予後を推定するプロセスを進められる可能性がある場合には，読んで吟味すべきである。予後（リスク）因子に関するエビデンスの妥当性，重要性，適合性を検証することは，患者/利用者/被検者に対して情報を用いる能力の中核をなす。また，患者の価値観や希望に敏感であることも，好ましくない予後について知らされた際に起こりうる心理面の影響という観点から重要である。

演　習

1. 理学療法士が患者/利用者/被検者をマネジメントする際，予後予測に関する 3 つの焦点領域を述べ，それぞれについて臨床的な例をあげてください。
2. 予後予測の 3 つの要素を述べ，理学療法に関して臨床的な例をあげてください。
3. 正確な予後予測を確立するためには，なぜ臨床業務のみでは不十分なのか説明してください。理学療法に関して臨床的な例をあげてください。
4. 疾患や障害が進行する過程，または健康状態を維持する過程において，被検者が同じタイミングで予後（リスク）因子についての研究に参加することが，なぜ重要なのかを説明してください。理学療法に関して臨床的な例をあげてください。
5. 追跡期間の長さや網羅性が，なぜ予後（リスク）因子についての研究の妥当性に不可欠なのか説明してください。理学療法に関して臨床的な例をあげてください。
6. あるアウトカムについて，被検者のサブグループが異なる予後推定を示した場合に，なぜ他の因子についての調整が重要なのか説明してください。理学療法に関して臨床的な例をあげてください。
7. オッズ比，相対リスク，ハザード比の違いを説明してください。理学療法に関する臨床的な例を用い，これらの比の値が 1 以下の場合，1 に等しい場合，1 より大きい場合の解釈を説明してください。
8. 信頼区間に 1 の値が含まれる場合の，オッズ比，相対リスク，ハザード比の有用性を説明してください。
9. 下の 2×2 の分割表を用いて，仮想のアウトカムに対するオッズ比と相対リスクを計算してください。

	アウトカム ＋	アウトカム －
予後因子 あり	97	68
予後因子 なし	38	130

　それぞれの計算結果を説明してください。オッズ比が相対リスクと異なるのはなぜですか？
10. 質問 9 の予後因子に関する研究において，オッズ比の信頼区間は 95% CI（2.05, 22.8）と記載されています。この信頼区間はこのオッズ比の有用性について何を意味しますか？

13章

介入におけるエビデンスの評価

目 標

本章を読むことで，以下のことができるようになる。

1. 患者/利用者/被検者への介入時の意思決定を行うにあたり，エビデンスの貢献について述べる。
2. 以下を含む介入に関するエビデンスを批評する。
   a. 研究の妥当性を問うための重要な質問
   b. 実験的・準実験的・非実験的デザインにおけるメリットの比較
3. 以下の項目を理解し，計算をして，適用する。
   a. 絶対利益増加率
   b. 絶対リスク減少率
   c. 効果量
   d. intention-to-treat
   e. 治療必要数
   f. 相対利益増加率
   g. 相対リスク減少率
4. 報告された知見の潜在的な重要性を特定するため，p 値と信頼区間を評価する。
5. 関心のある介入の潜在的な有用性を判断するために，臨床的に有意な最小変化量の役割について述べる。
6. 個々の患者/利用者/被検者に対する介入のエビデンスの適用について考察する。

本章の用語

intention-to-treat 解析（ITT 解析）：対象者から得られたデータに関する統計手法であり，研究過程を遵守できなかったとしても分析に加える[3]。

隠蔽：研究者が対象者選定の責任者から群の割付に関する情報を隠す方法[3]。

介入：患者/利用者/被検者の状態の変化に影響を及ぼすために患者/利用者/被検者や，必要な場合には他の専門家と協力して，さまざまな理学療法の手段や技術を意図的に利用すること[8]。

欠落（脱落，死亡）：死亡，入院，病気，脱落または連絡途絶のような理由による研究対象者の喪失。

検出力：2 つ以上の変数，あるいは 2 つ以上の群の間に差が存在する場合，統計学的検定が差を検出する確率[4,11]。

効果量（ES）：2 つの平均値の差の大きさ。統合した標準偏差で割ることで標準化し，異なる尺度で測定された効果を比較する[5]。

効果：ある介入またはサービスが，理想的な臨床状況下で望ましいアウトカムをもたらす程度[2]。

コントロール群イベント発生率（CER）：コントロール群の中で改善した（または悪くなった）人の百分率。

実験群イベント発生率（EER）：実験群の中で改善した（または悪くなった）人の百分率。

実験的デザイン：無作為に対象者を群に割り付け，少なくとも 1 つの群の独立変数に対して目的をもった操作介入を行い，測定を実施する研究デザイン。独立変数とアウトカムの因果関係を調査することが多い[4,6]。

遮蔽化（盲検化）：(1) 診断検査や臨床測定に関する論文において，以前の診断結果や測定結果に関する情報が知らされていないこと，(2) 予後因子の論文において，曝露状況に関する情報が知らされていないこと，(3) 介入研究の論文において，対象者がどちらの群に割り付られたかを知らされていないこと。

準実験的デザイン：1 つのみの対象者群または対象者の群割付における無作為化が行われていない研究デザイン。対象者の管理された操作は維持される[12]。

信頼区間：ある変数における真の値が，特定の確率（例：90%，95%，99%）内に存在すると推定される値の範囲[4]。

生物学的妥当性：予測される様式で人の身体に作用するかもしれない合理的な期待。

絶対利益増加率（ABI）：介入群とコントロール群の間におけるポジティブなアウトカムの生じる割合の差の絶対値（百分率で表される）[1]。

絶対リスク減少率（ARR）：介入群とコントロール群の間におけるネガティブなアウトカムの割合の差の絶対値（百分率で表される）[1]。

相対利益増加率（RBI）：コントロール群と比較する際の介入群におけるポジティブなアウトカムの増加割合の絶対値（百分率で表される）[1]。

相対リスク減少率（RRR）：コントロール群と比較する際の介入群における悪化を示すアウトカムの減少割合の絶対値（百分率で表される）[1]。

治療必要数（NNT）：研究の過程を通して，実験的介入によりある良好なアウトカムを得る，または好ましくないアウトカムを防ぐために必要な治療対象者の数[10]。

バイアス：真実から系統的に偏った結果や推論，"またはそのような偏りを引き起こす過程"[2] (p.251)。

非実験的デザイン（観察研究）：対象者に対する操作介入をしない研究デザイン[4]。加えて，群割付がなされる場合，その割付は元来の患者特性または活動に基づいて行われる[1]。

***p*値**：統計学的な結果が偶然起こった確率。

プラセボ："生物学的に効果を与える成分や要素を含んでいない薬物や介入"[3] (p.682)。

補完：統計手法の用語であり，欠損データを推定して補う方法[7]。

有効性：ある介入またはサービスが，通常の臨床状況下でどのくらい望ましいアウトカムをもたらすかの程度[2]。

ランダム化比較試験（ランダム化臨床試験，ランダム化比較臨床試験，RCT）：実験群かコントロール（対照）群のどちらか一方に被検者を割り付ける無作為化の過程を用いる臨床研究。実験群の被検者は介入か予防手段を受け，実験的操作を受けなかったコントロール群の被検者と比較される[4]。

臨床的に有意な最小変化量（MCID）："治療における副作用，コスト，不都合をふまえた上で，患者のマネジメントにおいて変化をもたらすであろう最小の治療効果"[9] (p.1197)。

割付：研究の対象を2つ以上の群に分ける過程。

13

はじめに

　検査や評価の過程の締めくくりとして，理学療法士は患者/利用者/被検者のニーズに応えられるような**介入**を検討する。理学療法士と患者/利用者/被検者の双方の立場から導き出される治療の決定に関しては，いくつかの要因が影響するかもしれない。例えば理学療法士は，(1) 徴候と症状が公表されている分類表に一致するかどうか確認する，(2) 症例の複雑性を考慮する，(3) 問題点の優先順位を列挙する，(4) どのような治療資源が必要とされるか，そしてそれが適用可能か確かめる，(5) 患者/利用者/被検者の教育に関するニーズを把握する，(6) 患者/利用者/被検者が治療プランを遵守可能かどうかに関連した促進因子と阻害因子を判断する，といったことを行うだろう。これらの項目は，臨床を反映する倫理的，法律的，社会経済的パラメーターだけでなく，同様の患者/利用者/被検者に関連する過去の経験によって評価される[8]。他の活動や物質的要求よりもむしろ，リハビリテーションを行うことで消費される時間や金銭の結果として失われる機会，および回復および機能適応に要する努力，そして理学療法に対する希望や価値観を反映する方法の1つとして，優先順位，教育資源に基づいたニーズ，そして遵守すべき課題を基にして，患者/利用者/被検者は意見を述べる（提案する）だろう。

　理学療法士と患者/利用者/被検者がさまざまな治療の選択肢について考えるときには，それぞれの治療介入における利益とリスクの両方を天秤にかける。これらの事柄は，下記の質問に表されるであろう。

● この介入が適用されるとしたならば，（他の介入と比べて）状態は改善，後退，変化なしのどれになるであろうか，または新たな問題が生じるだろうか？

● この介入が適用されなかったとしたならば，（他の介入と比べて）状態は改善，後退，変化なしのどれになるであろうか，または新たな問題が生じるだろうか？

　これらの質問に対する理想的な答えは，異なった反応の起こる可能性を推定するだけでなく，異なった反応の起こる可能性に関する詳細な内容を含める，ということになるだろう。上述の質問に答えるために，理学療法士は**生物学的妥当性**に基づく理論的前提だけでなく，同様な患者/利用者/被検者に関する過去の経験を利用するかもしれない。しかし，過去の経験はバイアスの主たる原因であり，生物学的妥当性は予測できないとして否定されるかもしれない。異なった治療的アプローチの**効果**と**有効性**に関する最も適したエビデンスの統合は，理学療法士および患者/利用者/被検者が客観的に検査された観点から治療の選択肢を熟慮する手助けをしてくれる。

研究の信憑性

　理学療法士が最初に使用する介入において適切なエビデンスは，研究妥当性の評価によって確かめられるべきである。高い研究妥当性は，研究の所見から適切に**バイアス**が取り除かれているという大きな確信につながる。言い換えれば，結果が信頼できるともいえる。介入に関するエビデンスの評価は，**表13-1** に記されている質問で始まる。Oxford Centre for Evidence Based Medicine によって開発された臨床評価のためのワークシートの後にこれらの質問は作成された[13]。これらの目的は，研究デザインが結果にバイアスを含むことになるかどうかを判断する助けとなることである[1]。

1. 調査者は対象者を群に無作為に割り付けたか？

　対象者の無作為化は，患者特性の分布を均一にした群をつくることによってバイアスを最小にするための**割付**方法である。実験的介入を行うならば，研究開始における均一な群は互いに影響せずに独立していることが必要である。無作為割付を行う研究者は，読者に研究手法がわかるよう，タイトルまたはアブストラクトに無作為割付に関する過程を記載することが多い。無作為な対象者割付を含まない研究は除外して新しい論文を探すべきである，という提案をしている根拠に基づく理学療法の提唱者たちによって，**実験的デザイン**の特徴の重要性は強調されている[1,3,14]。あいにく，理学療法士が興味をもつような多くの疑問は，**準実験的デザイン**または**非実験的デザイン**で行われており，無作為な対象者の割付が行われていない。これらのデザインの潜在

表13-1　介入に関するエビデンスの妥当性を評価するための質問
1. 調査者は対象者を群に無作為に割り付けたか？
2. 研究において，対象者の選択を行った人物から対象者の群への割付は隠蔽されたか？
3. 各群において，社会人口学的，臨床的，そして予後の特性は，研究開始時に同様であったか？
4. 対象者は，群の割付に際して遮蔽化（あるいは盲検化）されたか？
5. 臨床家および/またはアウトカムの評価者は，対象者の割付において遮蔽化（あるいは盲検化）されたか？
6. アウトカム測定に使用される手段の信頼性と妥当性はどうであったか？
7. 臨床家および/またはアウトカム評価者は，アウトカム測定を行うにあたり適切な能力を有していたか？
8. 調査者は，実験的介入以外の部分において，同じ方法ですべての群を管理したか？
9. 調査者は，関心のあるアウトカムが生じるために十分な長い期間にわたり，すべての対象者に対して研究手順を適用し，そのフォローアップデータを収集したか？
10. 研究中に対象者の欠落（例：脱落，フォローアップできない）が生じたか？
11. 欠落が生じた場合，調査者は intention-to-treat 解析を行ったか？
12. 調査者は，新しい対象者集団において所見を確認したか？

的な可能性については本章の後半で述べる。

2. 研究において，対象者の選択を行った人物から対象者の群への割付は隠蔽された か？

　隠蔽の問題は，研究にバイアスが含まれてしまうような無作為化の過程に対して，研究スタッフが干渉してしまう可能性について述べている。この干渉は意図的になされてしまう可能性がある。例えば，対象者，研究スタッフまたは施設にとって研究への参加を難しくするような物理的困難が生じると，研究者側はそれに対応せざるを得ないかもしれない。選択期間において，対象者の割付に関する事前情報は，前述の問題解決のための対象者再割付を可能にしてしまうだろう[3]。しかし，その際に研究導入のための説明が異なるものになってしまい，対象者特性の均等な分布が阻害されてしまう。あいにく，対象者の選択期間中の群割付の隠蔽は，理学療法研究において行われないことが多い。読者は，隠蔽が行われたという明白な記述がない場合は行われたとみなすべきではない。

3. 各群において，社会人口学的，臨床的，そして予後の特性は，研究開始時に同様 であったか？

　無作為な割付方法は研究開始時に均等な群割付を行いやすいが，その結果は保証されていない。研究者が社会人口学的，臨床的，予後の特性に関連した統計学的分析を通して群を確定したかどうかを答えることで，事実を確認することができる。この情報は，研究雑誌の形式により，対象者に関する記載の部分または論文における結果の部分で述べられており，表や本文に記載されているだろう。研究者が統計学的分析による不均等の要因の修正を行えることが理想である。しかし，群間の特性値に統計学的有意差があるかどうかに読者は注意すべきであり，それらの違いが研究結果に影響を及ぼしているかどうか，および，どのように影響を及ぼしているかを考慮すべきである。

4. 対象者は，群の割付に際して遮蔽化（あるいは盲検化）されたか？

　この質問は，割り付けられる群に関する情報を知ることにより，対象者の行動が研究中に変化する可能性について言及している。対象者は期待されたアウトカムを実現しようと努力する，または実験群に割り付けられなかったことによる不満のため，努力しなくなるといったことが起こるかもしれない。理学療法研究において，対象者に群割付の情報を遮蔽化するのは非現実的であると，Herbert らは述べている[14]。例外として，例えば超音波のような機械による治療は，実際に治療用の出力をしなくても通常の治療をしているかのような状態を提供できる。運動やモビライゼーション技術に

おいて偽介入をつくり出すことは難しい。それゆえ，群割付の内容の情報が対象者の行動を変容させてしまう可能性については，研究結果の判断時に考慮すべきである。

5. 臨床家および/またはアウトカムの評価者は，対象者の割付において遮蔽化（あるいは盲検化）されたか？

　この質問は，対象者の割付に関する情報によって，臨床家または研究スタッフの行動が研究中に変化する可能性を確認するためのものである。研究内で対象者のトレーニングの責任を負う臨床家は，コントロール群の選択に対してより効果を出すために通常よりも頑張るかもしれない。それぞれの群が研究全体にわたってどのように反応するか予測することで，アウトカム評価者は無意識にバイアスを測定過程に入れてしまうことがある。"単盲検"デザインとして研究へ関与することで，対象者が遮蔽化されている場合は，たいてい著者らは論文中に記載している。臨床家および/または研究スタッフも遮蔽化されるときは，"二重盲検"という名称が使われる。

6. アウトカム測定に使用される手段の信頼性と妥当性はどうであったか？

　臨床家と研究者は，目の当たりにしているいかなる治療の効果も"事実"であるという自信をもつ必要があることは同様である。信頼性と妥当性のあるアウトカム測定手段を用いることは，適切かつ正確に効果を確認するための重要なステップの1つである。実験的介入の有効性を評価する研究者は，アウトカム測定項目の選択を正当化するために事前に公表された論文を引用することが多い。彼らは信頼性，妥当性，反応性に関連した統計結果を提示するかもしれないが，必ずしも提示を要求されるものではない。その結果として，適切な選択であったか，およびその結果が有用であるかどうか検討する際，各々が利用可能な手段と測定方法の特性に依存している可能性に理学療法士は気づくかもしれない。

7. 臨床家および/またはアウトカムの評価者は，アウトカム測定を行うにあたり適切な能力を有していたか？

　研究のアウトカムを測定するために信頼性と妥当性のある手段を実施することは，治療効果を確かめるための最初のステップである。加えて，測定実施者が必要な知識と技術を有していることを研究者は確認すべきである。それぞれの実施者が一貫した方法を適用していることが保証されているという前提をもって，プロトコルはデザインされ，実施される。パフォーマンスの差異が患者によるものでなく，治療自体によるものであるようにするために，説明と対象者のフォローアップ中の指導は同じ方法で提供すべきである。研究者は必要な能力水準を表すために，検者内および/または検者間信頼性を評価し，それに関連した相関係数を報告することもある。研究において

この過程について明確に述べられていない限り，これらの方略が実施されているということを鵜呑みにすべきではない。

8. 調査者は，実験的介入以外の部分において，同じ方法ですべての群を管理したか？

この質問は，研究過程において，対象者と研究スタッフおよび/または臨床家が相互に関わるにあたって，群の均一性を保証する程度を確認している。群間の唯一の差異が実験的介入の適用の有無であることが理想的だろう。その他の要因として，(1) 治療適用とアウトカム測定のタイミング，(2) それらが行われる環境の状態，そして，(3) 実験的介入の効果があればそれを判定できる可能性があるので，指示の伝達方法や，治療または測定は比較可能なものを適用すべきである。群のマネジメントにおけるいかなる差異についても，その差異が研究結果に影響するかどうか，また，どのように影響するか読者は気にとめておくべきである。

9. 調査者は，関心のあるアウトカムが生じるために十分な長い期間にわたり，すべての対象者に対して研究手順を適用し，そのフォローアップデータを収集したか？

この質問は，研究期間全体にわたる対象者のフォローアップに関連した問題に言及している。特に，研究プロトコルの適用期間と関心のあるアウトカムが生じるために必要な測定期間が十分に長かったかどうかを読者はみきわめなければならない。例えば，筋線維サイズの変化とパフォーマンス向上のために，実験的筋力強化トレーニング法の仮説検証研究の場合は，少なくとも数週間の研究期間を確保すべきである[15]。それとは対照的に，整形外科手術後の患者の機能状態における 1 日 2 回と 1 日 1 回の介入効果を調べる研究では，急性期と定義される期間が研究期間になるだろう。リサーチ・クエスチョンによって，治療効果がどの程度持続するかを判断するため，設定した介入期間の直後だけでなくその期間を越えたアウトカムのデータもまた収集されるだろう。計画において，フォローアップのために採用される研究期間は研究目的に基づいて研究者が判断する。読者は治療効果の長期フォローアップが理想的であるということを覚えておくべきであるが，それ自体は介入研究において必要条件というわけではない。それ自体はデザインの不備というわけではないが，これらの情報の欠如によって，介入の効果判定は制限される。

10. 研究中に対象者の欠落（例：脱落，フォローアップできない）が生じたか？

最初の時点で取り込まれた対象者のすべてが研究終了時点でも残っているかどうかを，読者はみきわめなければならない。対象者の喪失，または欠落はいくつかの問題

を起こすだろう。第1に，群間における対象者特性の分布が，研究結果において異なった解釈を生んでしまうようなアンバランスな状態になってしまうかもしれない。例えば，対象者の男女比率が同等であったそれぞれの群において，性別の分布が不均等になることがある。性別が実験的介入とは独立して研究のアウトカムに影響する場合，その不均等は問題となってくる。第2に，統計学的**検出力**は，サンプルサイズが小さくなることによって減少する。第3に，サンプルは研究の関心の対象である母集団を代表したものでなくなるだろう。理学療法関連の臨床研究は，物理的な制限のために研究の対象者選定に関して，非確率的サンプリング法に頼っている。対象者の脱落による無作為選定の無効化は調査にバイアスを加えてしまう。

　死亡，疾病，研究参加への興味の喪失，または新しい環境が研究への参加を難しくするなど，多くの理由で欠落が生じることが予測される。加えて，個々のデータポイントが抜けていれば，その対象者を分析から脱落させるだろう。多様な統計手法によってサンプルサイズの減少を防ぐためのデータ推定が可能となっている[7]。**補完方法**についての詳細はこの書籍の範囲ではないので記していない。しかし読者は，これらの方法は，選択されたアプローチに応じてさまざまな程度のエラーを生じる可能性のある欠損情報を推定するものである，ということを理解しておくべきである[14,16]。補完が行われなかったとき，欠落が理由でバイアスが含まれやすくなっていたかどうかについてみきわめなければならない。5％またはそれ以下の喪失は重要ではないが，15～20％またはそれより大きな割合は研究の内的妥当性を阻害すると，何人かの著者は述べている[1,14]。研究者は，論文の本文で対象者の喪失について明確に論じる，または図あるいは表に模式化して，それぞれの分析に含まれた対象者数（nという記号で記される）によって欠落を表わすことがある[14]。当然のことではあるが，研究が長期間に及ぶほど，欠落の起こる確率は高くなる。

11. 欠落が生じた場合，調査者は intention-to-treat 解析を行ったか？

　この質問は，対象者の何人かが割り付けられた群のプロトコルに従わないような状況と関連している。例えば，疾病など対象者の操作の要因以外の理由によって，あるいは研究計画によっては参加しないという意図的な決断によって不遵守は起こるかもしれない。前述のように，対象者が割り付けられた群について知り，そしてその情報の結果として彼らの行動が変化するとき，不参加や不遵守という状況が起こりやすい。調査者は，遵守しない対象者についてフォローアップデータの収集が可能であるならば，群の割付に関して分析されたアウトカムデータについての intention-to-treat 解析を実施する[16,17]。言い換えるなら，まるで介入群とコントロール群それぞれのプロトコルにすべての対象者が従ったかのように群間の統計比較が行われる。結果には，治療における効果量の低下が反映されるだろう。しかし，対象者（または患者）

がその治療に従順ではないという場合に，その低下をどのように予想すべきだろうか。それについて Herbert らは問題点として指摘をしている[14]。

　無作為な割付過程の保持と，それによる群のベースラインの均等性が担保されることから，intention-to-treat 解析は何よりも重要である。加えて，サンプルサイズも保たれる。推定エラーが潜在する可能性によって，フォローアップできなくなった対象者から補完されたデータを分析に使うことの適切性に関しては，いくらかの議論が存在している。感度分析は，"最善なケース"と"最悪なケース"において，効果量へどう影響するか判断するための情報を提供するもう 1 つの分析アプローチである。この方法では，それぞれ追跡できなかった対象者のアウトカムがすべて好ましい，またはすべて好ましくないという場合を想定する。この分析法を使用した場合は，著者は明確に述べるべきである。

12. 調査者は，新しい対象者集団において所見を確認したか？

　この質問は，関心のある介入に関する研究結果の所見がサンプル独自の特性によって生じる可能性があることを暗に示している。1 次グループのためにアウトライン化された選択基準と除外基準に該当する対象者を 2 次グループとして研究を繰り返すことは，介入効果における評価の一致性（または欠如）を検討する機会を提供してくれる。対象者不足および/または資金不足によって，単一の研究報告の多くにはこのステップは含まれていない。その結果，根拠に基づく理学療法では，より深く有用性を確かめたいのであれば，同じ介入に関連したエビデンスの論文をいくつか読まなければならない。

追加で考慮すべき事項

　前述した質問は，潜在的有用性を判断するためのエビデンスの初期スクリーニングの役割を果たす。すなわち，その研究の妥当性である。評価の観点から，質問 1〜11 のいずれかに"いいえ"という答えがある場合，研究デザインの"致命的な欠陥"を表しているといえるだろう。研究者が限られた資源の制限内で研究を行わなければならないことを考慮すると，読者は質問 12 に関しては，許容度が大きくなるであろう。
　前述の 12 の質問に加えて，介入に関連したエビデンス研究のデザインに関する懸念は，以下に示す事項に関する詳細の有無も含んでいる。

1．研究が行われた場所
2．使用される介入のためのプロトコル
3．得られたサンプルの特性

これらの情報は，関心のある介入が彼らの環境において適用されうるか，および実施できるかどうか（1，2），似ている患者/利用者/被検者を対象者に含んでいるかどうか（3），について根拠に基づく理学療法士の判断を可能にする。よくデザインされた研究でも，これらの詳細が抜けているとその研究の有用性は限定される。

介入研究の研究デザインに関連した事項

前述された大半の質問に対する肯定的な回答は，**ランダム化臨床試験**においてのみ可能となる。しかし，実験的，準実験的，非実験的（または観察的）デザインにおける相対的メリットに関する議論によって，介入論文の妥当性の問題は複雑化されている。根拠に基づく理学療法の資源によって広まったエビデンスの階層は，実験的デザイン（ランダム化臨床試験）を他の2つの研究タイプよりも高い階層に置いている[1,3,14]。この規則の根底にある合理的根拠は，対象者の割付とマネジメント，研究手順，そして研究スタッフの知識と行動を統括するようなおびただしい管理という長所によって，バイアスを最小化する実験的デザインの能力をもたらしている。低いエビデンスの研究は，実験的デザインの価値を増強するバイアスによって治療効果を過剰に推定する傾向にある[18,19]。

残念ながら，ランダム化臨床試験は，主題となる介入によってはつくり出すことが物理的に難しい可能性のある複雑かつ高価な試みである。加えて，必要な比較が"治療なし"または高いリスクと関連した治療であるならば，群分けのための無作為化は非倫理的となるだろう。結局，実験的デザインは定義的に，介入によるアウトカムだけでなくいくつもの要素が理学療法士と患者/利用者/被検者の行動に影響するかもしれない日常の理学療法とは似ていない。この最後の論点は，ランダム化臨床試験の結果の外的妥当性に疑問を投げかける。

Britton らは，研究デザインに関するこの議論に対応するシステマティックレビューを実施した[18]。実験的デザインが準実験的デザインよりも必ず優れているというわけではないということを，著者らは見出した。例えば，彼らが重症ではない対象者を過剰に選択した場合，そのランダム化臨床試験は効果量が小さくなり，実験的治療から得られる利益が小さいという結果になるだろう。このようなシナリオは，実験的デザインにしばしば用いられる厳しい除外基準によって生じる。しかし，遮蔽化されていないランダム化試験における対象者の希望の潜在的影響によって，治療効果は過大に推定される。重要なベースラインの予後因子における群間の差の調整が行われ，対象者に同様の除外基準が用いられるといったことにより，準実験的デザインはランダム化臨床試験に匹敵する研究結果を生み出すかもしれないとも，著者らは報告している。

後のシステマティックレビューでは，準実験的と非実験的（観察的）デザインに対

するランダム化臨床試験の効果比較で同様の結論を導き出した[19]。これらのレビューは，この議論に対する決定的な解決法までは提供していない。選択および除外基準，それと介入プロトコルにおける小さいけれども重要な違いによって，同じ介入方法を用いた研究間の直接比較は難しいことに両者（訳注：前述の2つのシステマティックレビュー）は注意を払っている。加えて，彼らは，準実験的と非実験的デザインのための研究デザインに関する詳細部分の一致が不十分であり，バイアスの潜在的な源泉の徹底的な評価は困難であるということを示した。

　実験的デザインが強調されるが，Straus ら，および Guyatt と Rennie は，準実験的デザインと非実験的デザインは関心のある介入の非効果的または有害である可能性を決めるにあたっては，おそらく適切であろうと認めている[1,3]。より実践的なレベルでいえば，介入についての問いに答えるために，理学療法士は，利用可能な研究はランダム化比較試験だけではないということに気づくだろう。階層の下のほうにあるという理由でそのエビデンスを拒絶することは，理学療法士が現在行っている実践を越えて他のオプションを用いることを阻害してしまうだろう。最終的に，準実験的デザインと非実験的デザインはバイアスを含みやすいことを心に留めながら，根拠に基づく理学療法では，これらのデザインの潜在的有用性を考慮するために臨床的な専門性と判断が求められる。

研究結果

　対象者の特性を詳細に説明するためと，パフォーマンスのベースラインとなる測定の要約のために，介入研究では記述的統計が用いられる。代替治療またはコントロール群と比較したとき実験的治療が効果的であったかどうかは，平均，順位，頻度に基づいて群間を比較する統計学的検定による“差の検定”によって決定されるだろう。アウトカムが比率尺度，間隔尺度，順序尺度または名義尺度かどうかによって，統計学的検定はパラメトリック（例：t 検定，分散分析）とノンパラメトリック（例：Kruskal-Wallis，カイ二乗検定）に分かれる。加えて，どの検定が使われるかに関しては，研究者が2つ以上の群間を比較しているかどうかによる。最終的に，共変量を調整する予定である場合（例：共分散分析），1つのアウトカムまたは多数のアウトカム（例：多重共分散分析）を調べるのかどうかを決定する必要がある。これらの統計学的検定は，差が実験的な治療による結果かどうかを示すが，治療効果の大きさに関する情報は提供しない。アウトカムが理学療法士と患者/利用者/被検者にとって臨床的に意味のあるものであるかどうかを判断するために，この治療効果の大きさに関する情報は非常に重要である。

治療効果の大きさ：連続データ

　治療効果の影響の大きさを決定する1つの方法は効果量を算出することである。この方法は，アウトカムが連続データである介入研究に適している。**効果量**は2つのグループの平均の差の大きさを同定する[5]。それはいちばんシンプルな形であり，研究の結論における実験群のアウトカム変数の平均からコントロール群のアウトカム変数の平均を引くことによって，効果量の絶対値は算出される。真のコントロール群（介入なしまたは**プラセボ**）よりも代替介入群で，"実験群"はまた，それらの2つの群と比較して，より大きな平均値を示すだろう。例として，採型された短下肢装具ankle-foot orthosis（AFO）が既製のアーチサポートと比較して，足部と足関節のサポート力増加によって痙性片麻痺を伴う小児の歩行能力を改善させるかどうかを検討する研究を仮定する。AFO群の平均歩行距離がアーチサポート群に比較して結果として76 m多かったとすると，採型されたAFOにおける効果量は76 mである。

　標準化された効果量は，値の変化量が計算に含まれたときに算出される（**図13-1**）。それぞれの群の値の分布において，この方法は少しでもオーバーラップした部分があればその範囲を評価する（**図13-2**）。システマティックレビューにおいて評価される大量の研究または研究内での異なるアウトカム指標に対する同じ介入からの影響の大きさを比較したいときは，標準化された効果量がしばしば用いられる[20,21]。統計学的に有意な差または関係がある場合は，その同定に必要な最小のサンプルサイズを決定するための検出力の計算にも，標準化された効果量が使用される。

　標準化された効果量は0より小さい，または1より大きい数値となることもあるが，しばしば0～1の数値で示される。下記に示すガイドラインは，標準化された効果量について何人かの著者によって推奨されている解釈である[4,5]。

- 0.20　最小の効果量
- 0.50　中等度の効果量

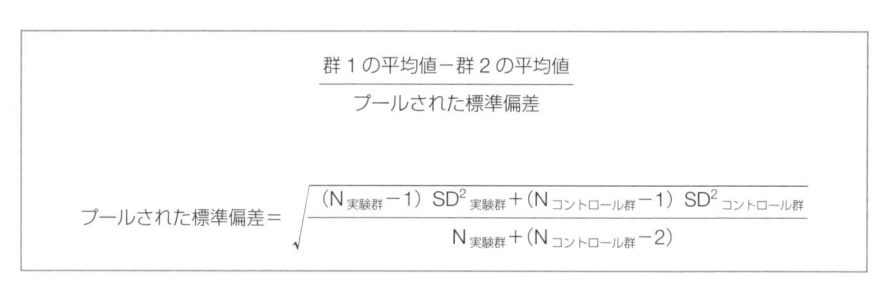

図 13-1　標準化された効果量の計算

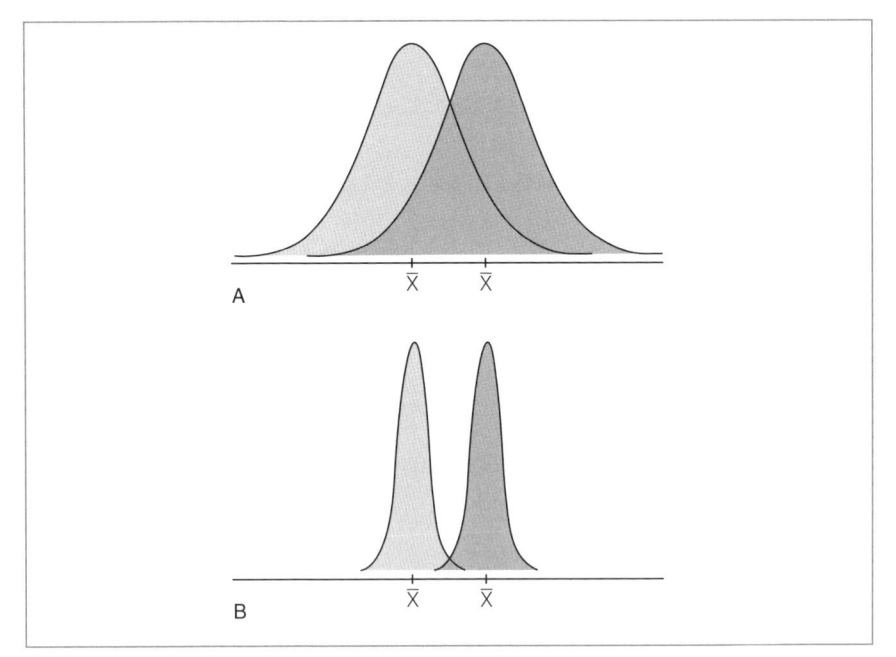

図 13-2　群のばらつきが効果量に及ぼす影響の説明
群内のばらつきがサンプルの分布の重複に及ぼす影響。A：分布のばらつきが大きいと重複は大きい。
B：分布のばらつきが小さいと重複は小さい。$\overline{X}$＝平均。
This was published in *Rehabilitation Research, Principles and Applications*, 3rd ed., Elizabeth Domholdt,
Page 294. Copyright© 2005 by Elsevier. Reprinted with permission from Elsevier.

- 0.80　大きい効果量

　しかし，他の代替治療と比較するときに，効果量が小さいと臨床への関連性が減弱
する可能性をこのスケールがもっているということは，論争になる可能性がある[22]。
言い換えれば，小さい効果量の介入であっても理学療法士または患者/利用者/被検者
にとって臨床的意義がある可能性がある。

治療効果の大きさ：二値データ

　治療の影響の大きさを示すかわりの方法は，関心のあるアウトカムを生み出す比率
の変化を計算することである（百分率で表される）。この方法は，アウトカムが二値
データを使って収集されたときに有用である。すなわち，それぞれのアウトカムが生

じたか生じなかったかである。このプロセスの最初のステップは，対象者にとって関心のあるアウトカムが有益か有害か判断することである。Santos らは，体重過多の妊婦のための有酸素トレーニングプログラムによる最大下運動許容量の潜在的改善について調査を行った際，有益なアウトカムを考えた[23]。それとは対照的に，Emery らは，思春期の高校生におけるスポーツ関連損傷を自宅でのバランストレーニングプログラムが予防できるかどうかを調査した際，有害なアウトカムを設定した[24]。

有益なアウトカムの比率の変化は，実験的介入の適用による利益増加の計算に反映されるだろう。研究者は，運動に関連した研究において，有酸素トレーニングの結果による最大下運動許容量の差の程度を調査しようとした。研究者らは，絶対利益増加率と相対利益増加率を決定することによって有酸素トレーニングの影響を確認できる。**絶対利益増加率** absolute benefit increase（ABI）は，以下のように計算される。

$$ABI = |\,実験群イベント発生率(EER) - コントロール群イベント発生率 (CER)\,|$$

これらの比率は，運動群とコントロール群それぞれの最大下機能的能力が改善した対象者の百分率である。Santos らは EER 26%，CER 5%と報告し[23]，したがって有酸素運動トレーニングによる ABI は 21%であった。ABI は治療効果の大小を区別することにおいて有用である。

相対利益増加率 relative benefit increase（RBI）はまた，以下のように計算される。

$$RBI = \frac{|\,実験群イベント発生率(EER) - コントロール群イベント発生率(CER)\,|}{コントロール群イベント発生率(CER)}$$

前述の計算と同様の数値を使用したとき，運動トレーニングの研究における RBI は 4.2 であった。それは，運動プログラムに参加しなかった者と比較して有酸素トレーニングは実験群の運動機能的能力を 420%まで増加させたことを意味すると解釈すべきである。ABI と異なって，RBI は治療効果の大きさの違いに対しては感受性が低い。例えば，実験群の 2.5%において最大下機能的能力が改善し，コントロール群では 0.5%であった場合，その RBI はそれでも 420%となるだろう。2 つの群における差はわずか 2.0%であり，他に利用可能な治療法があれば，それにはおそらく臨床的意義はないだろう。

ネガティブなアウトカムの率の変化は，実験的介入の適用の結果としてリスク減少の計算に反映されるだろう。ネガティブなイベントの予防は公衆衛生や疫学の主な対象範疇であるため，公衆衛生や疫学における背景とリスク減少とが関連するだろう。バランストレーニングの研究において，スポーツ関連の損傷が固有受容感覚の欠如によって生じるという仮説にそのリスクは適合する。適切な運動プログラムは，固有受容トレーニングを通じた静的および動的なバランス改善によってこのリスクを減少さ

せるかもしれない。研究者らは，絶対リスク減少率と相対リスク減少率を決定することでバランストレーニングプログラムの効果を読み取ることができる。**絶対リスク減少率** absolute risk reduction（ARR）は以下のように計算される。

$$ARR = |コントロール群イベント発生率(CER) - 実験群イベント発生率(EER)|$$

これらの率は，コントロール群と実験群のそれぞれでスポーツ関連の損傷を起こした対象者の百分率である。Emery らは 17%の CER と 3%の EER を報告し[24]，したがってバランストレーニングの使用で ARR は 14%であった。ARI と同様に，ARR は治療効果の大小を区別することにおいて有用である。

その一方で，相対リスク減少率（RRR）は以下のように計算される。

$$RRR = \frac{|コントロール群イベント発生率(CER) - 実験群イベント発生率(EER)|}{コントロール群イベント発生率(CER)}$$

前述の計算と同様の数値を用いると，バランストレーニング研究における RRR は 0.82 であった。言い換えれば，バランストレーニングプログラムへの参加は，参加しなかった場合と比較して 82%までスポーツ関連損傷の発生を減少させたということになる。RRR は RBI と同様に，小さい治療効果のときに感受性が低いという限界がある。

著者らが結果のデータを提供する場合に，絶対利益と相対利益，絶対リスクと相対リスクの計算は 2×2 表から導き出すことが可能であることを，読者は留意すべきである。**表 13-2，13-3** は，Santos らと Emery らの研究の両者における算出方法を示している。しかし，著者らが小数点の切り上げまたは切り捨ての値のどちらにするかによって，手計算による結果はわずかに異なるかもしれない。

研究結果の統計学的意義

診断検査に関するエビデンスの場合，臨床測定と予後（リスク）因子，p 値，そして信頼区間は，研究結果の統計学的意義を判断する助けになり，介入のエビデンスに用いられるだろう。p 値は得られた結果が偶然により起こる確率である。除外できないながらも，偶然の事象が生じる確率が非常に小さいため，p 値が小さいとき（例：< 0.05），結果はより確かなものと考えられる。p 値は，コントロールまたは比較される治療よりも実験的介入が効果的であったかどうか確かめるための差の統計学的検定において報告される。前述したように，それはアウトカムにおける差が生じたかを知るために有用であるが，治療効果の大きさを知るほうがより有用である。このような

表 13-2　過体重の妊婦を対象にした有酸素運動の研究結果

	VO$_2$¶改善あり	VO$_2$改善なし
有酸素運動プログラムあり	a 10	b 28
有酸素運動プログラムなし	c 2	d 36

VO$_2$¶：運動テスト中の有酸素閾値での酸素消費

$ABI = |a/(a+b) - c/(c+d)| = |10/38 - 2/38| = 0.21 \times 100\% = 21\%$

$$RBI = \frac{|a/(a+b) - c/(c+d)|}{c/(c+d)} = \frac{|10/38 - 2/38|}{2/38} = 4.2 \times 100\% = 420\%$$

表 13-3　スポーツ関連損傷減少におけるバランストレーニング研究の結果

	スポーツ損傷あり	スポーツ損傷なし
バランスプログラムあり	a 2	b 58
バランスプログラムなし	c 10	d 50

$ARR = |c/(c+d) - a/(a+b)| = |10/60 - 2/60| = 0.14 \times 100\% = 14\%$

$$RRR = \frac{|c/(c+d) - a/(a+b)|}{c/(c+d)} = \frac{|10/60 - 2/60|}{10/60} = 0.8 \times 100\% = 80\%$$

理由で p 値は介入研究における所見の潜在的重要性を判断するにあたって，それ自体では不十分である場合が多い。

　信頼区間は絶対利益と相対利益，絶対リスクと相対リスクの計算だけでなく，効果量の正確さ（またはその欠如）を証明するという理由で，研究所見の潜在的有用性の判断においてより有用である。**信頼区間**は，変数の真の値が特定の確率（例：90％，95％，99％）において推定される値の範囲を表す[4]。たいてい，著者らは相対的信頼区間を報告している。しかし，信頼区間が報告されていない場合，読者は差を推定するために信頼区間を計算してもよいだろう。さまざまなアウトカムにおける信頼区間の計算式は，統計に関する書籍で確認できる。

　治療効果の大きさの値としての信頼区間と，尤度比およびオッズ比の信頼区間の間には重要な違いがある。特に，尤度比とオッズ比の信頼区間の下限は 0 であるが，治療効果の信頼区間の下限は負の値をとることもある。この違いは，何を測定したかを

考えると当然である。尤度比とオッズ比は特定のアウトカムの可能性の予測を示す。それ自体では，これらの値は数学的に負の値をとることはできない。実際に，"患者が'X'という診断またはアウトカムになるだろう確率は−50％ある"という意見は道理に適っていない。診断またはアウトカムの可能性がある（大小かかわらず），またはない（値が0）のどちらかである。しかし，代替治療と比較した実験的介入の評価では，3つのうち1つのアウトカムを生じるだろう。

1．実験的介入を受けた対象者は治療介入を受けていない人と比較すると改善している（またはリスクが減少している）。
2．実験的介入を受けた対象者は治療介入を受けていない人と比較したとき，変化がないままである。
3．実験的介入を受けた対象者は介入を受けていない人と比較すると悪化している。

　その結果，信頼区間だけでなく，治療効果の大きさ（効果量，ABI，RBI，ARR，RRR）も負の値をとることがありうる。
　著者らが p 値と信頼区間においてどの閾値を選んでいるかに注意が必要である。p 値の伝統的な閾値はアルファ（a）≦0.05 である。信頼区間に関して，伝統的なパラメーターは95％である。最終的に任意の選択となる。したがって，根拠に基づく理学療法では，研究の所見の臨床的有用性を決定するために臨床的な専門知識と判断を用いなければならない。結果が統計学的に有意ではないとき（例：$p=0.07$）または信頼区間が広いときに，これらは判断を明瞭にするだろう。しかし，バイアスが最小限で，狭い信頼区間を伴う強い統計学的有意性がある研究からは，提供されているその情報をしっかりと読み取るべきである。

エビデンスと患者/利用者/被検者

　介入に関する結果の妥当性が認められ，結果の統計学的重要性が確かめられたら，最後のステップはそのエビデンスが患者/利用者/被検者に使うにあたって適切かどうかを判断することである。これは，患者/利用者/被検者の希望や価値観に則して，理学療法士が臨床的な専門性と判断を，研究から収集した情報に加える過程において重要な点である。患者/利用者/被検者に対して，ある介入を使うかどうかは研究結果が臨床的に有用であるかということにある程度依存している。統計学的に有意であることは臨床的に有意であることと同義ではない。しかし，理学療法士は2つの判断指標の関連性を検討できるツールをもっている。すなわち，臨床的に有意な最小変化量と

治療必要数である。

臨床的に有意な最小変化量

　臨床的に有意な最小変化量 minimal clinically important difference（MCID）は，"副作用，費用，不便さを加味した患者/利用者マネジメントにおける変化をもたらしうる最小の治療効果" と定義される[9 (p.1197)]。言い換えれば，MCID は，介入に対する反応であるアウトカムが患者/利用者/被検者の機能と生活の質の観点から価値があると考えるにあたって必要とされる変化の最小水準を反映している。研究対象者において，統計学的に有意であるがこの変化の閾値を超えない介入は，臨床的な観点から重要ではないとみなされやすい。研究者は，事前に定められている MCID の観点から研究所見の評価を行うことが理想である。MCID を決めることは，適切なサンプルサイズを判断するための検出力計算の一部として始められることが多い。しかし，Chan らは，ランダム化臨床試験の著者らが臨床的重要性に対して一致した評価を行っていないと報告した[9]。その結果として，根拠に基づく理学療法では，介入を考慮する患者/利用者/被検者からの情報だけでなく，他のエビデンスによる知識や経験に基づいた自らの判断を構築しなければならない[14]。

治療必要数

　重要なアウトカムがほとんど発生しない場合，大きな効果の介入であっても有用性は制限される。逆に，重要なアウトカムが頻繁に発生するのであれば，適度な効果の介入のほうがより有用性が高いだろう。研究者は，利益を増加させる（またはリスクを減らす）対象者が 1 人出現するために介入を受ける必要のある対象者の数を推定するかもしれない[10]。この計算は**治療必要数** number needed to treat（NNT）と呼ばれ，下記に示す方程式のうち 1 つを使って決定される。

$$NNT = 1/ABI \quad または \quad NNT = 1/ARR$$

　有酸素トレーニング研究において，NNT は 1/0.21，すなわち 5 である。バランストレーニング研究において，NNT は 1/0.14，すなわち 7 である。言い換えれば，1 人の妊婦の最大下機能的能力を改善させるために，または 1 人の生徒のスポーツ関連損傷を予防するために，5 人の過重量の妊婦と 7 人の思春期の高校生を治療する必要がある。これらの値は，どの女性または生徒が利益を享受するかについては示していない。つまり，この研究のパラメーターにおいて，それらの対象者のうち 1 人が利益を享受しやすいということだけを示している[10]。NNT は，それぞれの研究における時系

列に沿っても解釈されるべきである（例：12週時点と6カ月時点それぞれにおいて）。もっともなことだが，短い期間における小さいNNTは介入の大きな潜在的有用性を示唆している。理学療法士は，報告または計算された信頼区間を使用することによってNNTの正確さを評価可能である。

イベント発生率に関する必要な情報を著者らが提供している場合，読者はNNTを計算できる。しかし，手計算の結果は小数点の値がどのように扱われるかによって報告されたものから変わりうる。Emeryらの研究に示されているように，その傾向はNNTの推定において保守的になりやすい[24]。彼らは絶対リスク減少率の計算のためにイベント発生率を四捨五入したが，NNTの計算のためにはそのままの値にしたため，NNTは7ではなく8となった。

NNTは個人ではなく，対象者の群に関する研究から計算される。この値を適用するために，利益となるアウトカムを享受するであろう個々の患者/利用者/被検者が研究対象者と合致している程度を考慮しなければならない[1]。値の適用は，患者/利用者/被検者が介入を受けない場合にも，望ましいアウトカムを達成できる見込みを検討するために行われる。その結果として，エビデンスで参照するのはコントロール群における可能性である（例：コントロール群イベント発生率 control group event rate〈CER〉）。Emeryらは，16.6％のCERを報告した[24]。したがって，高校生アスリートを対象とする理学療法士は，特性をコントロール群と一致させて，個人のリスクが16.6％より高いかまたは低いかを考慮すべきである。この情報は個々のアスリートのための治療必要数を判断するための研究から得た相対リスク減少と合わせて使用されるだろう。

幸いなことに，個々の患者/利用者/被検者における治療効果の評価を容易にするノモグラム（訳注：計算図表）がつくられているため，数学的方程式は必要ない（**図13-3**）[25]。ノモグラムは，尤度比計算のためにつくられたツールと同様の働きをする。関心のあるアウトカムに対する個々の患者/利用者/被検者のリスクは，いちばん左側の縦線上に示される。直線の端はこの点から始まって，研究から得られた相対リスク減少率の点がある中央の縦線上を通り，いちばん右側の縦線上の点でNNTを決定する。例として，図にある薄い灰色の直線は，あるアスリートはコントロール群のアスリートよりも低い損傷リスク（10％）であり，Emeryらの報告した相対リスク減少は80％であることから[24]，そのNNTはおおよそ12ということを表している。これらの条件下では，特にその研究で報告されているコンプライアンスの問題の観点から，理学療法士は他の介入も考慮するかもしれない。しかし，アスリートにおいて推定される損傷リスクが35％であると（濃い灰色の線），NNTはおおよそ3まで減じられる。これらの条件下では，理学療法士と高校生アスリートはそのバランストレーニングを行うという決定をするだろう。

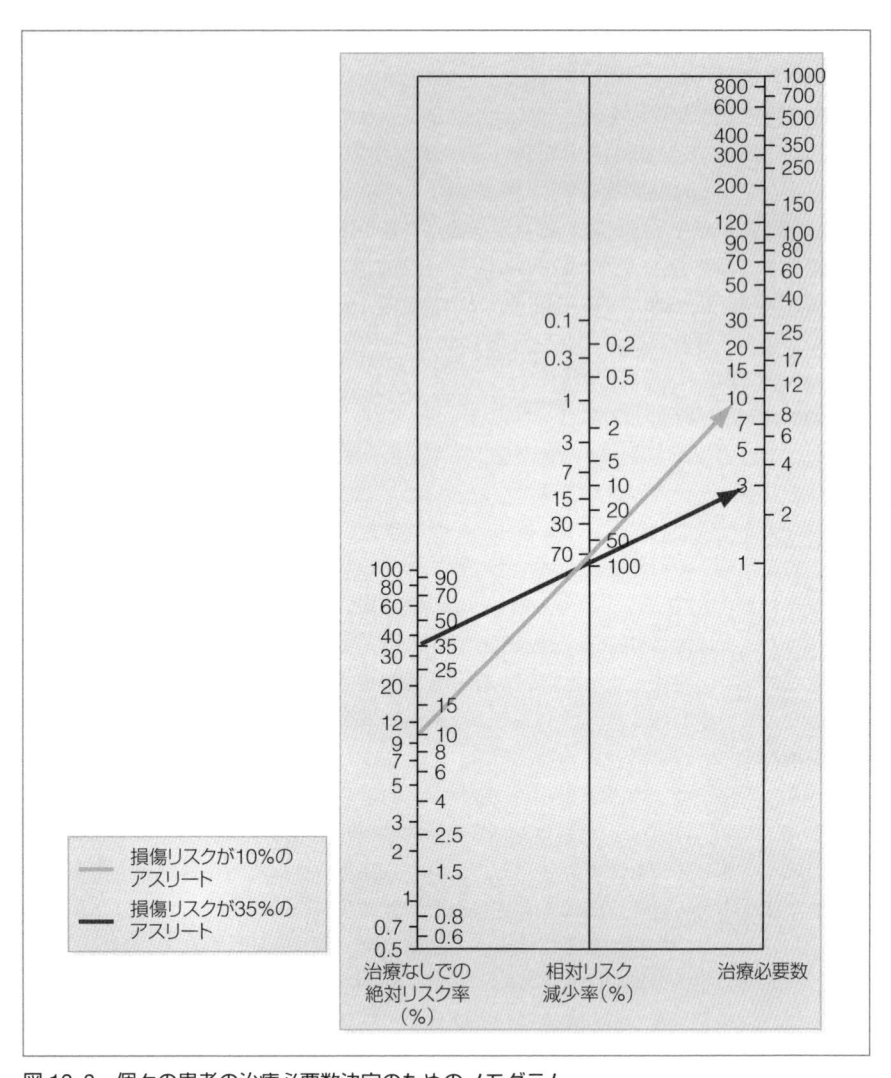

図 13-3 個々の患者の治療必要数決定のためのノモグラム

Adapted by permission from BMJ Publishing Group, Limited. Chatellier G, Zapletal E, Lemaitre D, et al. The number needed to treat: a clinically useful nomogram in its proper context. *BMJ*. 1996; 312(7028): 426-429. Copyright© 1996.

実践における考慮

MCID と NNT に加えて，介入に関するエビデンスを適用し実践するにあたって，

いくつか考慮すべき事項がある。第1に，介入は理学療法において利用可能であり，実用的で，そして安全であるべきである。第2に，理学療法士が介入を行う個人とその介入が行われていた患者/利用者/被検者は似ているべきである。共通する特徴としては，年齢，性別，他覚所見，自覚症状，過去の活動または機能的レベル，合併症などが考慮されるだろう。重要な差は，他の選択肢を支持して，その介入を放棄する必要性を示しているだろう。一方で，理学療法士は患者/利用者/被検者の制限に合うように介入を適用する判断をするかもしれない。例えば，ある研究において背臥位で行われていた関節モビライゼーションテクニックは，心肺機能の弱化した対象者の呼吸仕事量を減少させるために半臥位にてリクライニングして座った状態に修正されて行われるかもしれない。

　理学療法士は，患者/利用者/被検者の希望や健康状態とそのマネジメントについても考慮しなければならない。患者/利用者/被検者における興味のある，もしくは気になる分野は以下のような事項であろうが，それに限定されるわけではない[26]。

1．損傷または痛みを生じる潜在的リスクがあるか
2．リスクに比較して十分な利益を生むか
3．費用—仕事，学校，家族から離れている期間だけでなく，金銭的問題を含む
4．理学療法士の自信
5．科学的エビデンスの値の正しい評価と信念

　個々の文化的・社会的規範が，患者の家族や世話をする人のみならず，患者/利用者/被検者の問題の方向性を形成する。
　理学療法士と患者/利用者/被検者の双方が，これから行う最適な方法に合意することが理想だろう。しかし，自律に関する倫理的原則により，介入が価値のあるものか，また行うリスクがあるかどうかを患者/利用者/被検者が決定しなければならない。

エビデンスの評価ツール

　表13-4は介入に関するエビデンスの評価を方向づけるチェックリストを示しており，いかなる場面においても使用可能である[13]。これらの質問の回答は，実験的・準実験的・非実験的デザインの相対的メリットについての議論の中で検討されるべきである。あるいは，読者はインターネットを用いて，評価に用いる資料のいくつかへアクセスすることもできる。方法論の価値の検討は，関連した研究論文に沿って完成させたチェックリストとワークシートを含む参考ノートの作成を通して行う。これらの概要は，個々の場所において介入に関するエビデンスを全理学療法士が使用すること

| 表13-4　介入に関するエビデンス：質を評価するためのチェックリスト | | |

研究の妥当性

調査者は対象者を群に無作為に割り付けたか？	__はい __いいえ __詳細不十分
研究において，対象者の選択を行った人物から対象者の群への割付は隠蔽されたか？	__はい __いいえ __詳細不十分
各群において，社会人口学的，臨床的，そして予後の特性は，研究開始時に同様であったか？	__はい __いいえ __詳細不十分
対象者は，群の割付に際して遮蔽化（あるいは盲検化）されたか？	__はい __いいえ __詳細不十分
臨床家および/またはアウトカムの評価者は，対象者の割付において遮蔽化（あるいは盲検化）されたか？	__はい __いいえ __詳細不十分
実験的介入以外の部分において，調査者は，同じ方法ですべての群を管理したか？	__はい __いいえ __詳細不十分
調査者は，関心のあるアウトカムが生じるために十分な長い期間にわたり，すべての対象者に対して研究手順を適用し，そのフォローアップデータを収集したか？	__はい __いいえ __詳細不十分
研究中に対象者の欠落（例：脱落，フォローアップできない）が生じたか？	__はい __いいえ __詳細不十分
欠落が生じた場合，調査者は intention-to-treat 解析を行ったか？	__はい __いいえ __詳細不十分 __適応しない
調査者は，新しい対象者集団において所見を確認したか？	__はい __いいえ __詳細不十分
患者/利用者/被検者にこのエビデンスの使用を考慮するにあたって，この論文の研究妥当性に十分な自信があるか？	__はい __決定していない __いいえ

関連のある研究知見

あなたの臨床疑問に特異的な結果

差の検定_____

効果量_____

絶対利益増加率_____

相対利益増加率_____

絶対リスク減少率_____

相対リスク減少率_____

治療必要数（有害）_____

（つづく）

13

表 13-4　介入に関するエビデンス：質を評価するためのチェックリスト（つづき）

その他_____

関連する研究結果の統計学的有意性と精度

　著者によって報告されたそれぞれの関連ある統計量の p 値_____

　著者によって報告されたそれぞれの関連ある統計量の信頼区間_____

これらの所見は臨床的に有意な最小変化量を超えたか？　　　　　　　　__はい
　　　　　　　　　　　　　　　　　　　　　　　　　　　　　　　　__いいえ
　　　　　　　　　　　　　　　　　　　　　　　　　　　　　　　　__詳細不十分

あなたの患者/利用者/被検者へのエビデンスの適用

研究の被検者とあなたの患者/利用者/被検者に臨床的に意義のある差が　__はい
　あるか？　　　　　　　　　　　　　　　　　　　　　　　　　　　__いいえ
　　　　　　　　　　　　　　　　　　　　　　　　　　　　　　　　__混合した結果
　　　　　　　　　　　　　　　　　　　　　　　　　　　　　　　　__詳細不十分

あなたの知識，スキル，資源を使って，関心のあるアウトカムの結果を安　__はい
　全で適切に現場で出すことが可能か？　　　　　　　　　　　　　　__いいえ
　　　　　　　　　　　　　　　　　　　　　　　　　　　　　　　　__使われたテクニックに
　　　　　　　　　　　　　　　　　　　　　　　　　　　　　　　　　関する記述が不十分

関心のあるアウトカムは，患者/利用者/被検者の価値観や希望に合うか？　__はい
　　　　　　　　　　　　　　　　　　　　　　　　　　　　　　　　__いいえ
　　　　　　　　　　　　　　　　　　　　　　　　　　　　　　　　__混合した結果

患者/利用者/被検者へ関心のある介入を用いた場合，その潜在的利益は　__はい
　潜在的リスクを上回るか？　　　　　　　　　　　　　　　　　　　__いいえ
　　　　　　　　　　　　　　　　　　　　　　　　　　　　　　　　__混合した結果

あなたの患者/利用者/被検者に関心のある介入を使用するか？　　　　__はい
　　　　　　　　　　　　　　　　　　　　　　　　　　　　　　　　__いいえ

計算例：利益増加

	アウトカム＋	アウトカム－
介入＋	a 72	b 55
介入－	c 40	d 78

CER＝コントロール群イベント発生率＝c/(c+d)＝0.34＝34%

EER＝実験群イベント発生率＝a/(a+b)＝0.57＝57%

（つづく）

表13-4　介入に関するエビデンス：質を評価するためのチェックリスト（つづき）

EER	CER	相対利益増加率 (RBI) $\dfrac{EER-CER}{CER}$	絶対利益増加率 (ABI) EER−CER	治療必要数 (NNT) 1/ABI
57%	34%	56%	23%	4
		*95% CI⇒	10.9%～35.1%	3～9

*NNT の95%信頼区間（CI）＝1/（ABI の信頼区間の限界値）＝

$$\pm 1.96 \sqrt{\left[\frac{CER\times(1-CER)}{\#コントロール群患者}\right]+\left[\frac{EER\times(1-EER)}{\#実験群患者}\right]}$$

$$=\pm 1.96 \sqrt{\left[\frac{0.34\times0.66}{118}\right]+\left[\frac{0.57\times0.43}{127}\right]}=\pm 12.1\%$$

計算例：リスク減少

	アウトカム＋	アウトカム−
介入＋	a 10	b 50
介入−	c 26	d 34

CER＝コントロール群イベント発生率＝c/（c+d）＝0.43＝43%
EER＝実験群イベント発生率＝a/（a+b）＝0.17＝17%

CER	EER	相対リスク減少率 (RRR) $\dfrac{CER-EER}{CER}$	絶対リスク減少率 (ARR) CER−EER	治療必要数 (NNT) 1/ARR
43%	17%	60%	26%	4
		*95% CI⇒	10.3%～41.7%	2～10

*NNT の95%信頼区間（CI）＝1/（ARR の信頼区間の限界値）＝

$$\pm 1.96 \sqrt{\left[\frac{CER\times(1-CER)}{\#コントロール群患者}\right]+\left[\frac{EER\times(1-EER)}{\#実験群患者}\right]}$$

$$=\pm 1.96 \sqrt{\left[\frac{0.17\times0.83}{60}\right]+\left[\frac{0.43\times0.57}{60}\right]}=\pm 15.7\%$$

（つづく）

| 表13-4　介入に関するエビデンス：質を評価するためのチェックリスト（つづき） |

あなたの計算

	アウトカム＋	アウトカム－
介入＋	a	b
介入－	c	d

CER＝コントロール群イベント発生率＝c/(c+d)　＝
EER＝実験群イベント発生率＝a/(a+b)＝

		相対利益増加率 （RBI）	絶対利益増加率 （ABI）	治療必要数 （NNT）
EER	CER	$\dfrac{EER-CER}{CER}$	EER－CER	1/ABI
		*95% CI ⇒		

*NNTの95%信頼区間（CI）＝1/(ABIの信頼区間の限界値)＝

		相対リスク減少率 （RRR）	絶対リスク減少率 （ARR）	治療必要数 （NNT）
CER	EER	$\dfrac{CER-EER}{CER}$	CER－EER	1/ARR
		*95% CI ⇒		

*NNTの95%信頼区間（CI）＝1/(ARRの信頼区間の限界値)＝

These questions were adapted from the Oxford Centre for Evidence-Based Medicine and applied to physical therapist practice.

を促進するかもしれない。

まとめ

　理学療法士と患者/利用者/被検者は，客観的あるいは主観的な要因の多様性を考慮して介入を選択する。介入に関するエビデンスには，バイアスが最小限となる研究デザインであれば，選択過程の情報が示されているだろう。実験的デザインはバイアスを最もよく管理できる。しかし，このデザインは固有の制約があり，"現実"の実践に対するエビデンスの反映に制限があるかもしれないと批評家は指摘している。重要な

予後因子の調整を行うことができるのであれば，準実験的および非実験的デザインも採用可能な結果を提供できることを，いくつかの公表された論文は示している。最終的に，根拠に基づく理学療法では，エビデンスのメリットを評価する必要があり，また研究デザインの強みを理解して臨床判断を行わなければならない。

　デザインの問題に加えて，理学療法士は報告された治療効果の大きさを評価する必要があり，実験的デザインにおける結果に臨床的価値があるかどうかを考慮しなければならない。研究者，理学療法士または患者/利用者/被検者が臨床的に有意な最小変化量の所見を比較することで，臨床的に価値があるかどうかの判断を行うことができるだろう。加えて，理学療法士は治療必要数を用いて，望ましいアウトカムを好ましい頻度で生じさせるような介入を同定できるだろう。

演　習

1. 理学療法士および患者/利用者/被検者に対して，介入の選択過程で影響する可能性のある3つの要因について述べてください。理学療法に関して臨床的な例をあげてください。
2. 実験的・準実験的・非実験的デザインの相対的な有用性に関して，異なっている点を述べてください。
3. 群への対象者の割付にあたって，なぜ遮蔽化することが重要であるのか説明してください。
4. 対象者の欠落の潜在的な重要性を述べてください。失われたデータを推定することの有利な点，不利な点は何ですか？
5. 目的と利点を含めて，intention-to-treat 解析の概念について説明してください。
6. 治療効果の大きさは，なぜ統計学的検定における差よりも有用な情報となるのか説明してください。理学療法に関して臨床的な例をあげてください。
7. 効果量の概念を，その2つのフォームを使って述べてください。理学療法に関して臨床的な例をあげてください。
8. 下の2×2分割表を用いて，仮想の圧迫潰瘍への介入研究における絶対リスク減少率，相対リスク減少率，治療必要数を，実験的介入群とコントロール群におけるイベント発生率から計算してください。

	圧迫潰瘍＋	圧迫潰瘍－
介入＋	6	38
介入－	17	32

　それぞれの計算結果を説明してください。
9. 臨床的に有意な最小変化量の概念と，実験的介入の潜在的有用性決定への寄与について述べてください。理学療法に関して臨床的な例をあげてください。

10. 質問 8 の仮想の研究の著者は，絶対リスク減少率（ARR）の 95%信頼区間は（14，18）であると報告しています。この研究での臨床的に有意な最小変化量は ARR 25%です。この情報を使って，意見を述べてください。

a．この介入を使うことへの賛成意見。

b．この介入を使うことへの反対意見。

13

14章

臨床予測ルールに関するエビデンスの評価

目 標

本章を読むことで，以下のことができるようになる。

1. 理学療法士による患者/利用者マネジメントに関する臨床予測ルールの貢献について述べる。
2. 以下を含む臨床予測ルールの開発や正確性に関するエビデンスを批評する。
   a. 研究の妥当性を問うための重要な質問
   b. 使用されている統計学的手法
3. 報告された知見の潜在的な重要性を特定するために，p 値と信頼区間を評価する。
4. 個々の患者/利用者/被検者に対する臨床予測ルールのエビデンスの適用について考察する。

本章の用語

陰性尤度比（LR−）：真に陽性である患者/利用者/被検者が検査結果で陰性である尤度（検査における感度や特異度）と，真に陰性である患者/利用者/被検者が検査結果も陰性である尤度の比[12]。

オッズ比（OR）：予後（リスク）因子のない人と比べて，予後（リスク）因子のある人にそのアウトカムが生じる確率[9,13]。

介入：患者/利用者/被検者の状態の変化に影響を及ぼすために患者/利用者/被検者や、必要な場合には他の専門家と協力して，さまざまな理学療法の手段や技術を意図的に利用すること[7]。

感度（Sn）：ある症状がある人に対して検査をしたときに陽性の結果が出る割合。"真の陽性度" ともいわれる[13]。

14

鑑別診断："患者/利用者/被検者の状況をうまく説明できるようないくつかの診断"を区別するための過程[9] (p.673)。

基準関連妥当性：確立された妥当性のある測定（"基準測定"）と対象の測定が関連している程度[6]。

検査後確率：診断検査の結果，どの程度，患者/利用者/被検者がその診断状態になっているのかという見込み（可能性）[13]。

検査前確率：診断検査が行われる前の臨床的な状態をもとにして，どの程度，患者/利用者/被検者がその診断状態になっているのかという見込み（可能性）[13]。

検出力：2 つ以上の変数，あるいは 2 つ以上の群の間に差が存在する場合，統計学的検定が差を検出する確率[5,10]。

ゴールドスタンダード（参照基準）の検査または測定：最も適切な診断や測定が得られる診断検査あるいは臨床測定。"そのクラスで最高の"基準検査あるいは基準測定[1]。

遮蔽化（盲検化）：(1) 診断検査や臨床測定に関する論文において，以前の診断結果や測定結果に関する情報が知らされていないこと，(2) 予後因子の論文において，曝露状況に関する情報が知らされていないこと，(3) 介入研究の論文において，対象者がどちらの群に割り付けられたかを知らされていないこと。

診断：患者/利用者/被検者の検査から得られた"情報を統合し評価する過程"で，予後，ケアプラン，介入の分類などにつながる[7,8]。

信頼区間：ある変数における真の値が，特定の確率（例：90％，95％，99％）内に存在すると推定される値の範囲[5]。

第Ⅱ種の過誤：実際は存在しているのに，有意な関連性や差は存在していないとする統計学的検定の結果（すなわち，偽陰性）[10]。

特異度（Sp）：ある症状がない人に対して検査をしたときに陰性の結果が出る割合。"真の陰性度"ともいわれる[13]。

バイアス：真実から系統的に偏った結果や推論，"またはそのような偏りを引き起こす過程"[1] (p.251)。

_p_ 値：統計学的な結果が偶然起こった確率。

表面的妥当性：実際に測定したものが一般的に受け入れられる程度の主観的評価[10]。

陽性尤度比（LR＋）：真に陽性である患者/利用者/被検者が検査結果も陽性である尤度と，真に陰性である患者/利用者/被検者が検査結果で陽性である尤度の比[12]。

予後：病気やその状態の自然経過，または事前に特定されたリスク因子に基づく病状の変化の予測で，"介入によって改善する度合いや回復に必要な時間を予測すること"を指す[7 (p.46)]。

予後因子：患者/利用者/被検者の有する，社会人口学的特徴，診断的特徴，合併症の特徴。疾患や障害，または治療介入によって，望ましいアウトカムや有害なアウトカムが起こりやすくなったり起こりにくくなったりすることに影響を及ぼす[9,13]。

予測的妥当性：外的な基準に基づいて検証する方法。ある測定値が将来の基準値を予測できているかどうかの程度を反映する[6]。

臨床的に有意な最小変化量（MCID）："治療における副作用，コスト，不都合をふまえた上で，患者のマネジメントにおいて変化をもたらすであろう最小の治療効果"[11 (p.1197)]。

臨床予測ルール：系統的に抽出され，かつ統計学的にテストされた，特定の状況のアウトカムについて意味のある予測を提示する臨床的所見の組み合わせ[2-4]。

はじめに

　理学療法士は，患者/利用者/被検者の検査の中で診断的過程に携わっている。情報は，システマティックレビューや診断検査の応用はもちろん，カルテや問診を通して集められる。その集められたデータは以下のために使用される。

1．患者/利用者/被検者の問題や懸念の本質や程度を特定，定量化する（診断）。
2．将来のアウトカムを予想する（予後）。
3．ケアプラン作成に情報を与える（介入）[5]。

　上記の努力を通じて，理学療法士はどの情報を集め，どの方法でそのデータを使うのかを決定しなければならない。彼らはまた，どの情報が確認すべき疑いのある原因や関係性を検証し，他の可能性を除外するのか，を決定する必要もある（**鑑別診断**）[7,9]。

　理学療法士が，全体像への影響力はもちろん，どの情報が全体像と最も関連しているかを理解する際に，この反復的な意思決定のプロセスが促進されるかもしれない。伝統的な理学療法のパラダイムは，知識，経験，直感に頼っており，情報の選択はよく権威や伝統に影響される。しかし，それらは不適切だったり，ほぼ誤った方向であったりする可能性がある。なぜなら，個々の理学療法においては，与えられた問題

の典型的なケースではない患者/利用者/被検者によるバイアスが含まれるからである。
　理学療法士は，洗練された臨床予測ルールを使って，意思決定の正確性と効率性を高めることができる。**臨床予測ルール**は，特定の状況にあるアウトカムの予測に有意義であると証明されている臨床所見の組み合わせであり，系統的に抽出され統計学的に検定される。特定の状況のアウトカムは，診断カテゴリー，予後予測，治療への反応である[2-4]。それらのアルゴリズムの潜在的な効用は，複雑で明らかに不確定性が存在する臨床の状況において最も発揮されるだろう。理学療法の実践に関連したいくつかの臨床予測ルールが開発され，下記のようなルールがあるが，それだけではない。

- Ottawa 足関節ルール（診断）[14]
- 肩関節の疼痛におけるルール（予後の推定）[15]
- 頸部痛のルール（介入のガイド）[16]

　図 14-1 は，Ottawa 足関節ルールの略図である。図中の説明のとおり，果部周辺の疼痛に加えて他の 3 つのうち 1 つの症状が存在しているという組み合わせが，このルールにおける画像診断が必要と判断するのに要する唯一の情報である。
　それらの用語の入れ替えの適切さに議論の余地はあるものの，それらのアルゴリズ

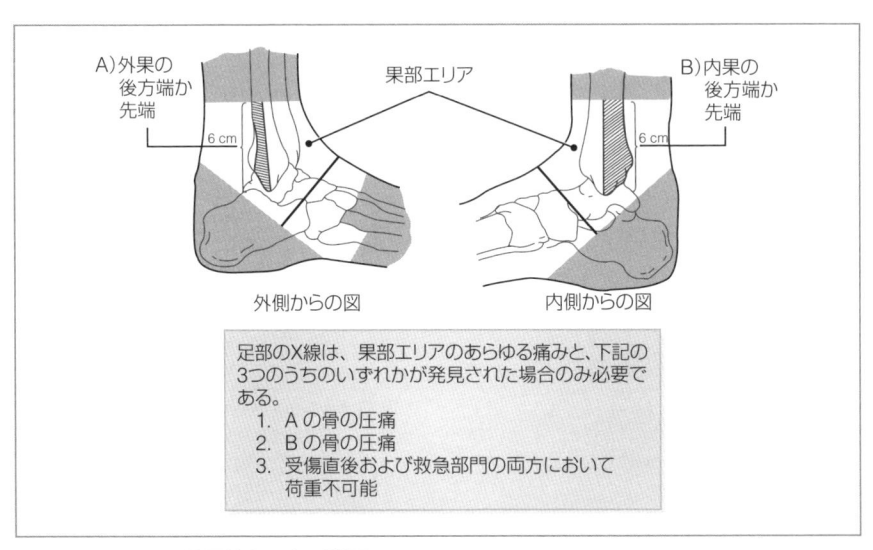

図 14-1　Ottawa 足関節ルールの略図

Reprinted from Stiell IG, Greenberg GH, McKnight RD, Wells GA. The "real" Ottawa Ankle Rules. *Ann Emerg Med*. 1996: 27: 103-104, with permission from Elsevier.

ムは時折"臨床判断ルール"として参照されている[17,18]。どちらのケースであっても，理学療法士は誰のために臨床予測ルールが意図されているのか，それらの性能の特性，適切に使用するための状況，などを理解しておく必要がある。

　目標に留意しながら，本章では臨床予測ルールに関する理学療法士の選択に情報を与えるエビデンスの評価に焦点を当てる。

研究の信憑性

　臨床予測ルールに関係するエビデンスは，ルールの導出や妥当化，あるいはその両方に焦点が当てられている。**表14-1**は，ルールの開発において論文の妥当性を検討するのに重要な事柄を箇条書きにしている。**表14-2**は，ルールの妥当性を検証するための質問を示している。それらの評価基準は，多様な著者によって作成され[2-4,17-19]，診断検査，**予後因子**，介入についてのエビデンスを評価するために使われる質問を組み合わせた表となっている。その目的は，研究デザインの構成がどの程度研究の**バイアス**要因になっているか，理学療法士が決定することを助けることである。

表14-1　臨床予測ルールの導出に関するエビデンスを評価するための質問
1. 研究において，調査者はサンプルを操作的に定義していたか？
2. サンプルは，選ばれた集団を代表していたか？
3. 調査者は，開発過程において関連するすべての予測因子を含めたか？
4. 予測因子は，操作的に定義されたか？
5. 調査者は，臨床予測ルールを導出するために使用される予測因子の数に見合うだけの十分なサンプル数を含めていたか？
6. 特定の状況にあるアウトカムは，操作的に定義されたか？
7. アウトカム測定の責任者は，予測因子の状態が遮蔽化されたか？
8. 調査者は，研究に参加したすべての対象者からアウトカムのデータを収集したか？

表14-2　臨床予測ルールの妥当化に関するエビデンスを評価するための質問
1. 調査者は，臨床予測ルールの結果と，確立されている基準検査の結果，あるいは特定の状況にあるアウトカムの測定結果を比較しているか？
2. 基準検査，あるいは特定の状況にあるアウトカムの測定によって，評価されたすべての対象者が予測されていたか？
3. 基準検査の結果を知らずに臨床予測ルールの結果が解釈されたか？　もしくは，その反対もそうなのか？
4. 調査者は，新しい対象者を使って知見を検証していたか？
5. その臨床予測ルールの妥当性は，最初の研究で用いられた集団以外で確認されていたか？

臨床予測ルールの導出

1. 研究において，調査者はサンプルを操作的に定義していたか？

　明確に記されている選択基準と除外基準は，臨床予測ルールの対象にしたアウトカムとなる可能性がある人の定義と対象者が合致しているかを確かめるために使われるべきである。例えば，胸郭出口症候群に対する仮定の臨床予測ルールに役立つものとして，身分がはっきりした対象者，測定可能な解剖学的組織（例：頚肋の存在），行動の特徴（例：睡眠中の上肢の位置）があり，それらは肩関節の関節包内炎よりも胸郭出口症候群の予測に役立つかもしれない。

2. サンプルは，選ばれた集団を代表していたか？

　典型的であることに関する問題は，その研究の一連の過程において適格となった全対象者を調査者が把握できているか，という程度に関係する。参加者と不参加者には，臨床予測ルールの正確性と有用性を制限するような違いがあるかもしれない。胸郭出口症候群の仮想のルールにおいて，行動に特徴がある人を無視し，解剖学的組織に問題がある対象者のみを集めた場合，この状況は起こりうる。もちろん，調査者が，参加可能な全患者を集めることは不可能である。しかし，サンプルが研究対象である母集団において典型的であるかどうか判断するために，参加者と不参加者を統計学的に比較することはできる。参加者と不参加者の間の統計学的有意差は，予後予測においてバイアスとなりうる。

3. 調査者は，開発過程において関連するすべての予測因子を含めたか？

　調査者は，予測ルールを開発するための方法に多様性をもたせるべきである。例えば，患者への問診，群間比較，関連のある医療従事者からの情報提供，利用可能なエビデンス，患者の過去の医学情報などである。理学療法士は，潜在的な予測因子のリストづくりが，臨床的に賢明であり，徹底的だったかどうかを考慮すべきである（例えば，**表面的妥当性**）。最終的には，より広範囲で最も予測的価値の高い因子が含まれている簡潔なリストが選別されるだろう。各過程の解析において，事前に準備された判断基準を用いて因子の維持や除外を統計学的に実施すべきである。予測因子を選択するためにとられた統計学的アプローチからの逸脱は，生物学的に信頼できる臨床的な理論により補足されるべきである。

4. 予測因子は，操作的に定義されたか？

　この質問は，予測因子を特定，定量化するために使用される測定尺度の妥当性を扱うために焦点を当てている。それらのバリエーションの定義は，対象者の特徴を正確

に特定するためと，予測ルールの正確性を最適化するために必要である。調査者は，データ収集を始める前に特定の臨床的基準および/または検査基準を明確にすべきである。また，調査者は，情報を収集した人が正しい教育を受けていることと，測定尺度が信頼できることを証明すべきである。

5. 調査者は，臨床予測ルールを導出するために使用される予測因子の数に見合うだけの十分なサンプル数を含めていたか？

サンプル数の問題は，2つ存在する。1つは，回帰分析のようなモデリングでは，アウトカムの値を予測するために適切な情報が必要なことである[20]。たとえサンプルがある構成において同質だとしても，何人かは，特定の状況の予測に役立つすべての特徴を有しているわけではないだろう。結果として，そのモデルの中では制限されたデータの量しか予測因子として利用できないかもしれない。いくつかの結果は検出力不足による**第Ⅱ種の過誤**を含むか，尺度の変数不足により不完全なモデルになってしまうかもしれない。2つ目は，すべての概算の正確さは，より多くの情報によって改善されることである[21]。最も明らかなこの数学的現実の例は，膨大なサンプルによる信頼区間の極小化である。

調査者は，研究デザインの一部として行う**検出力**分析によって，これらの問題を処理することができる。あるいは，各予測因子に必要なケースの数について，公表されている推奨に従うことも可能である[3,20]。どちらの場合も，理学療法士は実際のサンプル数が知見の正確性に及ぼす潜在的な影響を考慮すべきである。

6. 特定の状況にあるアウトカムは，操作的に定義されたか？

これは，予測のために設計されたルールを用いてアウトカムを捉えるために使われる，測定尺度の妥当性を扱うための質問である。正確なアウトカムの定義は，誤った解釈を防ぐためにも必要である。例えば，実際は手根管症候群である患者が胸郭出口症候群と分類される場合があげられる。調査者は，データ収集を始める前に特別な臨床的基準および/または検査基準を明らかにすべきである。また，調査者は，情報を収集した人が正しく教育を受けていることと，それらの測定尺度が信頼できることを証明すべきである。

7. アウトカム測定の責任者は，予測因子の状態が遮蔽化されたか？

検査者のバイアスは，測定を行う際に解釈に影響を与えるおそれのある所見についての知識を検査者がもっているときに生じうる。予測因子を特定したり定量化したりする責任者や，アウトカムを収集する責任者を**遮蔽化**することは，検査者のバイアスの機会を減らすことになり，予測ルールの正確性を向上させる。

　過去の患者データを使用して予測ルールを開発する場合，情報を収集した臨床家は"遮蔽化"されるべきである。なぜなら，彼らは研究の枠組みとは別に，患者マネジメントの通常業務を実施しているためである。言い換えると，臨床家は，特定のアウトカムに関する予測ルールの開発に携わる将来の研究者のことを知るべきではない。

8. 調査者は，研究に参加したすべての対象者からアウトカムのデータを収集したか？

　全対象者のアウトカムを収集する能力は重要である。なぜなら，どのような理由であろうと対象者の減少によりアウトカムにゆがみが生じてしまうからである。理想的には，調査者は，研究に残った者と比べてアウトカムが本当に異なるか評価するために，途中で研究から去った対象者に何が起こったのかを特定できるようにしておくことが望ましい。途中で去った対象者と残った対象者との相違は，予後推定値にバイアスがもたらされている可能性を示している。Straus らは，5％の対象者の喪失はほぼ影響がないが，20％（かそれ以上）であれば，結果の妥当性に影響を与えるという"5 か 20 のルール"というものを発表している[13]。根拠に基づく理学療法では，最悪の事態が研究の価値に密かに影響を与えるバイアスを反映しているかどうか，自分自身で判断すべきかもしれない。

臨床予測ルールの妥当性

1. 調査者は，臨床予測ルールの結果と，確立されている基準検査の結果，あるいは特定の状況にあるアウトカムの測定結果を比較しているか？

　この質問は，予測された結果が実際に生じたかどうかを確認する必要性について言及している。この過程は，診断検査の妥当性を確認するためのものと似ている。基準検査あるいは測定は"ゴールドスタンダード"または"そのクラスで最高の"測定尺度，方法であることが理想的である。しかし，基準の選択は研究者の専権事項である。どのような場合でも，技術的特徴および/または信頼性や妥当性の実績を理由にして，基準検査や測定は高水準であるべきである。

2. 基準検査，あるいは特定の状況にあるアウトカムの測定によって，評価されたすべての対象者が予測されていたか？

　この質問は，臨床予測ルールにおいてアウトカムにいたった対象者にだけ基準検査や測定を行うことによるバイアスを調査者がどの程度もたらしたか，ということを明らかにするものである。診断検査の妥当性を取り扱う場合のように，対照群が意図的に選択されている場合，ルールの正確性において誤った結果を生み出してしまう可能

性がある。目標は，どの情報のまとまりや組み合わせが予後の推定を強化するか客観的な方法で（例えば，統計学的に）決定することであると，覚えておくとよい。予測モデルの妥当性は，予測ルールによって特定されたアウトカムと，基準検査もしくは測定によって捉えられたアウトカムの調和の程度次第である。根拠に基づく理学療法では，このような設計仕様書を無視して作成された予測ルールを使用することに慎重になるべきである。

3. 基準検査の結果を知らずに臨床予測ルールの結果が解釈されたか？　もしくは，その反対もそうなのか？

　理想的には，基準検査や測定は，各対象者に対して適用した臨床予測ルールの結果が遮蔽されている検査者によって行われるべきである。検査者のバイアスの懸念は前述したものと同様である。

4. 調査者は，新しい対象者を使って知見を検証していたか？

　この質問は，臨床予測ルールの所見がサンプルの特有の特徴によって生じる可能性を暗示している。つまり，最初の対象者グループの選択基準と除外基準に沿った第2の新しい対象者群で研究を繰り返すことは，特定の状況のアウトカムを正確に予測する因子が第1の群と第2の群で同一かどうか評価する機会を提供することになる。1つの戦略として，予後予測モデルを作成するために，対象者群を集め，無作為に彼らの半分を選ぶことがある。この過程は，対象者の数が不十分であったり，十分な資金がなかったりすることにより，研究レポートに含まれていないことがある。結果として，根拠に基づく理学療法では，より妥当性を確認したいのであれば，同一の臨床予測ルールであってもさらにいくつかのエビデンスを考慮しなければならない。

5. その臨床予測ルールの妥当性は，最初の研究で用いられた集団以外で確認されていたか？

　この質問は，臨床予測ルールが他の患者層にも適用できるかどうかについて言及している。例えば，成人層に対してつくられたルールは，同じような障害や状況にある小児層に対して検査されるかもしれない。Ottawa 足関節ルールは最近，小児に対してこのような評価が行われている[22]。

考慮すべき追加事項

　これらの質問は，臨床予測ルールの潜在的有用性を決定するために，エビデンスの初期段階のスクリーニングとして使われる。つまり，研究の妥当性である。評価的な

側面から考えると，ルールの導出についてどのような質問に対しても "いいえ" という答えであれば，研究デザインの "致命的な欠陥" を示している可能性がある。また，ルールの妥当性の質問 1～3 に関して "いいえ" であることは，同様の懸念を示しているかもしれない。読者は質問 4 と 5 の妥当性に関しては少し融通をきかせて使用するかもしれない。なぜなら，研究者には，限りある研究資源の中でどのような期待をもって研究するか，その枠組みを構築するための特権が与えられているからである。

　最終的に，臨床予測ルールについてのエビデンスに関して，研究のデザインに関係する考慮すべき追加事項がいくつか存在する。特に，読者は次の詳細が存在しているか否かを考えるべきである。

1．研究が実施された環境
2．採点方法を含む，使用された検査と測定のプロトコル
3．サンプルの特徴

　この情報は，根拠に基づく理学療法において，臨床予測ルールが自分たちの環境で使用できるか（1，2），対象者が上記の（3）にある患者/利用者/被検者と似ているかどうか，を決定するためのものである。よくデザインされた研究であっても，それらの詳細が欠けているときには有用性が制限されることがある。

　何人かの著者は "エビデンスレベル" モデルを臨床予測ルールの導出と妥当化に取り入れている（**図 14-2**）[4,23]。ルールは，制限された範囲が狭い集団より，広範囲の集団の中で妥当性が検証されたほうがよりランクが高いとされている。不幸にも，理学療法に関連する予測ルールの検証研究は不足している[24]。Beneciuk らは，"理学療法士

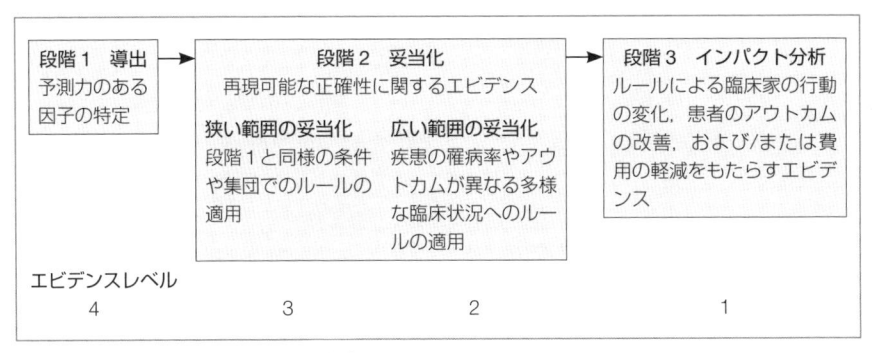

図 14-2　臨床的予測ルールのエビデンスレベル
Reprinted from Childs JD, and Cleland JA, Development and application of clinical prediction rules to improve decision making in physical therapist practice, *Phys Ther*. 2006 ; 86 : 122-131, with permission from the American Physical Therapy Association. Copyright © 2006 American Physical Therapy Association.

は，ルール導出のための洗練された研究について熟慮すべきである"と述べている[19]。

研究結果

　臨床予測ルールに関する研究の統計学的な結果は，研究展開のどの段階で報告されているかによって大きく左右される。ルール開発の研究では，たいていの場合，特定の状況にあるアウトカムに対して最も予測能力が高い最小の因子数を決定するために，相関や回帰分析といったアプローチが使用される。ルール妥当化の研究は，ルールの**基準関連妥当性**および/または**予測的妥当性**を検証するために，相関係数を使用することがある。加えて，それらの研究は，感度，特異度，尤度比，オッズ比などを報告している場合もある。ROC（受信者動作特性 receiver operating characteristic）曲線も表記されるかもしれない。

　それらの所見の解釈は，診断検査や予後予測因子についての研究で使用されているのと同様である。高い**感度**をもつ臨床予測ルールは真の陽性を検出するのに優れており（例えば，X線撮影が必要な患者），高い**特異度**をもつ臨床予測ルールは真の陰性を検出するのに優れている（例えば，X線撮影が必要ない患者）。**陽性尤度比**または**陰性尤度比**は，理学療法士の初期の推測（**検査前確率**）が臨床予測ルールを適用したときに得られる所見によって，どの程度変化するか（**検査後確率**）を表している。**オッズ比**は，臨床予測ルールの実施から得られる結果をもとにして，特定の状況にあるアウトカムが生じる可能性の増加や減少を反映したものである。

研究結果の統計学的意義

　議論されてきた他の種類のエビデンスのように，臨床予測ルールに関する結果の統計学的意義や有意義性の評価は，与えられた *p* 値と**信頼区間**に左右される。研究者は統計学的意義の閾値を示すだろう。しかし，理学療法士は *p* 値が納得できる大きさであるかどうかを決定すべきである。信頼区間は，結果の正確さを決定するのに必要な情報を与えている（例えば，尤度比やオッズ比）[5]。信頼区間が"1"を含んでいたら，尤度比やオッズ比はコイン投げのようなものであり，有意な予測力を示していないことを，読者は覚えておこう。

エビデンスと患者/利用者/被検者

　個人に対する臨床的意思決定にあたって，エビデンスを使用するための決定は次の因子に左右される。

- 患者/利用者/被検者が，研究の対象者と類似している程度
- 理学療法士がいる環境において，臨床予測ルールを実行できる程度
- 研究の概要と患者/利用者/被検者の希望および価値観の一致

　治療の手引きとするために設計されたいくつかの臨床予測ルールは，患者/利用者/被検者にとって特に重要な概念である**臨床的に有意な最小変化量** minimal clinically important difference（MCID）を反映したアウトカムと結びつくことがある。

　個人のレベルでは，よくデザインされた妥当性の高い臨床予測ルールは，理学療法士による患者/利用者マネジメントの効率性と有効性を高めるはずである[2,3]。システムや社会的レベルでは，ルールは医療資源の適切で賢明な使用を促進するはずである。何人かの著者は，個々の臨床予測ルールが患者のアウトカムを向上させると同時に，実際の臨床を変化させる可能性があるかどうかを決定するために，インパクト分析の必要性について言及している[18,25]。

エビデンスの評価ツール

　さて，**表14-3** は，臨床予測ルールの評価の手引きとするためのチェックリストを示している。このチェックリストは，Oxford Centre for Evidence-Based Medicine で使用されているワークシートと同じ形である。評価の方法として，すでに公表されたルールの妥当性に注目したエビデンスの場合，"別の研究や引用された研究" が使用されるべきである。著者はたいていの場合，今までに何がわかっているかを実際のルール作成前に調査し，同じ導出プロセスを繰り返さないだろう。その情報が欠如していたり，導出の正確性が明快でなかったりすれば，ルール開発中にバイアスが混入する可能性を考慮しなければならなくなる。

まとめ

　臨床予測ルールは，系統的に抽出され，特定の状況にあるアウトカムの有意義な予

表 14-3　臨床予測ルールのエビデンス：質を評価するためのチェックリスト	
研究の妥当性	
臨床予測ルールの導出	
研究において，調査者はサンプルを操作的に定義していたか？	＿はい ＿いいえ ＿詳細が不十分 ＿別の研究，または引用された研究
サンプルは，選ばれた集団を代表していたか？	＿はい ＿いいえ ＿詳細が不十分 ＿別の研究，または引用された研究
調査者は，開発過程において関連するすべての予測因子を含めたか？	＿はい ＿いいえ ＿詳細が不十分 ＿別の研究，または引用された研究
予測因子は，操作的に定義されたか？	＿はい ＿いいえ ＿詳細が不十分 ＿別の研究，または引用された研究
調査者は，臨床予測ルールを導出するために使用される予測因子の数に見合うだけの十分なサンプル数を含めていたか？	＿はい ＿いいえ ＿詳細が不十分 ＿別の研究，または引用された研究
特定の状況にあるアウトカムは，操作的に定義されたか？	＿はい ＿いいえ ＿詳細が不十分 ＿別の研究，または引用された研究
アウトカム測定の責任者は，予測因子の状態が遮蔽化されたか？	＿はい ＿いいえ ＿詳細が不十分 ＿別の研究，または引用された研究
調査者は，研究に参加したすべての対象者からアウトカムのデータを収集したか？	＿はい ＿いいえ ＿詳細が不十分 ＿別の研究，または引用された研究

（つづく）

表 14-3　臨床予測ルールのエビデンス：質を評価するためのチェックリスト（つづき）	
臨床予測ルールの妥当性がまだ不十分だとしても，患者/利用者/被検者にこのエビデンスの使用を考慮するにあたって，この論文の研究妥当性に十分な自信があるか？	__はい __定かではない __いいえ

臨床予測ルールの妥当化

調査者は，臨床予測ルールの結果と，確立されている基準検査の結果，あるいは特定の状況にあるアウトカムの測定結果を比較しているか？	__"ゴールドスタンダード"の検査や測定との比較がなされた __他の検査や測定との比較がなされた __比較はなされたが，記載が不十分である __比較はなされなかった
基準検査，あるいは特定の状況にあるアウトカムの測定によって，評価されたすべての対象者が予測されていたか？	__はい __いいえ __詳細が不十分
基準検査の結果を知らずに臨床予測ルールの結果が解釈されていたか？　もしくはその反対もそうなのか？	__はい __いいえ __詳細が不十分
調査者は，新しい対象者を使って知見を検証していたか？	__はい __いいえ __詳細が不十分
その臨床予測ルールの妥当性は，最初の研究で用いられた集団以外で確認されていたか？	__はい __いいえ __詳細が不十分 __不適当
患者/利用者/被検者にこのエビデンスの使用を考慮するにあたって，この論文の研究妥当性に十分な自信があるか？	__はい __決められない __いいえ

関連のある研究知見

あなたの臨床疑問に特異的な結果

感度_____

特異度_____

陽性尤度比_____

陰性尤度比_____

オッズ比_____

相関係数_____

その他_____

関連する研究結果の統計学的有意性と精度

著者よって報告されたそれぞれ関連のある統計量の p 値_____

著者よって報告されたそれぞれ関連のある統計量の信頼区間_____

この臨床予測ルールが診断的オプションに特化していた場合，基準関連妥当性はあるか？	__はい __いいえ __結果が混同 __詳細が不十分 __不適当

(つづく)

表14-3　臨床予測ルールのエビデンス：質を評価するためのチェックリスト（つづき）	
この臨床予測ルールが予後予測や介入計画に特化していた場合，予測的妥当性はあるか？	__はい __いいえ __結果が混同 __詳細が不十分 __不適当
あなたの患者/利用者/被検者に対するエビデンスの適応	
研究の被検者とあなたの患者/利用者/被検者に臨床的に意義のある差はあるか？	__はい __いいえ __結果が混同 __詳細が不十分
あなたの知識，スキル，資源を使って，臨床予測ルールを安全で適切に適用できるか？	__はい __いいえ __使用された技法の記載が不十分
臨床予測ルールは，患者/利用者/被検者の価値観や希望に合うか？	__はい __いいえ __結果が混同
あなたの患者/利用者/被検者に臨床予測ルールを使用するか？	__はい __いいえ

These questions were adapted from the Oxford Centre for Evidence-Based Medicine and applied to physical therapist practice.

測を提供する臨床所見を組み合わせて，統計学的に検定される。これらのルールを使用することは，診断過程において理学療法士の意思決定を強化するだろう。それらのルールのエビデンスは，導出や妥当化，もしくはその両方が鍵となっている。最も利便性のあるルールは，（1）きわめて簡潔で，臨床的に感度の高い予測因子のセットであり，（2）特定の診断検査の必要性，特定の予後のオッズ，特定の介入に対する反応性，について正確に予測できる能力をもち合わせている。加えて，幅広い対象や臨床場面で正確性が確かめられているルールは，"最高クラス"であるといえるだろう。最終的には，社会にとってより低いコストで患者のアウトカムを向上させる臨床習慣へ変化させる能力がもたらされるだろう。

演 習

1. 臨床予測ルールの3つの重要な範囲を述べてください。理学療法に関して臨床的な例をあげてください。
2. 臨床場面で使える正確な臨床予測ルールを作成するために必要なことを述べてください。

3．臨床予測ルールを導出するときに生じる潜在的なバイアスの原因を議論し，その影響を最小限にするにはどのようにすべきか述べてください。理学療法に関して臨床的な例をあげてください。

4．臨床予測ルールの妥当化で生じる潜在的なバイアスの原因を議論し，その影響を最小限にするにはどのようにすべきか述べてください。理学療法に関して臨床的な例をあげてください。

5．胸郭出口症候群を検出するために導出された，（仮想の）新しい臨床予測ルールにおいて，4 つの予測因子による R^2 が 32%でした。これらの所見を解釈し，ルールの使い方において何を意味するのかを述べてください。

6．臨床予測ルールの感度と特異度の違いを説明してください。理学療法に関して臨床的な例をあげてください。

7．胸郭出口症候群の仮想の臨床予測ルールは，陽性尤度比が 4.5 であり，陰性尤度比が 0.90 でした。その値について解釈し，ルールの使い方において何を意味するのか述べてください。

14

15章

アウトカム研究の評価

目 標

本章を読むことで，以下のことができるようになる。

1．アウトカム研究の目的と潜在的な有用性について述べる。
2．以下を含むアウトカム研究を批評する。
   a．研究の妥当性を問うための重要な質問
   b．使用されている統計学的手法
3．報告された統計学的検定と計算により提供された情報を理解し，適用する。
4．報告された知見の潜在的な重要性を特定するため，p 値と信頼区間を評価する。
5．個々の患者/利用者/被検者に対するアウトカム研究の適用について考察する。

本章の用語

アウトカム："患者/利用者マネジメントの最終結果であり，理学療法介入の影響を含んでいる"。理学療法士による測定，あるいは，患者/利用者/被検者の自己申告によって決定される場合がある[9] (p.43)。

アウトカム研究：実際に"現実世界"で起こっている診療の効果に関する研究[3,10,11]。

横断的研究：ある一定期間中の一時点，または定義された期間内に生じた現象に関するデータを収集する研究[5]。

患者中心の医療："患者の希望や信念に応じて治療の推奨や意思決定を調整する医療。この協力関係は，事前の意思決定の共有，患者の知識の啓発，病気の自己管理に必要とされる技術の習得，および予防的なふるまいによっても特徴づけられる"[12] (p.3)。

効果：ある介入またはサービスが，理想的な状況下で望ましいアウトカムをもたらす程度[1]。

ケースコントロールデザイン：潜在的な曝露（例：リスク因子）とアウトカム（例：疾病や障害）との関係を評価するために用いる後方視的な疫学的研究デザイン。アウトカムが発生している集団（症例群）と発生していない集団（コントロール群）の2群において，特定の要因に曝露された人の割合がどちらの群で多いかを比較し評価する[2]。

効果量：2つの平均値の差の大きさ。統合した標準偏差で割ることで標準化し，異なる尺度で測定された効果を比較する[6]。

構成概念妥当性：概念または構成概念を表していると考えられる定義と，ある測定が一致する程度[4]。

後方視的デザイン：リサーチ・クエスチョンを解決するために以前に収集された情報を用いる研究。

交絡変数（剰余変数または背景因子）：独立変数とは別に従属変数（アウトカム）に影響を与える，または交絡させる変数（因子）[3]。

コホートデザイン：潜在的な曝露（例：リスク因子）とアウトカム（例：疾病や障害）との関係を評価するために用いる前方視的な疫学的研究デザイン。特定の要因に曝露された集団と曝露されていない集団の2群を一定期間追跡し，どの被検者にアウトカムが発生するのか，またはしないのかを評価する[2]。

縦断的研究：時間経過とともに起こる現象を観察する研究[1]。

準実験的デザイン：1つのみの対象者群または対象者の群割付における無作為化が行われていない研究デザイン。対象者の管理された操作は維持される[13]。

信頼区間：ある変数における真の値が，特定の確率（例：90％，95％，99％）内に存在すると推定される値の範囲[3]。

前方視的デザイン：一定の期間，被検者を将来に向かって追跡する研究デザイン。

測定の信頼性：繰り返された測定が互いにどのくらい一致しているかの程度。"安定性"，"一貫性"，"再現性"ともいわれる[4]。

測定の妥当性：ある検査または測定が捉えるべき現象を実際に捉えることのできる能力[4 (p.77)]。

治療必要数（NNT）：研究の過程を通して，実験的介入によりある良好なアウトカムを得る，または好ましくないアウトカムを防ぐために必要な治療対象者の数[5]。

バイアス：真実から系統的に偏った結果や推論，"またはそのような偏りを引き起

こす過程"[1] (p.251)。

p 値：統計学的な結果が偶然起こった確率。

非実験的デザイン（観察研究）：対象者に対する操作介入をしない研究デザイン[3]。加えて，群割付がなされる場合，その割付は元来の患者特性または活動に基づいて行われる[5]。

補完：統計手法の用語であり，欠損データを推定して補う方法[7]。

有効性：ある介入またはサービスが，通常の臨床状況下でどのくらい望ましいアウトカムをもたらすかの程度[1]。

ランダム化比較試験（ランダム化臨床試験，ランダム化比較臨床試験，RCT）：実験群かコントロール（対照）群のどちらか一方に被検者を割り付ける無作為化の過程を用いる臨床研究。実験群の被検者は介入か予防手段を受け，それから実験的操作を受けなかったコントロール群の被検者と比較される[3]。

臨床的に有意な最小変化量（MCID）："治療における副作用，コスト，不都合をふまえた上で，患者のマネジメントにおいて変化をもたらすであろう最小の治療効果"[8] (p.1197)。

はじめに

　Guide to Physical Therapy Practice, Second Edition では，**アウトカム**を"理学療法介入の影響を含めた患者/利用者マネジメントの結果"としている[9] (p.43)。アウトカムは，心身機能および身体構造における障害，活動制限，参加制約に対する予防，治療，適応の成功として定義されるだろう。**患者中心の医療**および障害となる過程を重要視することから，主に個人レベルにおける2つのアウトカム（活動制限および参加制約）への議論に焦点が当てられてきた[3,9,12]。理学療法士は，患者/利用者/被検者に対する治療目標を設定する際にアウトカムを予測する。理学療法士は，それらの目標に対する経過を監視し，検査所見や患者/利用者/被検者の自己申告に応じてケアプランを調整する。最後に，理学療法士はケアを実施している間とその終わりに患者/利用者/被検者がどの程度望ましいアウトカムを得ることができたかをカルテに記述する。

　患者/利用者マネジメントモデルの別の要素と同様に，理学療法士はエビデンスによって個人レベルのどのアウトカムを予期できるかを知ることができるだろう。しかし，利用可能なエビデンスはしばしば**非実験的デザイン**から得られており，非実験的デザインには多大なバイアスの可能性があるため，一般的には疑わしいと考えられる[1,2,5,14]。準実験的デザインや観察研究デザインは治療効果を過大評価する傾向があ

ることを指摘した研究によって，そのような懸念が強まっている[15,16]。以上のような
限界にもかかわらず，アウトカム研究は QOL（生活の質）ベンチマークや実績に応じ
た診療報酬体系の促進といった政策的な議論と関連づけられている[17-19]。根拠に基づ
く理学療法では，診療内容が審査される際のアウトカムの選択に影響を与えうるよう
に，そのような議論に従事できるよう備えなければならない。本章の目的は，アウト
カムに関する非実験的デザインの潜在的な有用性について情報を提供することであ
る。また，アウトカム研究の評価に関する考慮すべき事柄についても述べる。

アウトカム研究

　アウトカム研究は，実際に"現実世界"で起こっている診療の影響力に関する研究
である[3,10,11]。その定義として，これらの研究は，個々の介入における相対的な**有効性**
もしくは**効果**といったことよりも，患者/利用者/被検者が経験するケアによる"最終
結果"に焦点を当てている[10,20,21]。アウトカム研究に用いられる研究デザインは，非実
験的（または観察）である。したがって，研究者は対象に対する意図的な操作を加え
ずに関心のある現象に関する情報を収集する[3]。これらの研究デザインは，予後（リス
ク）因子の研究に用いるものと同様である。
　前方視的アウトカム研究は，**横断的**もしくは**縦断的**であるだろう。縦断的研究では
1つ以上の対象群やコホートが長期的に経過観察され，どのアウトカムが起こり，ま
たどの対象においてそのアウトカムがみられたかを判定する。これらの研究の魅力
は，介入がアウトカムに対し明確に先行しているという時系列を確立できることであ
り，因果推論への重要な寄与となる。それに加え，研究者は，測定される変数を定義
でき，かつデータ収集過程も標準化することができる。以上のデザイン要素はどちら
も，信頼性が高く，かつ有用な方法でリサーチ・クエスチョンに対して答えを出すこ
とを促進する。一方，前方視的研究は，対象者の特定および記載という点において，
非実際的であるかもしれない。研究者は，潜在的な対象者が臨床施設やサービスに自
ら訪れるまで待たなければならない。照会や診療の件数によっては，十分なサンプル
を得るために，大幅に長い時間を要するかもしれない。
　後方視的アウトカム研究も，横断的または縦断的であるだろう。縦断的アプローチ
は，介入とアウトカムの時系列を確立する唯一の方法であるため好ましい。後方視的
デザインは，商用データベースやヘルスケアに関する政府のデータベースなど，豊富
な二次データを一般的によく活用する[3,10,21]。商用データベースとは，Focus on Thera-
peutic Outcomes（FOTO），Inc.[22]や Uniform Data System for Medical Rehabilitation–
Functional Independence Measure（UDS–FIM）[23] のような顧客のために開発されたも

の，もしくは保険会社給付支払いデータベースなどをいう。政府の情報源は，連邦ま
たは州レベルのものがあり，国立健康統計センター National Center for Health Statis-
tics，医療研究・品質調査機構 Agency for Healthcare Research and Quality，メディケ
ア・メディケイドサービスセンター Centers for Medicare and Medicaid Services に
よって管理されているデータベースを含む[24]。

　これらの情報源からデータを用いることの主な利点は，前方視的研究よりも大きな
サンプルサイズを得ることができることである。サンプルサイズが大きいと，統計学
的検定による有意差が存在した場合にそれを検出しやすい。それに加え，治療効果の
推定がより正確になる[3]。データベースによっては，そのデータが含まれる人口レベル
の推定も可能であるだろう。このようなデータベースを用いる2つ目の利点は，対象
者の人口統計学的特徴，医療サービスの利用やそのコスト，診断情報などの多様な変
数を入手できる可能性があることである。3つ目の利点は，対象者を縦断的に追跡可
能であり，そのため介入とアウトカムの関係性について因果推論が可能であることで
ある[21,24]。これらのデータベースの不都合な点は，(1) 心身機能および身体構造の障
害，活動制限，参加制約，(2) 提供された介入，(3) 得られたアウトカムに関する有
意義な臨床情報が欠けていることである。

　後方視的アウトカム研究も，医療記録を用いて行われることがあるだろう。関わっ
ている医療提供者による十分なカルテへの記述を想定した上で，これらの記録は行政
のデータ（例：支払い請求）では欠けている臨床上の詳細な情報源になりうる。残念
ながら，医療記録から得られる大きなサンプルサイズのデータを摘要することは時間
がかかる可能性がある。その上，何をどのように臨床家がケアの内容を記述している
か統一されていないため，1つあるいはそれ以上の記録の中から一貫した情報を得る
ことは研究者にとって困難を伴うだろう。このような（情報の）管理的問題は患者レ
ジストリの開発によって対処されうる。患者レジストリとは，"観察研究の方法を用い
て（臨床上もしくはその他の）均一なデータを収集し，ある特定の疾患，状態，曝露
によって定義されたある人口に対する指定されたアウトカムを評価する組織化された
システムのことであり，1つ以上の科学的，臨床的，政策的，いずれかの所定の目的
を果たしている"[25 (p.1)]。このような広大な電子データベースは，レジストリ開発者に
とって関心のある社会経済的，臨床的，行政的な分野を反映し，かつ操作的に定義さ
れた多くの変数を含んでいる。個々の医療提供者，診療，組織，患者は，標準化され
た方法で変数の測定を可能にするヘルスケアの受診情報を提供する。参加は任意であ
るが，提供されるサービスによっては料金を支払う必要がある。よくデザインされた
レジストリによって，研究者は"現実世界"における患者/利用者マネジメントおよ
び，それにより生じたアウトカムの豊かな描写を提供しうる多量の標準化され，かつ
"診療に基づいた"データを入手することができる。

表15-1 は，過去 20 年にわたって Physical Therapy に発表されたアウトカム研究の例を提示している。これらの引用は，読者がアウトカム研究を検索した際にみつかるであろう多様な研究デザインを反映している。使用されているアプローチにかかわらず，アウトカム研究は診断的検査，予後（リスク）因子，介入についてのエビデンスと同様の方法で評価される必要がある。特に，理学療法士はバイアスを増加もしくは減少しうるデザインの特徴，提示された結果の性質，その結果の統計学的および臨床的な観点での重要性について考慮すべきである。最後に，アウトカム研究から得られ

表15-1　理学療法士が発表したアウトカム研究の例

- Beck LA, et al. Functional outcomes and quality of life after tumor-related hemipelvectomy. *Phys Ther*. 2008; 88(8): 916-927.
- Chiodo LK, et al. The impact of physical therapy on nursing home patient outcomes. *Phys Ther*. 1992; 72(3): 168-173.
- Cleland JA, et al. Predictors of short-term outcome in people with a clinical diagnosis of cervical radiculopathy. *Phys Ther*. 2007; 7(12): 1619-1632.
- DeJong G, et al. Physical therapy activities in stroke, knee arthroplasty, traumatic brain rehabilitation: their variation, similarities, and association with functional outcomes. *Phys Ther*. 2011; 91(12): 1826-1837.
- Freburger JK. An analysis of the relationship between the utilization of physical therapy services and outcomes for patients with acute stroke. *Phys Ther*. 1999; 79(10): 906-918.
- Fritz JM, et al. Utilization and clinical outcomes of outpatient physical therapy for Medicare beneficiaries with musculoskeletal conditions. *Phys Ther*. 2011; 91(3): 330-345.
- Hakim RM, et al. Outcomes of patients with pelvic-ring fractures managed by open reduction internal fixation. *Phys Ther*. 1996; 76(3): 286-295.
- Haley SM, et al. Variation by diagnostic and practice pattern groups in the mobility outcomes of inpatient rehabilitation programs for children and youth. *Phys Ther*. 2001; 81(8): 1425-1436.
- Jette DU, et al. Physical therapy and health outcomes in patients with knee impairments. *Phys Ther*. 1996; 76(11): 1178-1187.
- Jewell DV, et al. Interventions associated with an increased or decreased likelihood of pain reduction and improved function in patients with adhesive capsulitis: a retrospective cohort study. *Phys Ther*. 2009; 89(5): 419-429.
- Kirk-Sanchez NJ, et al. Relationship between duration of therapy services in a comprehensive rehabilitation program and mobility at discharge in patients with orthopedic problems. *Phys Ther*. 2001; 81(3): 888-895.
- Russell D, et al. Continuity in the provider of home-based physical therapy services and its implications for outcomes of patients. *Phys Ther*. 2012; 92(2): 227-235.
- Scivoletto G, et al. Inflammatory myelopathies and traumatic spinal cord lesions: comparison of functional and neurological outcomes. *Phys Ther*. 2008; 88(4): 471-484.
- Zeni JA, et al. Early postoperative measures predict 1- and 2-year outcomes after unilateral total knee arthroplasty: importance of contralateral limb strength. *Phys Ther*. 2010; 90(1): 43-54.

15

た所見は，患者/利用者/被検者の希望や価値観に照らして考慮されなければならない。

研究の信憑性

　アウトカム研究は，まず第1に**表15-2**に箇条書されている質問に従って評価すべきである。これらの質問は，観察研究の研究妥当性を高める研究デザインの要素に焦点を当てている[26]。これらの質問は，理学療法士がその研究デザインはどの程度バイアスが混入した結果をもたらすかを判定できるようにするためのものである。

1．これは1つ以上の対象群によって行われた研究か？

　アウトカム研究では，関心のある介入を受けた群と受けていない群といった，少なくとも2つの群を含んでいる場合に最大の情報が得られる。これらのデザインは，予後（リスク）因子に関するエビデンスに用いられる**ケースコントロール（症例対照）デザイン**や**コホートデザイン**と類似している。群を比較することにより，研究者は異なった治療アプローチがアウトカムに与えた影響を評価することが可能となる。対象者はそれらの群に無作為に割り付けられるわけではなく，対象者への臨床マネジメントに用いられるアプローチによってあらかじめ割り付けられるため，研究者が操作できる部分ではない[5]。観察研究における群比較は，対象者の本来の特徴が臨床マネジメントのアプローチの選択に影響を与えうるため，バイアスを取り除くことができない。それにもかかわらず，このような研究デザインが利用可能であれば1つの対象群のみのデザインよりは好ましい。

表15-2　アウトカム研究の妥当性を評価するための質問
1．これは1つ以上の対象群によって行われた研究か？
2．研究の開始時に対象群は同等であったか？
3．研究の開始時に対象群が同等でなかった場合，リスク補正がなされたか？
4．この研究に用いられるデータに基づき，変数は操作的に定義され，適切に測定されたか？
5．標準化された個人レベルのアウトカム測定尺度が使われたか？
6．標準化されたデータ収集方法を実施したか？
7．介入がアウトカムに先行していたか？
8．解析中にその他の交絡変数が考慮されたか？
9．欠損データを適切な方法で処理したか？
10．研究者はその研究結果を新たな対象群で裏づけたか？

2．研究の開始時に対象群は同等であったか？

　介入に関するエビデンスの場合と同様に，アウトカム研究の開始時においてそれぞれの群が同等であるか否かは重要な注意点である。ベースラインにおいて同等であることにより，アウトカムが得られた場合に研究者は関心のある介入がアウトカムに与える影響を単独で扱うことが可能となる。あいにく，観察研究では無作為化による割付が行えないため，対象者の特徴が群間において均等に分配される程度には限界があるだろう[26]。研究者は，特異的な選択基準および除外基準を考えて採用することで，群間にいくらかの同等性を確立することができるだろう。しかし，これらの基準は一般的に**ランダム化比較試験**に課されるものほど厳密ではない。最低限，対象者の特徴に差異があった場合，研究者は統計学的検定を実施し，どの特徴が異なっていて，その差異が解析アプローチやその結果に対してどのような意味を与えるかを評価すべきである。

3．研究の開始時に対象群が同等でなかった場合，リスク補正がなされたか？

　リスク補正とは，対象者の重要な特徴の差異に応じて，患者/利用者/被検者のアウトカムに修正を加える過程である。関連する要素としては，患者/利用者/被検者の年齢，性別，人種/民族性，ベースラインの機能や健康状態，合併症の存在，関心のある健康状態の重症度や急性度などがあるが，これに限定されるものではない。それらに加えて，家族支援，世帯収入，利用可能な生活環境などの社会的および環境的因子も用いられるだろう[27]。リスク補正が十分にできるかどうかは，関心のあるアウトカムに関連していると考えられる患者/利用者/被検者のデータが利用可能かどうかによって決まる。この点に関して，行政のデータベースには，臨床的および生理学的測定の詳細が欠けているため困難を強いられる。それに対し，患者レジストリはリスク補正に必要な一般的特徴を含んでいることが多い。アウトカム研究の研究者は，多様なリスク補正の方法を利用可能だが，その詳細は本書の範囲を越えている。これらのアプローチをさらに学ぶためには，Lisa Iezzoni による Risk Adjustment for Measuring Healthcare Outcomes, Forth Edition を参照されたい[28]。

4．この研究に用いられるデータに基づき，変数は操作的に定義され，適切に測定されたか？

　研究の妥当性は，変数の適切な定義と測定によって確立される。変数は，身長，体重，血圧，心拍数といった明確に測定可能な現象であるかもしれない。これらの生理学的パラメーターはそれぞれ，測定方法が複数あるかもしれないが，定義は1つである。一方，変数は通常，筋力，持久力，自立度，健康状態といったより抽象的概念や構成概念である。これらの用語には，それぞれ1つ以上の解釈があるため，研究者は

測定方法やそれに続く結果の解釈に関する混乱を防ぐために自ら操作上の定義を行う義務がある。

一研究における変数の測定能力は，その測定の**構成概念妥当性**に依存する。この課題は，解析に二次データを用いたアウトカム研究にとって特に重要である。これらのデータは，ヘルスケアに関する研究とは別の目的のために収集されたものである。そのため，そのデータの中には関係のない測定や，ある特定の研究目的のため不十分に定義された測定を含むかもしれない。このような状況下では，関心ある変数の好ましい測定のかわりとして"代理の測定"が必要であるだろう[21]。一般的な例としては，理学療法介入に関する変数の測定として"運動療法"の請求のための治療コードを利用することである。このようなコードは，運動様式，強度，頻度などに関する詳細が規定されていないため，治療とアウトカムの関連性を識別するためにはせいぜい鈍い手段でしかない。二次データもまた，不十分および不正確であるかもしれない[29]。いく分，コードはサービスに対する支払いを目的として設計されているため，健康状態が診断コードによって分類されているときには正確さに関する問題がたびたび生じる。支払いを増加させるために診断コードを決定するといった"コードの引き上げup-code"の誘惑があると，臨床状況の指標が妥当であるかどうかを判断することが難しくなる[27]。

関連する問題としては，理学療法士にとって有意義な臨床データがどのくらい利用可能であるかということである。FOTO[22]やUDS-FOM[23]といった商用データベースは，移乗，歩行，階段昇降の能力といった患者レベルの機能的パフォーマンスを測定するよう作成されている。FIM評価法もまた，それぞれの機能的課題を達成するために必要な患者の努力度に関する患者情報を提供している[23]。施設のデータベースやレジストリも，診療内容や市場の需要に関するより詳細な臨床データを含むように調整できるだろう。それに対し，政府や保険のデータベースは，しばしば診断コードや治療コード，もしくは死亡率といった臨床データのみに限られてしまう。これらは，理学療法が患者のアウトカムに与える影響に関して限られた推論のみしか提供できない，識別力のない測定法である[21,24,29]。

二次データに関する問題を議論したが，前方視的デザインにおいては研究者が変数，およびその変数を評価する方法を明確に設定することによってこの問題に取り組むべきである。重要な特徴としては，明確な操作上の定義の記述，収集する測定の理論的根拠，データの記録方法や収集する測定の信頼性の検証，正確さと完全性を確かめるためのデータ監査などがあげられる。以上の点において不十分だった場合，エビデンスの信憑性は低くなるため，それらについて注意しておく必要がある。

5. 標準化された個人レベルのアウトカム測定尺度が使われたか？

　研究者が観察デザインの妥当性を高める1つの方法は，**測定の信頼性**および**測定の妥当性**が確立されている標準化された個人レベルのアウトカムの測定尺度を用いることである。不安定な測定尺度では，アウトカムが理学療法介入によって生じたものなのか，それとも測定尺度の変動性の問題なのかを判断することが難しい。アウトカム測定尺度は，パフォーマンスに基づくもの（例：バランス検査，歩行テスト）や自己申告による方法（例：健康状態調査）があるだろう。どちらの場合でも，"個人レベル"の測定の重要な点は，アウトカム研究を特徴づけるような活動制限，参加制約，QOLへ焦点を当てることである。

6. 標準化されたデータ収集方法を実施したか？

　標準化されたデータ収集は，研究者が観察研究にいくらかの管理を加えうるもう1つの方法である。前方視的デザインは，現実世界でのデータ収集のために研究者が自らの手順と方法を開発し実施できるため，最大の管理を加えることができる。研究者は，研究手順についての一貫性と整合性を確かめるために監査を行うこともあるだろう。完全性や正確さに関する問題は，実際にそれが起こったときに応じて修正されることもあるだろう。一方，後方視的デザインでは標準化されたデータの要約および管理方法に限りがある。定義上では，これらの研究においてオリジナルのデータ記録に手を加える方法は存在しない。結果として，後方視的デザインを用いる研究者は欠損データや不正確なデータに困難を強いられるだろう。

7. 介入がアウトカムに先行していたか？

　この質問は，介入とアウトカムの間に因果関係が存在しうるかという関心を反映している。ランダム化臨床試験は，実験的介入に対して意図的操作ができること，および，他に可能性のある競合する原因を管理できる程度から，因果関係を構築するために最も適している。定義上，観察研究はこのような特徴をもち合わせていない。しかし，前方視的および後方視的縦断的デザインによる結果は，介入とアウトカムとの間に連続性を確立できた場合にのみ因果関係の可能性を示唆する[26]。使用されたデータの性質と整合性や，研究されている現象の性質により，研究者は以上のような時系列を決定することができる。例えば，急性足関節捻挫に対する理学療法マネジメントの効果に関する研究は，その診断が下された日と理学療法が開始されたそれぞれの日の情報に基づき，傷害が介入に先立って起こったことをおそらく説明できるだろう。一方，症状の自然な寛解と増悪がある慢性疾患においては，介入が効果的であったか，対象が自然に回復したのかを判断するという点で困難を強いられるだろう。

8. 解析中にその他の交絡変数が考慮されたか？

　交絡（剰余）変数とは，ケアを実施している間に提供された介入とは独立してアウトカムに影響を与える要素のことをいう。定義によって，対象者の特徴は交絡因子になるかもしれないが，リスク補正を行うことによりこれらの要素は考慮されていることになる。以上の例の重要な例外として，患者/利用者/被検者にある特定の一連の治療を選択させる潜在的な動機があるだろう。自然回復の可能性から，時間もまたアウトカムに影響を与えるだろう。

　アウトカム研究におけるその他の交絡因子としては，サービスを提供する医療提供者および/または臨床施設の特徴がある。例えば，理学療法士は異なった専門職学位，専門性，経験値などを有しているだろう。関心のある介入が異なる理学療法士によって提供されるほど大規模な研究であれば，これらの要因はどのように治療が提供されるかに影響を与えるかもしれないため，重要であるだろう。同様に，臨床施設によってはスタッフ−患者比率，スキルの組み合わせ，保険料払込者の組み合わせなども異なるだろう。複数施設からのデータを使用する研究でも，これらの要因はサービスが提供される頻度や患者/利用者/被検者に費やす時間に関する意思決定に影響を与えるかもしれず，考慮に入れる必要があるだろう。

　アウトカム研究を行う研究者は，これらの潜在的な交絡の影響を特定し，統計学的解析によって考慮すべきである。一般的に用いられるアプローチは，サブグループ（例：異なる理学療法士の経験値または異なる臨床施設）による解析の階層化，もしくは多変量モデルにおいてこれらの要因を制御変数として付加することである[26]。

9. 欠損データを適切な方法で処理したか？

　前述したように，欠損データは二次データベースを用いた際の一般的な問題である。研究者が欠損データを取り扱う方法としては，複数の選択肢がある。第1に，研究者は情報が不完全であるケースをその解析から除外するだろう。この方法は最も直接的ではあるが，ある特定のアウトカムを引き起こしやすくするサンプルをつくり出すようなバイアスをもたらすだろう。第2に，研究者は**補完**といわれる統計学的手法を用いて欠損データを推定するかもしれない[7]。この手法は，周囲値の平均化というシンプルなものから回帰モデルという複雑なものまであるだろう。この過程はエラーを引き起こすかもしれないが，研究者はサンプルサイズと構成を保つためにこの結果を認めるであろう。研究者は最低限，どの程度のデータが欠けていているかを報告すべきであり，それにより読者は引き起こされた潜在的なバイアスの性質と程度について定性的判断を下すことができる。

10. 研究者はその研究結果を新たな対象群で裏づけたか？

　この質問は，アウトカムに関する研究結果がサンプル特有の性質によって起こったものであるという可能性について言及している。最初の研究で概要が述べられている選択基準および除外基準と一致する第2の対象群に対して研究を繰り返すことにより，同様のアウトカムが同様の程度で起こったかどうかを評価することができる。1つの方法として，ある対象群を集めてアウトカムを評価するために半分の対象を無作為に選択し，残りの半分で解析を繰り返す。多くの患者数が得られる大きなデータベースを用いた後方視的デザインでは，このアプローチが最も容易に実施できる。さもなければ，根拠に基づく理学療法では，その結果について広い範囲で検証したい場合，同様のアウトカムに関するエビデンスを複数読まなければならない。

追加の考察

　以上の質問は，エビデンスの潜在的な有用性，すなわち研究妥当性を判断するための初期スクリーニングの役目を果たす。評価の観点からすると，1～9のいずれかの質問に対して"いいえ"と答えた場合には，その研究デザインに"重大な欠陥"があることを示唆するかもしれない。質問10に関して，研究者は限られた情報源の中から研究を行わなければならないことを考えると，読者はより広い許容範囲で分析するだろう。

　先ほど箇条書きした10の質問に加えて，アウトカム研究における研究デザインに関わる問題には以下の詳細な記述の有無が含まれる。

1．研究が行われた環境
2．用いられた検査，測定，介入のプロトコル
3．得られたサンプルの特徴

　これらの情報によって，根拠に基づく理学療法では自らの環境で関心のあるアウトカムが起こりうるか（1，2），そして研究に含まれた対象者と疑問のある患者/利用者/被検者が類似しているかどうか（3）を判断することができる。

研究結果

　アウトカム研究では，診断検査，予後因子，介入についてのエビデンスに含まれるような多様な統計学的解析を用いるだろう。これらの方法には，差の検定，関連性の

検定，種々の比率や**効果量**の計算が含まれている。差の検定は，群間および群内（例：1つの対象群）両方のデザインに適している。関連性の検定には，1つ以上の介入の下，アウトカムの程度を予測するためにしばしば回帰分析が用いられる。一般的なアプローチとしては，考えられる交絡因子を管理するために多変量解析を用いる[24]。統計学的検定で特に関心のあるものは用量反応効果（例：運動の量の増加が機能的パフォーマンスレベルの増加と関連している）を示唆する結果である。以上のような関連性の存在は介入とアウトカムの因果関係をより支持することになる[24]。最後に，比率の計算は効果や関連性の大きさに関する情報を提供する。

研究結果の統計学的意義

　アウトカム研究から得られる結果についての統計学的意義または有意性の評価は，得られた**p値**と**信頼区間**により行う。研究者は統計学的有意性の閾値を自ら示唆するが，理学療法士はそのp値が確信的に十分に大きいかどうかを判定しなければならない。信頼区間は特定の確率の範囲内における結果の正確性を決定するために必要な情報を提供する[3]。比率に対する信頼区間の解釈は，効果量の測定に対するものとは異なる。前者において"1"という値を含む区間があった場合，その結果は偶然によって起こった可能性を示唆する。後者では"0"という値を含む区間があった場合，真の効果は全く変化がないことを示唆する。

　結果に関する統計学的意義に加えて，根拠に基づいた医療および診療の提唱者は，観察研究において報告された"大きな"効果もしくは"強い"関連性については，特に有害なアウトカムが証明された場合，無視すべきではないということを認めている[5,14]。"大きい"もしくは"強い"の程度を判断するための最低限の閾値に関するコンセンサスは存在しないため，議論されているその値の大きさについて常識的な判断が必要となる。

エビデンスと患者/利用者/被検者

　ある患者/利用者/被検者への臨床判断におけるエビデンスの適用に関する判断は，常に以下の要因による。

1．患者/利用者/被検者がその研究における対象者とどの程度類似しているか
2．関心のある介入とアウトカムが理学療法の現場においてどの程度実行可能であるか

3．その研究で提示されている選択肢と，患者/利用者/被検者の希望や価値観との一致

　1つ目の点に関して，アウトカム研究の選択基準および除外基準はランダム化比較試験で用いられるものより厳密ではない傾向があるため，他の種類のエビデンスに比べて優れているかもしれない[10,14,15,30]。結果として，サンプルが臨床現場で典型的に受けもつ患者層をより反映する傾向がある。希望や価値観という点に関して，理学療法士は好ましい変化量を決定するために，患者/利用者/被検者に対して**臨床的に有意な最小変化量** minimal clinically important difference（MCID）を検討することが役に立つことを見出すだろう。その研究においてアウトカムが起こる割合が報告されている場合，**治療必要数** number needed to treat（NNT）を計算することにより，その望ましい効果を達成するにはどのくらいの努力が必要か判断することもできるかもしれない。

　最終的に，アウトカムに関するエビデンスを適用する際には，おそらくランダム化臨床試験に関するエビデンスを扱うとき以上に，理学療法士が自らの臨床判断による批判的吟味を統合する必要がある。観察研究デザインには，無視または見過ごすべきでない潜在的なバイアスが多い。それにもかかわらず，その前提としてこれらの研究が患者/利用者マネジメントを行っている環境により関連しているエビデンスを構成している。アウトカム研究が非実験的な形式であることをふまえると，これらの研究の利点について注意深く評価することとその所見に対して詳細に熟考することが，合理的かつ適切な方法である。理学療法士は自らの患者/利用者/被検者にこれらの研究の限界を知らせるべきで，そうすることによって本来の説明を受けた上での決定を下すことができる。

エビデンス評価ツール

　表15-3にアウトカム研究を評価する指針としてチェックリストを示した。この記入用紙は準実験的デザインを用いた研究を評価するためにも用いることができるだろう。これらの質問に対する回答は，実験的デザイン，準実験的デザイン，非実験的デザイン，それぞれの利点についての関係を考慮すべきである。

まとめ

　アウトカムは，理学療法における患者/利用者マネジメントの最終結果である。患者中心の医療や障害となる過程に焦点を当てることにより，患者/利用者/被検者にとっ

表15-3　アウトカム研究と非ランダム化研究：質を評価するためのチェックリスト	
研究の妥当性	
これは1つ以上の対象群によって行われた研究か？	__はい __いいえ __詳細が不十分
研究の開始時に対象群は同等であったか？	__はい __いいえ __詳細が不十分
研究の開始時に対象群が同等でなかった場合，リスク補正がなされたか？	__はい __いいえ __詳細が不十分
この研究に用いられるデータに基づき，変数は操作的に定義され，適切に測定されたか？	__はい __いいえ __詳細が不十分
標準化された個人レベルのアウトカム測定尺度評価法が使われたか？	__はい __いいえ __詳細が不十分
標準化されたデータ収集方法を実施したか？	__はい __いいえ __詳細が不十分
介入がアウトカムに先行していたか？	__はい __いいえ __詳細が不十分
解析中にその他の交絡変数が考慮されたか？	__はい __いいえ __詳細が不十分
欠損データを適切な方法で処理したか？	__はい __いいえ __詳細が不十分
研究者はその研究結果を新たな対象群で裏づけたか？	__はい __いいえ __詳細が不十分
患者/利用者/被検者にこのエビデンスの使用を考慮するにあたって，この論文の研究妥当性に十分な自信があるか？	__はい __決められない __いいえ
関連のある研究知見	
あなたの臨床疑問に特異的な結果	
差の検定_____	
関連性の検定_____	
効果量_____	
絶対利益増加率_____	
相対利益増加率_____	
絶対リスク減少率_____	
相対リスク減少率_____	
治療（有害）必要数_____	

（つづく）

表 15-3　アウトカム研究と非ランダム化研究：質を評価するためのチェックリスト（つづき）

その他＿＿＿＿＿＿＿＿＿＿＿＿＿＿＿＿＿＿＿＿＿＿＿＿＿＿＿＿＿＿＿＿＿＿＿

関連する研究結果の統計学的有意性と精度

　著者によって報告されたそれぞれ関連のある統計量の p 値：＿＿＿＿＿＿＿＿＿＿＿＿

　著者によって報告されたそれぞれ関連のある統計量の信頼区間：＿＿＿＿＿＿＿＿＿＿

これらの所見は臨床的に有意な最小変化量を超えたか？	＿はい
	＿いいえ
	＿詳細が不十分

あなたの患者/利用者/被検者へのエビデンスの適用

研究の被検者とあなたの患者/利用者/被検者に臨床的に意義のある差があるか？	＿はい
	＿いいえ
	＿結果が混同
	＿詳細が不十分
あなたの知識，スキル，資源を使って，関心のある介入を安全で適切に現場で行うことは可能か？	＿はい
	＿いいえ
	＿使用している技術の詳細が不十分
関心のある介入は，患者/利用者/被検者の価値観や希望に合うか？	＿はい
	＿いいえ
	＿結果が混同
アウトカムは，患者/利用者/被検者の価値観や希望に合うか？	＿はい
	＿いいえ
	＿結果が混同
患者/利用者/被検者に関心のある介入を用いた場合，その潜在的利益は潜在的リスクを上回るか？	＿はい
	＿いいえ
	＿結果が混同
あなたの患者/利用者/被検者に関心のある介入を使用するか？	＿はい
	＿いいえ

These questions were adapted from the Oxford Centre for Evidence-Based Medicine and applied to physical therapist practice.

て有意義な治療効果の理解がさらに必要になる。アウトカム研究という形式のエビデンスは，その非実験的デザイン本来のバイアスのかかりやすさから，その適用に困難を強いる。行政上のデータベースや患者レジストリといった大きなサンプルが入手できる場合，含まれるデータ量および情報の標準化がより可能であることによってそのような問題がいくらか克服されるだろう。結果として，これらの研究が"現実世界の"理学療法診療を反映していることをふまえると，それによって構成されるエビデンスは，考慮に値する。

演　習

1. 理学療法介入のアウトカムを評価する際に，非実験的デザインを用いる利点および課題を述べてください。理学療法に関して臨床的な例をあげてください。
2. アウトカム研究において，前方視的および後方視的デザインの選択肢の間にあるトレードオフについて述べてください。理学療法に関して臨床的な例をあげてください。
3. アウトカム研究を行う際に，二次データを使用することの利点および課題を述べてください。理学療法に関して臨床的な例をあげてください。
4. リスク補正と補正過程に使用される患者/利用者/被検者の要因を述べてください。
5. アウトカムを比較する際に，なぜリスク補正が必要であるか説明してください。理学療法に関して臨床的な例をあげてください。
6. アウトカム研究において，"個人レベル"の測定を使用することに関する考え方を述べてください。理学療法に関して臨床的な例をあげてください。
7. アウトカム研究において，因果推論を行うために必要な状況について述べてください。理学療法に関して臨床的な例をあげてください。
8. アウトカム研究において，交絡因子がもつ役割とそれを管理する方法について述べてください。理学療法に関して臨床的な例をあげてください。

16章

自己申告型アウトカム測定の エビデンスの評価

16

目 標

本章を読むことで，以下のことができるようになる。

1. 理学療法士による患者/利用者マネジメントに対する自己申告型アウトカム測定の貢献について述べる。

2. 以下を含む自己申告型アウトカム測定法の作成と設定についてのエビデンスを批評する。
   a. 研究の妥当性を問うための重要な質問
   b. 使用されている統計学的方法

3. 以下の項目を理解し，計算をして，適用する。
   a. Cronbach の α 係数
   b. 効果量
   c. 因子分析
   d. 床効果，天井効果
   e. 級内相関係数
   f. カッパ係数（κ）
   g. 最小可検変化量
   h. 臨床的に有意な最小変化量
   i. 標準化応答平均

4. 報告された知見の潜在的な重要性を特定するため，p 値と信頼区間を評価する。

5. 個々の患者/利用者/被検者に対する自己申告型アウトカム測定のエビデンスの適用について考察する。

本章の用語

アウトカム：“患者/利用者マネジメントの最終結果であり，理学療法介入の影響を含んでいる”。理学療法士による測定，あるいは，患者/利用者/被検者の自己申告によって決定される場合がある[8] (p.43)。

一致：反復測定により，互いにどの程度，値が近いかを示す測定信頼度の形態[1]。

因子分析：ひとまとまりの変数，あるいは因子を大量のデータから識別するために使用する統計学的手法[3]。

基準関連妥当性：確立された妥当性のある測定（“基準測定”）と対象の測定が関連している程度[5]。

効果量：2つの平均値の差の大きさ。統合した標準偏差で割ることで標準化し，異なる尺度で測定された効果を比較する[6]。

構成概念妥当性：概念または構成概念を表していると考えられる定義と，ある測定が一致する程度[4]。

最小可検変化量（MDC）：尺度の測定の標準誤差を超えた変化量[4]。

信頼区間：ある変数における真の値が，特定の確率（例：90%，95%，99%）内に存在すると推定される値の範囲[3]。

信頼性（再検査信頼性）：測定が繰り返し行われた場合の測定値の安定性[3]。

測定の信頼性：繰り返された測定が互いにどのくらい一致しているかの程度。“安定性”，“一貫性”，“再現性”ともいわれる[4]。

測定の妥当性：ある検査または測定が捉えるべき現象を実際に捉えることのできる能力[4] (p.77)。

測定の標準誤差（SEM）：観察された値が真の値からどのくらい隔たっているかの程度。繰り返し行われた測定から得られる“測定誤差の標準偏差”[3] (p.482)。

天井効果：個々の最高値に関して，尺度がそれ以上高い値を記録できないという測定の制限[3]。

内的整合性：尺度の下位測定項目が同一の内容あるいは構成概念を測定できる程度[5]。

内容的妥当性：尺度の項目が，測定しようとしている変数のすべての側面を表す程度[3]。

バイアス：真実から系統的に偏った結果や推論，“またはそのような偏りを引き起こす過程”[2] (p.251)。

反応性：関心のある現象の変化を検出する能力[9]。

非実験的デザイン（観察研究）：対象者に対する操作介入をしない研究デザイン[3]。加えて，群割付がなされる場合，その割付は元来の患者特性または活動に基づいて行われる[5]。

p 値：統計学的な結果が偶然起こった確率。

評価手段特性（心理測定特性）：患者の状態，あるいは状況に関する患者自身の見解を得るための，臨床実践で用いられる調査，あるいは他のインデックスの測定特性。

標準化応答平均（SRM）：アウトカムの尺度に関する2つの値の差（あるいは，"変化量"）に基づいた反応性の指標。

弁別的妥当性：構成概念妥当性を検証する方法の1つで，ある測定が異なる現象や特性を区別できる程度を反映する[5]。

床効果：最低の値を獲得した人が多くいたために，その計測がそれ以下の値を記録しなくなるような測定上の限界[3]。

臨床的に有意な最小変化量（MCID）："治療における副作用，コスト，不都合をふまえた上で，患者のマネジメントにおいて変化をもたらすであろう最小の治療効果"[7](p.1197)。

16

はじめに

　理学療法士には，患者/利用者マネジメントの**アウトカム**を測定するためのさまざまな理由がある。アウトカムは，理学療法士による客観的な評価や患者/利用者/被検者が自分自身の状態を認識することで捉えることができる。この取り組みにおいて重要なことは，**測定の信頼性**と**測定の妥当性**が確立された方法を選択し，使用することである。この問題は，研究において変数を測定するために最も良い方法を決定しようとするときに研究者が直面するものと同様である。エビデンスは，診療の際にアウトカム測定を選択するための意思決定を支援するために用いられる。

　あらゆる種類の測定と関連している研究に非実験的デザインがあり，"方法論的な研究"と称されている。これらの目標は，測定尺度が開発される方法を検証し，想定している患者/利用者/被検者を代表している集団に適した測定の設定を確立することである。すべての測定には，ある程度の誤差がある（すなわち，**測定の標準誤差**）。それらの誤差を理解しなければ，測られたものが"真の"値かどうか判断できないため，結果を解釈する際に問題となる。測定誤差が示され，原因を説明できることで，信頼

性，妥当性，反応性を示した測定尺度は研究者や臨床家にとって非常に有用となる。

　理学療法士が行うすべての測定は，測定の信頼性，妥当性，反応性について評価されているだろう。個人レベルのアウトカムを捉えるために用いられる患者による自己申告型の測定にこれらのコンセプトを適用することについては，本章で述べる。本章の目標は，理学療法士がこれら測定尺度の開発と使用のためにエビデンスを評価することを支援し，情報に基づいて患者/利用者/被検者に使用する測定方法を決定できるようにすることである。

重要な評価手段特性

　評価手段特性は，調査の測定特性を記述するために用いられる用語，あるいは患者/利用者/被検者の状態や状況に関するある側面について，彼らから見解を得る場合に用いる指標である。自己申告型の測定に関するエビデンス（"患者が報告したアウトカム" patient reported outcome 〈PRO〉ともいわれる）は，特定のリサーチ・クエスチョンに基づいて，どの評価手段特性が評価されたかによって変化する。研究者によっては，新しい尺度を作成し評価する場合もあれば，新しい状況下で，すでに確立している尺度を検定する場合もある。その結果，自己申告型アウトカム測定に関するエビデンスの評価は，尺度の開発，および性能の両方に焦点が当てられる。バイアスの潜在的な問題は，開発，および検証の段階で実施された方法に関係している。本書で使用している評価基準は，Scientific Advisory Committee of the Medical Outcomes Trust in 2002 によって推奨されたものである（**表16-1**）[10]。Mokkink らも，類似の評価ガイドラインを公表しており，研究対象の質的な側面に注目したアプローチを用いて開発している[11]。

1. 研究者は，自己申告型の測定尺度の開発過程について，参加者の識別および項目の作成と選択の方法を含めて，適切な記述を行ったか？

　新しい自己申告型の測定尺度の開発に関するエビデンスは，捉える現象の記述を含んでいなければならない。能力障害，健康状態，および健康関連 QOL は，最も一般的に取り扱われる個人レベルのアウトカムである。適切に測定するために，これらの要約は操作的な定義を必要とし，基礎となる理論的な枠組みを記載することが望ましい。さまざまな状況にある患者/利用者/被検者に使用できるように，調査は包括的に記述される場合がある。あるいは，特定の状況か身体の領域に注目してデザインされる場合もある[12]。

　これらの特徴が決定されれば，その後，研究者は項目作成の過程を開始する。目標

表16-1　自己申告型アウトカム測定の重要な評価手段特性に関する質問
1. 研究者は，自己申告型の測定尺度の開発過程について，参加者の識別および項目の作成と選択の方法を含めて，適切な記述を行ったか？
2. 自己申告型の測定尺度は管理しやすいか？
3. 自己申告型の測定尺度は信頼できるか？
4. 自己申告型の測定尺度には妥当性があるか？
5. 自己申告型の測定尺度には反応性があるか？
6. 自己申告型の測定尺度の得点は，意味のある方法で解釈できるか？
7. 自己申告型の測定尺度を管理する方法が複数ある場合，著者らは新たな条件下でその測定特性（質問2〜6）を再検討したか？
8. 自己申告型の測定尺度について他の文化あるいは言語で使用することが考慮されている場合，著者らは新しい条件下でその測定特性（質問2〜6）を再検討したか？

16

は，研究対象となる現象を捉えるための，適正な種類および適正な質問数の両方を備えた測定尺度を作成することである。焦点を当てた患者および/または提供者の集団を活用することは，調査の質問を作成するための一般的な戦略である。研究対象の質的な側面に注目したアプローチでは，共通のテーマで項目を体系化するために，統計学的手法を用いて補足することがある。研究者は，項目を維持すべきか除外すべきか判断するために用いた基準と参加者の特徴を含め，これらの過程について両方とも記述すべきである。読者は，方法がリサーチ・クエスチョンと一致しているかどうか，また参加者の応答バイアスが管理されている程度を考えるべきである。

　質問の様式（オープン対クローズ）や，どういった対象者が容易に読むことができて，理解可能かといった測定尺度の特徴を報告すべきである。項目の部分集合（下位尺度），尺度全体を得点化する種類，および方法も記述すべきである。最後に，研究者は，対象者の改善，あるいは悪化に応じて，値が向かう方向を明確にしなければならない。0〜100の測定尺度において，よりどころを“0＝機能不能”，“100＝最大機能”としているアウトカムもあれば，別の尺度では逆に“0＝障害なし”，“100＝最大の障害”として同じ数値スケールをもつ場合がある。読者は，研究あるいは患者/利用者/被検者自身の自己申告の結果を解釈する場合，混乱を回避するため，この情報に十分な注意を払う必要がある。

2. 自己申告型の測定尺度は管理しやすいか？

　自己申告型の測定尺度の開発者は，適切で正確な測定方法であることと，臨床上使用しやすいことのバランスに配慮する必要がある。多くの質問からなる調査は，回答の完了に時間を要するため，患者/利用者/被検者と理学療法士の意欲を妨げる要因となる場合がある。同様に，問題を理解するために必要な読みやすさのレベルは，個々の幅広い認知能力に対して，できるだけなじみやすいものであるべきである。理解と

反応に影響する文化的な文脈と好ましい表現は，開発の段階で考慮しなければならない。追加される管理上の問題は，測定尺度を評価するための方途とされるかもしれない。コンピュータや複雑な数学的な変換が必要な場合は，アウトカム測定が役立つ以前に，臨床家が使用を思いとどまる可能性がある[13]。研究者はこれらすべての問題に対する情報を提供しなければならない。

　理学療法士は自己申告型の測定尺度に関するエビデンスを読んでいるときに，当然のことながらそれを理解したいと思っている。含まれているのであれば，それらのために管理上のどのような要求があるのか判断する機会が得られる。残念ながら，測定尺度はしばしば所有権の問題のために不完全な形でしか公表されないことがある。

3. 自己申告型の測定尺度は信頼できるか？

　自己申告型の測定尺度の信頼性は，内的整合性，再現性，一致の検査により確立される。**内的整合性**は，調査測定の下位区分が同じ概念，あるいは構成体を測定している程度を反映している[5]。言い換えると，調査の各領域（例えば，身体機能，情緒的機能，社会的機能）の質問項目は，他の領域ではなく，同じ領域の項目と互いに関連している必要がある。**信頼性**は，ある一定期間変化しないと仮定される回答者が繰り返した得点の安定性を反映している[3]。**一致**は，繰り返された測定値が互いにどれくらい近いかを表している[1]。定義上，後半の信頼性を示すためには，調査を少なくとも2回行う必要がある。理想的には，研究者は対象者の特徴や調査を受けた状況だけでなく，信頼性を証明するために用いた方法について詳しく説明する必要がある。確立された質問票の妥当性研究を行う研究者は，測定尺度の信頼性を主張するために過去に報告された論文を引用することがある。

4. 自己申告型の測定尺度には妥当性があるか？

　妥当性は，内容，構成概念，基準の3つの側面で調べられる。**内容的妥当性**は，測定される変数の内容を尺度の項目が表す程度である[3]。言い換えると，調査がパーキンソン病患者の健康関連QOLの測定を目的とするならば，この状態にある患者の経験（例えば，バランスや運動に影響するこわばり）を反映する項目を言い表す必要がある。研究者が使用したい項目を解説し，開発を助ける専門家を招くことが，内容的妥当性を立証する主な方法となる。これらの専門家は，臨床家，患者，介助者，またはこれらのメンバーの組み合わせである場合が多い。

　構成概念妥当性は，概念の操作的な定義，あるいはそれが表されていると考えられる構成概念と測定が一致する程度である[3]。妥当性へのこのアプローチは，考えた理論を検証する方法である。例えば，研究者はパーキンソン病患者が徴候により身体や社会的機能に制限があると仮定するかもしれない。これが本当であれば，調査は"身体

機能”, “社会的機能” の構成概念を捉える質問を含む必要がある。病態がより軽度の状態の患者と比較して, より重度の患者が一貫してこれらの下位尺度で低い機能を報告したのであれば, **弁別的妥当性**として知られている構成概念妥当性の形として示される。

　基準関連妥当性は, 研究対象となる測定が外部の基準値と関連する程度を反映する[5]。これは, 診断検査, 機能障害, あるいは機能に関する臨床測定が “ゴールドスタンダード” や “参照基準” と比較したときに調べられる妥当性と同様の形式である。課題は, 自己申告型の測定尺度を判断する最高クラスの測定尺度を発見することである。最も一般的に用いられている基準関連測定は, 世界中のさまざまな患者集団において信頼性と妥当性が示されている Medical Outcomes Study Short Form-36 (SF-36) である。健常者の標準値も調べられている[14]。

　信頼性と同様に, 研究者は, 使用した対象者の特徴や検査を受けた状況などを含め, 測定尺度の妥当性を調べた方法について解説しなければならない。

5. 自己申告型の測定尺度には反応性があるか？

　反応性とは, 研究対象となる現象の変化を検知する測定の能力のことである。“変化” は, 単に測定尺度が検出できる差の最少量として定義されている[4,9]。反応の良い測定尺度は, 測定誤差を超えた変化 (すなわち, **最小可検変化量**) を検知する。さらに, 測定尺度の反応性の程度は, 現象を測定するために使用されるスケールにやや依存する。調査の開発者は, スケールの反応性の範囲についての理論的根拠を示す必要がある (例えば, 0～3 対 0～10)。個々の最低値, あるいは最高値に関して, 測定のスケールがさらなる増加あるいは減少を記録しない場合, **天井効果**あるいは**床効果**が起こる[3]。研究者は調査項目を取り入れる, あるいは取り除くために使用した基準とともに, どの調査項目が天井効果および床効果を示したのか報告しなければならない。

6. 自己申告型の測定尺度の得点は, 意味のある方法で解釈できるか？

　説明力は, “質的な意味, つまり, 臨床的あるいは一般的に理解される含意を測定尺度の量的な値, あるいは値の変化に割り付けることができる程度” と定義されている[15]。質的な展望から, 値の解釈は, 治療の開始, 症状の悪化, 新たな活動の開始など, 対象者が経験するさまざまな影響の文脈にあるデータの分布を解析することと一緒に始める。比較もまた, 重症度レベル, あるいは機能的な状態に基づくサブグループ間で実施されるかもしれない。両方の場合において, 値はイベントや影響がもつ意味を反映する必要がある[10]。言い換えると, 健康関連 QOL は, 介入が効果的であれば良くなり, 症状がひどくなれば悪くなると予測される。別の研究の類似した対象者や状況の結果と比較することは, 解釈の過程を助けるかもしれない。

　量的な観点から，研究者は測定の最小の変化量を確認する必要がある[16]。"有意味性"は，**臨床的に有意な最小変化量** minimal clinically important difference（MCID）の概念により反映されている。MCID は，"副作用，コスト，不自由さを考慮したとき，患者マネジメントの変化を結果的にもたらす最小の治療効果"である[7] (p.1197)。MCID は，客観的，あるいは主観的に定められるかもしれない。例えば，研究者は歩行検査やバランス検査のようなパフォーマンスベースの測定値の変化と調査得点の変化を比較するかもしれない。あるいは，患者/利用者/被検者が得点の意味について自身の評価を経時的に表したい場合，臨床的な価値に対して求められる最小変化量は異なってくる。研究者は，変化の最小閾値の決定方法と使用する意味について報告する必要がある。

その他の場合

　表16-1 の質問 7 と 8 は，自己申告型の測定尺度が原著と異なった方法で用いられている場合に，数値を再評価する必要性を反映している。これらの新しい状況は，異なる言語への翻訳，異なる形式による実施（記述ではなく口頭のような），異なる患者/利用者/被検者集団に対する実施などを含んでいる。すべての同じ評価基準が，これにあてはまる。

　関連した問題として，研究者は新しい対象者を使って知見を確かめているかどうかがある。この質問は，自己申告型の測定尺度に関する研究結果が，その研究の対象者のみを反映している可能性について触れている。最初の研究の対象となった群の選択基準と除外基準に沿った第 2 の群を使って研究を繰り返すことで，測定能力の再現性（もしくは不再現性）を評価できる。十分なサンプルがあるならば，それを 2 つの群に分け，第 1 の群で自己申告型の測定尺度を評価し，第 2 の群を使って繰り返して評価を行う。そうでなければ，有用性について確信をもって実証したい根拠に基づく理学療法では，同様のアウトカム測定に関するいくつかのエビデンスを 1 つ 1 つ読みこむ必要がある。

研究結果

　自己申告型の測定尺度の評価手段特性の評価結果は，質的，量的な形で表されるだろう。両方の場合において，より多くの詳細が提供されれば，理学療法士は結論が出しやすくなることに気づくだろう。

最初の調査開発

　調査開発において一般的に用いられる統計方法は**因子分析**である。過程の目標は，調査項目が独立した部分集合，あるいは要因を形成するためにまとまるかどうかを決定することである[17]。これらの要因は，関連した質問の内容に基づいて理論的，直感的に意味をもたなければならない。例えば，歩く，走る，昇る，自宅での身体活動といった取り組みについての質問は，“身体機能”として定義された要因を反映する。対照的に，気分や感情の状態についての質問は，“精神機能”に関する部分集合を形成するためにまとめられるかもしれない。

　さまざまな要因分析的な方法が使用できる。これらの技術を用いて研究者は，項目と要因間の関連の強さとともに，どの項目がグループ化されたかをたびたび報告している。この関連は“因子負荷量の値”として表され，相関係数として解釈される。1に近い得点は，項目と要因間の強い関係を示す。項目が調査から除外される閾値は通常規定されており，最終的な測定尺度の内容に対して実証的な支持を与える。

信頼性

　内的整合性は，通常 Cronbach の α 係数を用いて決定される。この統計は調査の各次元における項目の間の相関関係を評価する[3]。Medical Outcomes Trust Scientific Advisory Committee が定めた基準では，相関係数が 0.70〜0.90 あるいは 0.95 となっている[10]。同様に，級内相関係数 intraclass correlation coefficient（ICC）は再現性の評価として一般に用いられている。Portney と Watkins は ICC 解析の解釈を値によって以下のように示す[4 (p.595)]。

- ＞0.90　“合理的な正当性を保証”するのに十分な信頼性がある
- ＞0.75　“良い信頼性がある”
- ＜0.75　“弱い〜中度の信頼性がある”

　最後にカッパ（κ）解析は，繰り返された得点の一致を評価する際に，測定の標準誤差とともに用いられる。推奨されている κ の基準は以下のとおりである[18]。

- 0.81〜1.0　“ほぼ完全な一致”
- 0.61〜0.80　“相当な一致”
- 0.41〜0.60　“中等度の一致”
- 0.21〜0.40　“まずまずの一致”

- 0.01〜0.20　"わずかな一致"
- ＜0.00　　　"不十分な一致"

妥当性

　内容的妥当性について統計学的検定は実施しない。そのかわりに研究者は，内容について調査を吟味する専門家と合意が得られた程度を記述することがある。構成概念妥当性についても質的に記述することがあり，項目間，または尺度間に仮定された関連性の検定を経て評価される。基準関連妥当性は対照的に，関心のある自己申告型の測定尺度の得点と"ゴールドスタンダード"や"参照基準"となる測定尺度の得点との関連性により評価される。高い相関係数は，調査が類似の現象を測れていることを示唆している。研究者の課題は，それらの測定尺度を審査する適切な基準を探し出すことである。すで確立された調査の短縮版は，"原型"の測定尺度と比較されるかもしれない。

反応性

　反応性は，効果量あるいは標準化応答平均，もしくは両方を用いて計算し提示される。**効果量**は，自己申告型の測定尺度による1回目と2回目の値の単純な差として示される場合がある。あるいは，効果内の変動を捕うために，最初に調査された値の標準偏差 standard deviation（SD）を含めて計算されるかもしれない。標準化効果量を解釈するために，以下のガイドラインが推奨されている[4]。

- 0.80　効果量大
- 0.50　効果量中
- 0.20　効果量小

　標準化応答平均 standardized response mean（SRM）は，標準化効果量の概念と同様であるが，計算に含まれる変動性は最初の得点の標準偏差ではなく，変化した得点の標準偏差となる。1.0のSRMは，反応性の良さを証明するための一般的な閾値の基準となる。**図16-1**は，反応性の計算の指標を示している。

　各調査において質問に対する答えのほとんどが，尺度の低値，あるいは高値を記録した場合，床効果，天井効果を示す反応性の限界が検出されるかもしれない。これらの影響を示している項目を使用する場合，研究者は調査に反応しない個人の特徴を記述すべきである。

効果量	平均値$_{test\,1}$－平均値$_{test\,2}$
標準化効果量	(平均値$_{test\,2}$－平均値$_{test\,2}$)/標準偏差$_{test\,1}$
標準化応答平均	(平均値$_{test\,2}$－平均値$_{test\,2}$)/標準偏差$_{変化量}$

図 16-1　反応性の計算のための指標

解釈可能性

　前述したように，調査得点の意味の解釈は，異なる特徴や状況により定義された回答者を分類して回答パターンを評価することにより，記述的に達成されるかもしれない。しかし，意味のある影響に必要な最小変化は，測定の標準誤差を用いた予測や受信者動作特性 receiver operating characteristic（ROC）曲線を用いた予測モデルによって確認される[4]。臨床的に有意な最小変化量は，幸いにも自己申告型の測定尺度の単位で報告されている（例えば，12 点）。

研究結果の統計学的意義

　評価手段特性において，量的評価の統計学的重要性は，**p 値**と**信頼区間**で決定される。特に，患者/利用者/被検者の視点から理学療法介入のアウトカムを測定する方法として，確立された再現性と妥当性のある測定尺度を使用することに価値があることはいうまでもない。

エビデンスと患者/利用者/被検者

　すべての自己申告型の測定尺度は，対象者の状態や年齢，性別，人種/民族，認知状態，言語など他の特徴を定義し，各集団において検査され開発されている。測定尺度の使用が考慮されている患者/利用者/被検者の特徴が記述されれば，適切な調査が選択されることになるだろう。調査票が他の状況で使われる場合，別の目的のためにデザインされた測定尺度の設定は，真実を把握するために想定されているわけではないことを忘れてはならない。経済的負担が尺度を使用するかどうかの判断に影響するかもしれない。

　もう 1 つ考慮する点として，患者/利用者/被検者の状況にとって意味のある改善に必要とされる変化量は，コントロール群と比較する際に必要な変化量よりも大きくな

表16-2　患者による自己申告型の測定尺度についてのエビデンス：
**　　　　質を評価するためのチェックリスト**

研究の妥当性
測定尺度の開発と適用

研究者は，自己申告型の測定尺度の開発過程について，参加者の識別および項目の作成と選択の方法を含めて，適切な記述を行ったか？	__はい __いいえ __詳細が不十分 __別の研究または引用された研究
自己申告型の測定尺度は，すべての患者集団に理解されるか（読みやすいか）？	__はい __いいえ __詳細が不十分 __別の研究または引用された研究
自己申告型の測定尺度は実施に要する時間が適切であるか？	__はい __いいえ __詳細が不十分 __別の研究または引用された研究
自己申告型の測定尺度は記録と解釈が容易であるか？	__はい __いいえ __詳細が不十分 __別の研究または引用された研究

測定尺度の信頼性

研究者は，自己申告型の測定尺度の内的整合性を調査したか？	__十分なデザインと方法，因子分析を使用，$\alpha=0.70\sim0.90$ __使用した方法の不十分な説明 __不十分な内部的一貫性（$\alpha<0.70$） __別の研究または引用された研究 __内的整合性の情報はない
研究者は，自己申告型の測定尺度の再現性（再検査信頼性）を評価したか？	__十分なデザインと方法，ICC>0.70 __使用した方法の不十分な説明 __不十分な再現性（ICC$\leqq0.70$） __別の研究または引用された研究 __再検査再現性の情報はない
研究者は，自己申告型の測定尺度の誤差許容範囲を評価したか？	__十分なデザイン，方法，結果（κもしくは SEM） __使用した方法の説明不十分 __不十分な一致度 __別の研究または引用された研究 __一致度についての情報はない

（つづく）

表 16-2	患者による自己申告型の測定尺度についてのエビデンス：質を評価するためのチェックリスト（つづき）

測定尺度の妥当性

研究者は，自己申告型の測定尺度の内容的妥当性を評価したか？	__患者と研究者（専門家）は評価に関与している __患者のみ評価に関与している __患者は評価に関与していない __使用した方法の説明が不十分 __別の研究または引用された研究 __内容的妥当性の情報はない
研究者は，自己申告型の測定尺度の構成概念妥当性を評価したか？	__十分なデザイン，方法，結果 __使用した方法の説明が不十分 __不十分な構成概念妥当性 __別の研究または研究引用 __構成概念妥当性の情報なし
研究者は，自己申告型の測定尺度の基準関連妥当性を評価したか？	__十分なデザイン，方法，結果 __使用した方法の説明が不十分 __不十分な基準関連妥当性 __別の研究または引用された研究 __基準関連妥当性の情報なし
研究者は，自己申告型の測定尺度を当初設定された母集団以外でも評価したか？	__十分なデザイン，方法，結果 __使用した方法の説明が不十分 __別の研究または引用された研究 __適切になされていない

測定尺度の反応性と解釈可能性

研究者は，自己申告型の測定尺度の反応性を評価したか？	__十分なデザイン，方法，結果（効果量もしくは標準化応答平均） __使用した方法の説明が不十分 __不十分な反応性 __別の研究または引用された研究 __反応性の情報なし
研究者は，自己申告型の測定尺度の天井効果と床効果を評価したか？	__確認された天井効果，床効果はない __測定尺度の 15%以上に天井効果，床効果がある __別の研究または引用された研究 __天井効果，床効果の情報はない
研究者は，自己申告型の測定尺度の解釈可能性を評価したか？	__提供された情報が 2 種類以上（標準偏差を含む） __使用した方法の説明が不十分 __別の研究または引用された研究 __解釈可能性の情報はない

16

（つづく）

表16-2　患者による自己申告型の測定尺度についてのエビデンス： 　　　　質を評価するためのチェックリスト（つづき）	
研究者は，自己申告型の測定尺度の臨床的に有意な最小変化量 （MCID）を評価したか？	__MCIDを算出 __不十分なMCID __別の研究または引用された研究 __MCIDの情報はない
患者/利用者/被検者にこのエビデンスの使用を考慮するにあたって，この論文の研究妥当性に十分な自信があるか？	__はい __決められない __いいえ
関連のある研究知見 あなたの臨床疑問に特異的な結果 　Cronbachのα係数：_____ 　相関係数：_____ 　効果量：_____ 　標準化応答平均：_____ その他：_____ 　関連する研究結果の統計学的有意性と精度 　著者によって報告されたそれぞれの関連ある統計量のp値：_____ 　著者によって報告されたそれぞれの関連ある統計量の信頼区間：_____	
あなたの患者/利用者/被検者へのエビデンスの適用	
研究の被検者とあなたの患者/利用者/被検者に臨床的に意義のある差はあるか？	__はい __いいえ __混合した結果 __詳細が不十分
あなたは自己申告型の測定尺度を現場に適切に導入できるか？	__はい __いいえ __使用した技術の説明が不十分
自己申告型の測定尺度は，患者/利用者/被検者の価値観や希望に合うか？	__はい __いいえ __結果が混同
あなたの患者/利用者/被検者に自己申告型の測定尺度を使用するか？	__はい __いいえ

These questions were adapted from the Oxford Centre for Evidence-Based Medicine and applied to physical therapist practice.

ることを理解しておくことである[19]。読者はこの点に関して，提供される理学療法サービスがもたらすアウトカムの期待について患者とともに議論するときに気をつけなければならない。

エビデンス評価ツール

　本書刊行の時点では，アウトカム測定に関するエビデンスを評価するための，一般的に認められているワークシートは存在していない。**表16-2** に，自己申告型のアウトカム測定尺度に関するエビデンス評価を助けるチェックリストを提示している。このチェックリストは Oxford Centre for Evidence Based Medicine によって開発された評価ワークシートと同様の書式である[20]。内容は，肩障害のための質問票に関するシステマティックレビュの一部として Bot らにより使用され[21]，Medical Outcomes Trust Scientific Advisory Committee によって提案されている基準を反映している[10]。それらに関連した研究論文に加え，完成したチェックリスト，またはワークシートを含んでいるノートブックの基準を参考にすることは，考慮すべき有益な戦略である。これらの概要は，特定の状況にあるすべての理学療法士が自己申告型のアウトカム測定尺度に関するエビデンスを使うことを促している。

16

まとめ

　アウトカムは，理学療法士による患者/利用者マネジメントの最終的な結果である。患者/利用者/被検者の観点から個人レベルのアウトカムを判断することは，治療のための包括的アプローチを表している。能力障害，健康状態，健康関連 QOL は，一般的に患者/利用者/被検者の自己申告型の測定尺度によって記述される個人レベルのアウトカムである。評価手段特性は，これらツールの測定特性である。自己申告型の測定尺度についてのエビデンスは，開発と検証の両方に焦点を当てる。用いる場合，信頼性，妥当性，反応性が実証されている測定尺度が好ましい。

演 習

1. 臨床場面で使用する際，すぐに取り入れることができる，意味のある自己申告型の測定尺度を作成するための課題について述べてください。
2. 自己申告型の測定尺度について，再現性の評価手段特性や一致度を比較，対照してください。理学療法に関して臨床的な例をあげてください。
3. 仮想の自己申告型の測定尺度の作成者は，心理社会的機能の下位尺度についてのCronback の α 係数を 0.54 と報告しています。この値を解釈し，この調査の信頼性に関して何を意味しているか述べてください。
4. 研究者は，仮想の自己申告型の測定尺度の一致を評価し，κ 係数を 0.68 と報告しています。この値を解釈し，この調査の信頼性に関して何を意味しているか述べてください。
5. 自己申告型の測定尺度に関して，内容的妥当性，構成概念妥当性，基準関連妥当性を比較し，対照してください。理学療法に関して臨床的な例をあげてください。
6. 天井効果と床効果を区別し，測定尺度を使用する際の含意について述べてください。理学療法に関して臨床的な例をあげてください。
7. 標準化効果量と標準化応答平均の違いを説明してください。理学療法に関して臨床的な例をあげてください。
8. 最小可検変化量と臨床的に有意な最小変化量を比較，対照してください。理学療法士と患者/利用者/被検者で得点の変化が，なぜ異なって解釈されるかについて説明してください。
9. 測定尺度が作成される際に用いられた患者と異なる集団に測定尺度を使用する際，なぜ，自己申告型の測定尺度の評価手段特性を再評価する必要があるか説明してください。理学療法に関して臨床的な例をあげてください。
10. Jette ら[13]の文献を読み，調査結果の意味を述べてください。

17 章

システマティックレビューと
診療ガイドラインの評価

目　標

本章を読むことで，以下のことができるようになる。

1. 理学療法におけるシステマティックレビューおよび診療ガイドラインの目的と潜在的な有用性について述べる。
2. システマティックレビューと診療ガイドラインを評価する。
   a. 研究の妥当性を問うための重要な質問
   b. 理学療法との関連性
3. システマティックレビューの評価において以下の概念を適用する。
   a. 効果量
   b. 異質性
   c. 同質性
   d. メタアナリシス
   e. 出版バイアス
   f. 相対リスク
   g. 選択バイアス
   h. サブグループアナリシス
   i. 票数カウント
4. 有益なアウトカムや有害なアウトカムに対する相対リスクを解釈する。
5. システマティックレビューにおける重要な発見を決めるフォレストプロットと信頼区間を解釈する。
6. メタアナリシスにおける集合データに対して個々の被検者のデータを使うことの潜在的な有用性について述べる。
7. 診療ガイドラインの作成と更新に関する問題点について述べる。
8. 個々の患者/利用者/被検者に対するシステマティックレビューと診療ガイ

17

ドラインの適用について考察する。

本章の用語

異質性：システマティックレビューで各研究の結果の差が偶然によるもの以上であること。

オッズ比：予後（リスク）因子のない人と比べて，予後（リスク）因子のある人にそのアウトカムが生じる確率[7,9]。

研究妥当性："研究が疑問に対し適切に解答する程度"[9] (p.225)。

検出力：2つ以上の変数，あるいは2つ以上の群の間に差が存在する場合，統計学的検定が差を検出する確率[3,10]。

効果量：2つの平均値の差の大きさ。統合した標準偏差で割ることで標準化し，異なる尺度で測定された効果を比較する[4]。

固定効果モデル：メタアナリシスにおける研究間の結果の違いが偶然によるものであると推測する統計学的方法。言い換えると，結果が似ていることを示唆する[5]。

混合効果モデル：メタアナリシスに取り入れられている研究が違う効果を計測していると推測するための統計学的方法[5]。

システマティックレビュー：個々の調査研究が集められ，蓄積された特定のトピックに関するエビデンスの強さについて結論を得るために批判的に吟味される方法であり[5]，"統合体 synthesis"ともいわれる[12]。

出版バイアス：ヘルスサイエンスや健康関係の雑誌編集者が，統計学的に有意なアウトカムやその傾向に基づいた研究を出版する傾向[9]。

準実験的デザイン：1つのみの対象者群または対象者の群割付における無作為化が行われていない研究デザイン。対象者の管理された操作は維持される[11]。

信頼区間：ある変数における真の値が，特定の確率（例：90%，95%，99%）内に存在すると推定される値の範囲[3]。

診療ガイドライン："特定の状況において，医療従事者と患者が適切な臨床判断を行うことを支援する目的で系統的に作成された指針"[2] (p.2)。

選択バイアス：システマティックレビューに取り込まれた，もしくは除外された個々の研究の間の系統的に異なった結果が起こる誤差[1]。

相対リスク（RR）：臨床研究の中で，コントロール群に対する実験（介入）群のアウトカムのリスク[9]。

治療必要数（NNT）：研究の過程を通して，実験的介入によりある良好なアウトカムを得る，または好ましくないアウトカムを防ぐために必要な治療対象者の数[8]。

同質性：システマティックレビューに含まれている個々の研究の結果が一致していること。

バイアス：真実から系統的に偏った結果や推論，"またはそのような偏りを引き起こす過程"[1] (p.25)。

非実験的デザイン（観察研究）：対象者に対する操作介入をしない研究デザイン[3]。加えて，群割付がなされる場合，その割付は元来の患者特性または活動に基づいて行われる[7]。

***p*値**：統計学的な結果が偶然起こった確率。

票数カウント：システマティックレビューで重みづけされたエビデンスに関するまとめをつくる方法。介入に関するレビューにおいては正の効果をもつ研究の数によって決定される[5]。

メタアナリシス：システマティックレビューの中で個々の研究から集められたデータに用いる統計学的方法[6]。

尤度比（LR）：特定の状況にない患者/利用者/被検者と比較して，特定の状況にある患者/利用者/被検者が検査の結果に含まれている割合[6]。

ランダム化比較試験（ランダム化臨床試験またはランダム化比較臨床試験，RCT）：実験群かコントロール（対照）群のどちらか一方に被検者を割り付ける無作為化の過程を用いる臨床研究。実験群の被検者は介入か予防手段を受け，実験的操作を受けなかったコントロール群の被検者と比較される[3]。

はじめに

　本章では，システマティックレビューまたは診療ガイドラインという 2 つの形式に対するまとめや，評価される前のエビデンスに焦点を当てる。目的や内容の違いはあるが，どちらの形式も 1 つの研究から得られるよりも広い視野に立ったエビデンスを理学療法士に提供する。その結果，これらのエビデンスを統合したものは，臨床疑問への答えをみつける際の第 1 選択肢としてしばしば推奨されている。しかし，個別の研究と同じようにシステマティックレビューも診療ガイドラインも，そのデザインや実行の際のまちがいが起こりうる。そのような質の低いものから得られた結果はあまり信用できるものではないかもしれない。本章では，システマティックレビューや診

療ガイドラインがもつ潜在的な利点について議論し，システマティックレビューや診療ガイドラインの質，意義深さや有用性を評価する方法について述べる。

システマティックレビュー

　システマティックレビューや "統合体 synthesis" は，個々の原著を解析した二次情報である。理学療法士の患者/利用者マネジメントモデルに関する他のエビデンスのシステマティックレビューも出版されているが[13-17]，介入に関する研究が主である。レビューを行う目標は，関心のあるマネジメントの要素について，重みづけされたエビデンスを集約し，それに基づいた結論を導くことである。

　システマティックレビューは，以下のようなことが記述されている研究デザインである。すなわち，(1) 評価すべき研究を特定して選択する方法，(2) 個々の研究の質を決める基準や手順，(3) 一連のエビデンスから結論を導く過程，である。レビューに取り込まれた研究の患者/利用者マネジメントに関する要素について，質的，もしくは統計学的な結論を含んだ結果の部分がレビューには必要とされる。レビューに含まれるいずれかの研究に 1 票が投じられ，**票数カウント**によって質的な判断がなされる場合がある。例えば，ある介入の効果に関する結論の導出は，正の治療効果を述べている研究の数によって決定される[5]。もしくは，階層的なエビデンスのレベルにより患者/利用者マネジメントの要素の有用性を決定する場合がある。この方法は，一般的に診療ガイドラインをつくる際に用いられる。これに関しては本章において後述する。

　票数カウントは質問に対する答えを "はい/いいえ" に制限してしまうために，それによって行われる質的判断には一部制限がある。多くの研究の統合によって効果の集積程度を評価することはできない。エビデンスのレベルによる方法は，エビデンスの階層の不一致により難しい場合がある。判断がどの程度支持されるかは，どの階層が用いられるかによって大いに影響を受ける。可能であるならば，量的解析が推奨される。

　量的解析を用いて結論を導き出すシステマティックレビューを**メタアナリシス**と呼ぶ。メタアナリシスでは，個々の研究結果をプールするため，サンプルサイズが大きくなる。介入研究においては，サンプルサイズが大きくなると介入群と非介入群の治療効果に差があれば，その差を検出する**検出力**が大きくなる。さらに，サンプルサイズが大きければ信頼区間が小さくなることで，効果量の推定が改善する。同様に，臨床測定や予後因子のレビューでも，関連性がある場合，サンプルサイズが大きくなればその関連性を検出する検出力が高まる。同様に，診断検査に関するレビューでも，サンプルサイズが大きくなるとその検査が特定の状況にある人とない人を正しく分類

する能力が高まる。レビューの焦点にかかわらず，メタアナリシスでは，個々の研究の患者/利用者マネジメント技術や評価内容が似ている必要がある。メタアナリシスでは，統合されたデータやレビューに含まれる研究の1人1人の被検者データを用いる[7]。後者のほうがデータからより多くの情報を引き出せる点で良い。

　システマティックレビューが最も多く収録されているのは，Cochrane Collaboration[18]である。この国際機関は複数のレビューグループ（ここでは 52 グループ）に分かれて，その各々の分野（**表 17-1**）に関わるシステマティックレビューを行うことが使命である。タイトルが示唆するように，これらの多くのグループによるシステマティックレビューは，根拠に基づく理学療法と関係してくる。他のグループもシステマティックレビューの方法を確立する目的で存在している。例えば，診断検査および測定，非無作為化試験，質的研究や自己申告型アウトカムに関する研究のレビューに関わる方法を開発しているグループがある[19]。これらの研究は潜在的により多くのバイアスが入る。そのため，データから結論を導き出す場合や結果を統合する場合に別の方法が必要となる。Cochrane ライブラリーは購読料を払えばオンラインでシステマティックレビューのフルテキストが読める。新しいエビデンスを取り込むために定期的に更新されている。

　システマティックレビューは，Cochrane Collaboration とは別に実施され，ヘルスサイエンスや医療政策の多くの雑誌に公表されている。形式や内容は各雑誌で定められているため，読者はレビューの評価が困難な場合がある。さまざまな出版物において報告方法に違いがあるために，レビューの質に関わる重要な問いに対してシンプルに答えられていない場合がある。このような状況を改善するために，Moher ら[20]は "Quality of Reporting of Meta-analysis（QUOROM）" と呼ばれるチェックリストとフローチャートを開発した。これはランダム化比較試験のメタアナリシスに利用される。彼らは以下のことに付属する情報に特に関心をもっている。

- エビデンス評価基準
- 評価基準によって判定される，メタアナリシスに取り込む研究の質
- 出版バイアスの評価
- 出版されていない研究や要約の取り込み
- 個々の研究を取り込む際の基準としての言語の制限
- メタアナリシスによる結果と似たレビューによる結果の関係性

　さらに，この文章には読みやすさや評価しやすさといった，内容に即した標準的なフォーマットに関しての推奨も含まれている。PRISMA すなわち "Preferred Reporting Items of Systematic Reviews and Meta-Analysis"[21]では，この領域のさらに詳しいガ

表 17-1 Cochrane レビューグループ

Acute Respiratory Infections Group
Airways Group
Anaesthesia Group
Back Group
Bone, Joint and Muscle Trauma Group
Breast Cancer Group
Childhood Cancer Group
Colorectal Cancer Group
Consumers and Communication Group
Cystic Fibrosis and Genetic Disorders Group
Dementia and Cognitive Improvement Group
Depression, Anxiety and Neurosis Group
Developmental, Psychosocial and Learning Problems Group
Drugs and Alcohol Group
Ear, Nose and Throat Disorders Group
Effective Practice and Organisation of Care Group
Epilepsy Group
Eyes and Vision Group
Fertility Regulation Group
Gynaecological Cancer Group
Haematological Malignancies Group
Heart Group
Hepato-Biliary Group
HIV/AIDS Group
Hypertension Group
Incontinence Group
Infectious Diseases Group
Inflammatory Bowel Disease and Functional Bowel Disorders Group
Injuries Group
Lung Cancer Group
Menstrual Disorders and Subfertility Group
Metabolic and Endocrine Disorders Group
Methodology Review Group
Movement Disorders Group
Multiple Sclerosis Group
Musculoskeletal Group
Neonatal Group
Neuromuscular Disease Group
Oral Health Group
Pain, Palliative and Supportive Care Group
Peripheral Vascular Diseases Group
Pregnancy and Childbirth Group
Prostatic and Urologic Cancers Group

(つづく)

表17-1　Cochrane レビューグループ（つづき）
Public Health Group Renal Group Schizophrenia Group Sexually Transmitted Diseases Group Skin Group Stroke Group Tobacco Addiction Group Upper Gastrointestinal and Pancreatic Diseases Group Wounds Group

イドラインを述べている。Stroup らは，似たような声明である "Meta-Analysis of Observational Studies in Epidemiology（MOOSE）" という非実験的デザインのメタアナリシスにおける報告事項について述べている[22]。これらは，診断検査，予後因子，患者/利用者/被検者のアウトカムについての有用性に関わるものである。雑誌の編集者が PRISMA や MOOSE 声明をどの程度適用しているかは明らかではない。しかし，読者にとって重要な点は，レビューの方法や結果について著者がより細かく報告をすると，システマティックレビューの評価がより正確になるだろうということである。

　根拠に基づく医療や実践のためにつくられた階層では，1 つの研究ではなく複数の（ときには多くの）研究の統合によって結論を導くために，概して，システマティックレビューは最も上位に位置づけられている。このランクづけは，問題に対するレビューが高品質であることを前提としているが，これは当然のことではなく，読者が決定しなければならない事実である。システマティックレビューの方法論や，実際の材料（すなわち，個々の研究）の統合方法によっては，質が低くなる可能性がある。例えば，Jadad らは，Cochrane Collaboration のシステマティックレビューとヘルスサイエンス雑誌に公表されたシステマティックレビューの質を比較した[23]。彼らによると，研究の検索・選択・評価に使われたプロセスに基づき，Cochrane Collaboration のシステマティックレビューのほうが方法論的に妥当のようであることを見出した。しかし，他のヘルスサイエンスの雑誌に公表されたレビューは，取り込まれた研究の数が多く，サンプルサイズも大きいことが注目された。

　上述したとおり，Cochrane のシステマティックレビューは定期的に更新されており，その事実は Jadad らの実績によってある程度支持されている。Cochrane のレビュー論文はその 50％が更新されているのに対して，別の雑誌で発表されているレビュー論文は 2.5％しか更新されていない。Shea らはこれに似たような研究を，確立したチェックリストと評価基準を用いてメタアナリシスが含まれている論文に対して行った[24]。彼らは，Cochrane とその他のヘルスサイエンス雑誌のレビューの間に統計

学的な質的評価結果の差はなく，いずれもレビューの質は低いことを報告した。根拠
に基づく理学療法には，表面的妥当性があるものとして受け入れるよりも，システマ
ティックレビューを自分で評価することが求められるということをJadadらやShea
らの研究は強調している。

研究の信憑性

　理学療法士が使うべきシステマティックレビューに関連するエビデンスは，まず，
表17-2の質問をもとに評価されるべきである。これらの質問はOxford Centre for
Evidence-Based Medicine[25]が作成した評価基準を採用している。この目的は，結果に
バイアスを与えているような問題がレビューのデザインや実施においてないか，理学
療法士が判断するのを手助けすることである。

1．研究者は高い質の研究だけに限定したか？

　この質問は，バイアスを最小化する研究デザインを活用することの重要性を反映し
ている。異なったリサーチ・クエスチョンには異なったデザインが必要である。介入
以外の，患者/利用者マネジメントの要素に関するシステマティックレビューは**非実
験的デザイン**もしくは**準実験的デザイン**を正しく使う。

　それに対して，介入に関する研究では，多くの場合，実験的デザインによってバイ
アスを軽減することができる。**ランダム化比較試験** randomized clinical trial（RCT）
のほうが非実験的デザインや準実験的デザインよりも，外的要因をコントロールでき
る方法であるということが前提である。しかし，無作為化のない研究の重要性につい
ても多くの議論がなされている。さらに，理学療法士の介入の多くが，RCTでいまだ
検討されていない，または，倫理的な理由で実験的デザインがそぐわない。研究者が
RCT以外の研究デザインをレビューに取り込む場合は，その点を明確に述べる必要が
ある。さらに，研究者はそう判断した合理的根拠を提示すべきであるし，各研究デザ
インの情報の処理方法を記述すべきである。

表17-2　システマティックレビューの妥当性を評価するための質問項目
1．研究者は高い質の研究だけに限定したか？
2．研究者は包括的な検索と研究選考プロセスを用いたか？
3．研究者は標準化されたプロセスあるいはツールを用いて個々の研究を評価したか？
4．研究者はレビューに取り込んだ研究の妥当性（もしくは質）について詳細に述べたか？
5．研究者は出版バイアスについて考慮したか？
6．メタアナリシスの場合，研究者は各被検者のデータを解析に用いたか？

2. 研究者は包括的な検索と研究選考プロセスを用いたか？

　システマティックレビューは，各々の研究プロジェクトと同じように，母集団を反映していないサンプルの選択によって制限を受けるかもしれない。違いといえば，個別の研究では"対象"が人であるのに対し，レビューでは研究論文であるという点である。**選択バイアス**を減らすために，レビューの著者は検索に用いた電子・紙面データベース，および文献コレクションを明示すべきである。一般的によく使われるデータベースには Medline（PubMed）[26]，EMBASE[27]，Cochrane Controlled Trials Register[18]，CINAHL[28]がある。データベースは学位論文や未出版論文も含む[6]。論文の中で引用されているリストも検索し，学会など専門のウェブサイトも検索する。徹底的な検索には，電子的および手作業の努力が必要である。

　英語以外の文献も検索に含める。言語の制限は選択バイアスに影響するかもしれない。Moher らは，英語以外の文献を含むメタアナリシスと英語論文以外を除外したメタアナリシスの間の効果量に差がなかったと報告している[29]。Juni らも同様の報告をしている[30]。これらの研究者は，メタアナリシスに取り込まれた英語以外の文献のサンプルサイズは小さく，方法論上の質も低いことを示唆している。さらに，そのような文献では，統計学的有意差のある報告が多い。しかし，これらの研究者は，個別のメタアナリシスが英語ではない言語の著述を除外することで違った影響を受けたかもしれないと特筆した。Moher らも Juni らもメタアナリシスに英語以外の文献を取り込むことで効果量の正確さが増すと認めている[29,30]。理想的には，メタアナリシスの著者は，読者がバイアスの有無，また，その程度を判断できるために，言語による制限を設けたかどうかを自分たちの報告の中で明示すべきであろう。

　さらに，著者は出版されたもの，未出版のものの両方をレビューに取り込んだかについても言及すべきである。これは，統計学的有意差のある論文を雑誌編集者は採択して出版しやすいという点を考慮している[30]。McAuley らは 1966〜1995 年に出版された 41 のメタアナリシスにおいて，未出版データを取り込むことの影響を調査した[31]。彼らは，未出版データを除外した論文では未出版データを取り込んだメタアナリシスと比較して，平均15%大きな効果量が見込まれることを見出した。出版バイアスの 1 つの対応策として，"灰色文献 gray literature"と呼ばれる未出版論文，学位論文，博士論文，学会抄録や要約をレビューに取り込む方法がある。残念なことに，未出版論文はみつけ出して入手することは大変な時間を要し，著者らにそうした論文を探し出すことをやめさせてしまう。さらに，Egger らは，多くの未出版論文は方法論上の質が低く，これらの論文をみつけるのにエネルギーを注ぐことは効率的ではないと述べている[32]。もう一度いうが，著者は未出版論文を含めたか否か，含めないのならばなぜ含めなかったかについて明確に言及すべきである。

　レビューの対象に関して，レビューの目的に合わせて選択基準，除外基準をあらか

じめ決めておくべきである。基準は研究デザインであったり，患者/利用者マネジメントの方法であるかもしれないし，ある特徴をもった被検者かもしれないし，アウトカムの型であったり測定の方法論であるかもしれない。理想的には，著者は除外された論文や取り込まれた論文をリスト化し，読者が文献選択の正当性を自分で評価できるようにすべきである。

3. 研究者は標準化されたプロセスあるいはツールを用いて個々の研究を評価したか？

　良いシステマティックレビューを作成するための秘訣は，良い研究を取り込むことである。"ガラクタを入れればガラクタが出てくる"という諺のとおりである。レビューを行う目的で研究を統合するとき，その**研究妥当性**が弱い場合はまちがった結論を導いてしまう。Juni ら[33]は，特に介入に関する臨床試験における以下の4つの研究妥当性の脅威を述べている。

- 研究者によって被検者の割付を操作することで生じるバイアス
- 実験的介入とは異なった介入を行うことによって生じるバイアス
- 盲検化されていない研究者の評価によって生じるバイアス
- 被検者の脱落によって生じる群の特徴のアンバランスやその脱落の対応策が不適切なことで生じるバイアス

　これらのバイアスは"割付"，"治療の補償的均等化"，"検定"，"摩擦"と呼ばれる研究妥当性の脅威に影響を及ぼす。研究妥当性への脅威は研究結果に大きな影響を与える。Juni らは，他の研究者と同様に，1つかそれ以上のバイアスが生み出されている方法論上の質の低い研究を取り込むことで，メタアナリシスにおいて治療効果を過剰評価してしまうバイアスが生じると述べている[33-35]。

　レビューの著者にとって問題となるのは，個々の研究の方法論上の質をどう評価するかを決めることである。1995年，Moher らは臨床研究の質を評価するツールの注釈つきの関係書目を発表した[36]。これらのツールは，研究デザインにおいて含まれるべきである項目をリスト化したチェックリストや，質に点数をつけるスケールである。その当時，取り上げられた25個のスケールのうち1つしか，その信頼性・妥当性が十分に評価されておらず，それ以外は信頼性か妥当性のどちらかの側面しか検討されていなかった。

　Olivo らは，RCT の質を評価するためのツールに関してシステマティックレビューを行った。このレビューの中では21のツールが取り上げられたが，信頼性・妥当性ともに高いエビデンスのあるツールは，理学療法に特化したエビデンスに基づいて検

証されていない[37]。方法論の評価の欠如は，同じ研究であっても，評価ツールによっ
て評価結果が違うことがありうることを意味する。実際，Colle らは，腰痛の治療に
関する運動のシステマティックレビューにおいて，質的評価ツールによって質の得点
が異なるかを調査した[38]。彼らによると，運動療法の効果は使う質的評価ツールに
よって結論が変化することがわかった。さらに，スケール間の相関や検者間信頼性は
低いことがわかった。その後の研究で，Moher らは妥当性のあるスケールを使い遮蔽
化した質的評価は，遮蔽化しない場合と比較して，得点が高くなることを示した[34]。

　方法論上妥当で有用なスケールができるまで，Juni らは例えば割付の隠匿，アウト
カム測定値を収集する調査者の遮蔽化などといった，レビューの重要な要素の有無を
特定するための記述的な方法を使って質的評価を行うことを提案している[33]。

　根拠に基づく理学療法で最も重要なことは，システマティックレビューを行う著者
は個々の研究の質を評価する方法やツールを明確に記述すべきであるということであ
る。理想的には，他のレビュー担当者の結果を知ることで個人の結論が影響されない
ように，質的評価を行うレビュー担当者は互いにわからないようにし，妥当性が確保
されているツールを選択すべきである。

4. 研究者はレビューに取り込んだ研究の妥当性（もしくは質）について詳細に述べ
たか？

　個々の研究の質を評価するだけではまだ不十分で，その評価から得られた情報を
使ってすべきことがいくつかある。最低限，著者はレビューに取り込んだ文献の質的
レベルについて報告すべきである。取り込むか否かの一定の基準が必要であった場合
は，なぜその基準を用いたのかを合理的に述べるべきである。Moher らは効果量の過
剰評価を軽減するために，質的スコアをメタアナリシスに含めることを提案してい
る[34]。それに対して，Juni らはスケールの多様性の観点からそのような対応策に否定
的である。そのかわりに，彼らは質の低い論文を入れた場合と入れなかった場合のメ
タアナリシスを行うことによる感度分析の実施を推奨している[33]。どちらにしても，
システマティックレビューは個々の研究の質が報告され，その質を考慮に入れて結果
が解釈されることでより有益になるようである。

5. 研究者は出版バイアスについて考慮したか？

　出版バイアスとは，ヘルスサイエンスや健康に関わる雑誌編集者がアウトカムに統
計学的に有意差のある研究やその傾向がある研究を出版しやすい傾向にあるというバ
イアスである[9]。さらに詳しくいうと，統計学的に有効な治療効果（つまり，患者の改
善や患者のリスクの減少）のある研究は出版されやすい傾向にある。PRISMA は，レ
ビューの著者は灰色文献を入れたか否か，英語論文以外の文献を入れたか否かを述べ

ることで，出版バイアスに関して明確に対応すべきであるとしている[21]。Sterneらは，出版バイアスはメタアナリシスに用いた効果量をグラフ化することで検出できる可能性があると述べている[39]。バイアスのないレビューは，上が凸で下が広いフォレストプロットになる。フォレストプロットの一部がない場合，つまり，治療効果のない効果量の研究が含まれていない場合は出版バイアスがあるかもしれない。しかし，出版バイアスがないというのは，このような結果になるいくつもある理由の1つにすぎないとも述べている。結局は，出版バイアスがどの程度レビューの結果に影響を与えるか，読者が質的に評価する必要がある。

6. メタアナリシスの場合，研究者は各被検者のデータを解析に用いたか？

　前述したように，メタアナリシスとはデータのプール，つまり効果量や個々の患者のデータをまとめることである。どのデータが集められるかは，どのデータが利用可能かによって決まる。レビューの著者はまず，すでに出版されているデータから作業を開始する。可能であれば，個々の研究の著者に連絡し，継続してデータをとっている場合はそのデータも要求することがある。個々の患者のデータのほうがサマリースコアーよりも多くの情報を含んでいるので好ましい。特に興味深いものとして，ベースラインの特徴や予後因子をもとにサブグループ化して解析できるようにグループ化することがあげられる[7]。サブグループ化により，著者は介入が異なった効果を引き起こすかどうかを調査することができる。例えば，四肢麻痺の患者において人工呼吸器の離脱を促進するテクニックは，喫煙者と非喫煙者に分けた場合，効果が変わるかどうかというものである。個々の患者のデータを利用したサブグループ解析によりこの違いを検討できる。同じようなことが，診断検査，臨床測定，予後因子，アウトカム研究，自己申告型アウトカム測定のレビューにおいても行うことができる。残念ながら，連絡のやりとりがうまくいかない場合は，このレベルの情報を得ることはできない。妥当性から考えた場合，それは重大な問題というよりも，そういう機会の欠如である。メタアナリシスの解釈をする際は注意を払うべきである。

研究結果

　システマティックレビューを行う理由の1つは，個々の研究で矛盾する結果を統合しようということである。この場合，研究結果が大きく矛盾しなくてもよい。極端な違いがあるということは，たまたま異なった結果が出ているわけではなく，患者/利用者マネジメントの要素があるにしろないにしろ，結論が問題を抱えていることを示唆している。レビューの著者と読者は，信頼区間と個々の効果（例：割合や効果量）を

プロットして，個々の研究の**同質性**についての情報を得ることができる。信頼区間の重なりは結果の同質性があることを示す[39]。レビューの著者はまた，結果の一致に関して統計学的検定を行う場合もある。この場合，一定の基準（例えば，$a = 0.05$）よりも p 値が低い場合は，結果の**異質性**は偶然の可能性以上で起こることを示す。異質性が認められた場合，レビューの著者は結果の多様性の理由に関して意見をまとめるべきである。異質性の原因としてよく考えられるのは被検者の構成，患者/利用者のプロトコル，アウトカム測定の違いに関するものである。結果が相違しているという理由によっては，異質性への対応としてサブグループ解析を行ってメタアナリシスを行う場合や統計学的調整を行う場合がある。これらの調整が適当ではない場合はメタアナリシスを行わない[5]。

　エビデンスの強さについての質的判断は，個々の研究がリサーチ・クエスチョンに対して異なった方法で行っている場合か，データの統合ができないほど異質性が高い場合に行われる。このような場合は，その研究デザインの質をもとに個々の研究の結果を述べる。

　メタアナリシスが可能な場合は，レビューの著者はどの統計学的手法で統合した効果量を推定するかを考えなければならない。その具体的な方法については本書の範囲ではないが，一般的に研究者は，各研究の結果の違いが偶然の産物かどうかをまず決めなくてはならない。その違いが偶然なものである場合は，著者は**固定効果モデル**（Mantel–Haenszel テストとも呼ばれる）を使った分析を行う。固定効果モデルでは，個々の結果が似ていると考える。結果における違いに意味があるが説明できない場合は，レビューの著者は**ランダム効果モデル**を使う[5]。

　次に，著者は個々の研究結果の重みづけを比率の精度あるいは，予測される効果に基づいて行う。サンプルサイズが大きい研究は，一般的に信頼区間が小さくなるため，推定値の精度が高くなり，より重い重みづけがなされる。解析が行われると，最終的に以下のものが報告される。

- 尤度比
- オッズ比
- 相対リスク
- グループ間の平均値の差（**効果量**）
- 標準化された平均の差（**標準化された効果量**）

　最初の 3 つのオプションは二値データで，その他のオプションは連続データの場合に用いられる[6]。

表17-3　システマティックレビューに取り込まれた研究の記述情報

研究	デザイン	PEDro スコア	診断	サンプルサイズ	治療（患者数n）
Bove ら[28]	RCT	8/10	一時的緊張性頭痛	75（男性 26/女性 49）	A) 脊柱マニュピレーション＋軟部組織への治療（n=38） B) 軟部組織への治療＋プラセボレーザー（n=37）
Donkin ら[33]	RCT（プラセボ群なし）	7/10（著者による採点）	緊張性頭痛（サブタイプ不明）	30（男性 10/女性 20）	A) 脊柱マニュピレーション（n=15） B) 脊柱マニュピレーション＋頸椎徒手的牽引（n=15）
Demirturk ら[31]	RCT（プラセボ群なし）	7/10（著者による採点）	慢性緊張性頭痛	女性 30	A) 結合組織マニュピレーション（n=15） B) James Cyriax 椎体マニュピレーション（n=15）
Hanten ら[29]	RCT	6/10（著者による採点）	緊張性頭痛（サブタイプ不明）	60（男性 17/女性 43）	A) CV-4 頭蓋仙骨法（n=20） B) プロトラクション-リトラクション運動（n=20） C) 介入なし（n=20）
Boline ら[30]	RCT	5/10	緊張性頭痛（サブタイプ不明）	126（性別不明）	A) 脊柱マニュピレーション（n=70） B) アミノトリプチン服用 10～30 mg/日（n=56）
Akbayrak ら[32]	コントロール群のないオープンスタディ	2/10（著者による採点）	緊張性頭痛（サブタイプ不明）	女性 20	結合組織マニュピレーション

（つづく）

表 17-3　システマティックレビューに取り込まれた研究の記述情報（つづき）

研究	アウトカム測定	セッション数	フォローアップ	結果
Bove ら[28]	1 日の頭痛時間，頭痛の程度（VAS），1 日の痛み止め使用	4 週で 8 セッション（2 セッション/週）	介入開始 14 週	両群とも統計学的に有意な減少　群間差なし
Donkin ら[33]	頭痛日記，McGill Pain Questionnaire，Neck Disability index，Numerical Pain Rating Scale	5 週で 9 セッション（2 セッション/週）	介入開始 4 週	B 群に対して A 群のほうが改善
Demirturk ら[31]	Headache index value，自動頸椎可動域，圧迫疼痛閾値	4 週で 20 セッション（5 セッション/週）	介入開始 4 週（即時効果）	統計学的な有意差なし
Hanten ら[29]	頭痛の程度（VAS），痛みの影響要因（VAS）	1		B・C 群に対して A 群のほうが改善（$p < 0.05$）
Boline ら[30]	頭痛の程度（VAS），1 週間の頭痛の頻度，市販薬の使用，機能的健康状態（SF-36）	A 群は 6 週で 12 セッション（2 セッション/週） B 群は 6 週間アミノトリプチン服用	介入開始 4 週	治療終了時に両群間に統計学的な有意差なし A 群は 4 週時に B 群以上の改善
Akbayrak ら[32]		4 週で 20 セッション（5 セッション/週）	介入開始 6 カ月	すべての評価で統計学的に有意な改善（$p < 0.05$）

RCT：ランダム化比較試験，VAS：視覚アナログスケール。

The references cited within the table are relevant to the originally published source from which this table has been picked up.

17 章　システマティックレビューと診療ガイドラインの評価　**363**

報告フォーマット

　個々の研究結果の表現の仕方は，レビューの著者によりさまざまなものがある。詳細な記載や質的評価は一般的に表で示される。**表17-3**は，緊張性頭痛に対する徒手療法に関するシステマティックレビュー[40]における個々の研究の記述例である。これらの詳細により，読者は対象，介入方法，アウトカムなど介入研究に必要な情報をすぐに理解できる。

　表17-4は，オーストラリアの理学療法エビデンスデータベースである PEDro スケール[41]により評価された個々の研究の方法論の質を詳しく示している。このスケールは，臨床研究において理想的な研究妥当性に必要な研究デザインの重要な要素があるか検討する。このレビューの読者は，個々の研究を評価する前に最低限必要な PEDro の値を決めるべきかどうかについて自分自身で考える必要がある。Cochrane レビューは，一般的に最も包括的で記述的な表と，質的評価の結果の表を用いている。しかし，これらの情報は膨大で何ページも印刷しなければならなくなる。

　個々の研究の量的結果は図や表を用いて表される。**表17-5**は，青少年期の突発性側弯症に対する介入方法に関するシステマティックレビュー[42]の中の研究をまとめた表である。Lenssinck らは，可能な場合，各研究の相対リスクも計算している。**相対リスク relative risk（RR）**とは，コントロール群のアウトカムのリスクに対する実験群（介入群）のアウトカムのリスクの割合である[9]。相対リスクが1未満である場合は，コントロール群に対して実験群にそのアウトカムが起こる確率が低いことを示す。相対リスクが1より大きい場合は，コントロール群に対して実験群にそのアウトカムが起こる確率が高いことを示す。相対リスクが1ということはコントロール群と実験群の間に違いがないことを示す。**表17-5**では，主要アウトカムは手術や脊柱の弯曲増加といった有害事象である。実験群が効果的であれば相対リスクは1未満となるはずである。この計算は個々の研究にのみ行うもので，調べられた徒手療法にはさまざまな介入方法があるのでメタアナリシスを行って統合できないことに注意されたい。

　システマティックレビューの結果は，図を用いてフォレストプロットで表現する場合もある。これらの視覚的表現は，信頼区間を用いてレビューに取り込まれた個々の研究における治療の効果量を示すために用いられる。メタアナリシスが行われる場合は，プールされた効果量も表示される[43]。同じような視覚的表現は，尤度比，オッズ比，相対リスクにおいても使われる場合がある。**図17-1**は，閉経後の女性の骨量低下に対する高強度のレジスタンス運動の効果[44]についてのシステマティックレビューにおけるフォレストプロットを示す。運動を行った実験群と運動を行わなかったコントロール群の結果の比較がプロットされている。

表 17-4　緊張性頭痛に対する徒手療法のシステマティックレビューにおける質的評価

研究	無作為割付	割付の隠蔽	ベースラインの同等性	評価者の盲検化	対象の盲検化	理学療法士の盲検化	フォローアップ	intention-to-treat解析	群間比較	点推定とばらつき	トータルスコア
このレビューに取り込まれた研究の PEDro スコア											
Bove ら[28]	有	有	有	有	無	無	有	有	有	有	8/10
Donkin ら[33]*	有	有	有	無	有	無	有	無	有	有	7/10
Demirturk ら[31]*	有	有	有	無	有	無	有	無	有	有	7/10
Hanten ら[29]*	有	有	有	無	有	無	無	無	有	有	6/10
Boline ら[30]	有	有	有	無	無	無	無	無	有	有	5/10
Akbayrak ら[32]*	無	無	無	無	無	無	有	無	無	有	2/10

*このレビューの筆者により評価された PEDro スコア。

The references cited within the table are relevant to the originally published source from which this table has been picked up.

Fernandez-de-las-Peñas C, Alonso-Blanco C, Cuadrado ML, et al. Are manual therapies effective in reducing pain from tension-type headache? A systematic review. *Clin. J. Pain* Copyright©2006; 22(3): 278-285. Study source numbers are from original article. Reprinted with permission of Lippincott Williams & Wilkins.

表17-5　側弯症に対する介入についてのシステマティックレビューの量的結果

研究	介入	結果	著者により計算された相対リスク（95%信頼区間）
Athnasopou-los ら[27]	I：ボストンブレース＋トレーニング，n=20 C：ボストンブレース，n=20	I：有酸素的作業能力向上48.1% C：有酸素的作業能力低下9.2%	
el-Sayyad と Conine[33]	I：運動＋ミルウォーキーブレース，n=8 C1：運動，n=10 C2：運動＋電気刺激，n=8	I変化：−4.05° C1変化：−2.93% C2変化：−3.76°	
der Boer ら[29]	I：サイドシフト療法，n=44 C：装具療法，n=120	I変化：+2.6°，失敗=34.1% C変化：−1.5°，失敗=31.7%	失敗に関するCとIの比較：相対リスク1.08（0.66〜1.75），IとC間に失敗率の差なし
Birbaumer ら[28]	I：行動的姿勢トレーニング，n=15 C：介入非実施者，n=4	I変化：−6.14° C変化：+8.20°	
Carman ら[30]	I：ミルウォーキーブレース＋運動，n=21 C：ミルウォーキーブレース，n=16	I変化（n=12）：−3.7° C変化（n=12）：−3.4°	手術に関するCとIの比較：相対リスク1.52（0.45〜5.18），IとC間に手術率の差なし
Gepstein ら[35]	I：チャールストン前屈ブレース，n=85 C：胸椎-腰椎-骨盤装具，n=37	成功：I=80%，C=81% 手術：I=12.3%，C=11.8% 失敗：I=7.4%，C=5.4%	手術に関するCとIの比較：相対リスク1.09（0.36〜3.25），IとC間に手術率の差なし 失敗に関するCとIの比較：相対リスク1.31（0.28〜6.17），IとC間に失敗率の差なし
Nachemson と Peterson[38]	I：腋の下用のプラスチックブレース，n=111 C1：夜間電気刺激，n=46 C2：介入なし，n=129	失敗：I=15%，C1=48%，C2=45%	失敗に関するC1とIの比較：相対リスク0.3（0.16〜0.56），Iにおける失敗率はC1に比較して統計学的に低い 失敗に関するC2とIの比較：相対リスク0.28（0.16〜0.48），Iにおける失敗率はC2に比較して統計学的に低い 失敗C1とC2の比較：相対リスク0.93（0.62〜1.41），両コントロール群における失敗率の差なし

（つづく）

研究	介入	結果	著者により計算された相対リスク（95%信頼区間）
Dickson と Leatherman[32]	I：牽引，n=? C：エクササイズ，n=?	I変化：3°ギプスでの立位カーブ，+1°側屈でのカーブ C変化：1°ギプスでの立位カーブ，−4°側屈でのカーブ	
von Deimling ら[31]	I：Chêneau コルセット，n=21 C：ミルウォーキーブレース，n=26	I変化：+1.2°，19%成功 C変化：+2.9°，3.8%成功	成功に関するCとIの比較：相対リスク0.84（0.67〜1.05），IとC間に成功率の差なし
Fiore ら[34]	I：3-バルブ装具，n=15 C：ボストンブレース，n=15	I角度変化：−6° C角度変化：−3°	
Mulcahy ら[37]	I：ミルウォーキーブレース，のどパッドデザイン，n=7 C：従来のミルウォーキーブレース，n=30	I：42.85%はブレースのまま，14.3%は手術 C：36.7%はブレースのまま，16.7%は手術	手術に関するCとIの比較：相対リスク0.86（0.12〜6.23），IとC間に手術率の差なし
Schlenzka ら[39]	I：側方電気刺激，n=20 C：ボストンブレース，n=20	I変化（n=6）：治療後+5°，フォローアップ（2.3年）+8° C変化：治療後−6°，フォローアップ（2.7年）−2°	
Minami[36]	I：ミルウォーキーブレース C：胸椎-腰椎-骨盤装具，ミルウォーキーブレース	異なる治療群での結果なし；カーブおよび年齢群間での結果	

表 17-5　側弯症に対する介入についてのシステマティックレビューの量的結果（つづき）

a 角度 "−" は脊柱のカーブの減少を示し，角度 "+" は脊柱のカーブの増加を示す．失敗とは，5 度より大きい脊柱のさらなる変形のこと．相対リスク 1 未満は，C に対して I の望ましい効果を示す．I は介入群，C はコントロール群。

The references cited within the table are relevant to the originally published source from which this table has been picked up.

Reprinted from Lenssinck MLB, Frijlink AC, Berger MY, et al. Effect of bracing and other conservative interventions in the treatment of idiopathic scoliosis in adolescents: a systematic review of clinical trials. *Phys Ther*. 2005; 85(12): 1329-1339; Table 3 with permission from the American Physical Therapy Association.

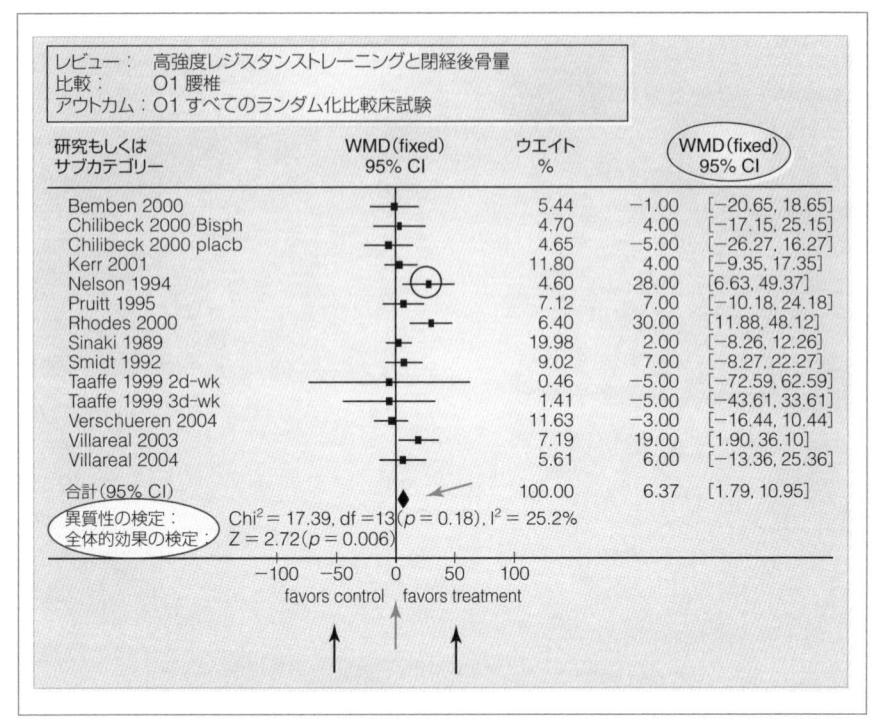

レビュー： 高強度レジスタンストレーニングと閉経後骨量
比較： O1 腰椎
アウトカム：O1 すべてのランダム化比較床試験

研究もしくは サブカテゴリー	WMD(fixed) 95% CI	ウエイト %	WMD(fixed) 95% CI
Bemben 2000		5.44	−1.00	[−20.65, 18.65]
Chilibeck 2000 Bisph		4.70	4.00	[−17.15, 25.15]
Chilibeck 2000 placb		4.65	−5.00	[−26.27, 16.27]
Kerr 2001		11.80	4.00	[−9.35, 17.35]
Nelson 1994		4.60	28.00	[6.63, 49.37]
Pruitt 1995		7.12	7.00	[−10.18, 24.18]
Rhodes 2000		6.40	30.00	[11.88, 48.12]
Sinaki 1989		19.98	2.00	[−8.26, 12.26]
Smidt 1992		9.02	7.00	[−8.27, 22.27]
Taaffe 1999 2d-wk		0.46	−5.00	[−72.59, 62.59]
Taaffe 1999 3d-wk		1.41	−5.00	[−43.61, 33.61]
Verschueren 2004		11.63	−3.00	[−16.44, 10.44]
Villareal 2003		7.19	19.00	[1.90, 36.10]
Villareal 2004		5.61	6.00	[−13.36, 25.36]
合計(95% CI)		100.00	6.37	[1.79, 10.95]

異質性の検定： $Chi^2 = 17.39$, df $=13$ ($p = 0.18$), $I^2 = 25.2\%$
全体的効果の検定： $Z = 2.72$ ($p = 0.006$)

−100 −50 0 50 100
favors control favors treatment

**図 17-1 閉経後の骨密度減少に対する高強度のレジスタンストレーニングの効果に関する
フォレストプロット**

With kind permission from Springer Science+Business Media: Martyn-St. James M, Carroll S. High-intensity resistance training and postmenopausal bone loss: a meta-analysis. *Osteoporos Int*. 2006; 17(8): 1225-1240.
WMD：重みづけされた平均値の差。

　腰椎の骨密度の変化（黒の四角）が関心のあるアウトカムである。グラフの真ん中の線は，骨密度において群間に"差がない"ことを示す（グレーの矢印）。真ん中の線よりも左にある負の値は，高強度の運動群よりも非運動群のほうが骨密度を維持できたことを示す（favors control）。真ん中の線よりも右側の正の値は，高強度の運動群のほうが非運動群よりも骨密度を維持できたことを示す（favors treatment）（黒の矢印）。効果量は重みづけされた平均値の差 weighted mean differenc（WMD）（右上の濃いグレーのだ円）であり，g/cm^2 で表示され，黒の円で囲まれた四角い図形で示す。この四角の記号は各研究の重みに対応し，右から2つ目の列（ウエイト%）を示す。四角の大きさが大きければ大きいほどサンプルサイズが大きいことを示す。大きい四角はサンプルサイズを反映し，実験群の被検者が関心のあるアウトカムを達成する程度を

反映する。最終的に，いちばん下の菱形（グレーの矢印）はプールされた効果量であり，いちばん右の列の数字を示す。この場合，$0.00637 \, g/cm^2$ の骨密度の増加を示す。異質性に関する検定（左下のだ円）も表示され，この場合の高い p 値は各研究の同質性を示す。

　読者は，正しくデータを解釈するためにフォレストプロットを吟味する必要がある。特に，どの評価が使われ，どの結果が報告されているかに注意することが重要である。**図 17-1** では，関心のあるアウトカムとしては腰椎の骨密度の変化が使われている（効果量の測定）。実験的介入の有効性を示す論文は，点推定の位置が中央より右側にあり，骨密度の増加を示している。それに対して，**図 17-2** では別のシステマティックレビューにおいて，身体活動と骨粗鬆症に起因した骨折の関係性を検討している[45]。この例におけるアウトカムは骨折率の変化である。プロットは効果量ではなく，リスク比であり，中央の線は "1"，つまりアウトカムが起こる確率が 50% であることを示す。結果的に，身体活動の効果は中央線より左側にあり，骨折の起こるリスクが減ることを示している。

研究結果の意味すること

　メタアナリシスができない場合，結果の "重要性" は個々の研究がどの程度類似した結果を示しているかによって考えられる。この解釈方法は，各研究の質，p 値に代表される結果の統計学的重要性，信頼区間，効果の程度に影響を受ける。レビューの著者はエビデンスの重みについてのまとめを記載することで，彼らがどう考えるかを述べる。例えば，ある介入によって多くの研究のすべてが有効性を示していれば，治療効果があると考えられる。

　統合した尤度比，オッズ比，効果量，相対リスクを計算することは，メタアナリシスにおいてエビデンスの重みに関する解釈を行う際の第一歩となる。その値は，プールされたサンプルから得られた点推定であるが，測定が行われるのであれば，統計学的重要性は結果が "本当の値" を示しているかの信憑性のレベルで決められる。メタアナリシスにおいて統計学的重要性を示す有効な方法は，**信頼区間**を計算することである。信頼区間はある特定の確率で起こりうる範囲を示す[3]。最もよく使われるのは95% の確率である。信頼区間の解釈は，どの評価を用いるかによって違う。例えば効果量であれば，"0" は "違いがない" ことを示すので，信頼区間は "0" を含んではならない。尤度比，オッズ比や相対リスクの場合は，信頼区間が 2 群間における同じ尤度比，オッズ比，リスクを示す "1" を含んではならない。

　信頼区間は文章もしくは図によって示される。フォレストプロットでは，点推定の

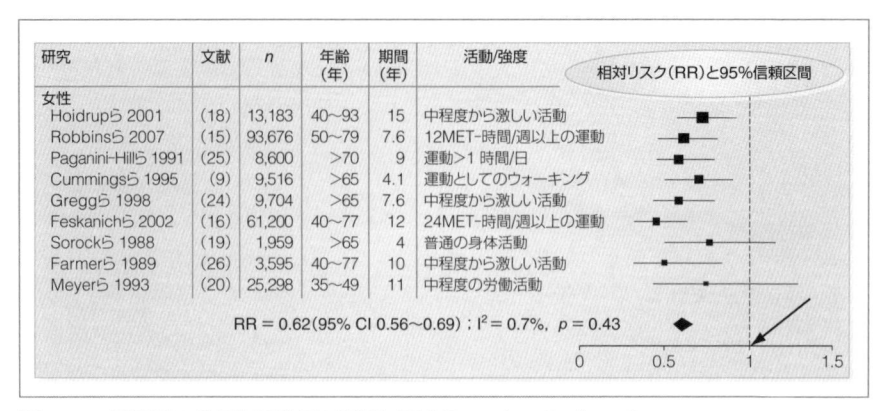

図 17-2　股関節の骨折と運動量の関係に関するフォレストプロット
Reprinted from Moayyeri A. The association between physical activity and osteoporotic fractures: a review of the evidence and implications for future research. *Ann Epidemiol*. 2008; 18(11): 827-835. Copyright©2008, with permission from Elsevier.

　左右に広がる線として各研究において信頼区間が表される。**図 17-1** では，11 の研究において 95％信頼区間が中央線をまたいでおり，"0" を含むこと，すなわち "違いがない" ことを示す。残りの 3 つの研究では，信頼区間が中央線をまたいでおらず，正の治療効果を示す。各研究の信頼区間がかなり重なっているということは，異質性の検定結果と同じことを示している。プールされた効果量の信頼区間は菱形で示され，サンプルが増えることによって推定の正確さが向上していることを示す。**図 17-1** では，信頼区間が 0 を含んでいない。つまり，この結果は，取り込まれた研究の重みづけにより腰椎の骨密度は高強度のレジスタンス運動によって向上すると解釈される。

　メタアナリシスから結果の重要性を決定するもう 1 つの方法は，オッズ比から**治療必要数** number needed to treat（NNT）を計算するものである。参照している表[7]が役に立つのでそれを用いて説明する。実験介入を受けた場合に理学療法士が決めなければならないことは，関心のあるアウトカムが得られる患者/利用者/被検者の割合である。この値は％で表され，"PEER"（患者イベント予想発生率 patient's expected event rate）といわれる。このステップは，診断検査における患者/利用者/被検者の検査前確率と同じである。いったん PEER が表の *y* 軸に入れられると，*x* 軸のオッズ比を計算できる。NNT は PEER の行とオッズ比の列の交差から計算できる。NNT が低ければ，介入による有用性がより高いことを示す。

臨床的重要性

　統計学的重要性と臨床的重要性が，常に同義であるとしてはならない。**図17-1** や **図17-2** がこの例である。どちらの場合もプールされた推定が中間の線をまたいでいないので，統計学的に有意な有用性があるといえる。しかし，実際の差の程度は小さいため，人によっては重要な差ではないと解釈される場合もあるかもしれない。0.006 g/cm²は腰椎の骨折リスクの予防という観点で意味のある差であると解釈されないかもしれない。しかし，閉経後の女性における骨粗鬆症性骨折のリスクが38％減少するということは，身体活動を増やすために運動を処方することを十分支持するかもしれない。繰り返しになるが，コストや不快さ，メタアナリシスで述べられた介入を行うのに必要な労力をかけるに値する十分なエビデンスがあるかどうかを決める際には，患者/利用者/被検者の希望や価値観という臨床的判断を抜かしてはならない。

17

エビデンスと患者/利用者/被検者

　患者/利用者/被検者に対してシステマティックレビューのエビデンスを使う場合には，以下のことを考える。

- 診断検査，臨床測定，予後因子，介入，臨床予測ルールや自己申告型アウトカム測定は，理学療法において適切で実現可能である。
- レビューの中の患者/利用者/被検者は，エビデンスを適用したい患者/利用者/被検者と似ている。
- 診断検査，臨床測定，予後因子，介入，臨床予測ルールや自己申告型アウトカム測定は，患者/利用者/被検者の希望や価値観に即していなければならない

エビデンス評価ツール

　表17-6 は，臨床場面においてシステマティックレビューの評価をガイドするためのチェックリストを提示している。これらの質問に対する答えは，実験的デザイン，準実験的デザイン，観察研究やシステマティックレビューの選択基準の利点について考えた上で選択される[24]。

　読者は，システマティックレビューのサブグループ分析に関連した以下の質問についても考えるべきである[25]。

表17-6　システマティックレビュー：質を評価するためのチェックリスト

研究の妥当性

研究者は高い質の研究だけに限定したか？	＿＿はい
	＿＿いいえ
	＿＿詳細が不十分
研究者は包括的な検索と研究選考プロセスを用いたか？	＿＿はい
	＿＿いいえ
	＿＿詳細が不十分
研究者は標準化されたプロセスあるいはツールを用いて個々の研究を評価したか？	＿＿はい
	＿＿いいえ
	＿＿詳細が不十分
研究者はレビューに取り込んだ研究の妥当性（もしくは質）について詳細に述べたか？	＿＿はい
	＿＿いいえ
	＿＿詳細が不十分
研究者は出版バイアスについて考慮したか？	＿＿はい
	＿＿いいえ
	＿＿詳細が不十分
メタアナリシスの場合，研究者は各被検者のデータを解析に用いたか？	＿＿はい
	＿＿いいえ
	＿＿詳細が不十分
	＿＿該当なし
この論文の研究妥当性にどの程度自信があるか？	＿＿ある
	＿＿わからない
	＿＿ない

研究の発見に関係すること

各研究で結果は一定していたか？	＿＿はい
	＿＿いいえ

あなたの臨床疑問に特異的な結果

尤度比＿＿＿＿＿＿＿＿＿＿＿＿＿＿＿＿＿＿＿＿＿＿＿＿＿＿＿＿＿

オッズ比＿＿＿＿＿＿＿＿＿＿＿＿＿＿＿＿＿＿＿＿＿＿＿＿＿＿＿＿

効果量＿＿＿＿＿＿＿＿＿＿＿＿＿＿＿＿＿＿＿＿＿＿＿＿＿＿＿＿＿

相対リスク＿＿＿＿＿＿＿＿＿＿＿＿＿＿＿＿＿＿＿＿＿＿＿＿＿＿＿

その他＿＿＿＿＿＿＿＿＿＿＿＿＿＿＿＿＿＿＿＿＿＿＿＿＿＿＿＿＿

関連のある研究知見

関連する研究結果の統計学的有意性と精度

著者によって報告されたそれぞれの関連ある統計量のp値：＿＿＿＿＿＿＿＿＿＿＿＿＿＿＿＿＿

著者によって報告されたそれぞれの関連ある統計量の信頼区間：＿＿＿＿＿＿＿＿＿＿＿＿＿＿

論文がメタアナリシスではない場合，重みづけされたエビデンスから引き出された実質的な結論があるか？	＿＿ある
	＿＿ない
	＿＿詳細が不十分
	＿＿該当なし

（つづく）

表17-6　システマティックレビュー：質を評価するためのチェックリスト（つづき）

あなたの患者/利用者/被検者へのエビデンスの適用

研究の被検者とあなたの患者/利用者/被検者に臨床的に意義のある差はあるか？	＿＿＿ある ＿＿＿なし ＿＿＿結果が混同 ＿＿＿詳細が不十分
診断検査，臨床測定，介入，臨床予測ルールについてのレビューの場合，あなたの知識，スキル，資源を使って，安全で適切にそれらを現場で使うことができるか？	＿＿＿はい ＿＿＿いいえ ＿＿＿技術の記述が不十分 ＿＿＿適用できない
予後因子に関するレビューの場合，あなたの知識，スキル，資源を使って，現場でその因子を修正もしくは情報提供/教育できるか？	＿＿＿はい ＿＿＿いいえ ＿＿＿適用できない
技術（もしくは，予後因子に関わる情報）は，患者/利用者/被検者の価値観や希望に合うか？	＿＿＿はい ＿＿＿いいえ ＿＿＿混在した結果
あなたの患者/利用者/被検者にこの技術（予後因子に関する情報の修正もしくは提供）を使用するか？	＿＿＿はい ＿＿＿いいえ

These questions were adapted from the Oxford Centre for Evidence-Based Medicine and applied to physical therapist practice.

1. "治療効果における質的違いは，生物学的・臨床的につじつまが合うか？"
2. "質的な違いは，臨床的にも統計学的にも異なるか？（ある人には有益だが，他の人には無益あるいは有害）"
3. "この違いは研究が始められる前に仮説として立てられたものであり，研究過程でたまたまみつかったものではなく，他の独立した研究によっても確かめられているか？"
4. "この研究は，いくつかのサブグループ分析の1つにすぎないか？"

　これらの点により，ある特定の疾患や状況の患者/利用者/被検者の中に，どの程度意味のあるサブグループが存在するかを考える。これらの質問に対する答えは，理学療法士の知識や特定の疾患や状況に対する理解，また関係する予後因子やリスク因子によって異なる。ある診断検査や臨床測定や実験的介入に対して異なる反応がみられる可能性は，臨床的また統計学的に考慮されなければならない。最後に，研究過程でたまたまみつかったものは人の操作が加わったものであり，意味が薄い。Straus らは，読者が上述の4つの質問すべてに"はい"と答えた場合にのみ，サブグループ解析が注意深く行われるべきであると述べている[7]。

診療ガイドライン

　診療ガイドラインは，"特定の状況において，医療従事者と患者が適切な臨床判断を行うことを支援する目的で系統的に作成された指針"と定義される[2 (p.2)]。これが意味していることは，患者/利用者マネジメントに関する要約した推奨を活用することで，ヘルスケアの効果や効率を向上させることである。これは，時にはある状況のマネジメントに関することや，ケアのある特定の面に関することであるかもしれない（**表17-7**）[46-52]。適切にガイドラインが作成されれば，それは現在得られるベストなエビデンスの結果を反映しており，専門家の判断や患者の意見や見解を含んだものとなる。多くの場合，ガイドラインには2つの形式がある。1つはヘルスケア専門家に対してであり，もう1つは一般大衆に対してのものである。

　診療ガイドラインは現在のヘルスケアの特徴である。過去5年間に人を対象とした英語の"clinical practice guideline"をPubMedで検索した結果26,404件が検索され[26]，PEDroでは438件の英語や非英語の理学療法に関する診療ガイドラインが検索された[41]。ガイドラインは政府の機関や専門家の機関で作成される傾向にあるが，やる気と必要な資源があれば誰でもつくることはできる。1990年代の米国における主なガイドラインの出所は，現在ではAgency for Healthcare Research and Quality（AHRQ）と呼ばれるAgency for Health Care Policy and Research（AHCPR）であった[53]。理学療法士とその患者/利用者/被検者は，日頃から電子データベースや専門家の機関や政府の機関のウェブサイトを通じて，オンラインでガイドラインをみつける

表17-7　理学療法に関する診療ガイドラインの例

状況に関するもの

・高齢者の二次的転倒予防に対する根拠に基づくガイドライン（システマティックレビューによる）
・身体活動量の向上：地域の予防サービスのタスクフォースによる推奨報告（臨床家のための参照ガイド）
・脳卒中の国内臨床ガイドライン（第4版）
・肥満や過体重の成人における変形性関節症のマネジメントに関するOttawaパネルの根拠に基づく診療ガイドライン

患者/利用者マネジメントに関するもの

・踵の痛み-足底筋膜炎：米国理学療法士協会整形外科部門による国際生活機能分類に関連する診療ガイドライン
・ATSステートメント：6分間歩行のガイドライン
・電気療法と温熱療法による成人の関節リウマチのマネジメントに関するOttawaパネルの根拠に基づく診療ガイドライン（システマティックレビューによる）

ことができる。重要な情報源として，AHRQにより整備されている National Guideline Clearinghouse（www.guideline.gov）があり，ここには収められているガイドラインの変更や新しいガイドラインがあったときは週1回のメールで通知を受け取る機能がある[54]。

　診療ガイドラインの増加により，その作成過程に関する明確な推奨ができてきた。専門家による根拠に基づいたガイドラインのほうが，臨床家の習慣や意向，また，その専門家に固有のバイアスを反映していると考えられるため好まれる[55]。Shekelle らは根拠に基づいたガイドラインをつくるための明確な以下の手順を示している。

● ガイドラインのトピックと領域を特定する。
● 適切な関係者（例えば，臨床家，患者，介護者，研究者，技術スタッフ）をみつけ，招集する。

17

表 17-8　診療ガイドラインのエビデンスのレベルの例	
分類スキーマ #1 推奨は以下によってサポートされている A. 統計学的に有意な結果がガイドラインの推奨を一貫してサポートしている，よくデザインされ，適切に実行され，管理された臨床試験（ランダム化もしくは非ランダム化された）による科学的エビデンス B. ガイドラインの推奨を一定してはサポートしていない，観察研究や管理された臨床試験による科学的エビデンス C. 現在得られる科学的エビデンスが一定した結果を示していない，もしくは，管理された臨床試験がないためにガイドラインの推奨をサポートする専門家の意見	分類スキーマ #2 エビデンスのカテゴリー 1a. ランダム化比較試験のメタアナリシスによるエビデンス 1b. 少なくとも1つのランダム化臨床試験によるエビデンス 2a. 少なくとも1つのランダム化のない管理された臨床試験によるエビデンス 2b. 少なくとも1つの準実験的デザインによるエビデンス 3. 比較研究のような非実験的デザインによるエビデンス 4. 専門家委員会のレポート，意見，あるいは敬意を払われている権威者の臨床経験によるエビデンス 推奨の強さ A. カテゴリー1のエビデンスに直接基づいている推奨 B. カテゴリー2のエビデンスに直接基づいている，もしくは，カテゴリー1のエビデンスから推定された推奨 C. カテゴリー3のエビデンスに直接基づいている，もしくは，カテゴリー1または2のエビデンスから推定された推奨 D. カテゴリー4のエビデンスに直接基づいている，もしくは，カテゴリー1または2または3のエビデンスから推定された推奨

- エビデンスとなるシステマティックレビューを行う，もしくは，みつける。
- システマティックレビューをもとに，臨床的な専門性や臨床経験，コストのような現実的な問題に関する項目も考えた上で推奨内容を決定する。
- 外部レビューをしてもらう[56]。

　ガイドラインのトピックに関するエビデンスの質と量が，このプロセスにおいて重要となる。本当のシステマティックレビューを行うためには，患者/利用者マネジメントに関する研究が不足している。さらに，それぞれ異なった研究デザインであることから，バイアスの程度が異なっている場合がある。結果的に，ガイドラインの著者は推奨の強さを示すために"エビデンスの強さ"に頼る傾向がある。

　エビデンスの階層の定義には諸説あり，同じトピックに関してでもガイドライン間に違いが生じることにつながるかもしれない。**表17-8**は，"エビデンスの強さ"を示す2つの異なった例である。物事を単純化するために，GRADE（Grading of Recommendations Assessment, Development and Evaluation）ワーキンググループが**表17-9**[57]や**表17-10**[58]に示す分類システムを発表した。これらの段階づけを行うためには，さ

表17-9　GRADEワーキンググループによるエビデンスのグレーディングシステム	
エビデンスの質	
高	将来の研究が，効果の推定値の信頼区間を変えることがほとんどない
中	将来の研究が，効果の推定値の信頼区間に重要な影響を与える可能性が大いにあり，推定値が変わるかもしれない
低	将来の研究が，効果の推定信頼区間に重要な影響を与える可能性がより大いにあり，推定値が変わるおそれが大いにある
極低	効果の推定値が非常に不確かである

Reproduced from GRADE Working Group. Grading quality of evidence and strength of recommendations. *BMJ*. 2004; 328(7454): 1490-1498, with permission from BMJ Publishing Group Ltd.

表17-10　GRADEワーキンググループによるガイドライン推奨システム	
強く肯定的	（患者/利用者マネジメントの要素に関して）望ましい結果が望ましくない結果よりも勝っているという強い確信がある
弱く肯定的	（患者/利用者マネジメントの要素に関して）望ましい結果が望ましくない結果よりも勝っているという弱い確信がある
弱く否定的	（患者/利用者マネジメントの要素に関して）望ましくない結果が望ましい結果よりも勝っているという強い確信がある
強く否定的	（患者/利用者マネジメントの要素に関して）望ましくない結果が望ましい結果よりも勝っているという弱い確信がある

Reprinted from Andrews J, Guyatt G, Oxman AD, et al. GRADE guidelines: 14. Going from evidence to recommendations: the significance and presentation of recommendations. *J Clin Epidemiol*. 2013; 66(7): 719-725. Copyright©2013, with permission from Elsevier.

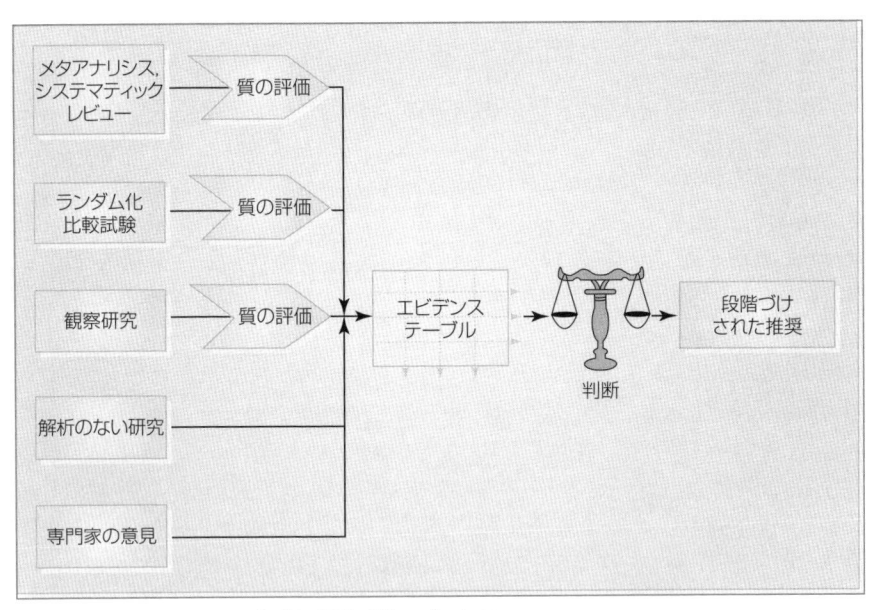

図 17-3　ガイドラインの作成と段階づけのプロセス
Reproduced from Harbour R, Miller J. A new system for grading recommendations in evidence-based guidelines. *BMJ*. 2001; 323(7308): 334-336. Copyright©2001, with permission from BMJ Publishing Group, Ltd.

らなる段階が必要なので，このような明らかに単純化された方法は当てにならないかもしれない。推奨項目をつくるためには，ガイドラインの作成者は現在の臨床現場や患者/利用者/被検者の希望や価値観を考えた上で，現実的なエビデンスの質と結果について何がわかっているかを統合しなければならない。このプロセスを，**図 17-3**[59]に示す。

　ガイドラインはすべて均等につくられているわけではない。ガイドラインを用いる理学療法士は，個々の研究を検討するのと同じように，ガイドラインを検討すべきである。各研究の評価法と違って，ガイドラインの評価方法のプロセスは現在検討中である。以下の質問と方法はガイドライン作成を考える際に役に立つ。

ガイドラインは妥当であるか？

　診療ガイドラインは研究ではないので信憑性の問題がある。最初の関心の１つは，ガイドラインが現在も妥当であるかどうかである。以下の理由でガイドラインは古く

なる。

1．新しい患者/利用者マネジメント技術の出現。
2．現在の患者/利用者マネジメント技術の効果や有害性に関する新たなエビデンスの出現。
3．臨床的，社会的に重要と考えられるケアのアウトカムが変わった場合。
4．現在のガイドラインが完全に実行されており，もはやそれを使う必要がない場合。
5．ヘルスケアの提供元が変わった場合[60]。

表17-7 のガイドラインを例にとると，出版年の幅は現在も使えるかどうかという表面妥当性に疑いが生じてくる。Shekelle らは，ACHPR ガイドラインのレビューにおいて，その時点で75%のガイドラインが古くなっていたことを示した。生存分析では，ガイドラインの10%は3.6年で古くなり，ガイドラインの50%は5年で失われていたことを示していた。この著者らは，必要に応じて3年ごとにガイドラインを見直すのがよいのではないかと述べている[61]。根拠に基づいた診療ガイドラインを用いる理学療法士は，ガイドラインの作成からの年月を考えて現在もまだ適切な内容かを考えるべきである。そうでなければ，年月のみを理由にガイドラインを拒否すべきでない。

2つ目の問題は，ガイドラインの全体的な質である。Hasenfeld と Shekelle は，AHCPR のガイドラインとその後につくられたものとを比較した[62]。30項目のチェックリストを使い評価したところ，ガイドラインが新しければ新しいほど，多くの質的基準を満たしていないことを発見した。Alonso-Coello らによる最近のシステマティックレビューでは，診療ガイドラインの質は "中程度〜低い" と示唆された[63]。これらの結果は，理学療法士はガイドラインを注意深く分析し，患者/利用者/被検者に適用するのに適切であるかについて臨床判断が必要であることを示唆している。

残念なことに，ガイドラインの質を評価する方法については合意が得られていない。2003年，国際的なワーキンググループである Appraisal of Guidelines Research and Evaluation Collaboration（AGREE）は，あらかじめ信頼性と妥当性の担保された23項目の指標を発表した[64,65]。更新された指標である AGREE II は以下の6つの領域を含んでいる。

1．領域と目的： "全体的なガイドラインの目的，特定の健康疑問と対象"。
2．関係者の関与： "適切な人や関係者によりガイドラインがつくられ，想定される使用者の視点がどの程度反映されているか"。
3．作成の正確さ： "エビデンスを集めて統合する過程，推奨項目をつくる方法，その

更新”。

4．明確さと表現：“言語，構成，ガイドラインのフォーマット”。
5．適用性：“運用する際の障害になるものや促進するもの，準拠率を高める戦略，ガイドラインの適用を発信する情報源”。
6．編集の独立性：“強い利害関係によるバイアスがない推奨内容をつくること”[65(p.7)]。

　この評価方法がどの程度採用されているかは不明である。しかし，Institute of Medicine の 2011 年の出版である Clinical Practice Guidelines We Can Trust は，ガイドラインの妥当性をサポートするための似通った種類の推奨を含んでいる[66]。

　公式なツールの欠落について，Straus らは厳格な文献検索とガイドラインの中の推奨がエビデンスに裏づけられている程度でガイドラインは評価されるべきであると述べている[7]。最初の点は，仮に文献レビューが不十分であれば，ガイドラインの中にバイアスが紛れ込んでしまうことを述べている。効果に関しては，質の高いシステマティックレビューに基づいたガイドラインのほうが，質が高いことを忘れてはならない。2 つ目の点は，各推奨項目を支持するのに使われたエビデンスに関してである。理学療法士はエビデンスを評価する方法を決めなければならないし，与えられたエビデンスをもとに推奨項目を受け入れるかどうかよく考えなければならない。

ガイドラインは適用できるか？

　ガイドラインの信頼性が確立した後は，ガイドラインの適用性について検討すべきである。関心のある状況，患者/利用者/被検者，他の使えるオプションはないかどうか，理学療法士が置かれている環境に関連する要因に合わせて，ガイドラインの準拠が適切であるか？　最初に，ガイドラインに含まれている関心のある状況は，その準拠により時間，資源やエネルギーといった点で価値がなければならない。その価値というのは，関節炎でいうと高い予防確率，高齢者の転倒のようなそれによって重大な結末にいたるもの，あるいはその両方である。根拠に基づく理学療法では，患者/利用者/被検者のある状況に対するリスクとアウトカムについてよく考えて，どの程度の価値があるのかを決める。

　2 つ目として，推奨内容と各患者/利用者/被検者の希望や価値観を両方合わせることで，ガイドラインを実行するかどうかの決定は影響を受ける。研究と違い，ガイドラインはしばしば，一般の人でも読みやすく理解しやすいフォーマットで書かれる。その結果，理学療法士はガイドラインで推奨されているものを患者/利用者/被検者に対して提示し，意思決定を行う際に活用しやすくなっている。理想的には，どのよう

な（および誰の）希望や価値観によって作成されたかというプロセスについて明らかにすべきである。希望や価値観の評価とは，さまざまな形で行われるプロセスである。患者/利用者マネジメントに関するさまざまなオプションのリスクと有益性を天秤にかける評価は，一般的に用いられる方法である。実際において，ある特定のオプションに対して効果がある，もしくはその反対という判断は，その相対的な有用性に基づいて判断される[7]。難しいのは，ガイドラインで考えられている有用性と患者/利用者/被検者からみた有用性を調整することである。

　第3に，ガイドラインの採用は，投資に対する成果という点で考えられるべきであるということである。包括的なガイドラインに沿うには，ヘルスケアスタッフの数や資格，装備や消耗品のタイプや量，ケアが提供される方法や頻度などといった非常に多くの組織改革と技術変化が必要になるかもしれない。これらの変化には膨大な時間，資金，教育，およびトレーニングが必要となる。予想されるアウトカムが現在の臨床よりも少しだけ良い程度であれば，ガイドラインを用いる価値がないかもしれない。また，ガイドラインが有効だと考えられても，資源や環境といった点から考えて，ガイドラインの準拠が遅れたり行われなかったりすることがある。

　最後に，ガイドラインに準拠することがうまくいくか否かは，現在の習慣や実践を変えようという意思によるということである。どんなに強いエビデンスに裏打ちされた良いガイドラインであっても，ただガイドラインがあるというだけではその使用につながらない。使用につなげることに対する潜在的な障害は，治療者の希望，習慣，自主性の欠如に関わるものである[6]。ガイドラインはまた，患者/利用者マネジメントを指図するものではない。この最後のガイドライン準拠の阻害要因はおそらく最も正当であり，患者/利用者/被検者の自主性によりガイドライン推奨内容を受け入れないという判断は尊重されるべきである。医療従事者の態度や習慣を変容させることは，患者/利用者/被検者に彼らの生活スタイルを変えるよう促すのと同じく難しい問題である。ガイドラインに準拠するかしないかは，この文化的な変容とそれに必要な資源が活用できるかどうかにかかっている。

まとめ

　システマティックレビューは個々の研究の情報を統合し，収集されたエビデンスの重みづけの結果によって結論を導くものである。結論は，質的な場合もあれば量的な場合もある。メタアナリシスは，量的な結論を導くためにデータをプールして行うシステマティックレビューの1つである。これらの統計学的検定は，対象の種類，手順や結果が各研究に共通な場合にのみ可能となる。ほとんどの理学療法に関わるシステ

マティックレビューは治療介入に関してのものであるが，診断検査，臨床測定，予後指標，臨床予測ルールや自己申告型アウトカム測定に関しても行われる場合がある。システマティックレビューは，方法や取り込む研究の質によってはバイアスを受けやすい。根拠に基づく理学療法では，システマティックレビューはエビデンスの階層として高いものなので，その表面妥当性を受け入れる前に注意深くシステマティックレビューを吟味すべきである。

　診療ガイドラインは治療の質を向上し，患者や医療従事者の意思決定を促進するためにつくられたものである。いちばん良い形式は，専門家の臨床判断と患者/利用者/被検者の希望や価値観とシステマティックレビューによるエビデンスを組み合わせたものである。ガイドラインの質はせいぜい中程度であるというエビデンスがあるが，広く受け入れられる方法の開発は現在進行中である。ガイドラインの質の評価を促進する国際的なコラボレーションにより，ガイドラインはつくられる。包括的な文献検索，エビデンスにより，研究の妥当性が説明されている程度，また，臨床の環境へのガイドラインの適用可能性に重きを置くことが重要であるという意見もある。

17

演習

1. いくつかのシステマティックレビューと診療ガイドラインを比較し，対照してください。理学療法に関して臨床的な例をあげてください。
2. システマティックレビューの潜在的なバイアスの原因とその影響を小さくする方法について述べてください。理学療法に関して臨床的な例をあげてください。
3. どのような場合にメタアナリシスが適切か示してください。
4. フォレストプロットは，尤度比，オッズ比，効果量，相対リスクを表現するために使われます。その中央の線は何を意味するか示してください。
5. 尤度比，オッズ比，効果量，相対リスクを表現するフォレストプロットにおいて，信頼区間が中央線をまたいでいる意味を説明してください。
6. 診療ガイドライン作成におけるエビデンスの役割と，エビデンスから推奨内容につなげる難しさについて述べてください。
7. 理学療法士において診療ガイドラインへの準拠の障害となるものを述べてください。また，それぞれの障害に対する対応策を１つあげてください。
8. 自分の臨床における希望や習慣について考えてください。診療ガイドラインを適用しようとすることに対して，何が自分の中で障害となるでしょうか？　質問７で取り上げた対応策は役に立つでしょうか？

4部 エビデンスの実践

18章

患者/利用者/被検者の希望と価値観

目 標

本章を読むことで，以下のことができるようになる。

1. エビデンス，臨床判断および専門知識と患者/利用者/被検者の希望および価値観との関係を述べる。
2. 患者中心の医療および根拠に基づく理学療法の実践について説明する。
3. 自律，恩恵，無害の倫理原則，および，それらと根拠に基づく理学療法の実践との関係を述べる。
4. 治療計画の決定における，共有意思決定と伝統的な生物医学的モデルを区別する。
5. 共有意思決定の過程に対するエビデンスの取り込みについて述べる。
6. 患者/利用者/被検者の希望，期待および価値観の区別を認識する。
7. 患者/利用者/被検者の希望，期待および価値観に関する情報を引き出す方策を解説する。
8. 被検者の希望，期待および価値観が研究の有効性にいかに影響を及ぼすか解説する。
9. 調査者が被検者の希望，期待および価値観に対応する方策を解説する。

18

本章の用語

怒りによる士気喪失：研究妥当性（内的妥当性）に影響を与える要因のうち，コントロール群の対象者が割付結果を知ってしまったために，研究に引き続き取り組もうとする努力を行わなくなり生じるもの。

インフォームドコンセント：提案する一連の措置，行動の代替案，非行動，およびこれら各選択肢のリスクと利点に関する医療提供者および患者/利用者/被検

者の対話に伴って，手順に関して個人が承認すること[6]。

恩恵：理学療法士が患者/利用者/被検者の最大利益を達成する責任を確約する倫理原則。

価値観：互いに比較して優先する好ましい行動または存在状況についての信条の概念[9]。

患者中心の医療："患者の希望や信念に応じて治療の推奨や意思決定を調整する医療。この協力関係は，事前の共有意思決定，患者の知識の啓発，病気の自己管理に必要とされる技術の習得，および予防的なふるまいによっても特徴づけられる"[7] (p.3)。

期待：アウトカムの過程が特定の特質を有するという確信[5]。

希望：2つ（もしくはそれ以上）の医療に関する選択肢に対して知覚される望ましさの違い[5]。

共有意思決定：医療提供者と患者/利用者/被検者の意見交換および意思決定における協力[6]。

研究妥当性："研究が疑問に対し適切に解答する程度"[8] (p.225)。

自律：医療について決定する個人の権利を確約する倫理原則。

診療ガイドライン："特定の状況において，医療従事者と患者が適切な臨床判断を行うことを支援する目的で系統的に作成された指針"[3] (p.2)。

生物学的妥当性：予測される様式で人の身体に作用するかもしれない合理的な期待。

プラセボ効果：研究において偽薬の介入を受けるコントロール群の被検者が示すアウトカム測定の変化（通常は改善方向）。

文化を理解する能力：適切性，妥当性，感受性がある中で文化の異なる個人と対話するために必要な知識，技術および能力[4]。

無害：理学療法士が患者/利用者/被検者に害を引き起こす行動を回避する責任を確約する倫理原則。

臨床的な専門性：臨床技能や能力の熟達であり，知識の持続的な拡大によって伝えられ，個々の臨床家が経験，学習，および内省を通じて発展させるもの[1,2]。

はじめに

　臨床家は，個々の患者/利用者/被検者の希望や価値観と同様に，エビデンスと**臨床的な専門性**や判断を統合させる必要がある。これらの3つの情報源が，患者/利用者/

被検者のニーズへの対処方法に関する最終的な決定に寄与する場合にのみ，根拠に基づく理学療法の実践 evidence-based physical therapist practice（EBPT）が達成できる[1]。バイアスを最小にする質の高いエビデンスの重要さをふまえると，この統合過程は，程度の差こそあれ，直観に反したものとも考えられるかもしれない。しかし，臨床家と患者/利用者/被検者は両者とも，自らの意思決定において，よくデザインされた研究から得られる有効かつ重要な調査結果とは結果的に矛盾する主観をもち込むこととなる。多くの人々にとって健康管理とは，臨床家や患者/利用者/被検者の展望や経験がない場合において，科学に対して完全に依存することではなく，またそうすべきでもない，人としての努力である。これに加えて，最高の質のエビデンスは，通常，個人よりもむしろ集団に関する情報を提供し，最高のエビデンスでさえも不本意ながら，その重要性を受け入れるように促してしまうという事実がある[10]。

　したがって，理学療法士の課題は，治療計画の設定前に可能な選択肢の相対的長所が全体論的に考慮できるよう，EBPT に関する上記3つの情報をあらゆる情報源から収集し，そしてそのすべてに関して患者/利用者/被検者と明示的に議論することである。理学療法士が自らの専門知識や判断の特性および寄与について明確にするためには，通常，自身で反省および評価を行う必要がある。この過程は，実践に関する希望や長年にわたって身に着けた習慣の容認，補足的な教育やトレーニングから得られる知識の相違，および理学療法士が患者/利用者マネジメントへのアプローチの変化に対する独善的行為および障害などを包含する[11]。患者/利用者/被検者は，対照的に，意思決定の過程において，自らの希望や価値観を示す機会を必要とする。これらに関しては，伝統的には患者/利用者/被検者の関与には重点をおかない。理学療法士は，多くの場合において各患者/利用者/被検者ならびに家族や介護者にこうした機会を提供し，こうした協調的な過程を促進する必要がある。一方で，エビデンスを提示，評価し，その知見を意思決定の過程に関わる関係者すべてが理解できる有意義な情報に変換する必要がある。

　いうまでもないが，患者/利用者マネジメントのこの統合化アプローチは，実践よりも解説のほうが容易である。Dierckx らは，彼らが研究対象とした理学療法士は，実際の診療の64％において，意思決定に加わりたいという患者の要望を認めなかったことを報告した[12]。協力的な関係が確立される場合においてさえも，得られる情報に対して患者/利用者/被検者が理学療法士と同じように対応するという保証はない。望まれるマネジメントアプローチ（レベルの高いエビデンスに支持されるものとは反する）について，医療提供者と患者/利用者/被検者の間に意見の相違が生じる際，危険度は特に高くなる。しかし，潜在的な対立は，この過程を回避する理由とはならない。本章では，健康管理の意思決定における患者/利用者/被検者の関与，および根拠に基づく理学療法の実践に対する彼らの希望や価値観の寄与について述べる。

患者中心の医療

　根拠に基づく理学療法の実践への患者の関わりは，患者中心の医療の主要要素である。ZOM（米国医学研究所）によると，**患者中心の医療**は"情報に基づいた共有意思決定，患者知識の発展，疾患の自己管理に必要とされる技術，予防的行動によって特徴づけられる"[7] [(p.3)]。この概念は，医療提供者（医師，理学療法士など）が健康関連の問題についての優れた知識と理解および可能な選択肢に基づいて患者のために選択をする伝統的な生物医学的モデルに対しては否定的な立場となる[13]。患者とその家族（介護者）は，単に生物医学的専門知識や技術を享受する者として自身の役割を受け入れるとは考えていない。むしろ，独自の文化や眺望を認め，受け入れる必要があるヘルスケアシステムのパートナーとして彼ら自身を捉えるようになっている[7,14]。

　医療提供者から患者とその家族（介護者）へ焦点がシフトする原因はいくつかある。第1に，生物医学の技術や医薬の進歩により，致命的な疾患が慢性的なものに変化し，その患者が何十年も生存できるようになった[7]。心不全，慢性閉塞性肺疾患，糖尿病，多くの種類のがん，後天性免疫不全症候群 acquired immune deficiency syndrome（AIDS）などは好例である。これらの長期治療およびそれに関連する費用の増加により，患者および家族の教育，自己管理および日常的な予防治療を厳守する二次予防に主眼をおいた疾患管理モデルの構築にいたった[15]。定義上，これらのアプローチは，片寄った意思決定の構造よりはむしろ情報に基づいた健康管理チームと患者および家族（介護者）との間の協力関係に依存する。

　第2に，インターネットにより，一般市民が疾患やそれらの管理の選択肢に関する情報を取得できるようになった。多くの専門家団体，患者擁護団体および政府機関が，自由なウェブサイトを通じ非専門家向けの医学情報を提供している。国立医学図書館[16]，米国心臓協会[17]，米国糖尿病協会[18]，米国医師会[19]，および米国理学療法士協会[20]はこうしたサービスを提供している団体のほんの一例である。さまざまな多くのサイトが利用可能であるが，それらの質と精度はそれぞれ異なる。それでもやはり，患者とその家族（介護者）は，自らの状況の理解に関して，医療専門家に対する信用を落としかねない研究調査結果なども含め，情報武装した健康管理の手法を得るだろう。

　最後に，エビデンスそのものは，情報の入手可能性の増加や健康管理の意思決定への関与により，患者満足，処方薬へのアドヒランス，医療提供者に対する信頼，健康の変化に対する調整，そして，場合によっては，精神的，生理的アウトカムが改善されることを示している[13]。こうした見方は，補足的な調査を行い，患者の意思決定への関与の好ましいレベル，意思決定への関与に影響する臨床家の特徴や行動，そしてより広範囲の疾患や障害にわたる関与の影響を調べる必要があるため，結論づけるこ

とはできない[21-23]。これに加えて，患者マネジメントやアウトカムに関する文化的，社会的役割は，さらなる研究を必要とする。

　このように知見の相違がみられるが，患者中心の医療は現代医療にしっかりと根づいている概念である。**診療ガイドライン**と自己申告型アウトカムの展開における患者の関与は，医療で遭遇する状況すべてにおける患者の見解を考慮することの重要さを反映している。フレーズが"患者中心の医療"に変わると，健康増進と一次予防の領域に同様な焦点が当てられると考えられる。これらの用語は両者とも，根拠に基づく理学療法の実践は臨床家と患者/利用者/被検者間の協力的な統合過程であるという概念を支援する。

倫理規定

　疫学的，社会的変化を越えた患者中心の医療の促進は，職業倫理で謳われる理学療法士−患者/利用者マネジメントにおける基本的義務である（**図18-1**）[24]。これらの言明は，患者/利用者/被検者による医療に関する決定権を認める**自律**の概念と一致している。定義上，患者/利用者/被検者はこの倫理原則の中心に位置し，理学療法士はこの位置づけを遵守する義務がある。利用可能な最善のエビデンスから結論の記述・解釈を議論し，最終的な選択の前に患者/利用者/被検者に対し考慮すべき重要情報を提供することで自律が支援される[14]。同様に，理学療法士は恩恵と無害といった2つの補足的倫理原則をふまえて，エビデンスの使用を捉えると考えられる。**恩恵**は理学療法士に対して患者/利用者/被検者のためを思い意思決定するよう促す一方，**無害**は害を回避すべきとしている。これらの両者とも，それぞれ，有益な効果または弊害を示す説得力のある知見を示す良好にデザインされた研究により支持される。しかし，質の高いエビデンスが，患者/利用者/被検者が拒否または希望する選択肢の管理を推奨するか無視する場合，理学療法士はこれらの原則が自律と矛盾すると感じる可能性もある。また，理学療法士の臨床判断と専門知識，および患者/利用者/被検者の希望と価値観はこれらの状況における要素であり，それらすべてが一定の結果を越えたエビデンスの意味とその関連性についての認識に影響を及ぼす。この潜在的ジレンマの解決は，相互に調和した医療計画の交渉次第となる。

インフォームドコンセントおよび共有意思決定

　患者/利用者/被検者の自主的な決断は，情報へのアクセスによって左右される。医療の決定および詳細について学ぶ機会は，インフォームドコンセントと称される過程の第一歩である。**インフォームドコンセント**には，理学療法士と患者/利用者/被検者

18

理学療法士の倫理規定

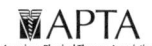

前文

理学療法士の倫理規定（倫理規定）は米国理学療法士協会が定めるすべての理学療法士の倫理的な責任を正確に概説している。

1．患者/利用者マネジメントの相談，教育，研究および経営における理学療法の実践の基盤を形成する臨床原則を定義する。
2．患者に対する専門家の責務の基礎を形成する行動および能力の基準を提示する。
3．専門家の役割や責任にかかわらず，倫理的課題に取り組む理学療法士へのガイドを提示する。
4．中心的価値観，倫理原則および理学療法士の専門家としての行為をガイドする基準に関して，理学療法士，学生，その他医療専門家，監査機関および一般人を教育する。
5．米国理学療法士協会が，理学療法士が非倫理的行為に携わったかどうかについて特定できる基準を策定する。

　倫理規定は網羅的ではなく，すべての状況に対応しているわけではない。倫理規定のガイダンスが決定的でない場合においては，理学療法士が補助的助言または協議を求めることが推奨される。

　この倫理規定は，理学療法士の5つの役割（患者/利用者マネジメント，協議，教育，研究および運用），専門家の中心となる価値観，および複数の組織的，社会的な倫理行動に関して策定されている。理学療法の実践は，以下の7つの中心的価値観により手引きされる。すなわち，説明責任，利他的行為，慈悲心/思いやり，卓越性，統合性，専門家の責務および社会的責任である。本文書において，特定の原則を支持する主な中心的価値観は括弧で示されるものととする。原則として特定の役割が示されない限り，詳述する義務および債務は，理学療法士の5つの役割に関連するものとする。この倫理規定の基盤は，機能障害，活動制限，参加制約があったり，自立，健康，QOL向上の促進能力に差し障りのある人々を力づけ，教育し，能力を向上させるといった理学療法士特有の責任である。

原則

原則 #1：理学療法士は，すべての個人固有の威厳と権利を尊重する。（中心的価値観：慈悲心/思いやり，統合性）

1A．理学療法士は，年齢，性別，人種，国籍，宗教，民族性，社交性，経済地位，性的指向，健康状態や障害に関係なく，各個人を尊重する様式で行動する。

1B．理学療法士は，個人的なバイアスを認識し，理学療法士の実践，協議，教育，研究および管理において他を差別しない。

原則 #2：理学療法士は，患者/利用者/被検者の権利およびニーズを取り上げる際に，信頼できる者であるとし，特別な配慮を行う。（中心的価値観：利他的行為，慈悲心/思いやり，専門家の責務）

2A．理学療法士は，専門職の中心的価値観を厳守し，理学療法士の利益以上に，患者/利用者/被検者における最良の利益を考え行動する。

2B．理学療法士は，患者/利用者/被検者の個々の文化的相違を考慮し，特別な配慮をもった思いやりのある行動で，理学療法を提供する。

2C．理学療法士は，患者またはその代理人が情報に基づく理学療法についての意思決定や臨床研究へ参加できるよう必要な情報を提示する。

2D．理学療法士は，患者/利用者/被検者と協力し，彼らの医療に関する意思決定を促進する。

2E．理学療法士は，患者/利用者/被検者の機密情報を保護するが，法律により許可，必要とされる場合のみ，機密情報を適切な機関に開示する。

原則 #3：理学療法士は，適切な専門家判断を行う責任がある。（中心的価値観：卓越性，統合性）

3A．理学療法士は，いかなる実践においても患者/利用者/被検者の最大利益のための自主的かつ客観的な専門的判断を行う。

3B．理学療法士は，専門の基準，エビデンス（現在の文献，すでに確立されている最良の実践など），実務経験，患者/利用者/被検者の価値観に基づく専門的判断を行う。

3C．理学療法士は，実践の適用範囲と経験レベルの範囲内で判断を行い，また必要に応じて同僚や他の医療専門家と情報交換や協力をしたり，彼らの意見を参考にする。

3D．理学療法士は，専門的判断に干渉する利害の衝突に関わらない。

3E．理学療法士は，理学療法士の助手および補助員に適切な指導を行い，また十分にコミュニケーションをとる。

図 18-1　理学療法士の倫理規定　　　　　　　　　　　　　　（つづく）

原則 #4：理学療法士は，患者/利用者/被検者，家族，同僚，学生，研究参加者，その他医療提供者，雇用者，支払人および一般市民との関係の統合性を実証する。（中心的価値：統合性）

4A. 理学療法士は，信頼でき，正確かつ重要な情報を提示し，まぎらわしい表現を用いない。

4B. 理学療法士は，監督，評価およびその他権限の対象となる者を，不当に利用しない（例：患者/利用者/被検者，学生，被監督者，研究参加者または従業員）。

4C. 理学療法士は，医療専門家による不正行為を防止し，必要に応じて，違法性または非倫理的行為を関連当局に報告する。

4D. 理学療法士は，子どもや弱者への虐待などの疑わしい症例を法律の適用対象となる機関に報告する。

4E. 理学療法士は，自身の患者，被監督者または学生のいずれとも性的関係をもたない。

4F. 理学療法士は，いずれに対しても身体的，感情的，または性的な苦痛や言葉による苦痛を与えない。

原則 #5：理学療法士は，専門家として法的責任を果たす。（中心的価値観：専門家の責務，説明責任）

5A. 理学療法士は，適用可能な現地，州，および連邦の法規に従う。

5B. 理学療法士は，理学療法士の助手および補助員の主たる管理責任を有する。

5C. 研究に関わる理学療法士は，研究参加者の保護に関する基準を遵守する。

5D. 理学療法士は，専門家としての責任に悪影響を与える身体的，精神的な物質関連障害を有する同僚に支援または助言を求めるよう促す。

5E. 理学療法士は，同僚が合理的な技術および安全性をもって専門家としての責任を果たすことができないという情報を得た場合，この情報を適切な機関に報告する。

5F. 理学療法士は，患者/利用者/被検者が理学療法を必要とし続けている状態で理学療法士が医療提供者としての関係を終了する場合，代替案に関する通知と情報を提示する。

原則 #6：理学療法士は，生涯にわたり自身の知識，技術，能力および専門家としての行動の獲得，改良を続け，専門性を強化する。（中心的価値観：卓越性）

6A. 理学療法士は，専門家としての能力を獲得，維持する。

6B. 理学療法士は，理学療法士の実践，教育，医療および技術の批判的な自己評価に基づき，それらの専門性の発展に対する責任を果たす。

6C. 理学療法士は，専門性の発展活動において，提示されるエビデンスの長所と内容の適用性を実践に組み込む前に評価する。

6D. 理学療法士は，専門性の発展，生涯学習と卓越性を支援する実践環境を養う。

原則 #7：理学療法士は，患者と社会のためになる組織行動と実務を促進する。（中心的価値観：統合性，説明責任）

7A. 理学療法士は，自律的かつ説明可能な専門的判断を支援する実践環境を促進する。

7B. 理学療法士は，正当に報酬を求めることとし，理学療法にふさわしく，妥当であることとする。

7C. 理学療法士は，専門的判断に影響する，もしくは影響しているようにみえてしまう贈答品やその他の対価を受理しない。

7D. 理学療法士は，患者に推奨する製品またはサービスに関わる者との金銭的利害関係はすべて開示する。

7E. 理学療法士は，責務を認識し，理学療法に関する文書化とコード化は，提供する理学療法の特徴と範囲を正確に反映させる。

7F. 理学療法士は，患者/利用者/被検者に対する責務の遂行を妨げるような雇用協定およびその他の協定を慎む。

原則 #8：理学療法士は，地元，国内，海外の人々の健康ニーズを満足させる努力を惜しまない。（中心的価値観：社会的責任）

8A. 理学療法士は，経済的に恵まれず，無保険または十分な保険に入っていない人々の健康ニーズを満足させるにあたり，無料奉仕の理学療法サービスを提供する。

8B. 理学療法士は，健康格差および医療に関する不公平を是正し，医療サービスの利用を改善し，また人々の健康および予防医療の必要性について呼びかける。

8C. 理学療法士は，信頼されるべき医療資源の案内人であり，理学療法サービスの過度な利用や利用不足を回避する。

8D. 理学療法士は，理学療法の利点と理学療法士の独自の役割について一般市民を教育する。

ただし書き：倫理規定の最新版は 2010 年 7 月 1 日に施行され，APTA 会員および非会員の教育を考慮に入れている。

18

図 18-1　理学療法士の倫理規定（つづき）

間の正式な対話が必要となり，最終的に手順，方式など，どの部分が容認または拒否
されるかに関して明確な指示が得られる[6]。これらの対話において，根拠に基づく理学
療法では，患者/利用者/被検者の診断，予後，治療の選択肢，関連するリスクと利点
について詳細に伝える必要がある。加えて，理学療法士は利用可能な研究結果を患者/
利用者/被検者に適用できる有意義な情報に変換する役割を有する。引き換えに，患
者/利用者/被検者は自身の状態を認知し，それを共有するだろう。すなわち，理学療
法の結論として達成すべき目標と同様に，異なるマネジメントの選択肢と日常生活へ
の潜在的な影響を理解し，優先させることがある。

　医療において個人の自律を行使する能力は，承諾の過程において概説されるさまざ
まな選択肢の潜在的結果を理解することを意味する。法的な観点から，インフォーム
ドコンセントは，特に医療計画の要素と関連した潜在的リスクに重点がおかれる。こ
うした意味でのリスクは，有害なアウトカムの重症度および有害事象が生じる可能性
の両者を反映している。これらは両者とも医療提供者の臨床経験や利用可能なエビデン
スによって定義できる[6]。患者/利用者/被検者は，自らの社会文化的背景の範囲内
で，利用可能なエビデンスまたは状況に関する知見に関連させてこのリスクを評価す
る。

　この潜在的に一か八か的な評価過程は，外科的手技において最も明白となる。例え
ば，"動静脈 arteriovenous（AV）形成異常手術は，8％の死亡リスクと関係している"[25]
といった声明は，提案する介入の結果として生じる重大事象の可能性が低いことを示
唆する。しかし，8％が十分に低いかどうかは，患者の許容リスクの定義[13]，および将
来の不確実性に対する文化的，社会的反応に影響される個々の認識による。同様に，
死のリスクを冒しても大動脈弁欠損の再建術を受けたいという意欲はまた，手術以外
で得られる他のアウトカムに対する患者の考え方（脳卒中とそれに関連する機能喪失
の 2～4％のリスク）にも依存する[25]。これらの要因の各々は，大動脈弁奇形断裂に関
連する予後因子，または再建後の生存率に関する研究結果の影響を受ける。さらに，
患者の病歴と検査結果を考慮した手術の妥当性についてのさまざまな臨床判断の影響
も受ける。外科医の役割は，意思決定前に患者が綿密にこの情報のすべてを理解，熟
考するための支援をすることである。提案する手順が侵襲的（尿失禁における経腟的
治療など）または潜在的にリスクのある（子宮頸部の処置など）ものである場合，理
学療法士は同じような状況にいることに気づく。

　いったん情報交換が行われると，患者/利用者マネジメントの要素についての明確
な自由意志による決定を行う必要がある。そうした決定がどうなされるかは，理学療
法士と患者/利用者/被検者がそれらの関係の性質をどうみているかに左右される。伝
統的な生物医学的モデルでは，理学療法士は，それぞれのマネジメントの選択肢のリ
スクと利点を患者にかわって評価する専門家であり，患者のいちばんの関心がどこに

あるのかについての視点の範囲内で意思決定を推奨したり，意思決定そのものを行う。それらの評価は彼らの臨床経験と判断や利用可能なエビデンスに由来するかもしれない。そして，理学療法士の実践習慣に左右される。患者/利用者/被検者の社会文化的背景と意思決定に対する寄与は，このシナリオにおいては無視される。前述のとおり，このアプローチは患者中心の医療とは正反対である。

　共有意思決定は，対照的に，理学療法士と患者/利用者/被検者間の活発な協力関係を支援する過程である。**共有意思決定**は，"医療提供者と患者間での意見交換および意思決定そのものにおける協力"と定義されている[6] (p.55)。言い換えると，理学療法士と患者/利用者/被検者は，臨床状況と利用可能なマネジメントの選択肢，また希望すべてに関しての理解をともに探求する。続いて，彼らは意思決定とその結果に対する責任を互いに認める[12]。このモデルでは，文化に基づく患者/利用者/被検者の希望や価値観など，意思決定に関連する情報すべてを取り込む[10]。加えて，比較的類似したマネジメントの選択肢が存在する状況においては，希望と価値観は，選択の過程の決定的要素となる。希望と価値観が最良のエビデンスと矛盾する場合，理学療法士は，患者/利用者/被検者が倫理規定および行動規範と一貫した状態で，適切なマネジメントの選択肢について交渉する責任がある。それを行うには，理学療法士は，希望と価値観がどこから生じているのか，またそれらが医療参加とアウトカムにどう影響するか理解する必要がある。

希望，期待および価値観

　本書の目的に沿って，**希望**は，認知される 2 つ（もしくはそれ以上）の医療に関する選択肢の要望の相違と定義する[5]。これらの認知は，エビデンス，教育および観察に客観的に由来する場合もあるが，各選択の潜在的利点とリスクについて主観的な解釈と不正確な情報に基づいている場合もある。不都合にも，インターネット上に存在するありあまるほどの医学情報の品質管理が不十分であり，患者/利用者/被検者がエビデンスを誤解してしまう場合がある。理学療法士は，教育を通じ，また利用可能な最良のエビデンスに関する考察を通じ，患者/利用者/被検者の理解においてみられる誤解に対処する試みを行っている。それでもやはり，医療のアウトカムについての不確実性が高い場合は特に"私にとっては正しい"ことについての個人の信念が勝る。Bower らは，有効な情報に基づくより，患者/利用者/被検者の希望の強さがより重要である場合があることを指摘している[5]。

　医療参加や医療を受ける際に患者/利用者/被検者が予想することが発生する際，ある選択肢に別の選択肢が重なる要望が，ある程度生じる[26]。この予想は，過程や結果

は特定の性状を有するという信条として定義される用語, **期待**に反映されている[5]。患者/利用者/被検者は, 治療目標を定める際に明示的な様式で自らの期待を明らかにする。患者が, 負傷した手足を調べているときに負傷部位を守る動きをした場合や, 患者が, 処方より多くの運動を反復して行う場合などにおいても, 理学療法士は期待の潜在的な表出を見出す。前者のシナリオでは, 患者は手足を動かす際の痛みを予想(期待) しており, 後者のシナリオでは, 患者は, 運動量が多いほど早く結果が得られることや, 質の良いパフォーマンスが得られると信じている。この両者の状況において, 期待は, 望ましい検査や介入 (またはその欠如) の特定に役立つ。

　医療についての希望は価値観により形成され, 患者/利用者/被検者とその家族 (介護者) は自らの意思決定と行動を誘導するために用いる[26]。**価値観**は, 相互に比較して優先される望ましい行動または存在状態に関する概念または信条として定義される[9]。誠実さ, 統合性, 公正さなどの重要性への傾倒によって例証されるように, 価値観は, 大局的には包括される場合がある。価値観はまた, 医療に関して限定的に定義される場合もある。理学療法に関連する患者/利用者/被検者の価値観の例としては以下のようなものがあるが, これらに限定されるものではない。

- 痛み, 息切れまたは疲労などの症状の意味
- 健康的な生活様式の重要性
- 苦しみを最小限に抑制または回避する能力
- 自分のイメージの維持または修復
- 仕事, 学校や家事の責任の重要性
- 家族や友人をケアし, 関わり合う能力
- 理学療法士–患者/利用者/被検者の関係の質と一貫性
- 医療の意思決定の研究の重要性と有用性

　定義上, すべての価値観が同程度に重要であるというわけではないが, これらの信条に関して一様な規定はない。患者/利用者/被検者は, 自らの経験や世界観に基づき, また社会文化的基準と見込みに応じて価値観に優先順位をつける。この優先順位はまた, 所定の時点における患者/利用者/被検者の健康または精神的, 感情的状態によって変わる場合もある[9]。当然ではあるが, 理学療法士のマネジメントの選択肢は, 患者の価値観と一貫していればより望ましいものとなる。

希望および価値観の評価

　以上より, 理学療法士の課題は, 患者/利用者/被検者の希望, 期待および価値観を

確定することである。こうした情報は，臨床判断と利用可能な最良のエビデンスを統合できる。患者/利用者/被検者の観点と経験に関する研究を参照することは，この課題に対するエビデンスに基づくアプローチとなる。よくデザインされた質的研究により，理学療法士が認識していない特定の問題や懸念に対する洞察が得られる。**表18-1**に，理学療法士のマネジメントに関連した患者の希望と価値観についての質的研究の例をいくつか示す。

　治療関係の観点から，患者/利用者/被検者との最初の関わり時にその過程は始まり，ここで特定の問診や自然発生的な発見により，必要な情報が得られる可能性がある。家族や介護者からも，これらの問題に対する洞察が得られる可能性がある。しかし，代理人などが患者/利用者/被検者のかわりに伝える際に発生する誤りが，いくつかの研究で確認されている[9]。この情報伝達時の誤りは，患者/利用者/被検者の願望についての情報不足に起因したり，もしくは代理人自身の希望，期待および価値観に影響されている場合がある。家族が愛する者のために医療に関する意思決定をする，もしくはサブリミナルとなっている場合のように，こういった期待および価値観の集合の置換は意図的である場合がある。いずれの場合も，理学療法士は，慎重に治療を進めていくためには，誰の希望，期待および価値観を尊重するかを判断する必要がある。

　希望，期待および価値観の特定には，評価スケール，アンケート，意思決定のガイドのような評価ツールも利用可能である。例えば，Straus らは，0 は死亡を意味し，1 は完全な健康状態を意味する 0〜1 の評価スケールを用いた。患者には，意図する治療のアウトカムの相対的価値を，痛みの視覚的アナログスケールで使用するものと同じ様式のこのスケールで評価するよう求める（**図18-2**）[27]。調査項目の言葉づかいにより，QOL 計測から希望，期待および価値観についての推論も得られる。しかし，情報収集においては，文化的に可能な医療との整合性をもとに，患者/利用者/被検者の社会文化的背景に関して議論，説明する必要がある。

表18-1　理学療法における患者の希望についての質的研究の例

- Sander AP, et al. Factors that affect decisions about physical activity and exercise in survivors of breast cancer: a qualitative study. *Phys Ther.* 2012; 92(4): 525-536.
- Gibson BE, et al. Children's and parents' beliefs regarding the value of walking: rehabilitation implications for children with cerebral palsy. *Child Care Health Dev.* 2012; 38(1): 61-69.
- Bulley C, et al. User experiences, preferences and choices relating to functional electrical stimulation and ankle foot orthoses for foot drop after stroke. *Physiotherapy.* 2011; 97(3): 226-233.
- Slade SC, et al. People with non-specific chronic low back pain who have participated in exercise programs have preferences about exercise: a qualitative study. *Aust J Physiother.* 2009; 55(2): 115-121.

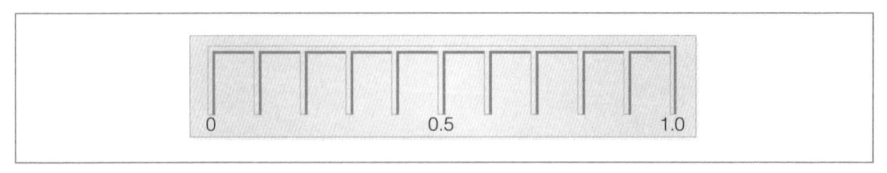

図 18-2　価値観の評価スケール
This article was published in Straus SE, Richardson WS, Glaziou P, Haynes RB. *Evidence-Based Medicine*:
How to Practice and Teach EBM. 3rd ed. Edinburgh, Scotland: Churchill Livingstone; 2005: 141. Copyright
© Elsevier 2005. Reprinted with Permission from Elsevier.

　意思決定ガイドの使用もまた，所定の状態や異常に関するマネジメントの潜在的選択肢の検討において患者/利用者/被検者を支援する 1 つの手法である。これらのツールは，パンフレット，ビデオおよびコンピュータベースの機器などさまざまな形で利用可能である。目標は同じで，患者/利用者/被検者に対する種々の選択肢のリスク-利益のトレードオフに関する情報の提供，およびこれら選択肢に関する彼らの希望の理解，明示の支援である。詳細な情報および理論的理解により，共有意思決定の過程を促進する。O'Connor らのシステマティックレビューでは，意思決定により以下の支援ができると報告している。

● 選択肢についての患者の知識の増大
● 個人の価値観について無知，不明確であるという患者の感情の是正
● 受動的に意思決定を行う患者の傾向の是正
● 確率が意思決定ガイドに含まれる際の患者リスクの評価精度の上昇
● 特定の処置および薬物の選択割合の減少[28]

　しかし，著者らは，意思決定ガイドの使用は，意思決定に対する患者の満足感，表出する不安レベル，または認識する健康アウトカムの変化に影響を及ぼす代替手法以上のものではないことを確認した。これらの結果は，意思決定への関与と意思決定そのものの行為は，さらなる研究を必要とするまた別の現象であるという考えを支持する[21,22]。

　それと同時に，理学療法士もまた，彼らの希望，期待，価値観を認識し，それらがどのように臨床的な意思決定に影響するかについて評価する必要がある。例えば，エビデンスにかかわらず，理学療法士は理論または**生物学的妥当性**に基づく治療の希望を示す場合がある。その他，臨床家に関しては，ランダム化比較試験の場合のみではあるが，介入についてのエビデンスを積極的に使用する場合もある。経験においてはまた，"何が効果的なのか"について理学療法士に事例的な理解を促し，それはマネジ

メントの潜在的選択肢を説明する際に伝達される期待に発展する。最後に，理学療法士は，ともに仕事している人以上に患者/利用者/被検者の最大の可能性の実現を評価するだろう。問題は上述の傾向自体の存在でなく，特定の患者/利用者/被検者に関するそれらの妥当性に対する目的をもった検討が不足しているという点である。そうした自己認識や分析がない場合，理学療法士は，明示的な様式でのアウトカムについて協議するよりも，患者/利用者/被検者に対して医療計画に関する彼ら自身の希望と価値観を強いる場合がある。

　エビデンスを取り込む際には，理学療法士は，その研究結果がどのようにこの特定の個人に関連していくのかを明確にする必要がある。当然のことながら，エビデンスに個々の患者/利用者/被検者およびその臨床状況と似た被検者と状況が含まれる場合，この課題は容易となる。また，情報の提示方法が重要となる。理学療法士に対していえば，これは，ニーズやスタイルを学習している個々の患者/利用者/被検者に対応する様式で，専門用語を使用しないで説明を行う必要があることを意味する。理学療法士は，一般に意思決定および特定の状況におけるエビデンスの役割について，自身の客観的な意見を述べる用意もしておく必要がある。エビデンスが不確定または存在しない場合，意思決定は臨床判断および患者/利用者/被検者の希望と価値観の組み合わせに基づいてなされる。最終的な目標としては，患者/利用者/被検者を文化的に適切な形式の共有意思決定に導き，価値体系と優先順位の間の葛藤を最小限にし，互いに調和する医療計画アプローチを獲得することにある。

希望，期待および価値観についての量的エビデンス

　実際には，希望，期待および価値観は，医療研究の中心であり，潜在的懸念でもある。科学的な観点からの希望，期待および価値観の理解は，根拠に基づく実践と一致しており，興味深い知見が得られている。例えば，Erkan らは，医師を調査し，慢性関節リウマチの薬物治療における彼らの希望を明らかにし，費用が彼らの選択肢に影響を及ぼしたかどうかを評価した[29]。この著者らは，3つの異なる患者シナリオを使用し，医師が新薬を使用し，より積極的な治療戦略を採用していたかどうかを調べた。その結果，医師の65%が軽症シナリオにおいてはすでに確立されている薬物治療を選択するが，重症度が高い症例においては確立ずみの療法と最新薬での治療の組み合わせを好むことが示された。しかし，意思決定に関わる費用を考慮した際，この割合は14%まで下がった。

　Fraenkel らのその後の研究では，慢性関節リウマチ治療の患者の希望を評価した[30]。著者らは，対話式コンピュータプログラムを使用し，種々のリスク・ベネフィットシナリオの範囲内における副作用，効果および費用の間のトレードオフに基づく，被検

者の4薬に対する希望を明らかにした。その結果，患者は，概して利点がすでに認められている薬物よりも，稀な副作用，一般的な副作用の両者を減少させた薬物を好むことが明らかとなった。興味深いことに，この特徴により最も多く選択された薬は，過去の研究において，医師が主に重症例に適用したもの（費用が要因でない場合にのみ）と同じ薬物であった。

　これらのプロジェクトは独立して行われ，各サンプルに関して同じトレードオフの質問は含まれていない。最近では，Gu らが，人工股関節全置換術の感染のアウトカムに関する時間的トレードオフに関して，整形外科医と患者を同時に調査している。この著者らは，調査にて記述する健康状態10項目のうち5項目に関連したトレードオフに関して，外科医と患者の間の種々の統計学的に異なる希望の評定を報告した[31]。同様に，Bederman らは，Ontario（カナダ）において，腰部手術に関する希望に関して整形および神経外科医，家庭医，患者を調査した。この著者らは，3群の間の希望の違いを確認した。また，手術に対して家庭医が外科医より希望が高いことも明らかとなった！　各群は，手術に関する彼らの意思決定の支持において種々の要因を活用していた[32]。この研究は，現代医療における重要なダイナミクスを反映する（例：同じ患者と関わる種々の観点を有する複数の医療提供者）。まとめると，これらの研究はすべて，インフォームドコンセントと共有意思決定の過程に干渉する医療提供者と患者の間の潜在的断裂を指摘している。

　希望，期待および価値観に対する付加的な懸念としては，研究のアウトカムに対するそれらの潜在的影響がある。具体的には，被検者が自らの群割付を認識している場合，これらの特徴は，介入における**研究妥当性**に対する潜在的脅威であるとされる[5,26,33,34]。希望，期待および価値観の潜在的影響を説明する2つのメカニズムが提案されている。第1に，自身にとって望ましい介入を受ける被検者は，実際の治療効果を上回る応答を示す可能性がある。この応答は，**プラセボ効果**と同じメカニズムを共有すると考えられ，平均レベル以上の治療プロトコルの遵守により強められる可能性がある。第2に，望ましくない介入への割付は**怒りによる士気喪失**を引き起こし，それによって群のプロトコル厳守が損なわれる可能性がある。実験的介入をもう一方の治療アプローチと比較する際に，こういった点は特に顕著となる。King らは，治療効果を誇張しかねない提案の原因のメカニズムを概説した（**図18-3**）[26]。直接的影響は，行動における目的のある変化（例：遵守の増加）に起因している一方，間接的影響は，好ましい治療についての期待に関する生物心理学的影響に起因している。

　実際に研究でみられる希望の効果の範囲についてのエビデンスは曖昧である[34]。被検者の希望の情報を考慮する研究デザインを説明している研究者も数名いる。あるアプローチでは，どの被検者が研究における治療の選択肢に強い希望を示すかを特定し，希望のない他のすべてを無作為化し，彼らをそれらの群に割り付ける形となって

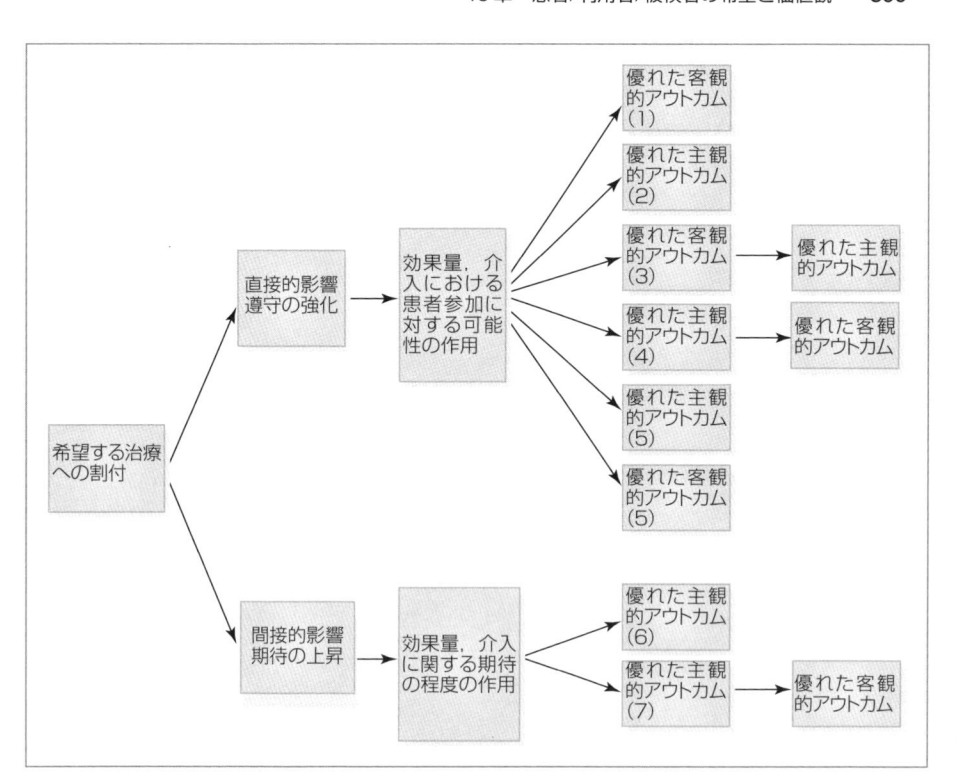

図 18-3　被検者の希望に関する研究で提唱される効果

希望の効果の簡単なメカニズム。番号（1）～（7）は文中の例の番号。

Reprinted from King M, Nazareth I, Lampe F, et al. Conceptual framework and systematic review of the effects of participants' and professionals' preferences in randomised controlled trials. *Health Technol Assess*. 2005; 9(35): 1-191. http://www.journalslibrary.nihr.ac.uk/hta/volume-9/issue-35. With permission from the NIHR Evaluation, Trials, and Studies Coordinating Center.

いる。この手法は，群の数が多いため，より大きいサンプルサイズが必要となり，また人員や必要物資の流通，および財政面に問題があり選択しがたい。また別のアプローチとしては，無作為化の前に被検者の希望を特定し，以降の分析の調整係数として，このデータを使用するという手法である。理学療法に関係する 2 つの研究においては，後者のアプローチを使用している。Klaber Moffett らは，腰痛軽減の介入後において希望は臨床的アウトカムに影響しなかったことを確認したが[35]，その後，頸部痛の治療後のアウトカムに対する潜在的影響（ただし，有意なものではない）を報告している[36]。

　現実としては，参照可能な研究のほとんどがアウトカムに対する被検者の希望の潜在的影響について述べていない。したがって，理学療法士は，希望が個々の研究で役

割を担ったかどうかを検討する必要がある。被検者を無作為に割り付け，群割付を盲検化している研究デザインは，この潜在的問題の影響が最少となる。割付を遮蔽化していない研究では，リスクが大きくなる。しかし，この影響の範囲に関する理解が得られるまでは，この問題だけを理由に研究を否定すべきではない。

まとめ

　根拠に基づく理学療法の実践では，臨床判断および専門知識，ならびに患者/利用者/被検者の希望と価値観と最良のエビデンスを統合する。この定義は患者中心の医療と一貫しており，自律の倫理原則を支援する。インフォームドコンセントおよび共有意思決定は，この統合が実践で生じる過程である。根拠に基づく医療計画の策定においては，理学療法士は，各個人の社会文化的背景の範囲内における患者/利用者/被検者の希望と価値観を特定，理解する必要がある。理学療法士はまた，自身の希望と価値観およびそれらがどのように臨床的な意思決定を行うかを認識しておく必要がある。最後に，臨床診療の好みの性質および研究妥当性に対するそれらの影響に関してはさらなる研究が必要であり，アウトカムに対するそれらの寄与を理解する必要がある。

演　習

1．患者中心の医療を，あなた自身の言葉で定義してください。根拠に基づく理学療法が，この定義とどのように一貫しているか説明してください。

2．根拠に基づく理学療法をめぐる倫理的配慮について述べてください。

3．インフォームドコンセントの要素を説明してください。インフォームドコンセントの取得において患者/利用者/被検者にエビデンスを示す意味を述べてください。

4．医療計画を策定する従来の生物医学的モデルと，共有意思決定の違いを説明してください。この過程が根拠に基づく理学療法にどのように作用するか説明してください。

5．患者/利用者/被検者の希望の概念を定義し，自身の解答を支持する理学療法の実践に関する例を2つあげてください。

6．質問5において記載したそれぞれの希望に関して，希望の性質に影響する潜在的期待と潜在的価値観をそれぞれ2つずつ示してください。

7．患者/利用者マネジメントに関連した，自身の希望を1つ，期待および価値観と合わせて示してください。これらの問題が根拠に基づく理学療法に対するあなたのアプローチにどのように影響するか述べてください。

8．転倒歴のある高齢患者が，家の中で敷いている小さなマットを外したくない，また，はく靴を変えないといっていますが，これら要因は転倒のリスクを上昇させると報告している研究が多数存在しています。この女性との対話において，彼女が外観に

こだわりがあり，高齢者，弱者へのいたわりを望んでいることがわかっています。こうした状況下において，患者のエビデンスの理解を助ける治療戦略を述べてください。あなたの推奨に同意しない状態が続く場合にどうするべきか述べてください。

9. 希望がなぜ研究妥当性に対する脅威であるかについて説明してください。調査者が被検者の希望の課題について取り上げる治療戦略を１つ説明してください。理学療法に関する臨床的な例をあげてください。

18

19章

すべてを統合する

目　標

本章を読むことで，以下のことができるようになる。

1. 仮想の患者のケースを用いて，臨床疑問のモデルの作成，および以下に関連したエビデンス検索とエビデンス評価を実施する。

   a. 診断検査

   b. 臨床測定

   c. 予後（リスク）因子

   d. 介入

   e. 自己申告型アウトカム測定

2. 仮想の患者のケースを用いて，介入に関する臨床疑問に答えるために生理学的な研究を実施する。

はじめに

　本章では仮定の患者のケースを用いて，根拠に基づく理学療法の実践過程を説明する。第1節では，診断検査と臨床測定，予後（リスク）因子，介入や自己申告型アウトカム測定に焦点を当てた短いシナリオを掲載した。各ケースは，さまざまな臨床場面における患者の状態を示したものである。各シナリオの結論では，臨床疑問を提示し，探索方法を図で示している。紙幅の都合上，質を評価するためのチェックリストを用いて，各検索方法から抽出した一論文について評価した。Oxford Centre for Evidence Based Medicine のワークシートも示されている[1]。

　第2節では，患者/利用者マネジメントのエビデンスとなるいくつかの生理学的研究の活用を説明している。生理学的研究は，さまざまなエビデンスの階層の中では低い次元に位置づけられる。なぜなら，これらの研究は"患者の全体"ではなく，解剖

や生理学，病態生理学に焦点が当てられているからである。生理学的研究の対象は，細胞や組織，臓器であり，健常と病的状態の特性と機能に焦点を当てている。これらの観察と実験的操作は，よく管理された実験室の環境下で行われている。そのため，これらの結果を臨床の患者/利用者/被検者に直接あてはめるのは難しいことが多い。このような潜在的欠点があるにもかかわらず，生理学的研究は，個々の問題に答えることができるエビデンスの唯一の形であるかもしれない。したがって，根拠に基づく理学療法では，生理学的研究がどのように臨床的な決定に影響するかについて理解することが重要である。

　本章は重要な警告を与えるだろう。ここで取り上げるのは例のみである。本章では診療ガイドラインや病態に応じた診療基準を述べることは意図していない。エビデンスを求める方法は複数存在し，その何分の1かがここに記載されているということを肝に銘じてほしい。

第1節　エビデンスを用いた臨床ケースの例

ケース1　診断検査についてのエビデンス

　症例は，67歳のアフリカ系米国人男性で，1日前に，内胸動脈を用いて選択的な二重冠動脈バイパス手術を施行した。縦隔胸腔チューブを，今朝早くに取り外した。彼は覚醒しており，ベッドから出ることを切望している。彼のここ6カ月の活動制限の原因は，胸の圧迫感とときどき起こる下肢の疲労感と痙攣であった。彼の目標は，できるだけ早く以前の職場と余暇活動へ戻ることであった。集中治療室における理学療法士の初期評価の結果は以下のとおりである。

- **初期観察**：やや小太りの男性で，ベッド上に背臥位で，頭部を45度挙上位にしている。鼻カニューレにて3Lの酸素を投与している。胸骨の切開部は手当てされており，乾いている。左橈骨動脈に動脈ラインが挿入されている。ベッドサイドには各種計測器が置かれている。フォーリーカテーテルが挿入されており，尿は透明な黄色である。
- **社会歴**：彼は寡夫であり二階建ての家に住んでいる。農場を経営し，大豆とトウモロコシを栽培している。また，ヤギやニワトリも飼育している。息子夫婦と2人の孫と同居し，一緒に農場を手伝っている。彼は鳥の狩猟を楽しんでいる。
- **特筆すべき病歴**：この5年で，左冠動脈前下行枝病変に対し，経皮経管血管形成術を2回施行している。8年前まで年間25パックの喫煙習慣があり，脂質異常症である。少なくとも15年間は過体重であった。関節炎や外傷，下肢に関する筋骨格系

障害の既往はない。
- **薬物**：オキシコドン（鎮痛），メトプロロール（血圧と心拍数），ロバスタチン（脂質異常症）
- **精神状態**：人や場所，時間に用心深く注意を払っている。複数の指示を理解し，適切に回答する。
- **安静時痛（視覚的アナログ疼痛スケール）**：胸部切開部が 4/10。
- **安静時バイタルサイン**：心拍数 ＝ 84 拍/分で規則的なリズム，血圧 ＝ 122/74 mmHg，呼吸数 ＝ 16 呼吸/分，酸素飽和度 ＝ 97％。
- **体格指数（BMI）** ＝ 28.4。
- **聴診**：心音 ＝ 正常な S_1 と S_2，肺音 ＝ 上部と中部はクリアであるが，底部では湿性ラ音が聴取できる。
- **呼吸パターン**：切開部の不快感により，防御性の浅い吸気である。
- **自動可動域**：切開部の不快感により肩屈曲は自発的に 90 度以上挙上しないが，それ以外の上下肢の可動域は正常である。
- **運動能力**：ベッド端で座位をとることが 75％自力で可能であり，立位となり回転によるイスへの移乗は 1 人の介助者により可能である。
- **活動時のバイタルサイン**：心拍数 ＝ 96 拍/分，血圧 138/82 mmHg，呼吸数 ＝ 24 呼吸/分，酸素飽和度 ＝ 94％。
- **運動時痛（視覚的アナログ疼痛スケール）**：7/10。
- **触診**：下垂位では下肢に浮腫は認められない。右の足背動脈は触知できない。両側の後脛骨動脈と左の足背動脈はかろうじて触知できる。

　下肢の動脈が減弱していること，および下肢の疲労感と痙攣を訴えていることは，末梢動脈障害が進んでいることを示している。しかし理学療法士は，この問題に対して末梢血管の触診がどの程度正確に捉えているか疑問に思った。以下の臨床疑問に答えるために，文献検索をすることにした。

　　　冠動脈疾患を有する 67 歳男性の末梢動脈疾患の有無を検出するために，下肢の動脈触診は，足関節上腕血圧比 ankle-brachial index（ABI）と同じくらい正確なのか？

　図 19-1 は，米国医学図書館 PubMed の Clinical Queries 機能を用い，検索用語を "pedal pulse palpation（足背動脈触診）"（"English〈英語〉" と "Human〈人〉" に限定）とする文献検索画面を示している。3 論文が抽出され，題名と要約から臨床疑問につ

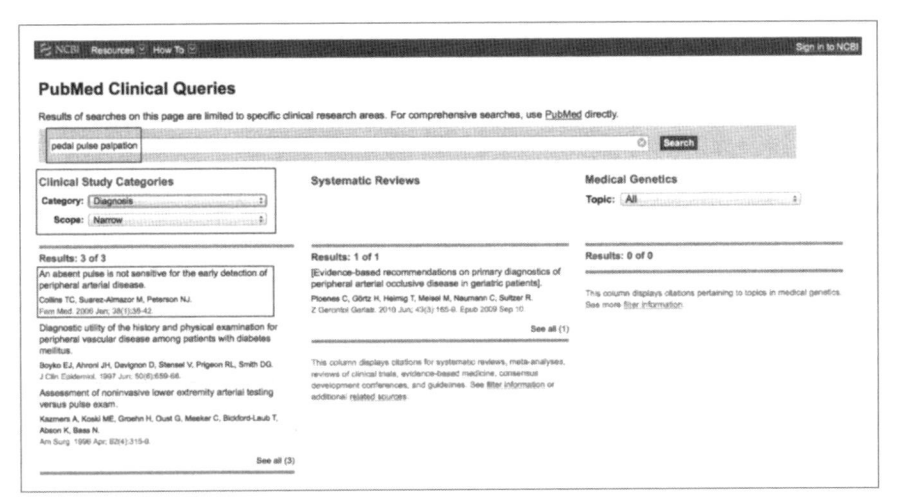

図 19-1　下肢脈拍の減弱している患者に対する診断検査に関連したエビデンスの検索結果
　　　　　（PubMed の Clinical Queries 機能を用いて）

Screenshot from PubMed（www.pubmed.gov）, the U.S. National Library of Medicine, Bethesda, MD, USA, and the National Institutes of Health. Accessed July 25, 2013.

いて述べている論文のようにみえる。1 つ目の論文は糖尿病患者のみで，本患者には糖尿病はない。2 つ目の論文は，標準的な理学検査より脈拍触診と血管検査室で行われる ABI を含めた検査を比較している。Collins らの論文[2]は，理学検査中にスクリーニングとして足背動脈と ABI を比較しており，今回の理学療法士による状況と似ているため，レビューに選んだ。

　表 19-1 は，診断検査のエビデンスの質を評価するためのチェックリストを用いて Collins らの論文[2]を批判的に評価している。この分析をもとに，理学療法士が徒手触診で拍動を触知できないのは末梢動脈疾患であると規定するには十分である（特異度が高い）が，拍動が触知できないことがこの疾患を除外することにはならない（感度が低い）。4 カ所のうち 3 カ所で拍動があれば，理学療法士は患者の両下肢の ABI を計測できると考える。望ましいリハビリテーションに対する患者の潜在能力だけでなく，患者が活発な生活様式に戻りたいという希望も考慮し，理学療法士は所見を主治医に報告し，末梢動脈疾患の可能性があるため，下肢血管機能検査として ABI 検査を追加するように提言する。

ケース 2　臨床測定についてのエビデンス

　本症例は 23 歳のネイティブ・アメリカンであり，2 週間前の戦闘活動中に左下肢に大口径の銃創を負った。下腿切断を行い，感染により静脈抗生剤と切開部位の再切開

表 19-1 下肢脈拍の減弱している患者に対する診断検査に関する論文：
質を評価するためのチェックリスト

研究の妥当性

研究者はインデックス診断検査の信頼性を評価（または引用）している
か？   ✕ はい
   __ いいえ
脈拍を計測している研究従事者は，研究者と同じように脈拍がとれるま   __ 詳細が不十分
でトレーニングを受けて練習をした。相関係数は示されていない。

研究者は，インデックス診断検査で評価するすべての水準や段階の患者
を取り込んだか？   ✕ はい
   __ いいえ
対象者数（*N*）＝403（37.3％＝無症状，55.2％＝非定型症状，7.5％＝   __ 詳細が不十分
典型的な間欠性跛行）

研究者はインデックス診断検査の結果と"ゴールドスタンダード"の診   __ "ゴールドスタンダー
断検査を比較しているか？   ド"の検査との比較あ
足背動脈拍をベッドサイドでの足関節上腕血圧比（ABI）と比較してい   り
る。しかし，生理検査室 vascular laboratory（または，バスキュラー   ✕ 他の検査との比較あり
ラボ）の評価とは比較していない。   __ 比較はあるが，詳細が
   不十分
   __ 比較なし

すべての被検者は，比較の診断検査によって評価されたか？   ✕ はい
対象者は全員，ABI を行っている。   __ いいえ
   __ 詳細が不十分

それぞれの検査を実施する者と解釈する者は，もう一方の検査結果を知   __ はい
らなかったか（すなわち，彼らは遮蔽化あるいは盲検化されていた   ✕ いいえ
か）？   __ 詳細が不十分
トレーニングされた同じ研究助手が，足背動脈拍評価とABIを実施した。

インデックス診断検査を実施したときと"ゴールドスタンダード"の診   ✕ はい
断検査を実施したときの間隔は，被検者の状態の変化を最小限にする   __ いいえ
よう十分短かったか？   __ 詳細が不十分

研究者は，新たな被検者で知見を確認しているか？   __ はい
   ✕ いいえ
   __ 詳細が不十分

あなたの患者/利用者/被検者にこの結果を用いることを考えたとき，こ   __ はい
の論文の研究妥当性に十分な自信があるか？   ✕ 決まっていない
研究の限界は，真の"ゴールドスタンダード"と比較していない点や，   __ いいえ
検者によるバイアスの可能性，他の対象者による検証をしていない点
である。

関連のある研究所見

以下は臨床疑問に対する結果である。
● 真陽性＝末梢性動脈疾患患者では，脈拍を触知できない。
● 真陰性＝末梢性動脈疾患がない人は，脈拍を触知できる。
脈拍触診の感度＝左下肢が 18％で右下肢が 32％

（つづく）

表 19-1　下肢脈拍の減弱している患者に対する診断検査に関する論文：
　　　　　質を評価するためのチェックリスト（つづき）

脈拍触診の特異度＝左下肢が 99％で右下肢が 98％
脈拍触診の陽性的中率＝左下肢が 67％で右下肢が 63％
脈拍触診の陰性的中率＝左下肢が 89％で右下肢が 93％
（末梢性動脈疾患がない人に対して）末梢性動脈疾患患者での脈拍が触診不可能な陽性尤度比＝左
　　下肢が 18 で右下肢が 16
（末梢性動脈疾患がない人に対して）末梢性動脈疾患患者での脈拍が触診不可能な陰性尤度比＝左
　　下肢が 0.83 で右下肢が 0.69

関連した研究結果の統計学的有意性および精度：
著者により報告されている各統計の p 値
● 上記の算出値は報告されていない。
著者により報告されている各統計の信頼区間
● 上記の算出値は報告されていない。

インデックス診断検査は信頼性があるか？ 著者は研究助手が足背動脈評価を確実に行ったと記載しているが，統計 　学的検証は行われていない。	＿＿ はい ＿＿ いいえ ×＿ 結果が混同 ＿＿ 詳細が不十分
インデックス診断検査は妥当性があるか？　"はい"なら続ける。 足背動脈拍触診は，末梢性動脈疾患を特定するのには妥当であるが，病 　態を除外するのは妥当ではない。	＿＿ はい ＿＿ いいえ ×＿ 結果が混同 ＿＿ 詳細が不十分
あなたの患者/利用者/被検者の状態で，関心のある検査前確率は？	～10～13％（文献中のサ ンプルに基づく）
あなたの患者/利用者/被検者が本検査を施行する場合，関心のある検査 　後確率は？	脈拍が触診できない場合 は 64～73％で，脈拍の触 診ができる場合は 7～ 11％

あなたの患者/利用者/被検者へのエビデンスの適用

研究の被検者とあなたの患者/利用者/被検者に，臨床的に意義のある差 　はあるか？ 平均年齢は 63.8（標準偏差 0.36）歳で，アフリカ系米国人男性，喫煙 　歴，脂質異常症の既往歴をもつ人を含んでいる。	＿＿ はい ×＿ いいえ ＿＿ 結果が混同 ＿＿ 詳細が不十分
あなたの知識，スキル，資源を使って，インデックス診断検査を安全で 　適切に現場で行えるか？ 理学療法士がベッドサイドで，簡単に脈拍の触診と ABI を行える。	×＿ はい ＿＿ いいえ ＿＿ 使用された技法の記載 　が不十分

あなたの患者/利用者/被検者へのエビデンスの適用

インデックス診断検査は患者/利用者/被検者の価値観や希望に合うか？ 患者は再び活動的な生活を送りたい。そのため，より正確な検査（ABI） 　により，下肢が痙攣する原因がわかることを望んでいる。	＿＿ はい ×＿ いいえ ＿＿ 結果が混同

（つづく）

表 19-1　下肢脈拍の減弱している患者に対する診断検査に関する論文：
**　　　　質を評価するためのチェックリスト（つづき）**

あなたの患者/利用者/被検者にインデックス診断検査を使用するか？　　＿ はい
理学療法士は脈拍触診に頼るかわりに，ABI を使用する。　　　　　　×_ いいえ

あなたの精度

左下肢		末梢性動脈疾患		合計
		あり （ABI＜0.90）	なし （ABI≧0.90）	
足背動脈拍 触診	陽性 （脈拍の触知不可能）	a 8	b 4	a+b 12
	陰性 （脈拍の触知可能）	c 37	d 304	c+d 341
	合計	a+c 45	b+d 308	a+b+c+d 353

左下肢
感度＝a/（a+c）＝8/45＝18%
特異度＝d/（b+a）＝304/308＝99%
陽性的中率＝a/（a+b）＝8/12＝67%
陰性的中率＝d/（c+d）＝304/341＝89%
陽性尤度比＝LR＋＝感度/（1－特異度）＝0.18/1－0.99＝18
陰性尤度比＝LR－＝（1－感度）/特異度＝1－0.18/0.99＝0.83

検査が実施された際の変化確率
検査前確率（有病率）＝（a+c）/（a+b+c+d）＝45/353＝13%
検査前オッズ＝有病率/（1－有病率）＝0.13/0.87＝0.15
検査後オッズ（LR＋）＝検査前のオッズ×LR＋＝0.15＝18＝2.7
検査後確率＝検査後のオッズ/（検査後のオッズ+1）＝2.7/3.7＝73%
検査後オッズ（LR－）＝検査前のオッズ/（検査前のオッズ×LR－）＝0.15＝0.83＝0.12
検査後確率＝検査後のオッズ/（検査後のオッズ+1）＝0.12/1.12＝11%

右下肢		末梢性動脈疾患		合計
		あり （ABI＜0.90）	なし （ABI≧0.90）	
足背動脈拍 触診	陽性 （脈拍の触知不可能）	a 12	b 7	a+b 19
	陰性 （脈拍の触知可能）	c 25	d 314	c+d 339
	合計	a+c 37	b+d 321	a+b+c+d 358

（つづく）

表 19-1　下肢脈拍の減弱している患者に対する診断検査に関する論文：
　　　　　質を評価するためのチェックリスト（つづき）

右下肢
感度＝a/(a+c)＝12/37＝32%
特異度＝d/(b+d)＝314＋321＝98%
陽性的中率＝a/(a+b)＝12/19＝63%
陰性的中率＝d/(c+d)＝314/339＝93%
陽性尤度比＝LR＋＝感度/(1−特異度)＝0.32/1−0.98＝16
陰性尤度比＝LR−＝(1−感度)/特異度＝1−0.32/0.98＝0.69

検査が実施された際の変化確率
検査前確率（有病率）＝(a+c)/(a+b+c+d)＝37/358＝10%
検査前のオッズ＝有病率/(1−有病率)＝0.10/0.90＝0.11
検査後のオッズ（LR＋）＝検査前のオッズ×LR＋＝0.11＝16＝1.8
検査後確率＝検査後のオッズ/(検査後のオッズ+1)＝1.8/2.8＝64%
検査後のオッズ（LR−）＝検査前のオッズ×LR−＝0.11＝0.69＝0.08
検査後確率＝検査後のオッズ/(検査後のオッズ+1)＝0.08/1.08＝7.4%

Data from Collins TC, Suarez-Almazor M, Petersen NJ. An absent pulse is not sensitive for the early detection of peripheral arterial disease. *Fam Med*. 2006; 38(1): 38-42.

が必要となり複雑となった。彼はできるだけ早く部隊に戻りたいので，急性期の入院リハビリテーションを開始したがっている。理学療法士の初期評価の結果は以下の通りである。

- **初期観察**：リハビリテーション室の高いマットにスポーツマンタイプの若い男性が座っている。下肢切断部は縫合されていて，室内空気にさらされ，乾燥している。残存出血斑は存在するが，注目すべき紅斑は存在しない。
- **社会歴**：彼は独身で，米国陸軍の軍曹として働いている。銃撃を受けたときは，二度目の出兵であった。
- **特筆すべき病歴**：なし。
- **投薬**：オキシコドン（疼痛）
- **精神状態**：人や場所，時間に用心深く注意を払っている。複数の指示を理解し，適切に質問に答える。
- **疼痛（視覚的アナログ疼痛スケール）**：鎮痛剤なしでは7/10で，鎮痛剤服用では3/10（理学療法開始の1時間前に服用）。
- **安静時バイタルサイン**：心拍数＝66拍/分で規則的なリズム，血圧＝114/64 mmHg，呼吸数＝14呼吸/分，酸素飽和度＝室内空気で99%。
- **肥満度指数（BMI）**＝21.8。
- **触診**：切開部周囲の圧痛を訴える。切開部周囲の皮膚に触れると，脛骨上部の皮膚

より，わずかに温かい。そして遠位の浮腫は 2 + である。

● **自動可動域**：両下肢のすべての関節は正常であるが，左膝の屈曲と伸展時に切開部の不快感を訴える。

● **他動可動域**：両下肢すべて正常。

● **運動能力**：マット周辺は自立して動くことが可能である。座位から右下肢での立ち上がりは，1 人の介助者により 75％自力で可能である。立位は 1 人の近位監視にて歩行器か平行棒を使って 2 分間とることができ，疲労を訴える。歩行器か 1 人の人が周囲の物との接触を避けることにより，右下肢で約 15 m 跳ねながら歩き回ることができる。

● **活動時バイタルサイン**：心拍数 = 84 拍/分で規則的なリズム，血圧 = 130/60 mmHg, 呼吸数 = 22 呼吸/分，酸素飽和度 = 99％。

● **活動時疼痛（視覚的アナログ疼痛スケール）**：5/10。

　理学療法士は，残存肢の容量について定量的データの収集を望んでいる。切断肢形成の介入戦略による患者の変化を追跡するために彼は，静脈不全がある患者において，非侵襲性損傷後のリンパ浮腫や腫脹がある下肢の容量を計測する方法が複数あることを理解している。しかし，これらの方法が下肢切断の患者にあてはまるか疑問に思っている。彼は次の臨床疑問に答えるため，文献を探すこととした。

　　下腿切断をした 23 歳男性の残存肢の浮腫量を定量化するのに，下肢周径の計測は信頼性と妥当性がある方法か？

　図 19-2 は，米国医学図書館 PubMed の基本的な検索ボックス機能である。最初の検索文字列に "residual limb（残存肢）" と "measurement（測定）"（"English〈英語〉" と "human〈人〉" に限定）を入力して，70 論文が該当し，その中には浮腫ではなく疼痛の定量化に関連したものが存在した。"NOT pain（疼痛でない）" を検索文字列に加えて検索を限定的にしたところ，40 論文が該当し，そのうち 6 論文が表題と要旨から臨床疑問について述べているようである。他の論文は，理学療法士が遭遇する急性期のリハビリテーション場面というより，義肢装具士が日常的に使用するコンピュータ化された装置についての調査であった。引用の 1 つは，残存肢の測定に関連する文献を含むシステマティックレビューである。しかし，臨床疑問に関連した論文は 3 編であり，質の分析は限定されている。理学療法士はこれらの文献から 1 論文[3]を詳細に精査することにした。なぜならその論文は，下肢切断患者において，一般的に受け入れられている他の浮腫の計測法，水量置換 water volume displacement と比較して，周径

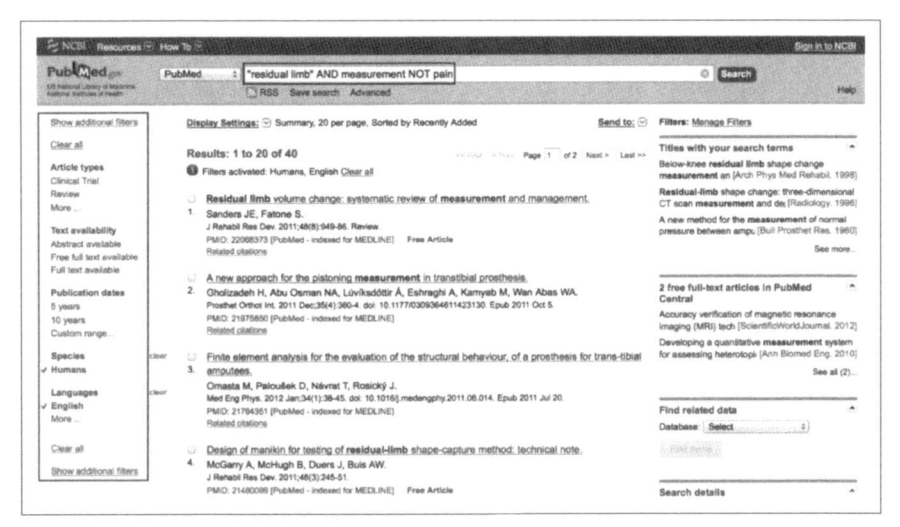

図 19-2 　下腿切断患者の臨床計測に関連したエビデンスの検索結果（PubMed の基本検索機
能を使用して）

Screenshot from PubMed（www.pubmed.gov）, the U.S. National Library of Medicine, Bethesda, MD, USA, and the National Institutes of Health. Accessed July 25, 2013.

19

の信頼性と妥当性を調べているからである。

　表 19-2 は，Boonhong らの論文[3]を，臨床測定に関するエビデンスの質を評価するためのチェックリストを用いて，批評的に読む方法を示している。本研究の彼の分析により，理学療法士は，今まで彼が用いていた圧痕浮腫グレードより，シリンダーか円錐推定公式を用いた周径が客観的データとなりうると判断した。本方法では，残存肢量の変化がわからないかもしれないが，彼自身の結論を出すために，患者に断端弾性包帯を巻いた場合のデータと比較することにした。

ケース 3　予後（リスク）因子に関するエビデンス

　症例は 7 年前にパーキンソン病と診断された 78 歳の白人女性である。彼女が最後に神経科医を受診したときは，修正版 Hoehn Yahr 重症度分類で 3.0 であった。統一パーキンソン病評価尺度 Unified Parkinson's Disease Rating Scale（UPDRS）のスコアは 48 であった。1 週間前にカウンターからキッチンテーブルへ向きを変えるときにはじめて転倒し，左股関節に挫傷と広範囲な血腫を生じた。めまいや誘発症状はなかった。彼女の主訴は，左下肢の運動時痛により，立位と歩行の困難さが増加していることであった。今回の転倒が起こるまで，彼女の家族は，彼女のバランス能力が低下し，転倒の危険性があるのではないかと心配していた。そこで家族は，彼女にでき

表 19-2　下腿切断患者の臨床測定に関連した論文：質を評価するためのチェックリスト	
研究の妥当性	

研究の妥当性

研究者は，インデックス測定によって評価するすべての状態や重症度の患者を含めているか？
除外基準に急性期の切断を含めなかった。しかし，結果的に対象は下肢切断をして少なくとも 4 カ月経過した人とした。
　__ はい
　× いいえ
　__ 詳細が不十分

研究者はインデックス測定の信頼性を評価（または引用）したか？
最初に周径と水量置換の計測を行っており，また 5 分後に再評価をして信頼性を評価している。著者は検者内信頼性や検者間信頼性を記載していない。
　× はい
　__ いいえ
　__ 詳細が不十分

研究者はインデックス測定の結果とゴールドスタンダードの測定結果を比較しているか？
2 つの幾何学的推定方法（シリンダーと円錐）を用いた周径計測と水量置換計測を比較している。
　__ ゴールドスタンダードと比較
　× 他の計測と比較
　__ 比較は行われていたが説明不足
　__ 比較なし

すべての被検者を，比較検査により評価したか？
対象者は全員，水量置換法で計測した。
　× はい
　__ いいえ
　__ 詳細が不十分

それぞれの測定結果を実施する者と解釈する者は，もう一方の測定結果を知らなかったか（すなわち，遮蔽化あるいは盲検化されたか）？
著者は測定に関して，誰がデータ測定や記録をしているのか記載していない。
　__ はい
　__ いいえ
　× 詳細が不十分

被検者の状態変化を最小限にするために，インデックス測定の実施と"ゴールドスタンダード"計測実施の間隔は十分短かかったか？
各測定間に 5 分のインターバルを設け，同じセッションで計測を行った。
　× はい
　__ いいえ
　__ 詳細が不十分

研究者は新たな被検者でその知見を確認したか？
　__ はい
　× いいえ
　__ 詳細が不十分

あなたの患者/利用者/被検者にこの結果を用いることを考えたとき，この論文の研究妥当性を十分に信頼できるか？
著者が計測に用いた方法では，誤差を最小限にする適切な努力がなされている。しかし，どのような信頼性が評価されたのかという点や，どのような検者バイアスの可能性があったかは明らかにされていない。
　__ はい
　× 決められない
　__ いいえ

関連した研究所見
臨床疑問に特異的な結果報告：
相関係数：周径と水量置換計測との Pearson の相関係数（r）：最終的な残存肢量＝0.987，残存肢量の変化＝0.921

（つづく）

表 19-2　下腿切断患者の臨床測定に関連した論文：質を評価するためのチェックリスト（つづき）

その他：周径の反復測定：(シリンダー)＝700.23（±289）cm^{3}と 704.48（±290）cm^3, (円錐)＝700.74（±289）cm^{3}と 704.97（±290）cm^3

その他：30 日の追跡調査による量の変化：(シリンダー)＝36.18（±80.02）cm^3, (円錐)＝36.25（±80.07）cm^3, 水量置換計測と周径計測間の変化の平均差：(シリンダー)＝3.88（±32.34）cm^3, (円錐)＝3.81（±32.25）cm^3

関連した研究結果の統計学的有意性や精度：
著者により報告されている統計の p 値は以下のとおりである。
● 周径と水量置換計測の Pearson の相関（最終的な残存肢量と残存肢量の変化）は $p=0.01$
著者により報告されている各統計結果の信頼区間
● 水量置換計測と周径計測（シリンダー）間での，変化の平均差の 95%信頼区間＝−7.99, 15.74
● 水量置換計測と周径計測（円錐）間での，変化の平均差の 95%信頼区間＝−8.02, 15.64

インデックス測定は，信頼性が高いか？	×はい ＿＿いいえ ＿＿結果が混同 ＿＿詳細が不十分
インデックス測定は，妥当性があるか？ 同じ期間で，周径計測（シリンダーまたは円錐）の結果は水量置換計測と同程度であった（基準と併行的妥当性）。	＿＿はい ＿＿いいえ ×結果が混同 ＿＿詳細が不十分
インデックス測定の反応性は良いか？ 時間とともに量の変化を検出する能力は，周径テクニックで評価されていなかった。	＿＿はい ×いいえ ＿＿結果が混同 ＿＿詳細が不十分

あなたの患者/利用者/被検者へのエビデンスの適用

研究の被検者とあなたの患者/利用者/被検者の間に臨床的に意義のある違いがあるか？ 対象者（51 人で男性が 61%）は全員，下腿切断者である。しかし，平均年齢は 55（標準偏差：18）歳であり，切断してからの平均期間は 5.5 カ月である。	×はい ＿＿いいえ ＿＿結果が混同 ＿＿詳細が不十分
あなたの現在の知識，スキル，資源で，インデックス測定を安全で適切に現場で行えるか？ 著者は使用した測定法をすべて詳細に記載している。	×はい ＿＿いいえ ＿＿使用された技法の記載が不十分
インデックス測定は，患者/利用者/被検者の価値観や希望に合うか？ 患者は，装具の適合には残存肢量の管理が重要であると理解している。患者は正確な計測を望んでおり，正確な計測を行うことにより，患者と新しい下肢を作製する義肢装具士の両者が，残存肢の変化を理解できる。	×はい ＿＿いいえ ＿＿結果が混同

（つづく）

表19-2　下腿切断患者の臨床測定に関連した論文：質を評価するためのチェックリスト（つづき）

あなたの患者/利用者/被検者にインデックス測定を使用するか？	✕ はい
研究の限界があるにもかかわらず，理学療法士は周径法を使用することを決めた。なぜなら，水の中に入れることで，絶対的な定量可能データを得ることができ，また切開汚染のリスクを最小限にすることができるため，信頼性と妥当性が十分あるからである。	＿ いいえ

Data from Boonhong J, Osiri M, Werawatganon T. Validity and reliability of girth measurement（circumference measurement）for calculating residual limb volume in below-knee amputees. *Chula Med J*. 2007：51（2）：77-88.

る限り自宅で過ごすように約束させた。彼女は機能低下により夫に負担をかけているのではないかと心配し，自宅で家族の助けとなるために，どのようなオプションがあるか知りたがっている。訪問担当理学療法士の初期評価は以下のとおりである。

- **初期観察**：80歳の夫に付き添われた，か弱い高齢女性。
- **社会歴**：自宅は，寝室と洗面所に行くには5段の段差がある平面のランチ様式家屋である。階段の両サイドに手すりがある。台所と洗面所以外は全室の床一面に硬いパイルカーペットが敷いてある。玄関は地上にある。
- **特筆すべき病歴**：高血圧とうつ病。
- **投薬**：レボドパ-カルビドパ（パーキンソン病），ヒドロクロロチアジド（高血圧），シタロプラム（うつ病）。
- **精神状態**：人や場所，時間に用心深く注意を払っている。2段階指示には答えるが，反応は遅い。
- **安静時痛**（視覚的アナログ疼痛スケール）：2/10。
- **安静時バイタルサイン**：心拍数＝76拍/分で規則的なリズム，血圧＝124/66 mmHg，呼吸数＝16呼吸/分，酸素飽和度＝室内空気で98％。
- **運動能力**：1人の介助者にて50％自力で座位から立位となる。四輪歩行器を使用し，前屈姿勢で立位となり，1人が見守る。左下肢は疼痛のために立脚期が減少した加速歩行で歩き回り，総距離は15mである。方向転換時は，1人の助けを借りて75％自力で可能である。
- **活動時バイタルサイン**：心拍数＝92拍/分で規則的なリズム，血圧＝140/60 mmHg，呼吸数＝28呼吸/分，酸素飽和度＝97％。
- **活動時疼痛**（視覚的アナログ疼痛スケール）：8/10。

　理学療法士がこのケースについて考えるにつれ，患者には高齢者の転倒のリスク因子となるいくつかの特徴があることに気づいた。しかし，理学療法士はどの因子が特にパーキンソン病に関連しているのか確定できない。そこで，次の臨床疑問について述べているエビデンスを探すこととした。

　　　最近自宅で転倒した 78 歳女性のパーキンソン病患者の，今後の転倒リスクを
　　　予測する因子は何か？

　図 19-3 は，米国医学図書館 PubMed の Medical Subject Headings（MeSH）検索機能（"English〈英語〉" と "human〈人〉" に限定，題名と要約に限定）を用いた文献検索を示している。MeSH に入力した最初の横断的検索用語は以下のとおりである。"falls（転倒）" と "accidental falls（不測の転倒）"，"risk（リスク）" と "risk factors（リスク因子）"，"Parkinson's（パーキンソン）" と "Parkinson's disease（パーキンソン病）"。50 論文が検出され，理学療法士は 4 論文を抽出（**図 19-4**）し，彼女の臨床疑問と関連する可能性のある論文であると確認した[4]。

　表 19-3 は，予後（リスク）因子に関するエビデンスの質を評価するためのチェッ

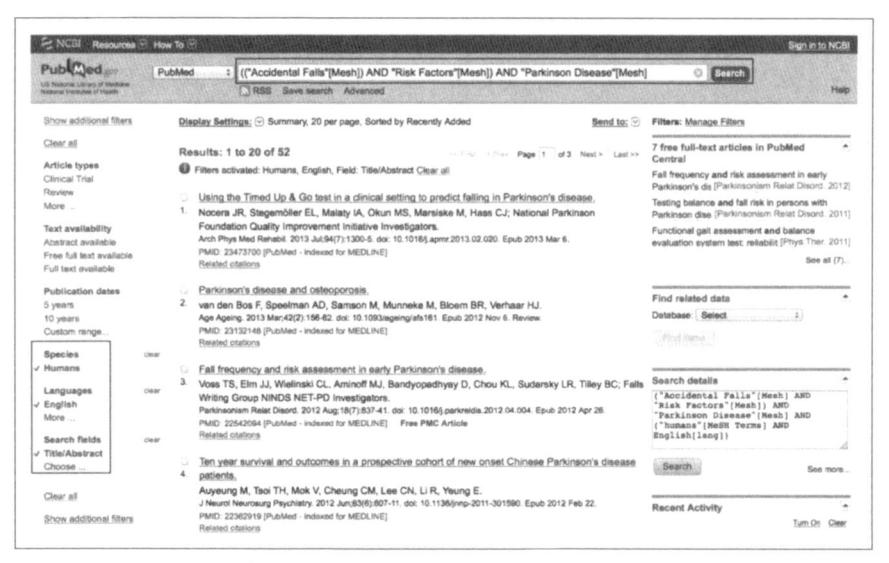

図 19-3　最近転倒したパーキンソン病患者の予後（リスク）因子に関するエビデンスの検索
　　　　結果（PubMed の MeSH 検索機能を用いて）

Screenshot from PubMed（www.pubmed.gov），the U.S. National Library of Medicine, Bethesda, MD, USA, and the National Institutes of Health. Accessed July 25, 2013.

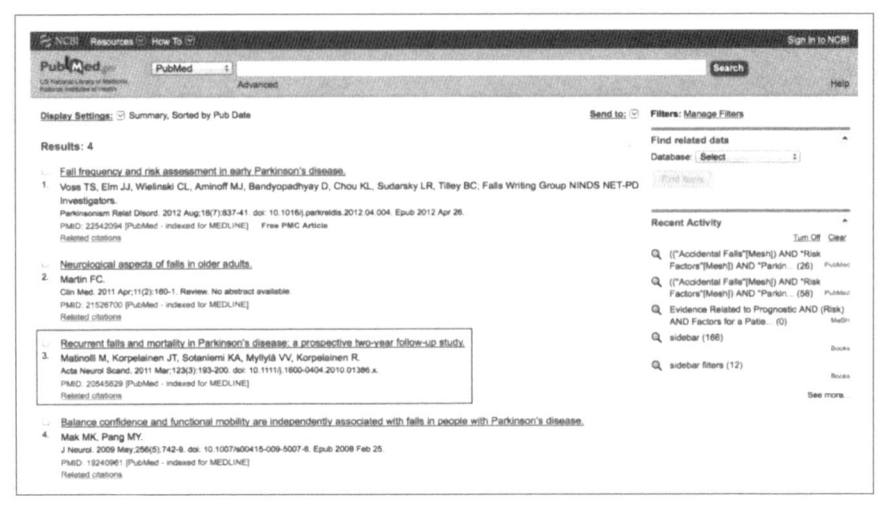

図 19-4　最近転倒したパーキンソン病患者の予後（リスク）因子に関するエビデンスの絞ら
れた選択（PubMed の MeSH 検索機能を用いて）
Screenshot from PubMed（www.pubmed.gov）, the U.S. National Library of Medicine, Bethesda, MD, USA,
and the National Institutes of Health. Accessed July 25, 2013.

クリストを用いて，Matinolli らの論文[4]を批判的に評価している。本研究の彼女の分
析に基づき，理学療法士は，UPDRS の日常生活活動の下位尺度の項目を尋ねること
にした。彼女は患者や家族に，前の週のような転倒リスクが将来増加することを告げ
るつもりである。理学療法士はまた，リスクを軽減させるために，運動と介助技術を
家族に指導することを決めた。最後に彼女は，患者の夫の年齢や家族の希望に鑑みて，
できるだけ長く在宅で個人的ケアができる可能性を探ることにした。

ケース 4　介入に関するエビデンス（ランダム化比較試験）

　症例は 43 歳のアジア系女性で，右利きである。彼女は，痛みとこわばりが進行し
て，洗髪と髪を乾かすために右手を頭部まで挙上することと，皿を戸棚にしまうため
に右手をあげることができず，外来理学療法クリニックにやって来た。また，机の右
側に手を伸ばすときや車の後部座席に手を伸ばそうとしたときに，突然鋭い痛みが走
るとも訴えている。彼女は外傷の既往や似たような問題は否定しているが，3 カ月前
の朝の散歩中に，ネコを追おうしたラブラドール・レトリーバーが"私の腕をソケッ
トから引き抜いた"感じがあったことを思い出した。理学療法士の初期評価の結果は
以下のとおりである。

表 19-3 パーキンソン病の予後（リスク）因子に関する論文：
　　　　質を評価するためのチェックリスト

研究の妥当性

研究者は操作上，被検者の定義を行っていたか？　　　　　　　　　　　✕ はい
合計 $n=125$　　　　　　　　　　　　　　　　　　　　　　　　　　＿ いいえ
再転倒（$n=59$）平均年齢＝68.9±10.4 歳，女性が 36%，平均 Hoehn 　＿ 詳細が不十分
　and Yahr 重症度分類＝2.4±0.7（2 人がバランス障害のない両側障害，
　5 人が車いすか寝たきり），統一パーキンソン病評価尺度 United Parkin-
　son's Diease Rating Scale（UPDRS）のスコアは 51.6±21（障害なし
　は 0 人）

母集団の代表となるような被検者はいたか？　　　　　　　　　　　　　＿ はい
被検者は除外された人たちより若い人や，病状期間の短い人が含まれてい　✕ いいえ
　た。　　　　　　　　　　　　　　　　　　　　　　　　　　　　　　＿ 詳細が不十分

すべての被検者は，疾患などにおける同じ段階（できれば早期）で研究に　＿ はい
　参加したか？　　　　　　　　　　　　　　　　　　　　　　　　　　✕ いいえ
再転倒群のパーキンソン病罹患期間は 7.5±5.7 年である。　　　　　　　＿ 詳細が不十分

そのアウトカムを捉えるのに十分な研究期間か？　　　　　　　　　　　✕ はい
2 年　　　　　　　　　　　　　　　　　　　　　　　　　　　　　　　＿ いいえ
　　　　　　　　　　　　　　　　　　　　　　　　　　　　　　　　　＿ 詳細が不十分

研究者は，研究に参加したすべての被検者からアウトカムを収集したか？　✕ はい
　　　　　　　　　　　　　　　　　　　　　　　　　　　　　　　　　＿ いいえ
　　　　　　　　　　　　　　　　　　　　　　　　　　　　　　　　　＿ 詳細が不十分

操作上，アウトカムの判断基準は定義されていたか？　　　　　　　　　✕ はい
"転倒"の具体的定義は，被検者に伝えられている。　　　　　　　　　　＿ いいえ
　　　　　　　　　　　　　　　　　　　　　　　　　　　　　　　　　＿ 詳細が不十分

サンプルには，予後の推定が異なる患者のサブグループが含まれていた　　✕ はい
　か？　　　　　　　　　　　　　　　　　　　　　　　　　　　　　　＿ いいえ
転倒 1 回の被検者と複数転倒している被検者をそれぞれ別に解析した。　＿ 詳細が不十分

アウトカムの測定者は，各被検者の予後因子の状態を知らない状態（盲検　＿ はい
　的）であったか？　　　　　　　　　　　　　　　　　　　　　　　　✕ いいえ
転倒は自己申告か，介護者からの申告である。　　　　　　　　　　　　＿ 詳細が不十分

研究の妥当性

サンプルには，予後の推定が異なる患者のサブグループが含まれていた　　✕ はい
　か？　そうであるなら，これらの異なる予後因子に関して，サブグルー　＿ いいえ
　プ分析か，統計学的調整を行ったか？　　　　　　　　　　　　　　　＿ 詳細が不十分
再転倒の予測因子は，別に分析している。

研究者は，新しい調査対象を用いてこれらの知見を確認したか？　　　　＿ はい
　　　　　　　　　　　　　　　　　　　　　　　　　　　　　　　　　✕ いいえ
　　　　　　　　　　　　　　　　　　　　　　　　　　　　　　　　　＿ 詳細が不十分

19

（つづく）

表 19-3　パーキンソン病の予後（リスク）因子に関する論文：
　　　　質を評価するためのチェックリスト（つづき）

あなたの患者/利用者/被検者にこのエビデンスの活用を検討する際，この　　　✕ はい
　研究は十分な研究妥当性があると確信したか？　　　　　　　　　　　　　　＿ いいえ
　　　　　　　　　　　　　　　　　　　　　　　　　　　　　　　　　　　　＿ 詳細が不十分

関連した研究結果
あなたの臨床疑問に特有な結果の報告：
相関係数：＿＿＿＿＿＿＿＿＿＿＿＿＿＿＿＿＿＿＿＿＿＿＿＿＿＿＿＿＿＿＿＿＿＿＿＿＿
決定係数：＿＿＿＿＿＿＿＿＿＿＿＿＿＿＿＿＿＿＿＿＿＿＿＿＿＿＿＿＿＿＿＿＿＿＿＿＿
オッズ比：＿＿＿＿＿＿＿＿＿＿＿＿＿＿＿＿＿＿＿＿＿＿＿＿＿＿＿＿＿＿＿＿＿＿＿＿＿

再転倒のオッズ比（OR）
転倒歴：OR＝3.2
統一パーキンソン病評価尺度－日常生活活動サブスケール：OR＝1.13

パーキンソン病の再転倒に重要なその他の所見
再転倒をしない人と比較し，再転倒する人は以下の発生率が高い：
- すくみ足歩行
- すくみ足歩行に無関係の転倒
- 歩行補助具の使用
- Timed Up and Go test が低値

関連した研究結果の統計学的有意性および精度：
著者が報告した各関連統計の p 値
- すくみ足歩行：$p＝0.027$
- すくみ足歩行に無関係の転倒：$p＜0.001$
- 歩行補助具の使用：$p＝0.011$
- Timed Up and Go test が低値：$p＝0.020$

著者が報告した各統計量の信頼区間：
転倒の既往：95％信頼区間：1.23，7.44
統一パーキンソン病評価尺度－日常生活活動サブスケール：95％信頼区間：1.04，1.22
どちらの 95％信頼区間とも，相当正確な推定値であることを示している。

あなたの患者/利用者/被検者へのエビデンス適用
時間の経過とともにどのようなアウトカムが起こりそうか（自分の経験に　　被検者の 47.2％が再転
　即して，あるいはアウトカムにいたった被検者の割合に基づいて）？　　　倒と報告

その研究の被検者とあなたの患者/利用者/被検者の間には，臨床的に意義　　＿ はい
　のある相違はあるか？　　　　　　　　　　　　　　　　　　　　　　　　＿ いいえ
本研究の再転倒者と比較して，彼女の年齢は上限値にあるが，病気の罹患　　✕ 結果が混同
　期間と統一パーキンソン病評価尺度の得点は似ている。　　　　　　　　　＿ 詳細が不十分

この予後因子やリスク因子についての研究に関する情報をあなたの患者/　　✕ はい
　利用者/被検者と共有することは，患者の価値観や希望に合いそうか？　　＿ いいえ
　　　　　　　　　　　　　　　　　　　　　　　　　　　　　　　　　　　＿ 結果が混同

（つづく）

表 19-3　パーキンソン病の予後（リスク）因子に関する論文：質を評価するためのチェックリスト（つづき）

この情報をあなたの患者/利用者/被検者にどのように活用するか？
患者と家族は，パーキンソン病の転倒リスクの性質を理解できるという利点がある。具体的には，患者は移動技術に関して重心が落ちないようにし，一方，家族は，リスクがある動きでは介護技術を用いる。また夫の年齢を考えて，パーソナルケアを取り入れる可能性も探るべきである。

Data from Matinolli M, Korpelainen JT, Sotaniemi KA, et al. Recurrent falls and mortality in Parkinson's disease : a prospective two-year follow-up study. *Acto Neurol Scand*. 2011; 723(3): 793-200.

- **初期観察**：一見元気が良さそうな女性で，右上肢をかばいながら1人で待合室から検査室へ移動している。
- **社会歴**：結婚して，11歳と14歳の2人の子どもがいる。慈善財団の研究費査定者として，平均5時間コンピュータで仕事をしている。週に4，5日ジムで筋力強化運動と有酸素運動を行っているが，上肢の運動は中止している。
- **特筆すべき病歴**：脂質異常症，および12歳時に1型糖尿病と診断されている。
- **投薬**：インスリン（糖尿病）とシンバスタチン（脂質異常症）。イブプロフェンの処方用量は，肩の痛みを"ちょうどやわらげる"程度である。
- **精神状態**：人や場所，時間に用心深く注意を払っている。
- **疼痛（視覚的アナログ疼痛スケール）**：悪いとき9/10，平均5/10，当日5/10。
- **安静時バイタルサイン**：心拍数＝60拍/分で規則的なリズム，血圧＝110/58 mmHg，呼吸数＝10呼吸/分，酸素飽和度＝室内空気で99％。
- **触診**：右の回旋筋腱部に全般的な圧痛，肩峰下腔に圧痛点がある。
- **頸椎**：自動・他動運動，分節の椎間の動きに制限はない。理学療法士は，この頸部の検査では上肢の症状を再現することができない。
- **自動可動域**：左肩甲上腕関節はすべての面において正常である。右肩甲上腕関節は屈曲90度，外転70度，下垂位での外旋30度，伸展35度である。結帯動作では，ズボンのポケットに届く程度である。すべての制限因子は，可動域最終で生じる疼痛増加である。
- **他動可動域**：左肩甲上腕関節はすべての面において正常である。右肩甲上腕関節は屈曲100度，外転82度，下垂位での外旋35度，伸展40度であり，すべての制限因子は疼痛，最終域感はエンプティ（empty）である。
- **運動能力**：右肩の挙上を，引き上げ動作のように僧帽筋上部線維の活動から開始させる。
- **関節の副運動**：左肩甲上腕関節の副運動は正常である。右上腕骨頭は後方と下方滑りの制限が認められる。上腕骨頭を制限域で滑らせると疼痛が生じる。
- **上肢障害評価表（DASH）**：100点中79点（点数が高いほど機能障害が大きい）。

　理学療法士は，検査結果から右肩の癒着性関節包炎と結論づけた。医師がコルチコステロイド注射を勧めているが，彼女は毎日自身でインスリン注射をしているので，コルチコステロイド注射を断ったと理学療法士に話した。また彼女は，インターネットで糖尿病患者にはコルチコステロイドは"良好でない"と示されていた情報をみつけた。彼女は，回復を早めるために理学療法士が何をできるのか知りたいと望んでいる。この患者の問題に対処する介入方法を考慮した後，理学療法士は以下の臨床疑問に答えるためにエビデンスを見直すことにした。

　　糖尿病と癒着性関節包炎の 43 歳女性に対して，疼痛と機能を最も早く回復させる介入方法の組み合わせは何か。(1) 関節モビライゼーションと運動療法，または (2) 関節モビライゼーションと運動療法，物理療法か？

　図 19-5 は，Cochrane ライブラリーのオンライン・データベースを使用した文献検索の結果を示している。1 つの論文が，彼の臨床疑問を明らかにするようにみえる。Green らの論文は，肩関節痛への理学療法介入のエビデンスに関するシステマティッ

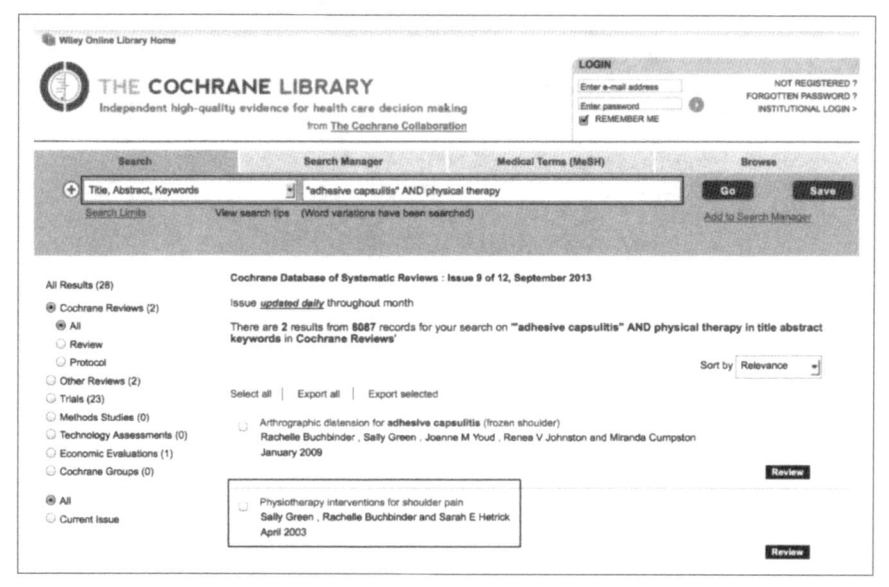

図 19-5　肩の癒着性関節包炎患者への介入に関連したエビデンス検索結果（Cochrane ライブラリーを使用して）

表 19-4　肩の癒着性関節包炎患者への介入に関する論文：
　　　　　質を評価するためのチェックリスト

研究の妥当性

調査者は対象者を無作為に割付したか？ 著者は乱数発生器を使用した。	✕ はい __ いいえ __ 詳細が不十分
研究において対象者の選択を行った人物から対象者の群の割付は隠蔽されたか？	✕ はい __ いいえ __ 詳細が不十分
各群において，社会人口学的，臨床的，そして予後の特性が開始時に同様であるか？ 理学療法士の対象者は女性が多かった。また，以下の特徴があった。 ●頸部痛を伴う ●肩の痛みと硬さの急性期発症 ●上肢優位の障害 コルチコステロイド群の対象者は，比較すると以下のようであった。 ●肩の痛みと硬さの既往がある ●主訴に関係する疼痛がより重度である ●夜間痛がより重度である	__ はい ✕ いいえ __ 詳細が不十分
対象者は群の割付に際して遮蔽化（あるいは盲検化）されたか？	__ はい ✕ いいえ __ 詳細が不十分
臨床家および/またはアウトカムの評価者は，対象者の群の割付において遮蔽化（あるいは盲検化）されたか？	✕ はい __ いいえ __ 詳細が不十分
アウトカムの判定に用いた測定尺度の信頼性と有効性は高いか？	✕ はい __ いいえ __ 詳細が不十分
臨床家および/またはアウトカムの測定者は，アウトカムの測定を適応するだけの能力を有しているか？ 電子ゴニオメーターを用いた肩甲上腕関節測定の信頼性については引用されているが，検者の信頼性については記載されていない。	__ はい __ いいえ ✕ 詳細が不十分
研究者は，実験的治療を除き，同じ方法ですべての群を管理したか？ 薬物の使用と本研究以外の追加治療については管理されていない。	__ はい ✕ いいえ __ 詳細が不十分
調査者は，関心あるアウトカムの結果が起こるだけの十分長い期間にわたり，研究手順をすべての対象者に適用しフォローアップデータを収集したか？ 測定はそれぞれ 3，7，13，26，52 週目に行った。	✕ はい __ いいえ __ 詳細が不十分
研究中に対象者の欠落（例：脱落，フォローアップできない）が起こったか？ 理学療法群から 2 人の患者が脱落した。注射群からは 4 人の患者が脱落した。研究者は，サンプリングバイアスが起こっているかを決めるための，脱落した対象者の特性の分析を行わなかった。	✕ はい __ いいえ __ 詳細が不十分

（つづく）

表19-4	肩の癒着性関節包炎患者への介入に関する論文: 質を評価するためのチェックリスト(つづき)

欠落があった場合,研究者は intention-to-treat 解析を行ったか? ⊠ はい
研究者は,比較のための手順どおりに治療されず除外された12人の分析も ＿ いいえ
　行っている。 ＿ 詳細が不十分
　 ＿ 適用されない

調査者は新しい対象集団において所見を確認したか? ＿ はい
 ⊠ いいえ
 ＿ 詳細が不十分

あなたの患者/利用者/被検者にこのエビデンスの使用を考慮するにあたって, ＿ はい
　この論文の調査が妥当であるという十分な自信があるか? ＿ 決められない
ベースライン時の対象属性の不均衡と本研究外での管理不足による研究限界が ⊠ いいえ
　ある。

関連する研究所見
臨床疑問に特有な結果の報告:
差の検定:＿＿＿＿＿＿＿＿＿＿＿＿＿＿＿＿＿＿＿＿＿＿＿＿＿＿＿＿＿＿＿＿＿＿＿
効果量:以下の項目において,コルチコステロイド群対象者は,理学療法群に比べて統計学的に有意
　な改善を示した。
- 日中の疼痛=群間の差の平均=視覚的アナログ疼痛スケールで12 mm
- 夜間痛=群間の差の平均=視覚的アナログ疼痛スケールで14 mm
- 肩機能障害=群間の差の平均=100点中25点
- 障害肩の外旋=群間の差の平均=15度
- 成功に関する理学療法士の評価=群間の差の平均=視覚的アナログ疼痛スケールで15 mm
理学療法群の対象者は,7週間の治療期間中,関節可動域の改善がみられなかった。
- 外旋可動域の変化の平均=−2度(標準偏差 SD=14)
- 外転可動域の変化の平均=−1度(標準偏差 SD=14)
コルチコステロイド群対象者:
- 外旋可動域は改善した。変化の平均=13度(標準偏差 SD=16)
- 外転可動域は改善しなかった。変化の平均=4度(標準偏差 SD=11)
絶対利益増加率:＿＿＿＿＿＿＿＿＿＿＿＿＿＿＿＿＿＿＿＿＿＿＿＿＿＿＿＿＿＿＿＿
相対利益増加率:＿＿＿＿＿＿＿＿＿＿＿＿＿＿＿＿＿＿＿＿＿＿＿＿＿＿＿＿＿＿＿＿
絶対リスク減少率:＿＿＿＿＿＿＿＿＿＿＿＿＿＿＿＿＿＿＿＿＿＿＿＿＿＿＿＿＿＿＿
相対リスク減少率:＿＿＿＿＿＿＿＿＿＿＿＿＿＿＿＿＿＿＿＿＿＿＿＿＿＿＿＿＿＿＿
治療(有害)必要数:＿＿＿＿＿＿＿＿＿＿＿＿＿＿＿＿＿＿＿＿＿＿＿＿＿＿＿＿＿＿
その他:＿＿＿＿＿＿＿＿＿＿＿＿＿＿＿＿＿＿＿＿＿＿＿＿＿＿＿＿＿＿＿＿＿＿＿＿

関連する研究結果の統計学的有意性や精度:
著者により報告されている各統計量の p 値:
コルチコステロイド群と理学療法群:
- 日中の疼痛:$p < 0.001$
- 夜間痛:$p = 0.015$
- 肩の機能障害:$p = 0.024$
- 障害肩の外旋可動域:$p = 0.002$
- 成功に関する理学療法士の評価:$p < 0.001$

(つづく)

表19-4　肩の癒着性関節包炎患者への介入に関する論文：
**　　　　　質を評価するためのチェックリスト（つづき）**

著者により報告されている各統計量の95％信頼区間：
コルチコステロイド群と理学療法群：
● 日中の疼痛：95％信頼区間：15，37 mm
● 夜間痛：95％信頼区間：3，25 mm
● 肩の機能障害：95％信頼区間：14，35 点
● 障害肩の外旋可動域：95％信頼区間：9，20 度
● 成功に関する理学療法士の評価：95％信頼区間：7，22 mm

これらの所見は，臨床的に有意な最小変化量（MCID）を上回っているか？	×はい
臨床的に有意な最小変化量は，コントロール群に比べた際の治療群の25％以上	＿いいえ
改善であり，本研究での成功率は31％である。	＿詳細が不十分

あなたの患者/利用者/被検者へのエビデンスの適用

研究の対象者とあなたの患者/利用者/被検者の間に，臨床的に有意な最小変化	×はい
**　量があったか？**	＿いいえ
対象者は，患者/利用者/被検者より高齢であり，本研究では糖尿病患者は除外	＿結果が混同
されている。	＿詳細が不十分
あなたの現在の知識，スキル，資源で臨床の場において安全かつ適切に関心の	＿はい
ある介入を行うことができるか？	＿いいえ
研究者は，本研究の理学療法介入において，特別な手順を使用していない。し	×使用した技法の
かし，理学療法士はすでに同様の患者に対してこの種の介入を行っている。	詳細が不十分
関心のある介入は，あなたの患者/利用者/被検者の表現する価値観や希望に合	×はい
うか？	＿いいえ
患者はコルチコステロイド注射より理学療法を望んでいる。	＿結果が混同
あなたの患者/利用者/被検者に関心のある介入を行った場合，潜在的利益は潜	×はい
在的リスクを上回るか？	＿いいえ
本研究で記載されている一次性有害反応は，両群とも疼痛が2日以上続いた。	＿結果が混同
関心のあるこの介入をあなたの患者/利用者/被検者に使おうと思うか？	×はい
	＿いいえ

Data from van der Windt DAWM, Koes BW, Deville W, et al. Effectiveness of corticosteroid injections versus physiotherapy for treatment of painful stiff shoulder in primary care : randomized trial. *BMJ*. 1998 ; 377 (7168) : 1292-1296.

クレビューと，メタアナリシスである。いくつかの論文は癒着性関節包炎患者に焦点が当てられているが，介入方法やアウトカム評価の違いから，個々に分析されている。残りの論文のエビデンスは，肩回旋筋腱板炎や肩峰下滑液包炎のような他の肩機能障害を含んでいる。そのため，理学療法士は臨床疑問の答えを求めて van der Windt らの原著論文[5]を読むことにした。論文は理学療法（運動療法と関節モビライゼーションならびに痛みに応じた電気刺激療法とホットパックかコールドパック）とコルチコス

テロイド注射を比較しているものである。

　表19-4 は，介入についてのエビデンスの質を評価するためのチェックリストを用い，van der Windt らの論文[5]を批判的に評価している。研究の分析に基づき，利用できるエビデンスは限定されていて，糖尿病患者が含まれていないことを，理学療法士は患者に伝えることにした。一般的に，糖尿病は治癒が遅れる疾患として知られているが，逆にこの患者のような症例については研究されていないために，予後にどのように影響を及ぼすかについては不明である。しかし，理学療法士は van der Windt らの知見から，(1) 初期の理学療法介入の方法として運動療法と関節モビライゼーションを用いる，(2) コルチコステロイド注射と比較して，最初の 2～3 カ月間は回復に期間を要する可能性がある，(3) 長期効果では，注射による改善に匹敵する可能性があるということを話すつもりである。このエビデンスと本件に似た患者を担当した経験から，患者の治療中に必要に応じて，疼痛に対してアイシングと電気刺激療法を併用した治療を提案するつもりである。

ケース5　介入に関するエビデンス（非ランダム化試験/アウトカム研究）

　症例は 6 歳の痙直型両麻痺の白人男児で，学童期に立位バランスと歩行が可能となり，その能力のさらなる向上のため，外来の小児理学療法が依頼された。彼の母親は，健康な 28 歳で，正常妊娠，自然分娩で彼を出産し，彼は正常産児あった。APGAR（筋緊張・心拍数・刺激への反応・皮膚色・呼吸）指数は 1 分後で 6 点，5 分後に 9 点であった。"他の子どもと同じようには動かない" ことに両親が気づき，16 カ月時に脳性麻痺と診断された。彼は今まで発作を起こしておらず，年齢相当の認知および感情機能である。彼の最初の移動手段は車いすである。しかし教室内と自宅では，短い距離を後方歩行器と両側短下肢装具 ankle-foot orthose（AFO）を使用して歩行することができる。彼の活動制限のいちばんの理由は，疲労と筋力低下である。彼の目標は，新学期に学校に戻ったときに，クラスメイトとカフェテリアの前を歩行器なしで行き来することである。理学療法士の初期評価は以下のとおりである。

- **初期観察**：すらっとした男の子で，カスタムメイドの車いすに座り，両親に連れて来られた。眼鏡と両側短下肢装具を装着している。
- **社会歴**：姉と弟がいる。小学校 1 年がちょうど修了したところである。熱心な野球ファンである。
- **特筆すべき病歴**：両側の腓腹筋とハムストリングス，股関節内転筋群へのボツリヌス注射が検討されている。近視である。
- **投薬**：なし。
- **精神状態**：人や場所，時間に用心深く注意を払っている。質問に対する回答は年齢

相当である。後述する運動制限があるが，2段階指示に従う。

- **疼痛（Wong-Baker のフェイススケール）**：なし。
- **安静時バイタルサイン**：心拍数＝84拍/分で規則的なリズム，血圧＝92/58 mmHg，呼吸数＝20呼吸/分，酸素飽和度＝室内空気で98％。
- **筋緊張**：両側のハムストリングスと股関節内転筋群に痙縮が存在する（修正 Ashworth スケールで3）。両側の大腿四頭筋，上腕二頭筋，上腕三頭筋にわずかな筋緊張亢進がみられる（修正 Ashworth スケールで1）。
- **関節可動域**：両側の股関節屈曲と足関節底屈に拘縮を認める。膝関節伸展は，左が−8度で右は−5度である。足関節はかなりの抵抗を感じながら，底屈位から他動的に0度までもっていくことができる。
- **運動能力（自立して）**：彼は以下の動作を行うことができる。
  - ・車いすを押して立位となる。
  - ・片手支持で立位となる
  - ・立位時に空いている片手でものを操作する
  - ・後方ウォーカーを使用して約20 m 歩き回る。疲労と支援機器を使用することへのいらだちにより歩行をやめる。
- **運動能力（介助で）**：1人の介助者により，25〜50％自力で彼は以下の動作ができる。
  - ・上肢支持なしでの立位
  - ・支援機器なしでの歩行
- **歩行パターン**：歩行時に両下肢が交差して，挟み足歩行となる。また，かがんだような姿勢となり，短下肢装具を装着しないとさらに悪化する。歩幅は年齢の割に短く，揺らしながら下肢を前方へ出すときに，上肢でバランスをとっている。
- **活動時バイタルサイン**：心拍数＝100拍/分で規則的なリズム，血圧＝112/64 mmHg，呼吸数＝30呼吸/分，酸素飽和度＝98％。
- **粗大運動能力分類システム Gross Motor Function Classification System（GMFCS）**：レベルⅢ（4〜6歳児）。

　理学療法士の勤めるクリニックで，トレッドミルと平地での歩行練習のために，ちょうど体重を牽引するハーネスシステムを導入した。現在まで，このシステムは不全脊髄損傷と頭部外傷の子どもに使われてきた。理学療法士は，以下の臨床疑問に答えるためにエビデンスを見直すことにした。

　　　筋力低下と疲労により移動能力が制限されている6歳の痙直型両麻痺の少年に，トレッドミル上での部分的体重支持歩行トレーニングは機能的アウトカムを

改善させるか？

図19-6 は，米国理学療法士協会 American Physical Therapy Association（APTA）の Hooked on Evidence データベースによる"臨床シナリオ検索"機能である［訳注：Hooked on Evidence のデータベースは，現在はアクセス不可となっている］。痙直型両麻痺の子どものシナリオは，神経筋病態の一覧にある。仮想の子どもは年齢が上で，粗大運動能力分類システムの点数が高く，支援機器なしで自立している。しかし，痙直が同程度であり，また同様に学校活動における持久力向上を試みている。142 の引用文献が臨床シナリオにリンクされており，題名と要約より 4 論文が臨床疑問に関連しているようである。2論文は理学療法士の臨床疑問とは関係ない結果である。1論文は，粗大運動能力分類システムがレベル I の対象者のみである。Dodd と Foley の論文[6]は，トレッドミルトレーニングによる機能的結果に焦点を当てており，また対象者は，理学療法士が担当する患者に非常に似ているため，本論文をレビューすることとした。

表19-5 は，理学療法介入や研究における非ランダム化試験の質を評価するためのチェックリストを用い，Dodd と Foley の論文[6]を批評している。エビデンスには，無作為化割付をしていない，検者の盲検化をしていない，交絡変数の調整をしていない，サンプル数が少ないなど，デザインにいくつかの重要な限界がある。しかし，理学療法士は体重支持のトレッドミルトレーニングをこの患者の治療計画の要素として推奨することに決めた。その理由は以下のとおりである。(1) 痙直型両麻痺の対象者は，対象群の平均より歩行スピードと歩行距離が改善した。(2) 論文で記載されているアウトカムとして，負の効果が記載されていない。患者の有酸素性調整機能が低いので，歩行パターンを改善するときに，トレッドミルとハーネスの 2 つを使用することによ

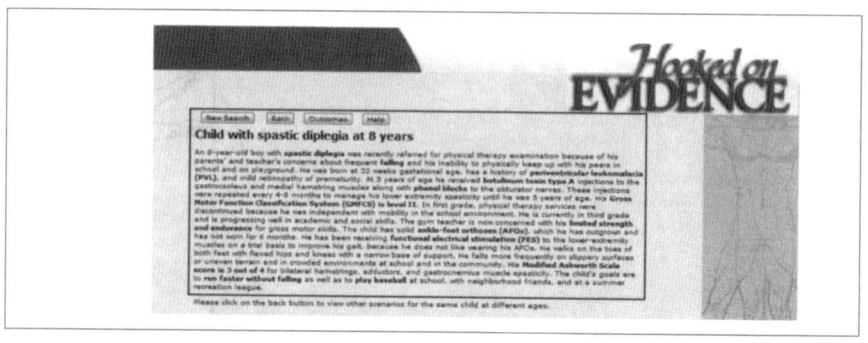

図 19-6　米国理学療法士協会（APTA）の Hooked on Evidence データベースによる痙直型両麻痺の臨床シナリオ

表 19-5	痙直型両麻痺の介入に関する非ランダム化比較試験やアウトカム研究の論文：質を評価するためのチェックリスト

研究の妥当性

複数の群による研究であったか？
2つの学校から，年齢，性別，脳性麻痺のタイプと重症度を一致させた子どもを集めた（1群につき1校）。治療群（*n*=7）は部分的な体重支持のトレッドミルトレーニングを行い，コントロール群（*n*=7）は通常の活動に参加した。

× はい
__ いいえ
__ 詳細が不十分

研究開始時に群の比較は行ったか？

× はい
__ いいえ
__ 結果が混同
__ 詳細が不十分

開始時に群間の差があった場合，リスク補正が行われているか？

__ はい
__ いいえ
__ 結果が混同
× 適用していない

本研究で使用したデータは，変数を操作上定義し，適切に計測されたか？
研究者はトレッドミルの速度を上げる方法を示した。しかし，各治療法がそれぞれの子どもに特異的であるため，異なる運動量で効果を比較することができない。研究者は個人のトレーニング手順を示していないが，ベースラインから6週間の介入期間において，グループ単位でパラメータが上昇したことを示している。

__ はい
__ いいえ
× 詳細が不十分

標準化された個人レベルのアウトカム測定機器が使用されたか？
個人では10 m歩行速度検査と10分歩行検査を用いた。両検査とも信頼性と妥当性がある。

× はい
__ いいえ
__ 詳細が不十分

データ計測は標準化された方法で行われたか？
データ計測者は，群の割付に盲検化がなされていない。

× はい
__ いいえ
__ 詳細が不十分

関心のある介入はアウトカムより先だったか？

× はい
__ いいえ
__ 詳細が不十分

研究の妥当性

その他の潜在的交絡変数は，分析に含まれているか？
研究者は，対象者の現在の薬物投与計画，活動，体力に関する情報を得ていない。加えて，研究者は脳性麻痺のタイプや粗大運動能力分類システムのレベルをもとに，治療反応の違いを評価できていない。

__ はい
× いいえ
__ 詳細が不十分

欠損データに対し，適切な方法で対処しているか？
コントロール群の子ども1人が，手術によりフォロー評価に参加できなかった。intention-to-treat解析が行われた。

× はい
__ いいえ
__ 詳細が不十分

（つづく）

表 19-5	痙直型両麻痺の介入に関する非ランダム化比較試験やアウトカム研究の論文： 質を評価するためのチェックリスト（つづき）

研究者は新しい対象者で知見を確認したか？

__ はい
× いいえ
__ 詳細が不十分

あなたは，このエビデンスをあなたの患者/利用者/被検者に用いるのに，研究の妥当性が十分あると思うか？
最も深刻な限界は，交絡要因の調整をしていず，サンプルサイズが小さいことである。どちらも治療効果を隠してしまう可能性がある。加えて，具体的なトレーニング計画の効果比較が行われていない。

__ はい
× 決めていない
__ いいえ

関連した研究所見
臨床疑問に特有な結果の報告：
差の検定：_____
関係の検定：_____
効果量：_____
●10 m 歩行速度の標準化された効果量＝トレッドミル群で 1.84
●10 分歩行距離の標準化された効果量＝トレッドミル群で 1.02
絶対利益増加率：_____
相対利益増加率：_____
絶対リスク減少率：_____
相対リスク減少率：_____
治療（有害）必要数：_____
その他：_____

関連した研究結果の統計学的有意性および精度：
著者により報告されている各統計量の p 値
●10 m 歩行速度の変化の平均：$p=0.048$
●10 分歩行距離の変化の平均：$p=0.083$
著者により報告されている各統計量の信頼区間：
●10 m 歩行速度の変化の平均：95%信頼区間＝0.49〜2.94
●10 分歩行距離の変化の平均：95%信頼区間＝−0.83〜1.27

これらの知見は，臨床的に重要な最小差を上回るか？
著者は，臨床的有意な最小変化量（MCID）を示していない。加えて，群レベルのアウトカム変数の変化は，学校生活のレベルに影響を与えるほど十分ではない。しかし，トレッドミル群の 1 人の痙直四肢麻痺の機能は，群レベルの結果よりはるかに改善している（10 m 歩行速度の変化量＝13.3 m/分，10 m 歩行距離＝37.3 m）。著者はこれらの違いを統計学的に評価していない。

__ はい
__ いいえ
× 詳細が不十分

あなたの患者/利用者/被検者へのエビデンスの適用
研究の対象者とあなたの患者/利用者/被検者の間に，臨床的に意義のある差が存在するか？
痙直型両麻痺は，各群にそれぞれ 1 人だけである。2 人とも 7 歳の少年で，粗大運動能力分類システムはレベルⅢであった。残りの対象者は四肢麻痺のいくつかの型であり，年齢は 6〜14 歳であった。

__ はい
__ いいえ
× 結果が混同
__ 詳細が不十分

（つづく）

表 19-5　痙直型両麻痺の介入に関する非ランダム化比較試験やアウトカム研究の論文：質を評価するためのチェックリスト（つづき）	
あなたの現在の知識，スキル，資源で，臨床の場において，介入を安全で適切に行えるか？	× はい ＿ いいえ ＿ 使用された技法の記載が不十分
関心のある介入方法は，あなたの患者/利用者/被検者の価値観や希望に合うか？ 患者は，両親のフィットネスセンターで同じように"トレーニングする"ことができ，歩行器を使用する必要がなくなるため，この治療選択肢に非常に乗り気である。	× はい ＿ いいえ ＿ 結果が混同
アウトカムはあなたの患者/利用者/被検者の価値観や希望に合っているか？ 両親は，群レベルの変化では，学校での彼の能力に影響を与える可能性はないと理解している。しかし，痙直型両麻痺の対象者が示したようなパフォーマンスの改善があるため，努力してみる価値があると考えている。	＿ はい ＿ いいえ × 結果が混同
あなたの患者/利用者/被検者への介入による潜在的利益は，潜在的リスクを上回るか？ 本研究において，対象者に副作用の報告はなかった。	× はい ＿ いいえ ＿ 結果が混同
関心のある介入をあなたの患者/利用者/被検者に適応しようと思うか？	× はい ＿ いいえ

Data from Dodd KJ, Foley S. Partial body-weight-supported treadmill training can improve walking in children with cerebral palsy : a clinical controlled trial. *Dev Med Child Neurol*. 2007 ; 49(2): 101-105.

り，理学療法士は注意深く患者の労作レベルを監視することができる。理学療法士は，臨床的な意思決定のさらなる情報を得るために，他のデータベースを検索し，より強力な研究デザインの論文を探そうと考えている。

ケース6　自己申告型アウトカム測定に関するエビデンス

　症例は31歳のアフリカ系米国人女性である。彼女は，最近ウィメンズヘルスの臨床専門家が加わったと宣伝している外来理学療法に，自ら受診した。彼女は3カ月前に双子を産んだ後，尿漏れに悩んでいると訴えている。尿漏れは概して，笑う，くしゃみをする，トレッドミル上で敏速に歩行する，2歳の娘を持ち上げるときに起こる。彼女は骨盤底筋の運動についての本を読み，独学で実施しようとしたが，症状は改善しなかった。彼女は日課のランニングを再開したいと望んでいるが，同じような問題が生じることを心配している。理学療法士の初期評価の結果は以下のとおりである。

● **初期観察**：妊娠後のふくよかな腹囲の健康そうにみえる女性である。クリニックの

待合室から個室検査室まで，運動制限を示すものはない。

- **社会歴**：結婚し3人の子どもがいる。最近の妊娠前までは，8 km 走ることを日課として楽しんでいた。
- **特筆すべき病歴**：いちばん上の子どもは，合併症なしで正常分娩した（3.9 kg）。双子は帝王切開にて出産した。最後の妊娠後期，ときどき腰痛を経験した。しかし，腰痛は体重が減少したことにより治まり，彼女の活動レベルは上昇した。
- **投薬**：なし。
- **精神状態**：人や場所，時間に用心深く注意を払っている。質問に適切に回答する。彼女はウィメンズヘルスに関するさまざまなウェブサイトの情報を通して，自分の状態をよく理解している。
- **疼痛（視覚的アナログ疼痛スケール）**：なし。
- **安静時バイタルサイン**：心拍数＝74 拍/分で規則的なリズム，血圧＝126/64 mmHg，呼吸数＝12 呼吸/分，酸素飽和度＝室内空気で99％。
- **姿勢**：立位で明らかな非対称性はない。骨盤の前傾が増大しているが，口頭指示により修正することができる。
- **視診（体幹）**：下部の横切開痕は，よく回復している。口頭指示で，腹直筋と腹斜筋が対称的に収縮する。
- **視診（骨盤底筋）**：会陰部の皮膚色は正常である。臓器脱出の所見はないが，バルサルバ法で尿漏れが認められる。口頭指示で骨盤底筋群を収縮させることが可能である。
- **触診**：下部の横切開痕は，癒着していない。膣の軟部組織構造は，正常で対称的である。触診で痛みが生じる部位はない。
- **骨盤底筋群の徒手筋力検査スコア（内部）**：2/5（弱い圧搾）4 秒間保持できる強さである。
- **筋電図**：4 秒収縮し 10 秒休憩を 10 セット行う内部検査では，安静時平均が 0.130 μV，収縮時平均が 0.600 μV，最大が 0.685 μV である。
- **下半身のスクリーニング検査**：両下肢とも可動域，筋力，反射とも正常である。
- **関節の副運動（脊柱）**：腰椎および腰仙部の各分節は疼痛もなく正常の可動性である。仙腸関節の圧迫と牽引では疼痛は生じない。

　検査の間，彼女は失禁に対処することによる生活様式の変化について不満を述べた。理学療法士は，治療介入による反応を追うのには，尿失禁の影響による QOL の標準化された検査が有効な補助的な手段であると考えた。クリニックには現在，一般的および整形外科に特有の検査機器しかない。理学療法士は以下の臨床疑問を解決する

ために文献を読むことを決めた。

　　腹圧性尿失禁の 31 歳女性に対する理学療法介入後の変化を評価するために，
最も妥当で反応性のある自己申告型 QOL 測定尺度は何か？

　図 19-7 は，Cumulative Index of Nursing and Allied Health Literature（CINAHL）
の advanced 機能を用いた文献検索である。19 論文の引用が示され，題名と要約より
そのうちの 4 論文が臨床疑問に関連しているようである。1 つの論文は神経性失禁の
患者に焦点を当てており，本患者とは異なる状態である。もう 1 つの論文は尿失禁の
質問票の診断精度を評価したものであり，理学療法士の興味と目的が異なっている。
3 つ目は，QOL より患者の症状に焦点を当てた質問票について述べている。Barber ら
の論文[7]は，すでに信頼性と妥当性が確立している骨盤底筋に特化した QOL 測定の 2
つの簡易版について評価した論文であるため，この論文を選択することとした。

　表 19-6 は，自己申告型アウトカム測定の質を評価するためのチェックリストを用
いて，Barber らの論文[7]を批評している。本研究の分析をもとに，理学療法士は，患者
に PFIQ-7 と PFDI-20 を用いることにした。理学療法士は，自分の患者とは違って，
本研究は手術が必要なより重度な診断を受けている対象者がいることに気づいた。し
かし，この長い評価形式の開発と妥当性のために参加している女性の中には，彼女の
患者と同じ状況の対象者もいる。このような患者に対しての反応性と臨床的に有意な
最小変化量は未解決のままであるが，理学療法士は簡易版を用いて，患者の初期値と
最終値を正確に比較することができると信じている。

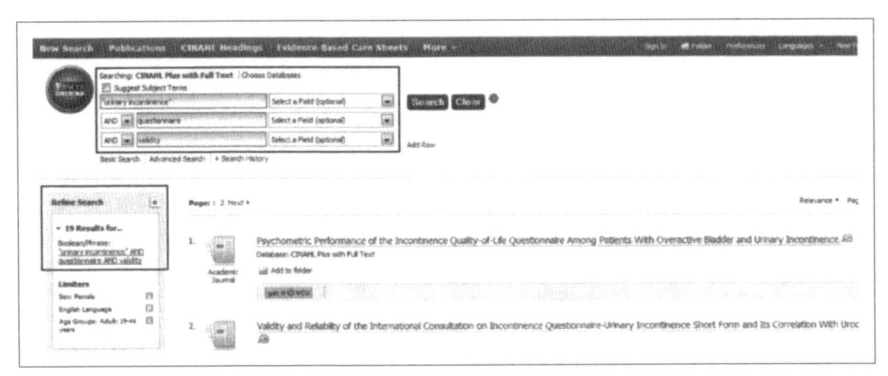

図 19-7　腹圧性尿失禁患者に対する患者の自己申告型アウトカム測定に関連した臨床疑問の
　　　　　検索結果（CINAHL の advanced 機能を用いて）

表19-6	腹圧性尿失禁患者に対する患者の自己申告型アウトカム測定の論文：質を評価するためのチェックリスト

研究の妥当性

評価表開発と適用

調査者は対象者の同定や項目の作成，選択を含んだ自己申告型の測定尺度の開発過程について十分な説明をしているか？	× はい ＿ いいえ ＿ 詳細が不十分 ＿ 別の研究または引用された研究
関心のある自己申告型の測定尺度は，すべての患者集団に理解されるか（読みやすいか）？ 調査者はどの対象者が質問を読み，理解するのに支障がなかったかを報告していない。唯一報告されている人口統計学的情報は，年齢（50代半ばの女性）と人種（白人＞83％）である。	＿ はい ＿ いいえ × 詳細が不十分 ＿ 別の研究または引用された研究
関心のある自己申告型の測定尺度は実施所要時間が適切であるか？ 調査者は実際の所要時間を報告していない。PFIQは7項目，PFDIは20項目からなり，どちらもわずかな時間で実施することができる。	× はい ＿ いいえ ＿ 詳細が不十分 ＿ 別の研究または引用された研究
関心のある自己申告型の測定尺度は記録と解釈が容易であるか？ 各質問に点数化方法が示されている。	× はい ＿ いいえ ＿ 詳細が不十分 ＿ 別の研究または引用された研究

測定尺度の信頼性

調査者は，自己申告型の測定尺度の内的整合性を調査したか？ 質問の正式版については内的整合性が明らかにされているが，研究者は簡易版について，適切に再評価を行わなかった。	＿ 十分なデザイン，方法，因子分析を使用，$\alpha = 0.70\sim0.90$ ＿ 使用した技法の詳細が不十分 ＿ 内的整合性が不十分（$\alpha < 0.70$） ＿ 別の研究や研究引用 × 内的整合性の情報はない
調査者は自己申告型の測定尺度の再現性（再検査信頼性）を評価したか？	× 十分なデザインと方法，ICC＞0.70 ＿ 使用した技法の詳細が不十分 ＿ 再現性が不十分（ICC＜0.70） ＿ 再検査信頼性の情報はない
調査者は関心のある自己申告型の測定尺度の誤差許容範囲について評価したか？	＿ 十分なデザイン，方法，結果（κや平均値の標準誤差［SEM］） ＿ 使用した技法の詳細が不十分 ＿ 再現性が不十分 ＿ 別の研究または引用された研究 × 一致度についての情報はない

（つづく）

表 19-6　腹圧性尿失禁患者に対する患者の自己申告型アウトカム測定の論文：質を評価するためのチェックリスト（つづき）

測定尺度の妥当性

研究者は，自己申告型の測定尺度の内容的妥当性を評価したか？
学際的専門家委員会が，表面妥当性と内容的妥当性を評価した。研究者はまた，正式版を作成するときに参加していない新しい患者を対象に，妥当性の評価を行っている。

- ✕ 患者と調査者（専門家）は評価に関与している
- ＿ 患者のみ評価に関与している
- ＿ 患者は評価に関与していない
- ＿ 使用した技法の詳細が不十分
- ＿ 別の研究または引用された研究
- ＿ 内容的妥当性についての情報はない

調査者は，自己申告型の測定尺度の構成概念妥当性を評価したか？

- ✕ 十分なデザイン，方法，結果
- ＿ 使用した技法の詳細が不十分
- ＿ 構成概念妥当性が不十分
- ＿ 別の研究または引用された研究
- ＿ 構成概念妥当性の情報なし

調査者は，自己申告型の測定尺度の基準関連妥当性を評価したか？

- ✕ 十分なデザイン，方法，結果
- ＿ 使用した技法の詳細が不十分
- ＿ 基準関連妥当性が不十分
- ＿ 別の研究または引用された研究
- ＿ 基準関連妥当性の情報はない

調査者は，自己申告型の測定尺度を当初設定された集団以外でも評価したか？

- ＿ 十分なデザイン，方法，結果
- ＿ 使用した技法の詳細が不十分
- ＿ 別の研究または引用された研究
- ✕ 適用されていない

調査者は，自己申告型の測定尺度の反応性を評価したか？
この状態で手術を受けた女性で反応性の評価を行った。

- ✕ 十分なデザイン，方法，結果（効果量や平均値の差の標準化）（PFDI-20 に対して）
- ＿ 使用した技法の詳細が不十分
- ✕ 反応性不十分（PFIQ-7 に対して）
- ＿ 別の研究または引用された研究
- ＿ 反応性についての情報はない

調査者は，自己申告型の測定尺度の床効果と天井効果を評価したか？

- ＿ 床効果や天井効果は定義されていない
- ＿ 床効果や天井効果は評価の 15% を超える
- ＿ 別の研究または引用された研究
- ✕ 床効果や天井効果の情報はない

調査員は，自己申告型の測定尺度の解釈を評価したか？

- ＿ 2 つ以上の情報タイプが提供されている（標準偏差を含んでいる）
- ＿ 使用した技法の詳細が不十分
- ＿ 別の研究または引用された研究
- ＿ 解釈情報が存在しない

（つづく）

表19-6	腹圧性尿失禁患者に対する患者の自己申告型アウトカム測定の論文： 質を評価するためのチェックリスト（つづき）

研究者は，自己申告型の測定尺度の臨床的に有意な最小変化量（MCID）を評価したか？
 __ MCID を計算している
 __ MCID が不十分
 __ 別の研究や研究引用
 × MCID についての記載がない

このエビデンスをあなたの患者/利用者/被検者に用いるだけの，研究の妥当性が十分あると思うか？
 × はい
 __ 決められない
 __ いいえ

関連した研究所見
臨床疑問に特有な結果の報告：
Cronbach の α 係数：正式版質問紙では 0.88〜0.97
● 相関係数：級内相関係数 ICC＝PDFI-20 と PFIQ-7 の各スケールで 0.71〜0.90
● 正式版質問票における Pearson の積率相関係数 r＝0.96
効果量：PDFI-20 が 1.48，PFIQ-7 が 0.67
平均値の差の標準化：PDFI-20 が 1.09，PFIQ-7 が 0.63
その他：_____

関連した研究結果の統計学的有意差や精度：
著者により報告されている各統計量の p 値
● 標記されている Pearson の積率相関係数 r＜0.0001
著者により報告されている各統計量の信頼区間
● 結果リストに記載されていない

あなたの患者/利用者/被検者へのエビデンスの適用
研究の対象者とあなたの患者/利用者/被検者の間に，臨床的に意義のある差があったか？
 × はい
 __ いいえ
本研究の患者は状態により手術が必要になった。理学療法士の患者は，現時点では手術の必要はない。
 __ 結果が混同
 __ 詳細が不十分

自己申告型の測定尺度を現在の臨床環境において，実施することができるか？
 × はい
 __ いいえ
 __ 使用した技法の記載が不十分

自己申告型の測定尺度は，あなたの患者/利用者/被検者の価値観や希望に合うか？
 × はい
 __ いいえ
失禁により彼女のライフスタイルが影響されて，欲求不満となっているため，（可能なら）改善を求める仕組みは，彼女の QOL を改善するのに有効な情報となる。
 __ 結果が混同

自己申告型の測定尺度をあなたの患者/利用者/被検者に使用するか？
 × はい
 __ いいえ

Data from Dodd KJ, Foley S. Partial body-weight-supported treadmill training can improve walking in children with cerebral palsy：a clinical controlled trial. *Dev Med Child Neurol*. 2007；49（2）：101-105.

第2節　エビデンスとして生理学的研究を用いる

ケース7　エビデンスとしての生理学的研究

　症例は 15 歳のヒスパニック系男性で，サッカー選手である。約 1 週間前の週末の
サッカートーナメントにおいて，右膝の痛みが徐々に起こったと報告している。膝の
既往歴はない。母親は，小児科で撮影した X 線写真では異常がなかったと述べた。現
在，患者は歩行時と階段の昇降で間欠的な痛みを訴えている。彼はまだ，サッカー練
習やトレーニングへ戻っていない。外来理学療法士の初期評価の結果は以下のとおり
である。

- ●**初期観察**：感じのよい青年で，やや痛みを避ける歩行パターンで検査室まで独歩で
  来室した。母親も一緒である。
- ●**社会歴**：高校 1 年生で，週に数日，夜に地元の食品雑貨店で働いている。彼は，高
  校のサッカーチームでは，地元のリーグ同様，ハーフバックを守っている。大学の
  スカウトが，彼をリクルートするか決めるために，彼のパフォーマンスを評価して
  いる。
- ●**特筆すべき病歴**：なし。
- ●**投薬**：440 mg のナプロキセン・ナトリウム（痛みと炎症）を 1 日 2 回。
- ●**精神状態**：人や場所，時間に用心深く注意を払っている。質問に適切に回答する。
- ●**疼痛（視覚的アナログ疼痛スケール）**：痛みが最も強いとき 8/10，平均 5/10，当日
  4/10。
- ●**安静時バイタルサイン**：心拍数 = 66 拍/分で規則的なリズム，血圧 = 104/50
  mmHg，呼吸数 = 12 呼吸/分，酸素飽和度 = 室内空気で 99%。
- ●**肥満度指数（BMI）**：18.9。
- ●**触診**：脛骨内側顆の前面に軽度の圧痛があり，同部位に限局性の腫脹を認める。脛
  骨大腿関節裂隙と膝蓋大腿関節裂隙には圧痛はない。自動・他動での膝屈曲・伸展
  で轢音はない。
- ●**筋力**：右下肢のハムストリングス，股関節内転筋群，縫工筋の徒手筋力検査時に，
  内側顆領域の痛みが再現される。筋力は少なくとも重力に抗して全可動域動かせる
  が，疼痛により力が十分出せない。左下肢の筋力は正常である。
- ●**柔軟性**：背臥位での間接的なハムストリングス筋長検査（股関節 90 度屈曲位での
  他動的膝伸展）では，両側とも膝屈曲角度が約 30 度であり，右下肢は最終域で疼
  痛の再現がみられた。
- ●**歩行**：右下肢の立脚時間の減少と遊脚相での膝屈曲が減少した独歩である。

19

●**特殊検査**：ストレス検査で，内側側副靱帯，外側側副靱帯，前十字靱帯，後十字靱帯のゆるみを認めなかった。

　理学療法士は，患者の所見から，鵞足と腱付着部の過用による急性炎症であると結論づけた。また，ハムストリングスの伸展性の制限も関係している可能性がある。回復の予後はよく，患者の目標である痛みなくサッカー競技を完全に行うことは現実的である。本患者の全体治療の一部として，急性炎症過程の回復を促進するために，低出力超音波を検討する。しかし，治療部位は近位脛骨骨端であり，患者は 15 歳の少年であるので，理学療法士は成長板が開いていると推測している。超音波治療を施行する前に，理学療法士は以下の臨床疑問を解決するために文献を読むことを決めた。

　　　膝痛がある 15 歳少年に，成長板が開いている部位の炎症に対する介入としての超音波治療は禁忌か？

　表 19-7 は，米国医学図書館 PubMed のオンライン・データベースを用いた双方向文献検索結果を示している。残念ながら人間を対象とした研究論文はなかったので，理学療法の臨床に使用するために，最も精密に超音波の適応を模倣した動物研究の論文を探すこととした。論文の要約を一覧にしており，1 つの論文は超音波の強度を示しておらず，他の論文は，超音波エネルギーによる組織レベルの効果よりは，骨の超音波エネルギーの超音波特性を述べている。4 論文が超音波を用いた骨折治癒促進の研究である。そのため，これらの論文はこれ以上検討を行わない。残りの 3 論文の批評をここで行う。

論文 1

　Lyon ら[8]は，成長期のウサギに対し，膝の骨端軟骨板部と骨幹部に超音波治療を行い，効果を調べた。対側肢をコントロールとし，それぞれ別群のウサギに対し 2 種類の治療強度の比較を行った。理学療法士が一般的に用いる，2 種類の治療強度（0.5 と 2.2 W/cm²）と周波数（1 MHz）を使用した。しかし著者は，用いた照射時間率を記載しておらず，超音波エネルギーの全量を計算することは不可能である。6 週間の治療後，高強度群は，低強度群やコントロール群と比較して，膝の骨端軟骨板部の有意な組織学的変化を認めた。軟骨板はより高く，軟骨組織は器質化されていなかった。高強度群は，X 線上で，成長板線が明瞭ではなく，骨幹端の楔状化奇形がみられた。治療過程で，高強度群は治療部位の熱傷が出現した。低強度群はコントロール群と比

表 19-7　膝痛がある患者の成長板が開いている部位への超音波使用に関する臨床疑問の検索結果（PubMed の basic 機能を使用して）

検索文字列（英語に限定）	結果
超音波 ultrasound と骨端軟骨板 epiphyseal plates	87 論文が検索され，ほとんどが診断用超音波である。4 論文がレビューする可能性がある。
超音波 ultrasound と骨端軟骨板 epiphyseal plates で診断 diagnostic を除く	23 論文が検索され，2 論文は最初の検索結果と同じ論文が表示された。
治療用超音波 therapeutic ultrasound と骨端軟骨板 epiphyseal plates	5 論文が検索され，3 論文は最初の検索結果と同じ論文が表示された。
治療用超音波 therapeutic ultrasound と骨成長 bone growth	17 論文が検索され，そのほとんどが未成熟の骨成長より，骨折後の骨治癒に関する論文であり，読む可能性のある 3 論文が新たに表示された。

関連したタイトル

El-Bialy T, Hassan A, Albaghdadi T, Fouad HA, Maimani AR. Growth modification of the mandible with ultrasound in baboons : a preliminary report. *Am J Orthod Dentofacial Orthop*. 2006；130(4): 435. e7-e14.

Harle J, Mayia F, Olsen I, Salih V. Effects of ultrasound on transforming growth factor-beta genes in bone cells. *Eur Cell Mater*. 2005；10: 70-76.

El-Bialy T, El-Shamy I, Graber TM. Growth modification of the rabbit mandible using therapeutic ultrasound : is it possible to enhance functional appliance results? *Angle Orthod*. 2003；73(6): 631-639.

Lyon R, Liu XC, Meier J. The effects of therapeutic vs. high-intensity ultrasound on the rabbit growth plate. *J Orthop Res*. 2003；21(5): 865-871.

Zhang ZJ, Huckle J, Francomano CA, Spencer RG. The infiuence of pulsed low-intensity ultrasound on matrix production of chondrocytes at different stages of differentiation : an explant study [published correction appears in *Ultrasound Med Biol*. 2003；29(8): 1223]. *Ultrasound Med Biol*. 2002；28(11-12): 1547-1553.

Ogurtan Z, Celik I, Izci C, Boydak M, Alkan F, Yilmaz K. Effect of experimental therapeutic ultrasound on the distal antebrachial growth plates in one-month-old rabbits. *Vet J*. 2002；164(3): 280-287.

19

較して，何も有意な変化を示さなかった。

理学療法士は，本研究で使用した 0.5 W/cm^2，1 MHz の強度は，患者に用いようと考えていた強度に一致すると結論づけた。それにもかかわらず，理学療法士は研究のパラメータと考えていたものに，以下の大きな違いがあると気づいた。(1) 6 週間，毎日 20 分間の治療と数週間，週 3 回 7〜10 分間の治療，(2) 超音波のヘッド固定とヘッドを動かす，(3) パルスモードと連続モード，である。理学療法士は当初，患者には"低強度"を考えていたため，本結果をみて勇気づけられたが，本論文からは安

全な強度幅は決定できないとわかった。研究者が使用した超音波の照射時間率は明らかでないが，彼女は有害な変化が起こらない真の強度は50 mW/cm²〜0.25 W/cm²（利用できる照射時間率を10〜50％と仮定して）であると結論づけた。

論文2

　Ogurtanら[9]は，成長期のウサギに対し，骨端軟骨板と骨成長率で超音波治療の効果を調べた。しかし，彼らはこのモデルに橈骨と尺骨の遠位を用いていた。彼らもまた，対側肢をコントロールとして，それぞれ別群のウサギに対し2種類の治療強度の比較を行った。各群をそれぞれ10，15，20日の治療日数と群分けした。2種類の治療強度（0.2と0.5 W/cm²）と周波数（1 MHz）は，理学療法士がよく用いる強度を示している。治療は照射時間率20％のパルスモードで，5分間行った。著者は，治療量を空間平均時間の平均 spatial average temporal average（SATA）として示した。すなわち，治療器の強度メーターの画面に表示された時間ピーク強度が，0.2 W/cm² SATA 群は1.0 W/cm²，0.5 W/cm² SATA 群は2.5 W/cm²であることを意味している。0.5 W/cm² SATA というのは，連続モード0.5 W/cm²で5分治療した出力と同じエネルギーであり，理学療法士が患者に考えているのと比較できる照射量である。

　コントロール群と比較したところ，ウサギの橈骨と尺骨の成長板の高さや骨成長速度，骨形態において，超音波強度の違いにかかわらず，治療群はどの時期においても差がなかった。しかし，本研究で使用されている超音波装置では，この最大出力強度は得られず，報告されている治療量と一致しないと理学療法士は認識した。著者は時間のピーク強度を報告しており，結果的に，SATA が20％になっていると理学療法士は結論づけた。この違いは，著者は超音波の効果を40 mW/cm²か0.1 W/cm²で行っても，理学療法士が患者に使用する予定の照射量よりずっと少ないことを意味している。

論文3

　Zhangら[10]は，市販の治療器で特に骨折治療のための固定パラメータを用いて，非常に弱い強度の超音波出力の効果を調べた。標的細胞は，培養のニワトリ胚胸骨であった。ニワトリ胚近位部は，軟骨内骨化を経る。これは，人間の幼年期に骨端軟骨で起こる骨成長と類似している。本研究に使われた超音波は1.5 MHz で，毎日20分治療を行った。理学療法クリニックでよく用いられる超音波治療器で出力される最も低い照射量より低い照射量や放射強度（照射時間率20％で0.2 W/cm²で40 mW/cm²に等しい）にもかかわらず，超音波を照射していないコントロールと比べ，軟骨細胞

の同化作用効果とマトリックス産生が増加したと著者は報告している。研究の組織型と治療で用いられたパラメータは，理学療法士が扱うシナリオとはかなり異なっていた。しかし，彼女はそのような低い照射量の超音波であっても，実際に骨成長を促す可能性があるということを心配した。

理学療法士の決定

　彼女の文献検索において，1論文は実際の超音波照射量を判断することはできなかった。しかし，それにもかかわらず骨端軟骨板への悪影響の可能性が示された。2番目の研究では，悪影響はなく，彼女が患者に考えている超音波照射量以下の2種類の照射量で研究を行っている。最後の研究では，生体外モデルで彼女が所有するどの超音波治療器でも出力できない少ない照射量を用いているが，骨成長へ同化作用の可能性が示された。

　人を対象にしたランダム化比較試験が欠落しているため，類似の超音波治療パラメータを使用した動物研究をもとに，適切な判断を行った。彼女が位置づけたこれまでの知見は，非常に低い超音波強度は，骨端軟骨板での細胞活性を高める可能性があり，そして，骨成長を促進する可能性がある。閾値はわからないが，高い強度においては，超音波は骨端軟骨板を損傷し，成長を遅らせる可能性がある。"安全"の幅はあるかもしれないが，超音波治療装置によって照射量が矛盾するようにみえるため，1つの研究に基づいて安全な照射量を決定するのには十分ではない。よって，理学療法士は患者の治療計画から超音波治療を除外することに決めた。

まとめ

　本章のケースは，学生や臨床家が自分で探したエビデンスに基づく治療技術を展開するのに役立つモデルとして用いることを目的とした。"最も利用できる"エビデンスが，公表されているさまざまなエビデンス階層により示されている最も高いエビデンスレベルとは限らないことに留意すべきである。これらの困難にかかわらず，結論は患者の希望や価値観とともに，理学療法士の臨床判断により導き出される。これらの例は，この病態の診療ガイドラインやケアの標準を目的としたものではないことを肝に銘じてほしい。

付録 A

信頼区間の計算

表 A-1　興味の対象である臨床測定の標準誤差（SE）および信頼区間（CI）

臨床測定	標準誤差	標準誤差および信頼区間の典型的な計算[a]

Ⅰ．治療研究

(a) アウトカムがイベント—1 群の場合

一般に，患者数 n においてイベント数 r が観察されると，割合は $p=r/n$ となる．例示すると，$p=24/60=0.4$（あるいは 40%）

臨床測定	標準誤差	標準誤差および信頼区間の典型的な計算[a]
割合 （1 群におけるイベントの割合）[b]	$SE=\sqrt{\dfrac{p\times(1-p)}{n}}$ ここで，p は割合，n は患者数	もし $p=24/60=0.4$（あるいは 40%）： $SE=\sqrt{\dfrac{0.4\times0.6}{60}}=0.063$（あるいは 6.3%） 95% CI は $40\%\pm1.96\times6.3\%$ あるいは 27.6〜52.4%[b]

(b) アウトカムがイベント—2 群の比較の場合[c]

一般に，イベント r_1 と r_2 が 2 群における患者数 n_1 と n_2 において観察されると，割合は $p_1=r_1/n_1$ および $p_2=r_2/n_2$ となる．例示すると，$p_1=15/125$（あるいは 12%）および $p_2=30/120=0.25$（あるいは 25%）[d]

臨床測定	標準誤差	標準誤差および信頼区間の典型的な計算[a]
絶対リスク減少率（ARR）	$SE=\sqrt{\dfrac{p_1(1-p_1)}{n_1}+\dfrac{p_2(1-p_2)}{n_2}}$	ARR$=p_2-p_1=0.13$（あるいは 13%）： $SE=\sqrt{\dfrac{0.12\times0.88}{125}+\dfrac{0.25\times0.75}{120}}=0.049$ （あるいは 4.9%）
治療必要数（NNT）	計算されず	95% CI は $13\%\pm1.96\times4.9\%$，すなわち 3.4%〜22.6%[b] NNT$=100/$ARR$=100/13=7.7$ CI は ARR の逆数として得られ，そのため 95% CI は $100/22.6$〜$100/3.4$ あるいは 4.4〜29.4[e]
相対リスク（RR）	RR$=p_1/p_2$ $\log_e$ RR の SE$=\sqrt{\dfrac{1}{r_1}+\dfrac{1}{r_2}-\dfrac{1}{n_1}-\dfrac{1}{n_2}}$	RR$=0.12/0.25=0.48$（48%），$\log$（RR）$=-0.734$ $\log_e$ RR の SE$=\sqrt{\dfrac{1}{15}+\dfrac{1}{30}-\dfrac{1}{125}-\dfrac{1}{120}}=0.289$ $\log_e$ RR の 95% CI は $-0.734\pm1.96\times0.289$，すなわち，-1.301〜-0.167，RR の 95% CI は 0.272〜0.846 あるいは 27.2%〜84.6%
相対リスク減少率（RRR）	計算されず	RRR$=1-$RR$=1-p_1/p_2=1-12/25=0.52$（あるいは 52%）RRR の 95% CI は 1（あるいは 100%）から RR の CI を減じることで得られる すなわち 0.154〜0.728 あるいは 15.4%〜72.8%

（つづく）

臨床測定	標準誤差	標準誤差および信頼区間の典型的な計算[a]
オッズ比（OR）	$OR = \dfrac{r_1(n_2 - r_2)}{r_2(n_1 - r_1)}$ $\log_e OR$ の $SE = \sqrt{\dfrac{1}{r_1} + \dfrac{1}{r_2} + \dfrac{1}{n_1 - r_1} + \dfrac{1}{n_2 - r_2}}$	$OR = \dfrac{15 \times 90}{30 \times 110} = 0.409$，$\log_e OR = -0.894$ $\log_e OR$ の $SE = \sqrt{\dfrac{1}{15} + \dfrac{1}{30} + \dfrac{1}{90} + \dfrac{1}{110}} = 0.347$ $\log_e OR$ の 95% CI は $-0.894 \pm 1.96 \times 0.347$，あるいは$-1.573 \sim -0.214$，OR の 95%は $0.207 \sim 0.807$
(c) アウトカムが測定値の場合 平均値	s は観察数 n の標準偏差ならば，$SE = s/n$	95% CI は，平均値 $\pm t \times SE$[f] 平均値が$=17.2$，$s=6.4$，$n=38$ ならば，$SE = 6.4/38 = 1.038$ であり，95% CI は $17.2 \pm 2.026 \times 1.038$ あるいは $15.1 \sim 19.3$
2 つの平均値の差	s_1 と s_2 が観察数 n_1 と観察数 n_2 の標準偏差ならば，$SE（差）=$ $\sqrt{\dfrac{(n_1-1)s_1^2 + (n_2-1)s_2^2}{n_1 + n_2 - 2} \times \left(\dfrac{1}{n_1} + \dfrac{1}{n_2}\right)}$	95% CI は，平均の差 $\pm t \times SE$（差）[f] 平均値$_1 = 17.2$，$s_1 = 6.4$，$n_1 = 38$，平均値$_2 = 15.9$，$s_2 = 5.6$，$n_2 = 45$，ならば，平均値の差$=d = 17.2 - 15.9 = 1.3$，$t = 1.99$[f] $SE（差）= \sqrt{\dfrac{37 \times 6.4^2 + 44 \times 5.62^2}{38 + 45 - 2} \times \left(\dfrac{1}{38} + \dfrac{1}{45}\right)} = 1.317$ そして，95% CI は $1.3 \pm 1.99 \times 1.317$ あるいは$-1.32 \sim 3.92$

Ⅱ．診断検査

(a) 割合

一般に，診断 r が患者数 n において観察されると，割合は $p = r/n$ である．11 章より，感度は a/(a+c)，特異度は d/(b+d)，陽性的中率は a/(a+b)，陰性的中率は d/(c+d)．感度は 731/809＝90%あるいは 0.90，特異度は 1500/1770＝85%あるいは 0.85，$p = 73/82 = 0.89$（あるいは 89%）．

| 感度，特異度，的中率 | $SE = \sqrt{\dfrac{p \times (1-p)}{n}}$
 ここで，p は割合，n は患者数 | 感度の場合，$p = 731/809 = 0.90$（あるいは 90%）：
 $SE = \sqrt{\dfrac{0.90 \times 0.10}{809}} = 0.0105$（あるいは 1.05%）
 95% CI は $90\% \pm 1.96 \times 1.05\%$あるいは $87.9\% \sim 92.1\%$[b] |

（つづく）

表 A-1　興味の対象である臨床的な測定の標準誤差 (SE) および信頼区間 (CI) (つづき)

臨床検査	標準誤差	標準誤差および信頼区間の典型的な計算[a]
(b) 尤度比		
尤度比 (LR) 一般に，検査結果が陽性あるいは陰性の尤度比は，それぞれ LR+ =感度/(1−特異度)，LR− =(1−感度)/特異度となる	$LR+ = [a/(a+c)]/[b/(b+d)]$ $LR- = [c/(a+c)]/[d/(b+d)]$ $\log_e (LR+) \text{ の SE} = \sqrt{\dfrac{1}{a} + \dfrac{1}{b} - \dfrac{1}{(a+c)} - \dfrac{1}{(b+d)}}$ $\log_e (LR-) \text{ の SE} = \sqrt{\dfrac{1}{c} + \dfrac{1}{d} - \dfrac{1}{(a+c)} - \dfrac{1}{(b+d)}}$	$LR+ = (731/809)/(270/1770) = 0.9/(1−0.85) = 6.0,$ $\log_e (LR+) = 1.792$ $\log_e (LR+) \text{ の SE} = \sqrt{\dfrac{1}{731} + \dfrac{1}{270} - \dfrac{1}{809} - \dfrac{1}{1770}} = 0.0572.$ $\log_e (LR+)$ の 95% CI は，$1.792 \pm 1.96 \times 0.0572$，すなわち $1.680 \sim 1.904$。陽性尤度比の 95% CI は $5.37 \sim 6.71$。同様のアプローチが陰性尤度比の CI の導出に使用される

[a] 一般的に，信頼区間 confidence interval (CI) とは，関心のある推定値に標準誤差 standard error (SE) の乗数を足したり引いたりしたものである。平均値あるいは平均値の差のケースを除いて，乗数は，標準正規分布からの値が得られる。95% CI では 1.96，90% CI では 1.645 であり，99% CI は 2.576 である。割合の場合。この方法は脚注 b のような伝統的な方法が用いられる。いくつかのケースでは，相対リスク relative risk (RR) （および相対リスク減少率 relative risk reduction (RRR)）やオッズ比 odds ratio (OR) のように，信頼区間は関心のある値の対数から得られ，値は逆対数にされる。

[b] 例に示されているような方法は，伝統的な方法そのものである。大半の場合はうまくいくが，サンプルサイズが小さい場合，および/または生じた割合が 0% か 100% に近い場合は薦められない（この場合。0～100% までの範囲を超えるあり得ない値が信頼区間に含まれることがある）。一般的な使用に記述した状況の両方において，新しい方法が薦められる。その方法は複雑すぎるため，ここには含めない。それらの方法は参考文献 8 に記述されており，その文献に含まれているソフトウェアに実装されている。

[c] 本書で使用されているように，p_1 は実験群のイベント発生率 event rate in the experimen group (EER) に相当し，p_2 はコントロール群のイベント発生率 event rate in the control group (CER) に相当する。

[d] 上記の計算は，独立した 2 群間の比較を想定している。対応のあるデータから得られる信頼区間の場合や，クロスオーバー試験やマッチングが行われたケースコントロール研究など，他のいくつかの統計量に関する信頼区間の場合も，参考文献 8 を参照されたい。

[e] 絶対リスク減少率 absolute risk reduction (ARR) が 0 と有意差がない場合。95% 信頼区間の一方の限界は負の値となる。95% 信頼区間の一方の限界は負の値をとり，有意な影響に相当する。治療必要数や有害必要数が信頼区間を記述できる。例治療必要数 number needed to treat (NNT) の信頼区間の一方が負の値をとり，有意な影響に相当する。治療必要数が信頼区間を記述できる。例えば，信頼区間が−5～25% の絶対リスク減少率。10 の治療必要数に−20～0 までの 95% 信頼区間を与えるか，あるいは有害必要数=20 から治療必要数=4 を与える。しかし。この区間に含まれる値は。20～∞（∞）の有害必要数。および 4～∞までの治療必要数である。これを有害必要数=20～∞～治療必要数=4 と記述できる（参考文献 8, 9 参照）。

[f] 平均値や平均値の差の信頼区間の計算は。95% 信頼区間の乗数が 1.96 ではなく。自由度が $n-1$ あるいは $n_1 + n_2 - 2$ の t 分布からの値となることを意味する。適切な t 値は。統計学的な表あるいはソフトウェアから得られる。自由度は増加するため，t は 1.96 に近づく。自由度が 40 以上の場合。t は 2 に近くなる。

Reprinted form Straus SE, Richardson WS, Glasziou P, Haynes RB. *Evidence-based Medicine : How to Practice and Teach EBM*, 3rd ed., 267–272. Copyright© 2005, with permission from Elsevier.

付録 B

インターネットを使って利用できる
エビデンス評価のための付加的なツール

ウェブサイト	診断検査	予後因子	介入	システマティックレビュー	診療ガイドライン
BestBETs：Best Evidence Topics www.bestbets.org	√	√	√	√	√
Centre for Evidence-Based Medicine—Oxford www.cebm.net	√	√	√	√	
Centre for Evidence-Based Medicine—Toronto http://ktclearinghouse.ca/cebm/	√	√	√	√	
Critical Appraisal Skills Program www.casp-uk.net	√	√	√	√	
Evidence-Based Practice, Duke University http://guides.mclibrary.duke.edu/content. php?pid=274373&sid=2262222	√	√	√	√	√
Evidence-Based Medicine Toolkit www.ebm.med.ualberta.ca	√	√	√	√	√
PRISMA Statement www.prisma-statement.org				√	
The Agree Collaboration www.agreetrust.org					√
University of Bristol—QUADAS www.bris.ac.uk/quadas/				√	
West Midlands Commissioning Support Unit www.birmingham.ac.uk/research/activity/mds/projects/ HaPS/PHEB/WMCSU/index.aspx				√	

付録 C

根拠に基づく理学療法に役立つ
付加的な計算

診断検査に関する計算

	疾患あり	疾患なし
検査陽性	真陽性 (a)	偽陽性 (b)
検査陰性	偽陰性 (c)	真陰性 (d)

$$感度（Sn）= \frac{疾患ありの検査陽性患者（a）}{疾患ありの全患者（a+c）}$$

$$特異度（Sp）= \frac{疾患なしの検査陰性患者（d）}{疾患なしの全患者（b+d）}$$

$$陽性的中率（PPV）= \frac{検査結果陽性の疾患あり患者（a）}{検査結果陽性の全患者（a+b）}$$

$$陰性的中率（NPV）= \frac{検査結果陰性の疾患なし患者（d）}{検査結果陰性の全患者（c+d）}$$

$$陽性尤度比（LR+）= \frac{感度}{1-特異度} \quad あるいは \quad \frac{(a/a+c)}{[1-(d/b+d)]}$$

$$陰性尤度比（LR-）= \frac{1-感度}{特異度} \quad あるいは \quad \frac{[1-(a/a+c)]}{(d/b+d)}$$

$$検査前オッズ = \frac{検査前確率}{1-検査前確率}$$

$$検査後オッズ = 検査前オッズ × 尤度比（LR+あるいはLR-）$$

$$検査後確率 = \frac{検査後オッズ}{検査後オッズ+1}$$

予後に関する計算

	アウトカムあり	アウトカムなし
因子あり	真正な正の関連 (a)	偽性の正の関連 (b)
因子なし	偽性の負の関連 (c)	真正な負の関連 (d)

オッズ比（OR）＝[a/b]／[c/d] *or* ad/bc
相対リスク（RR）＝[a/a+b]／[c/c+d]

介入に関する計算

絶対的効果量（ES）＝群1の平均値−群2の平均値

標準化された効果量（ES）＝$\dfrac{群1の平均値−群2の平均値}{プールされた標準偏差}$

プールされた標準偏差＝$\dfrac{(N_{実験群}−1)\,SD^2_{実験群}+(N_{コントロール群}−1)\,SD^2_{コントロール群}}{N_{実験群}+(N_{コントロール群}−2)}$

	アウトカムあり	アウトカムなし
介入あり	介入による利益あり (a)	介入による利益なし (b)
介入なし	介入なしによる利益あり (c)	介入なしによる利益なし (d)

絶対利益増加率（ABI）＝｜実験群イベント発生率（EER）−コントロール群イベント発生率（CER）｜
あるいは
ABI＝｜a/(a+b)−c/(c+d)｜

相対利益増加率（RBI）＝$\dfrac{｜実験群イベント発生率（EER）−コントロール群イベント発生率（CER）｜}{コントロール群イベント発生率}$

あるいは RBI＝$\dfrac{｜a/(a+b)−c/(c+d)｜}{c/(c+d)}$

	有害なアウトカムあり	有害なアウトカムなし
予防的介入あり	介入による害あり (a)	介入による害なし (b)
予防的介入なし	介入なしによる害あり (c)	介入なしによる害なし (d)

絶対リスク減少率（ARR）＝｜コントロール群のイベント発生率（CER）－実験群のイベント発生率（EER）｜あるいは

$$ARR = |c/(c+d) - a/(a+b)|$$

相対リスク減少率（RRR）＝$\dfrac{|コントロール群のイベント発生率（CER）－実験群のイベント発生率（EER）|}{コントロール群のイベント発生率（CER）}$

あるいは $RRR = \dfrac{|c/(c+d) - a/(a+b)|}{c/(c+d)}$

治療必要数（NNT）＝1/ABI

有害必要数（NNH）＝1/ARR

■参考文献■

● 1 章　根拠に基づく理学療法の実践 ●

1. American Physical Therapy Association. Guide to Physical Therapist Practice. 2nd ed. *Phys Ther.* 2001：81（1）：9-746.
2. World Health Organization. *Towards a Common Language of Functioning, Disability and Health. ICF.* Geneva, Switzerland：World Health Organization；2002.
3. Sackett DL, Rosenberg WM, Gray JA, Haynes RB, Richardson WS. Evidence-based medicine：what it is and what it isn't. *BMJ.* 1996；312（7023）：71-72.
4. Higgs J, Jones M, Loftus S, Christensen N, eds. *Clinical Reasoning in the Health Professions.* 3rd ed. Oxford, England：Butterworth-Heinemann；2008.
5. Guyatt G, Rennie D. *Users' Guides to the Medical Literature：A Manual for Evidence-Based Clinical Practice.* 2nd ed. Chicago, IL：AMA Press；2008.
6. Greiner AC, Knebel E, eds. Health Professions Education：A Bridge to Quality. Institute of Medicine Web site. Available at：www.nap. edu/catalog.php?record_id=10681. Accessed July 20, 2013.
7. Sackett DL, Straus SE, Richardson WS, et al. *Evidence-Based Medicine：How to Practice and Teach EBM.* 2nd ed. Edinburgh, Scotland：Churchill Livingstone；2000.
8. EPC Evidence-based Reports. Agency for Healthcare Research and Quality Web site. Available at：www.ahrq.gov/research/findings/ evidence-based-reports/index.html. Accessed July 20, 2013.
9. Medicare Evidence Development and Coverage Advisory Committee. Centers for Medicare and Medicaid Services Web site. Available at：www.cms.gov/Regulations-and-Guidance/ Guidance/FACA/MEDCAC.html. Accessed July 20, 2013.
10. JAMAevidence. American Medical Association Web site. Available at：http://jamaevidence. com. Accessed July 20, 2013.
11. Process for Evidence Evaluation. American Heart Association Web site. Available at：www. heart.org/HEARTORG/CPRAndECC/Science/ ILCOR/Process-for-Evidence-Evaluation_ UCM_427548_Article.jsp. Accessed July 20, 2013.
12. AOTA's Evidence Exchange. American Occupational Therapy Association Web site. Available at：www.aota.org/en/Practice/Manage/ Evidence-Exchange.aspx. Accessed July 20, 2013.
13. Vision 2020. American Physical Therapy Association Web site. Available at：www.apta.org/ Vision2020/. Accessed July 20, 2013.
14. Fritz JM, Wainner RS. Examining diagnostic tests：an evidence-based perspective. *Phys Ther.* 2001；81（9）：1546-1564.
15. Scalzitti DA. Evidence-based guidelines：application to clinical practice. *Phys Ther.* 2001；81（10）：1622-1628.
16. Jette DU, Bacon K, Batty C, et al. Evidence-based practice：beliefs, attitudes, knowledge, and behaviors of physical therapists. *Phys Ther.* 2003；83（9）：786-805.
17. Maher CG, Sherrington C, Elkins M, et al. Challenges for evidence-based physical therapy：accessing and interpreting high-quality evidence on therapy. *Phys Ther.* 2004；84（7）：644-654.
18. Evidence in Practice. American Physical Therapy Association Web site. Available at：http:// ptjournal.apta.org/content/82/1/6.full. Accessed July 20, 2013.
19. Hooked on Evidence. American Physical Therapy Association Web site. Available at：www. hookedonevidence.com. Accessed July 20, 2013.
20. PTNow. American Physical Therapy Association Web site. Available at：www.ptnow.org/ Default.aspx. Accessed July 20, 2013.
21. Eddy DM. Evidence-based medicine：a unified approach. *Health Affairs.* 2005；24（1）：9-17.
22. Steinberg EP, Luce BR. Evidence based? Caveat emptor! *Health Affairs.* 2005；24（1）：80-92.
23. Women's Health Initiative Participant Information. Women's Health Initiative Web site. Available at：https://cleo.whi.org/participants/ Pages/home.aspx. Accessed July 20, 2013.
24. Institute of Medicine Web site. Available at：www.iom.edu. Accessed July 20, 2013.
25. CMS Retains Clinical Study Requirement in Final TENS Decision Memo. American Physical Therapy Association Web site. Available at：www.apta.org/PTinMotion/NewsNow/2012/6/ 12/FinalTENSMemo/. Accessed July 20, 2013.
26. Hicks N. Evidence-based healthcare. *Bandolier.* 1997；4（39）：8.
27. Croskerry P. Achieving quality in clinical decision making：cognitive strategies and detection

of bias. *Acad Emerg Med*. 2002 ; 9 (11) : 1184-1204.

28. Straus SE, Richardson WS, Glaziou P, Haynes RB. *Evidence-Based Medicine : How to Practice and Teach EBM*. 3rd ed. Edinburgh, Scotland : Elsevier Churchill Livingstone ; 2005.

29. Mobasseri S, Liebson PR, Klein LW. Hormone therapy and selective receptor modulators for prevention of coronary heart disease in postmenopausal women : estrogen replacement from the cardiologist's perspective. *Cardiol Rev*. 2004 ; 12 (6) : 287-298.

30. American Physical Therapy Association. *Normative Model of Physical Therapist Education : Version 2004*.Alexandria, VA ; 2004.

31. Guyatt GH, Haynes RB, Jaeschke RZ, et al. Users' Guides to the Medical Literature : XXV. Evidence-based medicine : principles for applying the Users' Guides to patient care. Evidence-Based Medicine Working Group. *JAMA*. 2000 ; 284 (10) : 1290-1296.

32. Herbert R, Jamtvedt G, Hagen KB, Mead J. *Practical Evidence-Based Physiotherapy*. 2nd ed. Edinburgh, Scotland : Elsevier Butterworth-Heinemann ; 2011.

● 2章 エビデンスとは？ ●

1. Helewa A, Walker JM. *Critical Evaluation of Research in Physical Rehabilitation : Towards Evidence-Based Practice*. Philadelphia, PA : W. B. Saunders ; 2000.

2. McEwen I. *Writing Case Reports : A How-to Manual for Clinicians*. 3rd ed. Alexandria, VA : American Physical Therapy Association ; 2009.

3. Lohr KN, Field MJ. A provisional instrument for assessing clinical practice guidelines. In : Field MJ, Lohr KN, eds. *Guidelines for Clinical Practice : From Development to Use*. Washington, DC : National Academies Press ; 1992.

4. DiCenso A, Bayley L, Haynes RB. Accessing pre-appraised evidence : fine-tuning the 5S model into a 6S model. *Evid Based Nurs*. 2009 ; 12 (4) : 99-101.

5. Straus SE, Richardson WS, Glaziou P, Haynes RB. *Evidence-Based Medicine : How to Practice and Teach EBM*. 3rd ed. Edinburgh, Scotland : Elsevier Churchill Livingstone ; 2005.

6. Guyatt G, Rennie D. *Users' Guides to the Medical Literature : A Manual for Evidence-Based Clinical Practice*. Chicago, IL : AMA Press ; 2002.

7. Carter RE, Lubinsky J, Domholdt E. *Rehabilitation Research : Principles and Applications*. 4th ed. St Louis, MO : Elsevier Saunders ; 2011.

8. Campbell DT, Stanley JC. *Experimental and Quasi-Experimental Designs for Research*. Boston, MA : Houghton Mifflin ; 1963.

9. Herbert R, Jamtvedt G, Hagen KB, Mead J. *Practical Evidence-Based Physiotherapy*. 2nd ed. Edinburgh, Scotland : Elsevier Butterworth-Heinemann ; 2011.

10. Cook TD, Campbell DT. *Quasi-Experimentation : Design and Analysis Issues for Field Settings*. Boston, MA : Houghton Mifflin ; 1979.

11. Sackett DL, Rosenberg WMC, Gray JAM, et al. Evidence-based medicine : what it is and what it isn't. *BMJ*. 1996 ; 312 (7023) : 71-72.

12. The MS Disease-Modifying Drugs. National Multiple Sclerosis Society Web site. Available at : www.nationalmssociety.org/download. aspx?id=45. Accessed July 21, 2013.

13. Winstein CJ, Lewthwaite R. Efficacy and Effectiveness : Issues for Physical Therapy Practice and Research. Examples from PTClinResNet. Eugene Michels Forum. Combined Sections Meeting. American Physical Therapy Association. 2004. Available at : http://pt2. usc.edu/clinresnet/CSM04/Eugene%20 Michels%20pdf%20files/Winstein%20 EM%202004.pdf. Accessed July 21, 2013.

14. Jette DU, Bacon K, Batty C, et al. Evidence-based practice : beliefs, attitudes, knowledge, and behaviors of physical therapists. *Phys Ther*. 2003 ; 83 (9) : 786-805.

15. Howick J, Chalmers I, Glasziou P, et al. Explanation of the 2011 Oxford Centre for Evidence-Based Medicine (OCEBM) Levels of Evidence (Background Document). Oxford Centre for Evidence-Based Medicine. Available at : www.cebm.net/index.aspx?o=5653. Accessed July 22, 2013.

16. Howick J, Chalmers I, Glasziou P, et al. The 2011 Oxford CEBM Levels of Evidence (Introductory Document). Oxford Centre for Evidence-Based Medicine. Available at : www.cebm.net/index. aspx?o=5653. Accessed July 22, 2013.

17. OCEBM Levels of Evidence Working Group. The Oxford Levels of Evidence 2. Oxford Centre for Evidence-Based Medicine. Available at : www.cebm.net/index.aspx?o=5653. Accessed July 22, 2013.

18. Department of Veterans Affairs, Department of Defense. VA/DoD clinical practice guideline for rehabilitation of lower amputation. Washington, DC : Department of Veterans Affairs, Department of Defense ; 2007. Available at : www.healthquality.va.gov/Lower_Limb_ Amputation.asp. Accessed July 22, 2013.

19. Ries AL, Bauldoff GS, Carlin BW, et al. Pulmonary rehabilitation : Joint ACCP/AACVPR Evidence-Based Clinical Guidelines. *Chest*. 2007 ; 131 (5 suppl) : 4S-42S.

20. Brousseau L, Wells GA, Tugwell P, et al. Ottawa Panel Evidence-Based Clinical Practice

Guidelines for Aerobic Fitness Exercises in the Management of Fibromyalgia—Part I. *Phys Ther.* 2008；88（7）：857-871.

21. West S, King V, Carey TS, et al. Systems to Rate the Strength of Scientific Evidence. Evidence Report/Technology Assessment Number 47（Prepared by the Research Triangle Institute-University of North Carolina Evidence-Based Practice Center under Contract No. 290-97-0011.）. AHRQ Publication No. 02-E016. Rockville, MD：Agency for Health Care Research and Quality；April 2002.

22. Katrak P, Bialocerkowski AE, Massy-Westropp N, et al. A systematic review of the content of critical appraisal tools. *BMC Med Res Methodol.* 2004；4（22）.

23. Glasziou P, Vandenbroucke J, Chalmer I. Assessing the quality of research. *BMJ.* 2004；328（7430）：39-41.

24. Britton A, McKee M, Black N, et al. Choosing between randomised and non-randomised studies：a systematic review. *Health Technol Assess.* 1998；2（13）：i-iv, 1-124.

25. MacLehose RR, Reeves BC, Harvey IM, et al. A systematic review of comparisons of effect sizes derived from randomised and non-randomised studies. *Health Technol Assess.* 2000；4（34）：1-154.

26. Glasziou P, Chalmers I, Rawlins M, McCulloch P. When are randomised trials unnecessary? Picking signal from noise. *BMJ.* 2007；334（7589）：349-351.

● 3章　エビデンスの探求：入門 ●

1. Lohr KN, Field MJ. A provisional instrument for assessing clinical practice guidelines. In：Field MJ, Lohr KN, eds. *Guidelines for Clinical Practice：From Development to Use.* Washington, DC：National Academies Press；1992.

2. DiCenso A, Bayley L, Haynes RB. Accessing pre-appraised evidence：fine-tuning the 5S model into a 6S model. *Evid Based Nurs.* 2009；12（4）：99-101.

3. American Physical Therapy Association, Guide to Physical Therapist Practice. 2nd ed. *Phys Ther.* 2001；81（1）：9-746.

4. Higgs J, Jones M, Loftus S, Christensen N, eds. *Clinical Reasoning in the Health Professions.* 3rd ed. Oxford, England：Butterworth-Heinemann；2008.

5. Portney LG, Watkins MP. *Foundations of Clinical Research：Applications to Practice.* 3rd ed. Upper Saddle River, NJ：Prentice Hall Health；2009.

6. Helewa A, Walker JM. *Critical Evaluation of Research in Physical Rehabilitation：Towards Evidence-Based Practice.* Philadelphia, PA：W. B. Saunders；2000.

7. Sackett DL, Straus SE, Richardson WS, Rosenberg W, Haynes RB. *Evidence-Based Medicine. How to Practice and Teach EBM.* 2nd ed. Edinburgh, Scotland：Churchill Livingstone；2000.

8. Guyatt G, Rennie D. *Users' Guides to the Medical Literature：A Manual for Evidence-Based Clinical Practice.* Chicago, IL：AMA Press；2002.

9. Beattie P, Nelson N. Clinical prediction rules：what are they and what do they tell us? *Aust J Physiother.* 2006；52（3）：157-163.

10. Childs JD, Cleland JA. Development and application of clinical prediction rules to improve decision-making in physical therapist practice. *Phys Ther.* 2006；86（1）：122-131.

11. McGinn TG, Guyatt GH, Wyer PC, et al. Users' guides to the medical literature XXII：how to use articles about clinical decision rules. *JAMA.* 2000；284（1）：79-84.

12. Jean-Francois G, Laetitia R, Stefan D. Is the coverage of Google Scholar enough to be used alone for systematic reviews. *BMC Med Inform Decis Mak.* 2013；13（7）：1-5.

13. Nourbakhsh E, Nugent R, Wang H, et al. Medical literature searches：a comparison of PubMed and Google Scholar. *Health Info Libr J.* 2012；29（3）：214-222.

14. PubMed. U. S. National Library of Medicine Web site. Available at：www.ncbi.nlm.nih.gov/pubmed. Accessed July 25, 2013.

15. Searching PubMed with MeSH. PubMed. U. S. National Library of Medicine Web site. Available at：http://nnlm.gov/training/resources/meshtri.pdf. Accessed July 25, 2013.

16. Cumulative Index of Nursing and Allied Health Literature. Available via EBSCO*host* Web site at：www.ebscohost.com/academic/cinahl-plus-with-full-text. Accessed July 25, 2013.

17. The Cochrane Library. The Cochrane Collaboration Web site. Available via Wiley Interscience at：http://www.thecochranelibrary.com/view/0/index.html. Accessed July 25, 2013.

18. Physiotherapy Evidence Database. Center for Evidence-Based Physiotherapy Web site. Available at：www.pedro.org.au. Accessed July 25, 2013.

19. Maher CG, Sherrington C, Herbert RD, et al. Reliability of the PEDro scale for rating quality of randomized controlled trials. *Phys Ther.* 2003；83（8）：713-721.

20. Macedo LG, Elkins MR, Maher CG, et al. There was evidence of convergent and construct validity of Physiotherapy Evidence Database quality scale for physiotherapy trials. *J Clin Epidemiol.* 2010；63（8）：920-925.

21. Hooked on Evidence. American Physical Therapy Association Web site. Available at：www.

hookedonevidence.org. Accessed July 25, 2013.
22. International Classification of Diseases, Ninth Revision. National Center for Health Statistics. Centers for Disease Control and Prevention Web site. Available at : www.cdc.gov/nchs/icd/icd9.htm. Accessed July 25, 2013.
23. Everdsen L, Maggs F, Nightengale P, Jobanputra P. A pragmatic randomised controlled trial of hydrotherapy and land exercises on overall well-being and quality of life in rheumatoid arthritis. *BMC Musculoskelet Disord.* Published online March 1, 2007. DOI : 10.1186/1471-2474-8-23.
24. Bandolier : "Evidence-based thinking about healthcare." Available at : www.medicine.ox.ac.uk/bandolier. Accessed July 25, 2013.
25. TRIP Database. Turning Research into Practice. Available at : www.tripdatabase.com. Accessed July 25, 2013.
26. Evidence in Motion. Available at : www.evidenceinmotion.com. Accessed July 25, 2013.
27. EBM Online. Available at : http://ebm.bmj.com. Accessed July 25, 2013.
28. ACP Journal Club. Available at : www.acpjc.org. Accessed July 25, 2013.
29. Medscape. Available at : www.medscape.com/medscapetoday. Accessed July 25, 2013.
30. WebMD. Available at : www.webmd.com. Accessed July 25, 2013.
31. National Guideline Clearinghouse. Available at : www.guideline.gov/. Accessed July 25, 2013.

● 4 章　疑問，理論，仮説 ●

1. Carter RE, Lubinsky J, Domholdt E. *Rehabilitation Research. Principles and Applications.* 4th ed. St Louis, MO : Elsevier Saunders ; 2011.
2. Polit DF, Beck CT. *Nursing Research : Principles and Methods.* 7th ed. Philadelphia, PA : Lippincott Williams & Wilkins ; 2003.
3. Portney LG, Watkins MP. *Foundations of Clinical Research. Applications to Practice.* 3rd ed. Upper Saddle River, NJ : Prentice Hall Health ; 2009.
4. Batavia M. *Clinical Research for Health Professionals : A User-Friendly Guide.* Boston, MA : Butterworth-Heinemann ; 2001.
5. Washington K, Deitz JC, White OR, Schwartz IS. The effects of a contoured foam seat on postural alignment and upper-extremity function in infants with neuromotor impairments. *Phys Ther.* 2002 ; 82 (11) : 1064-1076.
6. Gunn HJ, Newell P, Haas B, et al. Identification of risk factors for falls in multiple sclerosis : a systematic review and meta-analysis. *Phys Ther.* 2013 ; 93 (4) : 504-513.
7. Ho CH, Bensitel T, Wang X, Bogie KM. Pulsatile lavage for the enhancement of pressure ulcer healing : a randomized controlled trial. *Phys Ther.* 2012 ; 92 (1) : 38-48.
8. Bhatt T, Yang F, Mak MKY, et al. Effect of externally cued training on dynamic stability control during the sit-to-stand task in people with Parkinson disease. *Phys Ther.* 2013 ; 93 (4) : 492-503.
9. Jette DU, Jewell DV. Use of quality indicators in physical therapist practice : an observational study. *Phys Ther.* 2012 ; 92 (4) : 507-524.
10. DeSimone NA, Christiansen C, Dore D. Bactericidal effect of 0.95-mW helium-neon and 5-mW indium-gallium-aluminum-phosphate laser irradiation at exposure times of 30, 60, and 120 seconds on photosensitized *Staphylococcus aureus* and *Pseudomonas aeruginosa* in vitro. *Phys Ther.* 1999 ; 79 (9) : 839-846.
11. Trees DW, Smith JM, Hockert S. Innovative mobility strategies for the patient with intensive care unit-acquired weakness : a case report. *Phys Ther.* 2013 ; 93 (2) : 237-247.
12. Ciesla ND. Chest physical therapy for patients in the intensive care unit. *Phys Ther.* 1996 ; 76 (6) : 609-625.
13. Data & Statistics. Centers for Disease Control and Prevention Web site. Available at : www.cdc.gov/datastatistics. Accessed July 27, 2013.
14. Statistics & Data. Occupational Health and Safety Administration Web site. Available at : www.osha.gov/oshstats. Accessed July 27, 2013.
15. Reference Collections. U. S. Department of Health and Human Services Web site. Available at : www.hhs.gov/reference/index.html. Accessed July 27, 2013.
16. U. S. Census Bureau Web site. Available at : www.census.gov. Accessed July 27, 2013.
17. The Pew Charitable Trusts Web site. Available at : www.pewtrusts.org/our_work_category.aspx?id=184. Accessed July 27, 2013.
18. Robert Wood Johnson Foundation Web site. Available at : www.rwjf.org. Accessed July 27, 2013.
19. DiClemente CC, Schlundt D, Gemmell L. Readiness and stages of change in addiction treatment. *Am J Addict.* 2004 ; 13 (2) : 103-119.
20. Jean Piaget's Stage Theory. ChangingMinds.org Web site. Available at : http://changingminds.org/explanations/learning/piaget_stage.htm. Accessed July 27, 2013.
21. Jette AM. Physical disablement concepts for physical therapy research and practice. *Phys Ther.* 1994 ; 74 (5) : 380-386.
22. World Health Organization. *Towards a Common Language of Functioning, Disability and Health. ICF.* Geneva, Switzerland : World Health Organization ; 2002.
23. Women's Health Information Participant Information. National Institutes of Health. Available

at：https://cleo.whi.org/SitePages/Home. aspx. Accessed July 27, 2013.

24. Jones A, Jones RD, Kwong K, Burns Y. Effect of positioning on recorded lung sound intensities in subjects without pulmonary dysfunction. *Phys Ther.* 1999；79（7）：682-690.

25. Henry KD, Rosemond C, Eckert LB. Effect of number of home exercises on compliance and performance in adults over 65 years of age. *Phys Ther.* 1999；79（3）：270-277.

● 5章　研究デザイン ●

1. Carter RE, Lubinsky J, Domholdt E. *Rehabilitation Research：Principles and Applications.* 4th ed. St. Louis, MO：Elsevier Saunders；2011.

2. Helewa A, Walker JM. *Critical Evaluation of Research in Physical Rehabilitation：Towards Evidence-Based Practice.* Philadelphia, PA：W. B. Saunders；2000.

3. Guyatt G, Rennie D. *Users' Guides to the Medical Literature：A Manual for Evidence-Based Clinical Practice.* Chicago, IL：AMA Press；2002.

4. McEwen I. *Writing Case Reports：A How to Manual for Clinicians.* 3rd ed. Alexandria, VA：American Physical Therapy Association；2009.

5. Batavia M. *Clinical Research for Health Professionals：A User-Friendly Guide.* Boston, MA：Butterworth-Heinemann；2001.

6. Portney LG, Watkins MP. *Foundations of Clinical Research：Applications to Practice.* 3rd ed. Upper Saddle River, NJ：Prentice Hall Health；2009.

7. Straus SE, Richardson WS, Glaziou P, Haynes RB. *Evidence-Based Medicine：How to Practice and Teach EBM.* 3rd ed. Edinburgh, Scotland：Elsevier Churchill Livingstone；2005.

8. Campbell DT, Stanley JC. *Experimental and Quasi-Experimental Designs for Research.* Boston, MA：Houghton Mifflin；1963.

9. Herbert R, Jamtvedt G, Hagen KB, Mead J. *Practical Evidence-Based Physiotherapy.* 2nd. Edinburgh, Scotland：Elsevier Butterworth-Heinemann；2011.

10. Greiner AC, Knebel E, eds. Health Professions Education：A Bridge to Quality. Institute of Medicine Web site. Available at：http://books.nap.edu/openbook.php?record_id=10681. Accessed August 4, 2013.

11. Green J, Thorogood N. *Qualitative Methods for Health Research.* 2nd ed. London, England：Sage；2009.

12. Cook TD, Campbell DT. *Quasi-experimentation：Design and Analysis Issues for Field Settings.* Boston, MA：Houghton Mifflin Company；1979.

13. DiCenso A, Bayley L, Haynes RB. Accessing pre-appraised evidence：fine-tuning the 5S model into a 6S model. *Evid Based Nurs.* 2009；12（4）：99-101.

14. Hesse-Biber SN, Leavy P. *The Practice of Qualitative Research.* Thousand Oaks, CA：Sage；2006.

15. Denizen NK, Lincoln Y（eds）. *The SAGE Handbook of Qualitative Research.* 3rd ed. Thousand Oaks, CA：Sage；2005.

16. Sackett DL, Wennberg JE. Choosing the best research design for each question. *BMJ.* 1997；315（7123）：1636.

17. Holtby R, Razmjou H. Accuracy of the Speed's and Yergason's tests in detecting biceps pathology and SLAP lesions：comparison with arthroscopic findings. *Arthroscopy.* 2004；20（3）：231-236.

18. Reese NB, Bandy WD. Use of an inclinometer to measure flexibility of the iliotibial band using the Ober test and the modified Ober test：differences in magnitude and reliability of measurements. *J Orthop Sports Phys Ther.* 2003；33（6）：326-330.

19. Irwin CB, Sesto ME. Reliability and validity of the multi-axis profile dynamometer with younger and older participants. *J Hand Ther.* 2010；23（3）：281-289.

20. Wang CH, Hsueh IP, Sheu CF, et al. Psychometric properties of 2 simplified 3-level balance scales used for patients with stroke. *Phys Ther.* 2004；84（5）：430-438.

21. Grimes DA, Schulz KF. Bias and causal associations in observational research. *Lancet.* 2002；359（9302）：248-252.

22. Alemdaroğlu E, Uçan H, Topçuoğlu AM, Sivas F. In-hospital predictors of falls in community-dwelling individuals after stroke in the first 6 months after a baseline evaluation：a prospective cohort study. *Arch Phys Med Rehabil.* 2012；93（12）：2244-2250.

23. Bland MD, Sturmoski A, Whitson M, et al. Prediction of discharge walking ability from initial assessment in a stroke inpatient rehabilitation facility population. *Arch Phys Med Rehabil.* 2012；93（8）：1441-1447.

24. Sasco AJ, Secretan MB, Straif K. Tobacco smoking and cancer：a brief review of recent epidemiological evidence. *Lung Cancer.* 2004；45（2）：S3-S9.

25. Riddle DL, Pulisic M, Pidcoe P, Johnson RE. Risk factors of plantar fasciitis：a matched case-control study. *J Bone Joint Surg Am.* 2003；85-A（5）：872-877.

26. Santamato A, Solfrizzi V, Panza F, et al. Short-term effects of high-intensity laser therapy versus ultrasound therapy in the treatment of people with subacromial impingement syn-

参考文献

drome : a randomized clinical trial. *Phys Ther.* 2009 : 89 (7) : 643-652.

27. Bhambhani Y, Rowland G, Farag M. Effects of circuit training on body composition and peak cardiorespiratory responses in patients with moderate to severe traumatic brain injury. *Arch Phys Med Rehabil.* 2005 : 86 (2) : 268-276.

28. Robitaille Y, Laforest S, Fournier M, et al. Moving forward in fall prevention : an intervention to improve balance among older adults in real-world settings. *Am J Public Health.* 2005 : 95 (11) : 2049-2056.

29. Carr S, Fairleigh A, Backman C. Use of continuous passive motion to increase hand range of motion in a woman with scleroderma : a single-subject study. *Physiother Can.* 1997 : 49 (4) : 292-296.

30. Wainner RS, Fritz JM, Irrgang JJ, et al. Development of a clinical prediction rule for the diagnosis of carpal tunnel syndrome. *Arch Phys Med Rehabil.* 2005 : 86 (4) : 609-618.

31. Gravel J, Hedrei P, Grimard G, Gouin S. Prospective validation and head-to-head comparison of 3 ankle rules in a pediatric population. *Ann Emerg Med.* 2009 : 54 (4) : 534-540.

32. Stiell IG, Greenberg GH, McKnight RD, et al. Decision rules for the use of radiography in acute ankle injuries. Refinement and prospective validation. *JAMA.* 1993 : 269 (9) : 1127-1132.

33. Matchar DB, Rudd AG. Health policy and outcomes research 2004. *Stroke.* 2005 : 36 (2) : 225-227.

34. Outcomes Research Fact Sheet. Agency for Healthcare Research and Quality Web site. Available at : www.ahrq.gov/research/findings/factsheets/outcomes/outfact/index.html. Accessed August 6, 2013.

35. Iezzoni LI. Using administrative data to study persons with disabilities. *Millbank Q.* 2002 : 80 (2) : 347-379.

36. National Quality Forum. National Quality Forum Web site. Available at : www.qualityforum.org. Accessed August 6, 2013.

37. Jette AM. Outcomes research : shifting the dominant research paradigm in physical therapy. *Phys Ther.* 1995 : 75 : 965-970.

38. Focus on Therapeutic Outcomes, Inc. Web site. Available at : www.fotoinc.com. Accessed August 6, 2013.

39. Jewell DV, Riddle DL. Interventions associated with an increased or decreased likelihood of pain reduction and improved function in patients with adhesive capsulitis : a retrospective cohort study. *Phys Ther.* 2009 : 89 (5) : 419-429.

40. American Physical Therapy Association. Guide to Physical Therapist Practice. 2nd ed. *Phys Ther.* 2001 : 81 (1) : 9-746.

41. Salaffi F, Bazzichi L, Stancati A, et al. Measuring functional disability in early rheumatoid arthritis : the validity, reliability and responsiveness of the Recent-Onset Arthritis Disability (ROAD) index. *Clin Exp Rheumatol.* 2005 : 23 (5) : 628-636.

42. Salaffi F, Stancati A, Neri R, et al. Development of a functional disability measurement tool to assess early arthritis : The Recent-Onset Arthritis Disability (ROAD) questionnaire. *Clin Exp Rheumatol.* 2005 : 23 (5 suppl) : S31-S42.

43. Patel AS, Siegert RJ, Creamer D, et al. The development and validation of the King's Sarcoidosis Questionnaire for the assessment of health status. *Thorax.* 2013 : 68 (1) : 57-65.

44. Thompson DR, Jenkinson C, Roebuck A, et al. Development and validation of a short measure of health status for individuals with acute myocardial infarction : The myocardial infarction dimensional assessment scale (MIDAS). *Qual Life Res.* 2002 : 11 (6) : 535-543.

45. Beattie PF, Pinto MB, Nelson MK, Nelson R. Patient satisfaction with outpatient physical therapy : instrument validation. *Phys Ther.* 2002 : 82 (8) : 557-565.

46. Beattie P, Turner C, Dowda M, et al. The MedRisk Instrument for Measuring Satisfaction with Physical Therapy Care : a psychometric analysis. *J Orthop Sports Phys Ther.* 2005 : 35 (1) : 24-32.

47. Price P, Harding K. Cardiff Wound Impact Schedule : the development of a condition-specific questionnaire to assess health-related quality of life in patients with chronic wounds of the lower limb. *Int Wound J.* 2004 : 1 (1) : 10-17.

48. The Cochrane Library. The Cochrane Collaboration. Available via Wiley Interscience Web site at : www3.interscience.wiley.com/cgi-bin/mrwhome/106568753/HOME. Accessed April 21, 2010.

49. Richards E, van Kessel G, Virgara R, Harris P. Does antenatal physical therapy for pregnant women with low back pain or pelvic pain improve functional outcomes? A systematic review. *Acta Obstet Gynecol Scand.* 2012 : 91 (9) : 1038-1045.

50. Main A, Prasad A, van der Schans C. Conventional chest physiotherapy compared to other airway clearance techniques for cystic fibrosis. *Cochrane Database Syst Rev.* 2005 : (1) : CD002011.

51. Petursdottir U, Arnadottir SA, Halldorsdottir S. Facilitators and barriers to exercising among people with osteoarthritis : a phenomenological study. *Phys Ther.* 2010 : 90 (7) : 1014-1025.

52. Thompson D. An ethnographic study of physiotherapists' perceptions of their interactions with patients on a chronic pain unit. *Physiother*

Theory Pract. 2008；24（6）：408-422.
53. Rindflesch A. A grounded-theory investigation of patient education in physical therapy practice. *Physiother Theory Pract.* 2009；25（3）：193-202.

● 6 章　研究対象 ●
1. Portney LG, Watkins MP. *Foundations of Clinical Research：Applications to Practice.* 3rd ed. Upper Saddle River, NJ：Prentice Hall Health；2009.
2. Carter RE, Lubinsky J, Domholdt E. *Rehabilitation Research：Principles and Applications.* 4th ed. St. Louis, MO：Elsevier Saunders；2011.
3. Gunn HJ, Newell P, Haas B, et al. Identification of risk factors for falls in multiple sclerosis：a systematic review and meta-analysis. *Phys Ther.* 2013；93（4）：504-513.
4. Ho CH, Bensitel T, Wang X, Bogie KM. Pulsatile lavage for the enhancement of pressure ulcer healing：a randomized controlled trial. *Phys Ther.* 2012；92（1）：38-48.
5. Bhatt T, Yang F, Mak MKY, et al. Effect of externally cued training on dynamic stability control during the sit-to-stand task in people with Parkinson's disease. *Phys Ther.* 2013；93（4）：492-503.
6. Ciesla ND. Chest physical therapy for patients in the intensive care unit. *Phys Ther.* 1996；76（6）：609-625.
7. Long TM, Perry DF. Pediatric physical therapists' perceptions of their training in assistive technology. *Phys Ther.* 2008；88（5）：629-639.
8. Peel C, Sawyer Baker P, Roth DL, et al. Assessing mobility in older adults：the UAB Study of Aging Life-Space Assessment. *Phys Ther.* 2005；85（10）：1008-1019.
9. Annual Estimates of the Resident Population：April 1, 2010 to July 1, 2012. 2012 Population Estimates. U. S. Census Bureau Web site. Available at：http://factfinder2.census.gov/faces/tableservices/jsf/pages/productview.xhtml?src=bkmk. Accessed August 3, 2013.
10. Batavia M. *Clinical Research for Health Professionals：A User-Friendly Guide.* Boston, MA：Butterworth-Heinemann；2001.
11. Gerber JP, Marcus RL, Dibble LE, et al. Effects of early progressive eccentric exercise on muscle size and function after anterior cruciate ligament reconstruction：a 1-year follow-up study of a randomized clinical trial. *Phys Ther.* 2009；89（1）：51-59.
12. Friedrich M, Hahne J, Wepner F. A controlled examination of medical and psychosocial factors associated with low back pain in combination with widespread musculoskeletal pain. *Phys Ther.* 2009；89（8）：786-803.

● 7 章　変数とその測定法 ●
1. Carter RE, Lubinsky J, Domholdt E. *Rehabilitation Research：Principles and Applications.* 4th ed. St. Louis, MO：Elsevier Saunders；2011.
2. Polit DF, Beck CT. *Nursing Research：Principles and Methods.* 7th ed. Philadelphia, PA：Lippincott Williams & Wilkins；2003.
3. Portney LG, Watkins MP. *Foundations of Clinical Research：Applications to Practice.* 3rd ed. Upper Saddle River, NJ：Prentice Hall Health；2009.
4. Campbell DT, Stanley JC. *Experimental and Quasi-Experimental Designs for Research.* Boston, MA：Houghton Mifflin；1963.
5. Straus SE, Richardson WS, Glaziou P, Haynes RB. *Evidence-Based Medicine：How to Practice and Teach EBM.* 3rd ed. Edinburgh, Scotland：Elsevier Churchill Livingstone；2005.
6. Cook TD, Campbell DT. *Quasi-Experimentation：Design and Analysis Issues for Field Settings.* Boston, MA：Houghton Mifflin；1979.
7. Seynnes O, Singh MAF, Hue O, et al. Physiological and functional response to low-moderate versus high-intensity progressive resistance training in frail elders. *J Gerontol Biol Sci Med Sci.* 2004；59（5）：503-509.
8. Bower E, Michell D, Burnett M, et al. Randomized controlled trial of physiotherapy in 56 children with cerebral palsy followed for 18 months. *Dev Med Child Neurol.* 2001；43（1）：4-15.
9. Hulzebos EHJ, van Meeteren NLU, de Bie RA, et al. Prediction of postoperative pulmonary complications on the basis of preoperative risk factors in patients who had undergone coronary artery bypass graft surgery. *Phys Ther.* 2003；83（1）：8-16.
10. CDC Growth Charts. Centers for Disease Control and Prevention Web site. Available at：www.cdc.gov/growthcharts/cdc_charts.htm. Accessed August 8, 2013.
11. Doyle PJ, McNeil MR, Mikolic JM, et al. The Burden of Stroke Scale（BOSS）provides reliable and valid score estimates of functioning and well-being in stroke survivors with and without communication disorders. *J Clin Epidemiol.* 2004；57（10）：997-1007.
12. Doyle PJ, McNeil MR, Bost JE, et al. The Burden of Stroke Scale provided reliable, valid and responsive score estimates of functioning and well-being during the first year of recovery from stroke. *Qual Life Res.* 2007；16（8）：1389-1398.
13. Short Form 36（v2）. Medical Outcomes Trust. Available at：www.sf-36.org/tools/SF36.shtml#VERS2. Accessed August 8, 2013.
14. Brinton TJ, Cotter B, Kailisam MT, et al. Development and validation of a noninvasive method to determine arterial pressure and vascular com-

pliance. *Am J Cardiol.* 1997 ; 80（3）: 323-330.
15. Werneke MW, Hart DL. Categorizing patients with occupational low back pain by use of the Quebec Task Force Classification system versus pain pattern classification procedures : discriminant and predictive validity. *Phys Ther.* 2004 ; 84（3）: 243-254.
16. Beaton DE, Bombardier C, Katz JN, Wright JG. A taxonomy for responsiveness. *J Clin Epidemiol.* 2001 ; 54（12）: 1204-1271.

● 8 章　研究デザインにおける妥当性 ●
1. Helewa A, Walker JM. *Critical Evaluation of Research in Physical Rehabilitation : Towards Evidence-Based Practice.* Philadelphia, PA : W. B. Saunders ; 2000.
2. Carter RE, Lubinsky J, Domholdt E. *Rehabilitation Research : Principles and Applications.* 4th ed. St. Louis, MO : Elsevier Saunders ; 2011.
3. Campbell DT, Stanley JC. *Experimental and Quasi-Experimental Designs for Research.* Boston, MA : Houghton Mifflin ; 1963.
4. Portney LG, Watkins MP. *Foundations of Clinical Research : Applications to Practice.* 3rd ed. Upper Saddle River, NJ : Prentice Hall Health ; 2009.
5. Straus SE, Richardson WS, Glaziou P, Haynes RB. *Evidence-Based Medicine : How to Practice and Teach EBM.* 3rd ed. Edinburgh, Scotland : Elsevier Churchill Livingstone ; 2005.
6. Guyatt G, Rennie D. *Users' Guides to the Medical Literature : A Manual for Evidence-Based Clinical Practice.* Chicago, IL : AMA Press ; 2002.
7. Cook TD, Campbell DT. *Quasi-Experimentation : Design and Analysis Issues for Field Settings.* Boston, MA : Houghton Mifflin ; 1979.
8. Green J, Thorogood N. *Qualitative Methods for Health Research.* 2nd ed. London, England : SAGE Publications ; 2009.
9. Herbert R, Jamtvedt G, Hagen KB, Mead J. *Practical Evidence-Based Physiotherapy.* 2nd ed. Edinburgh, Scotland : Elsevier Butterworth-Heinemann ; 2011.
10. Neuro-developmental treatment. Neuro-Developmental Treatment Association Web site. Available at : www.ndta.org. Accessed August 11, 2013.
11. Cerebral Palsy—Hope through Research : Glossary. National Institute of Neurologic Disorders and Stroke Web site, National Institutes of Health. Available at : www.ninds.nih.gov/disorders/cerebral_palsy/detail_cerebral_palsy.htm#238753104. Accessed August 11, 2013.

● 9 章　統計学的な謎の解明：記述統計学 ●
1. Polit DF, Beck CT. *Nursing Research : Principles and Methods.* 7th ed. Philadelphia, PA : Lippincott Williams & Wilkins ; 2003.
2. Carter RE, Lubinsky J, Domholdt E. *Rehabilitation Research : Principles and Applications.* 4th ed. St. Louis, MO : Elsevier Saunders ; 2011.
3. Portney LG, Watkins MP. *Foundations of Clinical Research : Applications to Practice.* 3rd ed. Upper Saddle River, NJ : Prentice Hall Health ; 2009.
4. Batavia M. *Clinical Research for Health Professionals : A User-Friendly Guide.* Boston, MA : Butterworth-Heinemann ; 2001.
5. Munro BH. *Statistical Methods for Health Care Research.* 5th ed. Philadelphia, PA : Lippincott Williams and Wilkins ; 2005.
6. Mini Mental State Exam. Available at : http://en.wikipedia.org/wiki/Mini%E2%80%93mental_state_examination. Accessed August 12, 2013.
7. Disability of the Arm, Shoulder and Hand（DASH）. Available at : http://www.dash.iwh.on.ca/. Accessed August 12, 2013.

● 10 章　統計学的な謎の解明：推測統計学 ●
1. Portney LG, Watkins MP. *Foundations of Clinical Research : Applications to Practice.* 3rd ed. Upper Saddle River, NJ : Prentice Hall Health ; 2009.
2. Straus SE, Richardson WS, Glaziou P, Haynes RB. *Evidence-Based Medicine : How to Practice and Teach EBM.* 3rd ed. Edinburgh, Scotland : Elsevier Churchill Livingstone ; 2005.
3. Carter RE, Lubinsky J, Domholdt E. *Rehabilitation Research : Principles and Applications.* 4th ed. St. Louis, MO : Elsevier Saunders ; 2011.
4. Munro BH. *Statistical Methods for Health Care Research.* 5th ed. Philadelphia, PA : Lippincott Williams and Wilkins ; 2005.
5. Herbert R, Jamtvedt G, Hagen KB, Mead J. *Practical Evidence-Based Physiotherapy.* 2nd ed. Edinburgh, Scotland : Elsevier Butterworth-Heinemann ; 2011.
6. Batavia M. *Clinical Research for Health Professionals : A User-Friendly Guide.* Boston, MA : Butterworth-Heinemann ; 2001.
7. Polit DF, Beck CT. *Nursing Research : Principles and Methods.* 7th ed. Philadelphia, PA : Lippincott Williams & Wilkins ; 2003.
8. Disability of the Arm, Shoulder and Hand（DASH）. Available at : http://www.dash.iwh.on.ca. Accessed August 12, 2013.
9. Helewa A, Walker JM. *Critical Evaluation of Research in Physical Rehabilitation : Towards Evidence-Based Practice.* Philadelphia, PA : W. B. Saunders ; 2000.
10. Sterne JAC, Smith GD. Sifting the evidence—what's wrong with significance tests? *BMJ.*

2001；322（7280）：226-231.
11. Sim J, Reid N. Statistical inference by confidence intervals：issues of interpretation and utilization. *Phys Ther.* 1999；79（2）：186-195.
12. Stratford PW. The added value of confidence intervals. *Phys Ther.* 2010；90（3）：333-335.

● 11 章　診断検査と臨床測定のエビデンスの評価 ●

1. Helewa A, Walker JM. *Critical Evaluation of Research in Physical Rehabilitation：Towards Evidence-Based Practice.* Philadelphia, PA：W. B. Saunders；2000.
2. Carter RE, Lubinsky J, Domholdt E. *Rehabilitation Research：Principles and Applications.* 4th ed. St. Louis, MO：Elsevier Saunders；2011.
3. Polit DF, Beck CT. *Essentials of Nursing Research：Principles and Methods.* 7th ed. Philadelphia, PA：Lippincott Williams & Wilkins；2003.
4. American Physical Therapy Association. Guide to Physical Therapist Practice. 2nd ed. *Phys Ther.* 2001；81（1）：9-744.
5. Higgs J, Jones M, Loftus S, Christensen N, eds. *Clinical Reasoning in the Health Professions.* 3rd ed. Oxford, England：Butterworth-Heinemann；2008.
6. Guyatt G, Rennie D. *Users' Guides to the Medical Literature：A Manual for Evidence-Based Clinical Practice.* Chicago, IL：AMA Press；2002.
7. Portney LG, Watkins MP. *Foundations of Clinical Research：Applications to Practice.* 3rd ed. Upper Saddle River, NJ：Pearson；2009.
8. QUADAS. University of Bristol Web Site. Available at：www.bris.ac.uk/quada. Accessed August 13, 2013.
9. Herbert R, Jamtvedt G, Hagen KB, Mead J. *Practical Evidence-Based Physiotherapy.* 2nd ed. Edinburgh, Scotland：Elsevier Butterworth-Heinemann；2011.
10. Straus SE, Richardson WS, Glaziou P, Haynes RB. *Evidence-Based Medicine：How to Practice and Teach EBM.* 3rd ed. Edinburgh, Scotland：Elsevier Churchill Livingstone；2005.
11. Hayden SR, Brown MD：Likelihood ratio：a powerful tool for incorporating the results of a diagnostic test into clinical decisionmaking. *Ann Emerg Med.* 1999；33（5）：575-580.
12. Fritz JM, Wainner RS. Examining diagnostic tests：an evidence-based perspective. *Phys Ther.* 2001；81（9）：1546-1564.
13. Critically Appraising the Evidence. Worksheets for Diagnosis. Centre for Evidence Based Medicine. Oxford Web site. Available at：www.cebm.net. Accessed August 13, 2013.
14. Safran MR, Benedetti RS, Bartolozzi AR Ⅲ, et al. Lateral ankle sprains：a comprehensive review：part 1：etiology, pathoanatomy, histopathogenesis, and diagnosis. *Med Sci Sports Exerc.* 1999；31（7）：429S-437S.
15. Sackett DL, Straus SE, Richardson WS, et al. *Evidence-Based Medicine：How to Practice and Teach EBM.* 2nd ed. Edinburgh, Scotland：Churchill Livingstone；2000.
16. Davidson M. The interpretation of diagnostic tests：a primer for physiotherapists. *Aust J Physiother.* 2002；48（3）：227-233.
17. Fagan TJ. Nomogram for Bayes's theorem. *N Engl J Med.* 1975；293（5）：257.
18. van Dijk CN, Lim LSL, Bossuyt PMM, Marti RK. Physical examination is sufficient for the diagnosis of sprained ankles. *J Bone Joint Surg.* 1996；78（6）：958-962.
19. Riddle DL, Stratford PW. Interpreting validity indexes for diagnostic tests：an illustration using the Berg Balance Test. *Phys Ther.* 1999；79（10）：939-948.
20. Biodex System 4. Biodex Medical Systems Web site. Available at：www.biodex.com/rehab/system4/system4_feat.htm. Accessed February 13, 2010.
21. King M, Nazareth I, Lampe F, et al. Conceptual framework and systematic review of the effects of participants' and professionals' preferences in randomized controlled trials. *Health Technol Assess.* 2005；9（35）：1-191.
22. Davey HM, Lim J, Butow PN, et al. Consumer information materials for diagnostic breast tests：women's views on information and their understanding of test results. *Health Expect.* 2003；6（4）：298-311.
23. Holtby R, Razmjou H. Accuracy of the Speed's and Yergason's tests in detecting biceps pathology and SLAP lesions：comparison with arthroscopic findings. *Arthroscopy.* 2004；20（3）：231-236.

● 12 章　予後（リスク）因子のエビデンスの評価 ●

1. Helewa A, Walker JM. *Critical Evaluation of Research in Physical Rehabilitation：Towards Evidence-Based Practice.* Philadelphia, PA：W. B. Saunders；2000.
2. Guyatt G, Rennie D. *Users' Guides to the Medical Literature：A Manual for Evidence-Based Clinical Practice.* Chicago, IL：AMA Press；2002.
3. Carter RE, Lubinsky J, Domholdt E. *Rehabilitation Research：Principles and Applications.* 4th ed. St. Louis, MO：Elsevier Saunders；2011.
4. Straus SE, Richardson WS, Glaziou P, Haynes RB. *Evidence-Based Medicine：How to Practice and Teach EBM.* 3rd ed. Edinburgh, Scotland：Elsevier Churchill Livingstone；2005.

5. American Physical Therapists Association. Guide to Physical Therapist Practice. 2d ed. *Phys Ther.* 2001 ; 81 （1）: 9-744.
6. Herbert R, Jamtvedt G, Hagen KB, Mead J. *Practical Evidence-Based Physiotherapy.* 2nd ed. Edinburgh, Scotland : Elsevier Butterworth-Heinemann ; 2011.
7. Beattie PF, Nelson RM. Evaluating research studies that address prognosis for patients receiving physical therapy care : a clinical update. *Phys Ther.* 2007 ; 87 （11）: 1527-1535.
8. Centre for Evidence-Based Medicine—Oxford Web site. Critically Appraising the Evidence. Worksheets for Prognosis. Available at : www. cebm.net. Accessed August 10, 2013.
9. Altman DG. Systematic reviews of evaluations of prognostic variables. *BMJ.* 2001 ; 323 （7306）: 224-228.
10. Portney LG, Watkins MP. *Foundations of Clinical Research : Applications to Practice.* 3rd ed. Upper Saddle River, NJ : Pearson ; 2009.

● 13 章　介入におけるエビデンスの評価 ●

1. Straus SE, Richardson WS, Glaziou P, Haynes RB. *Evidence-Based Medicine : How to Practice and Teach EBM.* 3rd ed. Edinburgh, Scotland : Elsevier Churchill Livingstone ; 2005.
2. Helewa A, Walker JM. *Critical Evaluation of Research in Physical Rehabilitation : Towards Evidence-Based Practice.* Philadelphia, PA : W. B. Saunders ; 2000.
3. Guyatt G, Rennie D. *Users' Guides to the Medical Literature : A Manual for Evidence-Based Clinical Practice.* Chicago, IL : AMA Press ; 2002.
4. Carter RE, Lubinsky J, Domholdt E. *Rehabilitation Research : Principles and Applications.* 4th ed. St. Louis, MO : Elsevier Saunders ; 2011.
5. Batavia M. *Clinical Research for Health Professionals : A User-Friendly Guide.* Boston, MA : Butterworth-Heinemann ; 2001.
6. Campbell DT, Stanley JC. *Experimental and Quasi-Experimental Designs for Research.* Boston, MA : Houghton Mifflin ; 1963.
7. Tabachnik BG, Fidell LS. *Using Multivariate Statistics.* 4th ed. Boston, MA : Allyn & Bacon ; 2006.
8. American Physical Therapy Association, Guide to Physical Therapist Practice. 2nd ed. *Phys Ther.* 2001 ; 81 （1）: 7-944.
9. Chan KBY, Man-Son-Hing M, Molnar FJ, Laupacis A. How well is the clinical importance of study results reported? An assessment of randomized controlled trials. *CMAJ.* 2001 ; 165 （9）: 1197-1202.
10. Dalton GW, Keating JL. Number needed to treat : a statistic relevant to physical therapists.

Phys Ther. 2000 ; 80 （12）: 1214-1219.
11. Portney LG, Watkins MP. *Foundations of Clinical Research : Applications to Practice.* 3rd ed. Upper Saddle River, NJ : Pearson ; 2009.
12. Cook TD, Campbell DT. *Quasi-Experimentation : Design and Analysis Issues for Field Settings.* Boston, MA : Houghton Mifflin ; 1979.
13. Oxford Centre for Evidence-Based Medicine Web site. Available at : www.cebm.net. Accessed August 10, 2013.
14. Herbert R, Jamtvedt G, Hagen KB, Mead J. *Practical Evidence-Based Physiotherapy.* 2nd ed. Edinburgh, Scotland : Elsevier Butterworth-Heinemann ; 2011.
15. Staron RS, Karapondo DL, Kraemer WJ, et al. Skeletal muscle adaptations during early phase of heavy-resistance training in men and women. *J Appl Physiol.* 1994 ; 76 （3）: 1247-1255.
16. Hollis S, Campbell F. What is meant by intention to treat analysis? Survey of published randomized controlled trials. *BMJ.* 1999 ; 319 （7211）: 670-674.
17. Montori VM, Guyatt GH. Intention-to-treat principle. *CMAJ.* 2001 ; 165 （10）: 1339-1341.
18. Britton A, McKee M, Black N, et al. Choosing between randomized and non-randomized studies : a systematic review. *Health Technol Assess.* 1998 ; 2 （13）: i -iv, 1-124.
19. MacLehose RR, Reeves BC, Harvey IM, et al. A systematic review of comparisons of effect sizes derived from randomized and non-randomized studies. *Health Technol Assess.* 2000 ; 4 （34）: 1-154.
20. Jette AM, Delitto A. Physical therapy treatment choices for musculoskeletal impairments. *Phys Ther.* 1997 ; 77 （2）: 145-154.
21. Jette DU, Jette AM. Physical therapy and health outcomes for patients with spinal impairments. *Phys Ther.* 1997 ; 76 （9）: 930-945.
22. What is an Effect Size : A Guide for Users. Centre for Evaluation and Monitoring Web site. Available at : www.cem.org/evidence-based-education/introduction/. Accessed August 14, 2013.
23. Santos IA, Stein R, Fuchs SC, et al. Aerobic exercise and submaximal functional capacity in overweight pregnant women. *Obstet Gynecol.* 2005 ; 106 （2）: 243-249.
24. Emery CA, Cassidy JD, Klassen TP, et al. Effectiveness of a home-based balance-training program in reducing sports-related injuries among healthy adolescents : a cluster randomized controlled trial. *CMAJ.* 2005 ; 172 （6）: 749-754.
25. Chatellier G, Zapletal E, Lemaitre D, et al. The number needed to treat : a clinically useful nomogram in its proper context. *BMJ.* 1996 ; 312 （7028）: 426-429.
26. King M, Nazareth I, Lampe F, et al. Conceptual

framework and systematic review of the effects of participants' and professionals' preferences in randomized controlled trials. *Health Technol Assess.* 2005 ; 9（35）: 1-191.

● **14 章　臨床予測ルールに関するエビデンスの評価** ●

1. Helewa A, Walker JM. *Critical Evaluation of Research in Physical Rehabilitation* : *Towards Evidence-Based Practice.* Philadelphia, PA : W. B. Saunders ; 2000.
2. Beattie P, Nelson N. Clinical prediction rules : what are they and what do they tell us? *Aust J Physiother.* 2006 ; 52（3）: 157-163.
3. Childs JD, Cleland JA. Development and application of clinical prediction rules to improve decision-making in physical therapist practice. *Phys Ther.* 2006 ; 86（1）: 122-131.
4. McGinn TG, Guyatt GH, Wyer PC, et al. Users' guides to the medical literature XXII : how to use articles about clinical decision rules. *JAMA.* 2000 ; 284（1）: 79-84.
5. Carter RE, Lubinsky J, Domholdt E. *Rehabilitation Research : Principles and Applications.* 4th ed. St. Louis, MO : Elsevier Saunders ; 2011.
6. Polit DF, Beck CT. *Nursing Research : Principles and Methods.* 7th ed. Philadelphia, PA : Lippincott Williams & Wilkins ; 2003.
7. American Physical Therapy Association. Guide to Physical Therapist Practice. 2nd ed. *Phys Ther.* 2001 ; 81（1）: 9-744.
8. Higgs J, Jones M, Loftus S, Christensen N, eds. *Clinical Reasoning in the Health Professions.* 3rd ed. Oxford, England : Butterworth-Heinemann ; 2008.
9. Guyatt G, Rennie D. *Users' Guides to the Medical Literature : A Manual for Evidence-Based Clinical Practice.* Chicago, IL : AMA Press ; 2002.
10. Portney LG, Watkins MP. *Foundations of Clinical Research : Applications to Practice.* 3rd ed. Upper Saddle River, NJ : Prentice Hall Health ; 2009.
11. Chan KBY, Man-Son-Hing M, Molnar FJ, Laupacis A. How well is the clinical importance of study results reported? An assessment of randomized controlled trials. *CMAJ.* 2001 ; 165（9）: 1197-1202.
12. Herbert R, Jamtvedt G, Hagen KB, Mead J. *Practical Evidence-Based Physiotherapy.* 2nd ed. Edinburgh, Scotland : Elsevier Butterworth-Heinemann ; 2011.
13. Straus SE, Richardson WS, Glaziou P, Haynes RB. *Evidence-Based Medicine : How to Practice and Teach EBM.* 3rd ed. Edinburgh, Scotland : Elsevier Churchill Livingstone ; 2005.
14. Stiell IG, Greenberg GH, McKnight RD, et al.

Decision rules for the use of radiography in acute ankle injuries. Refinement and prospective validation. *JAMA.* 1993 ; 269（9）: 1127-1132.
15. Kuijpers T, van der Windt DA, Boeke AJ, et al. Clinical prediction rules for the prognosis of shoulder pain in general practice. *Pain.* 2006 ; 120（3）: 276-285.
16. Cleland JA, Childs JD, Fritz JM, et al. Development of a clinical prediction rule for guiding treatment of a subgroup of patients with neck pain : use of thoracic spine manipulation, exercise, and patient education. *Phys Ther.* 2007 ; 87（1）: 9-23.
17. Laupacis A, Sekar N, Stiell IG. Clinical prediction rules. A review and suggested modifications for methodological standards. *JAMA.* 1997 ; 277（12）: 488-494.
18. Reilly BM, Evans AT. Translating clinical research into clinical practice : impact of using prediction rules to make decisions. *Ann Intern Med.* 2006 ; 144（3）: 201-209.
19. Beneciuk JM, Bishop MD, George SZ. Clinical prediction rules for physical therapy interventions : a systematic review. *Phys Ther.* 2009 ; 89（2）: 114-124.
20. Tabachnik BG, Fidell LS. *Using Multivariate Statistics.* 4th ed. Boston, MA : Allyn & Bacon ; 2006.
21. Sim J, Reid N. Statistical inference by confidence intervals : issues of interpretation and utilization. *Phys Ther.* 1999 ; 79（2）: 186-195.
22. Dowling S, Spooner CH, Liang Y, et al. Accuracy of Ottawa Ankle Rules to exclude fractures of the ankle and midfoot in children : a meta-analysis. *Acad Emerg Med.* 2009 ; 16（4）: 277-287.
23. Childs JD, Cleland JA. Development and application of clinical prediction rules to improve decision making in physical therapist practice. *Phys Ther.* 2006 ; 86（1）: 122-131.
24. Stanton TR, Hancock MJ, Maher CG, Koes BW. Critical appraisal of clinical prediction rules that aim to optimize treatment selection for musculoskeletal conditions. *Phys Ther.* 2010 ; 990（6）: 843-854.
25. Toll DB, Janssen KJM, Vergouwe Y, Moons KGM. Validation, updating and impact of clinical prediction rules : a review. *J Clin Epidemiol.* 2008 ; 61（11）: 1085-1094.
26. Oxford Centre for Evidence-Based Medicine Web site. Available at : www.cebm.net. Accessed August 10, 2013.

● **15 章　アウトカム研究の評価** ●

1. Helewa A, Walker JM. *Critical Evaluation of Research in Physical Rehabilitation : Towards Evidence-Based Practice.* Philadelphia, PA : W. B. Saunders ; 2000.

参考文献

2. Guyatt G, Rennie D. *Users' Guides to the Medical Literature : A Manual for Evidence-Based Clinical Practice*. Chicago, IL : AMA Press : 2002.
3. Carter RE, Lubinsky J, Domholdt E. *Rehabilitation Research : Principles and Applications*. 4th ed. St. Louis, MO : Elsevier Saunders : 2011.
4. Portney LG, Watkins MP. *Foundations of Clinical Research : Applications to Practice*. 3rd ed. Upper Saddle River, NJ : Prentice Hall Health : 2009.
5. Straus SE, Richardson WS, Glaziou P, Haynes RB. *Evidence-Based Medicine : How to Practice and Teach EBM*. 3rd ed. Edinburgh, Scotland : Elsevier Churchill Livingstone : 2005.
6. Batavia M. *Clinical Research for Health Professionals : A User-Friendly Guide*. Boston, MA : Butterworth-Heinemann : 2001.
7. Tabachnik BG, Fidell LS. *Using Multivariate Statistics*. 4th ed. Boston, MA : Allyn & Bacon : 2006.
8. Chan KBY, Man-Son-Hing M, Molnar FJ, Laupacis A. How well is the clinical importance of study results reported? An assessment of randomized controlled trials. *CMAJ*. 2001 : 165 (9) : 1197-1202.
9. American Physical Therapy Association. Guide to Physical Therapist Practice. 2nd ed. *Phys Ther.* 2001 : 81 (1) : 9-744.
10. Silverman SL. From randomized controlled trials to observational studies. *Am J Med*. 2009 : 122 (2) : 115-120.
11. Matchar DB, Rudd AG. Health policy and outcomes research 2004. *Stroke*. 2005 : 36 (2) : 225-227.
12. Greiner AC, Knebel E, eds. *Health Professions Education : A Bridge to Quality*. Institute of Medicine Web site. Available at : http://books.nap.edu/openbook.php?record_id=10681.
13. Cook TD, Campbell DT. *Quasi-Experimentation : Design and Analysis Issues for Field Settings*. Boston, MA : Houghton Mifflin : 1979.
14. Herbert R, Jamtvedt G, Hagen KB, Mead J. *Practical Evidence-Based Physiotherapy*. 2nd ed. Edinburgh, Scotland : Elsevier Butterworth-Heinemann : 2011.
15. Britton A, McKee M, Black N, et al. Choosing between randomized and non-randomized studies : a systematic review. *Health Technol Assess*. 1998 : 2 (13) : i -iv, 1-124.
16. MacLehose RR, Reeves BC, Harvey IM, et al. A systematic review of comparisons of effect sizes derived from randomized and nonrandomized studies. *Health Technol Assess*. 2000 : 4 (34) : 1-154.
17. Measuring Performance. National Quality Forum Web site. Available at : www.qualityforum.org/Measuring_Performance/Measuring_Perfor mance.aspx. Accessed August 15, 2013.
18. Medicare Hospital Value-Based Purchasing. Centers for Medicare and Medicaid Web site. Available at : www.cms.gov/Medicare Quality-Ini tiatives-Patient-Assessment-Instruments/hospital-value-based-purchasing/index.html. Accessed August 15, 2013.
19. Jette AM. Outcomes research : shifting the dominant research paradigm in physical therapy. *Phys Ther.* 1995 : 75 : 965-970.
20. Outcomes Research Fact Sheet. Agency for Healthcare Research and Quality Web site. Available at : www.ahrq.gov/research/findings/factsheets/outcomes/outfact/index.html. Accessed August 15, 2013.
21. Iezzoni LI. Using administrative data to study persons with disabilities. *Millbank Q*. 2002 : 80 (2) : 347-379.
22. Focus on Therapeutic Outcomes, Incorporated. Available at : www.fotoinc.com. Accessed August 15, 2013.
23. Functional Independence Measure. Uniform Data System for Medical Rehabilitation Web site. Available at : www.udsmr.org. Accessed August 15, 2013.
24. Freburger JK, Konrad TR. The use of federal and state databases to conduct health services research related to physical and occupational therapy. *Arch Phys Med Rehabil*. 2002 : 83 (6) : 837-845.
25. Gliklich RE, Dreyer NA, ed. *Registries for Evaluating Patient Outcomes*. 2nd ed. Rockville, MD : Agency for Healthcare Research and Quality : 2010.
26. Grimes DA, Schulz KF. Bias and causal associations in observational research. *Lancet*. 2002 : 359 (9302) : 248-252.
27. Iezzoni LI. Risk adjusting rehabilitation outcomes. *Am J Phys Med Rehabil*. 2004 : 83 (4) : 316-326.
28. Iezzoni LI, ed. *Risk Adjustment for Measuring Health Care Outcomes*. 4th ed. Chicago, IL : Health Administration Press : 2012.
29. Retchin SM, Ballard DJ. Commentary : establishing standards for the utility of administrative claims data. *Health Serv Res*. 1998 : 32 (6) : 861-866.
30. Concato J. Observational versus experimental studies : what's the evidence for a hierarchy? *NeuroRx*. 2004 : 1 (3) : 341-347.
31. Oxford Centre for Evidence-Based Medicine Web site. Available at : www.cebm.net. Accessed August 10, 2013.

● 16 章　自己申告型アウトカム測定のエビデンスの評価 ●

1. de Vet HCW, Terwee CB, Knol DL, Bouter LM. When to use agreement versus reliability measures. *J Clin Epidemiol.* 2006；59（10）：1033-1039.
2. Helewa A, Walker JM. *Critical Evaluation of Research in Physical Rehabilitation：Towards Evidence-Based Practice.* Philadelphia, PA：W. B. Saunders；2000.
3. Carter RE, Lubinsky J, Domholdt E. *Rehabilitation Research：Principles and Applications.* 4th ed. St. Louis, MO：Elsevier Saunders；2011.
4. Portney LG, Watkins MP. *Foundations of Clinical Research：Applications to Practice.* 3rd ed. Upper Saddle River, NJ：Prentice Hall Health；2009.
5. Polit DF, Beck CT. *Nursing Research：Principles and Methods.* 7th ed. Philadelphia, PA：Lippincott Williams & Wilkins；2003.
6. Batavia M. *Clinical Research for Health Professionals：A User-Friendly Guide.* Boston, MA：Butterworth-Heinemann；2001.
7. Chan KBY, Man-Son-Hing M, Molnar FJ, Laupacis A. How well is the clinical importance of study results reported? An assessment of randomized controlled trials. *CMAJ.* 2001；165（9）：1197-1202.
8. American Physical Therapy Association. Guide to Physical Therapist Practice. 2nd ed. *Phys Ther.* 2001；81（1）：9-744.
9. Beaton DE, Bombardier C, Katz JN, Wright JG. A taxonomy of responsiveness. *J Clin Epidemiol.* 2001；54（12）：1204-1217.
10. Scientific Advisory Committee of the Medical Outcomes Trust. Assessing health status and quality-of-life instruments：attributes and review criteria. *Qual Life Res.* 2002；11（3）：193-205.
11. Mokkink LB, Terwee CB, Patrick DL, et al. The COSMIN checklist for assessing the methodological quality of studies on measurement properties of health status measurement instruments：an international Delphi study. *Qual Life Res.* 2010；19（4）：539-549.
12. Law M, MacDermid J, eds. *Evidence-Based Rehabilitation. A Guide to Practice.* 2nd ed. Thorofare, NJ：SLACK Inc.；2008.
13. Jette DU, Halbert J, Iverson C, et al. Use of standardized outcome measures in physical therapist practice：perceptions and applications. *Phys Ther.* 2009；89（2）：125-135.
14. Short Form-36. Medical Outcomes Study. Available at：www.rand.org/health/surveys_tools/mos/mos_core_36item.html. Accessed August 16, 2013.
15. Mokkink LB, Terwee CB, Patrick DL, et al. The COSMIN study reached international consensus on taxonomy, terminology, and definitions of measurement properties for health-related patient-reported outcomes. *J Clin Epidemiol.* 2010；63（7）：737-745.
16. Beaton DE, Boers M, Wells GA. Many faces of the minimal clinically important difference（MCID）：a literature review and directions for future research. *Curr Opin Rheumatol.* 2002；14（2）：109-114.
17. Tabachnik BG, Fidell LS. *Using Multivariate Statistics.* 4th ed. Boston, MA：Allyn & Bacon；2006.
18. Simm J, Wright CC. The kappa statistic in reliability studies：use, interpretation and sample size requirements. *Phys Ther.* 2005；85（3）：257-268.
19. Riddle D, Stratford P. *Is This Change Real?* Philadelphia, PA：F. A. Davis Company；2013.
20. Oxford Centre for Evidence-Based Medicine Web site. Available at：www.cebm.net. Accessed August 10, 2013.
21. Bot SDM, Terwee CB, van der Windt DAWM, et al. Clinimetric evaluation of shoulder disability questionnaires：a systematic review of the literature. *Ann Rheum Dis.* 2004；63（4）：335-341.

● 17 章　システマティックレビューと診療ガイドラインの評価 ●

1. Helewa A, Walker JM. *Critical Evaluation of Research in Physical Rehabilitation：Towards Evidence-Based Practice.* Philadelphia, PA：W. B. Saunders；2000.
2. Lohr KN, Field MJ. A provisional instrument for assessing clinical practice guidelines. In：Field MJ, Lohr KN, eds. *Guidelines for Clinical Practice：From Development to Use.* Washington, DC：National Academies Press；1992.
3. Carter RE., Lubinsky J, Domholdt E. *Rehabilitation Research：Principles and Applications.* 4th ed. St. Louis, MO：Elsevier Saunders；2011.
4. Batavia M. *Clinical Research for Health Professionals：A User-Friendly Guide.* Boston, MA：Butterworth-Heinemann；2001.
5. Higgins JPT, Green S, eds. Cochrane Handbook for Systematic Reviews of Interventions, version 5.0.2 [updated September 2009]. The Cochrane Collaboration, 2009. Available at：www.cochrane-handbook.org. Accessed March 15, 2010.
6. Herbert R, Jamtvedt G, Hagen KB, Mead J. *Practical Evidence-Based Physiotherapy.* 2nd ed. Edinburgh, Scotland：Elsevier Butterworth-Heinemann；2011.
7. Straus SE, Richardson WS, Glaziou P, Haynes RB. *Evidence-Based Medicine：How to Practice and Teach EBM.* 3rd ed. Edinburgh, Scot-

land : Elsevier Churchill Livingstone : 2005.
8. Dalton GW, Keating JL. Number needed to treat : a statistic relevant to physical therapists. *Phys Ther.* 2000 : 80 (12) : 1214-1219.
9. Guyatt G, Rennie D. *Users' Guides to the Medical Literature : A Manual for Evidence-Based Clinical Practice.* Chicago, IL : AMA Press : 2002.
10. Portney LG, Watkins MP. *Foundations of Clinical Research : Applications to Practice.* 3rd ed. Upper Saddle River, NJ : Prentice Hall Health : 2009.
11. Cook TD, Campbell DT. *Quasi-Experimentation : Design and Analysis Issues for Field Settings.* Boston, MA : Houghton Mifflin : 1979.
12. DiCenso A, Bayley L, Haynes RB. Accessing pre-appraised evidence : fine-tuning the 5S model into a 6S model. *Evid Based Nurs.* 2009 : 12 (4) : 99-101.
13. Macedo L, Maher CG, Latimer J, McAuley JH. Motor control exercise for persistent, nonspecific low back pain : a systematic review. *Phys Ther.* 2009 : 89 (1) : 9-25.
14. Goodacre S, Sutton AJ, Sampson FC. Meta-analysis : the value of clinical assessment in the diagnosis of deep venous thrombosis. *Ann Intern Med.* 2005 : 143 (2) : 129-139.
15. Bartels B, de Groot JF, Terwee CB. The six-minute walk test in chronic pediatric conditions : a systematic review of measurement properties. *Phys Ther.* 2013 : 93 (4) : 529-541.
16. Yrjonen T. Long-term prognosis of Legg-Calvé-Perthes disease : a meta-analysis. *J Pediatr Orthop B.* 1999 : 8 (3) : 169-172.
17. Beneciuk JM, Bishop MD, George SZ. Clinical prediction rules for physical therapy interventions : a systematic review. *Phys Ther.* 2009 : 89 (2) : 114-124.
18. The Cochrane Collaboration Web site. Available at : www.cochrane.org. Accessed August 16, 2013.
19. Methodology Review Group. Cochrane Collaboration Web site. Available at : www.mrw. interscience.wiley.com.proxy.library.vcu.edu/ cochrane/clabout/articles/METHOD/frame. html. Accessed August 16, 2013.
20. Moher D, Cook DJ, Eastwood S, et al. Improving the quality of reports of meta-analyses of randomised controlled trials : the QUOROM statement. *Lancet.* 1999 : 354 (9193) : 1896-1900.
21. Moher D, Liberatti A, Tetzlaff J, et al. Preferred reporting items for systematic reviews and meta-analyses : the PRISMA statement. *BMJ.* 2009 : 339 : b2535.
22. Stroup DF, Berlin JA, Morton SC, et al. Meta-analysis of observational studies in epidemiology. *JAMA.* 2000 : 283 (15) : 2008-2012.
23. Jadad AR, Cook DJ, Jones A, et al. Methodology and reports of systematic reviews and meta-analyses. *JAMA.* 1998 : 280 (3) : 278-280.
24. Shea B, Moher D, Graham I, et al. A comparison of the quality of Cochrane reviews and systematic reviews published in paper-based journals. *Eval Health Prof.* 2002 : 25 (1) : 116-129.
25. Oxford Centre for Evidence-Based Medicine Web site. Available at : www.cebm.net. Accessed August 16, 2013.
26. PubMed. National Library of Medicine Web site. Available at : www.ncbi.nlm.nih.gov/ pubmed. Accessed August 16, 2013.
27. EMBASE. Elsevier. Available at : www.elsevier. com/online-tools/embase. Accessed August 16, 2013.
28. Cumulative Index of Nursing and Allied Health Literature. Available via Ovid Web site at : www.ebscohost.com/academic/cinahl-plus-with-full-text. Accessed August 16, 2013.
29. Moher D, Pham B, Klassen TP, et al. What contributions do languages other than English make on the results of meta-analyses? *J Clin Epidemiol.* 2000 : 53 (9) : 964-972.
30. Jüni P, Holenstein F, Stern J, et al. Direction and impact of language bias in meta-analyses of controlled trials : empirical study. *Int J Epidemiol.* 2002 : 31 (1) : 115-123.
31. McAuley L, Pham B, Tugwell P, Moher D. Does the inclusion of grey literature influence estimates of intervention effectiveness in meta-analyses? *Lancet.* 2000 : 356 (9237) : 1228-1231.
32. Egger M, Juni P, Bartlett C, et al. How important are comprehensive literature searches and the assessment of trial quality in systematic reviews? Empirical study. *Health Technol Assess.* 2003 : 7 (1) : 1-82.
33. Juni P, Altman DG, Egger M. Systematic reviews in health care : assessing the quality of controlled clinical trials. *BMJ.* 2001 : 323 (7303) : 42-46.
34. Moher D, Pham B, Jones A, et al. Does quality of reports of randomised trials affect estimates of intervention efficacy reported in meta-analyses? *Lancet.* 1998 : 352 (9128) : 609-613.
35. Moher D, Cook DJ, Jadad AR, et al. Assessing the quality of reports of randomised trials : implications for the conduct of meta-analyses. *Health Technol Assess.* 1999 : 3 (12) : i -iv, 1-98.
36. Moher D, Jadad AR, Nichol G, et al. Assessing the quality of randomized controlled trials : an annotated bibliography of scales and checklists. *Control Clin Trials.* 1995 : 16 (1) : 62-73.
37. Olivo SA, Macedo LG, Gadotti IC, et al. Scales to assess the quality of randomized controlled trials : a systematic review. *Phys Ther.* 2008 :

88（2）：156-175.

38. Colle F, Rannou F, Revel M, et al. Impact of quality scales on levels of evidence inferred from a systematic review of exercise therapy and low back pain. *Arch Phys Med Rehabil.* 2002；83（12）：1745-1752.

39. Sterne JAC, Egger M, Smith GD. Systematic reviews in health care：investigating and dealing with publication and other biases in meta-analysis. *BMJ.* 2001；323（7304）：101-105.

40. Fernandez-de-las-Peñas C, Alonso-Blanco C, Cuadrado ML, et al. Are manual therapies effective in reducing pain from tension-type headache? A systematic review. *Clin J Pain.* 2006；22（3）：278-285.

41. Physiotherapy Evidence Database. Centre for Evidence-Based Physiotherapy. Available at：www.pedro.org.au. Accessed August 16, 2013.

42. Lenssinck MLB, Frijlink AC, Berger MY, et al. Effect of bracing and other conservative interventions in the treatment of idiopathic scoliosis in adolescents：a systematic review of clinical trials. *Phys Ther.* 2005；85（12）：1329-1339.

43. Lewis S, Clarke M. Forest plots：trying to see the wood and the trees. *BMJ.* 2001；322（7300）：1479-1480.

44. Martyn-St. James M, Carroll S. High-intensity resistance training and postmenopausal bone loss：a meta-analysis. *Osteoporos Int.* 2006；17（8）：1225-1240.

45. Moayyeri A. The association between physical activity and osteoporotic fractures：a review of the evidence and implications for future research. *Ann Epidemiol.* 2008；18（11）：827-835.

46. Moreland J, Richardson J, Chan DH, et al. Evidence-based guidelines for the secondary prevention of falls in older adults［with systematic review］. *Gerontology.* 2003；49（2）：93-116.

47. Kahn EB, Ramsey LT, Heath GW, Howze EH［Task Force on Community Preventive Services and the Centers for Disease Control and Prevention（CDC）］. Increasing physical activity：a report on recommendations of the Task Force on Community Preventive Services［quick reference guide for clinicians］. *MMWR.* 2001；50（RR-18）：i -18.

48. National Clinical Guidelines for Stroke. 4th ed. Royal College of Physicians Web site. Available at：www.rcplondon.ac.uk/resources/stroke-guidelines. Accessed August 16, 2013.

49. Brousseau L, Wells GA, Tugwell P, et al. Ottawa Panel evidence-based clinical practice guidelines for the management of osteoarthritis in adults who are obese or overweight. *Phys Ther.* 2011；91（6）：843-861.

50. McPoil TG, Martin RL, Cornwall MW, et al. Heel pain-plantar fasciitis：clinical practice guidelines linked to the international classification of function, disability, and health from the orthopaedic section of the American Physical Therapy Association. *J Orthop Sports Phys Ther.* 2008；38（4）：A1-A18.

51. Crapo RO, Casaburi R, Coates AL, et al. ATS statement：guidelines for the six-minute walk test. *Am J Respir Crit Care Med.* 2002；166（1）：111-117.

52. Ottawa Panel. Ottawa Panel evidence-based clinical practice guidelines for electrotherapy and thermotherapy interventions in the management of rheumatoid arthritis in adults［with systematic review］. *Phys Ther.* 2004；84（11）：1016-1043.

53. Agency for Healthcare Research and Quality Web site. United States Department of Health and Human Services. Available at：www.ahrq.gov. Accessed August 16, 2013.

54. National Guideline Clearing House Web site. Agency for Healthcare Research and Quality. Available at：www.guideline.gov. Accessed August 16, 2013.

55. Scalzitti DA. Evidence-based guidelines：application to clinical practice. *Phys Ther.* 2001；81（10）：1622-1628.

56. Shekelle PG, Woolf SH, Eccles M, Grimshaw J. Developing guidelines. *BMJ.* 1999；318（7183）：593-596.

57. GRADE Working Group. Grading quality of evidence and strength of recommendations. *BMJ.* 2004；328（7454）：1490-1498.

58. Andrews J, Guyatt G, Oxman AD, et al. GRADE guidelines：14. Going from evidence to recommendations：the significance and presentation of recommendations. *J Clin Epidemiol.* 2013；66（7）：719-725.

59. Harbour R, Miller J. A new system for grading recommendations in evidence-based guidelines. *BMJ.* 2001；323（7308）：334-336.

60. Shekelle P, Eccles MP, Grimshaw JM, Woolf SH. When should guidelines be updated? *BMJ.* 2001；323（7305）：155-157.

61. Shekelle PG, Ortiz E, Rhodes S, et al. Validity of the Agency for Healthcare Research and Quality clinical practice guidelines. *JAMA.* 2001；286（12）：1461-1467.

62. Hasenfeld R, Shekelle PG. Is the methodological quality of guidelines declining in the US? Comparison of the quality of US Agency for Health Care Policy and Research（AHCPR）guidelines with those published subsequently. *Qual Saf Health Care.* 2003；12（6）：428-434.

63. Alonso-Coello P, Irfan A, Sola I, et al. The quality of clinical practice guidelines over the last two decades：a systematic review of guideline appraisal studies. *Qual Saf Health Care.*

2010；19（6）：1-7.

64. AGREE Collaboration. Development and validation of an international appraisal instrument for assessing the quality of clinical practice guidelines：the AGREE project. *Qual Saf Health Care*. 2003；12（1）：18-23.

65. The AGREE Collaboration Web site. Appraisal of Guidelines for Research & Evaluation. AGREE Ⅱ Instrument. Available at：www.agreetrust. org/wp-content/uploads/2013/06/AGREE_Ⅱ_ Users_Manual_and_23-item_Instrument_ENG-LISH.pdf. Accessed August 16, 2013.

66. Graham R, Mancher M, Wolman DM, Greenfield S, Steinberg E, eds. *Clinical Practice Guidelines We Can Trust*. Committee on Standards for Developing Trustworthy Clinical Practice Guidelines, Institute of Medicine；2011.

● 18 章　患者/利用者/被検者の希望と価値観 ●

1. Sackett DL, Rosenberg WMC, Gray JAM, et al. Evidence-based medicine：what it is and what it isn't. *BMJ*. 1996；312（7023）：71-72.

2. Higgs J, Jones M, Loftus S, Christensen N, eds. *Clinical Reasoning in the Health Professions*. 3rd ed. Oxford, England：Butterworth-Heinemann；2008.

3. Lohr KN, Field MJ. A provisional instrument for assessing clinical practice guidelines. In：Field MJ, Lohr KN, eds. *Guidelines for Clinical Practice：From Development to Use*. Washington, DC：National Academies Press；1992.

4. Purtilo RB, Jensen GM, Royeen CB. *Educating for Moral Action：A Sourcebook in Health and Rehabilitation Ethics*. Philadelphia, PA：F. A. Davis；2005.

5. Bower P, King M, Nazareth I, et al. Patient preferences in randomised controlled trials：conceptual framework and implications for research. *Soc Sci Med*. 2005；61（3）：685-695.

6. Whitney SN, McGuire AL, McCullough LB. A typology of shared decision making, informed consent, and simple consent. *Ann Intern Med*. 2003；140（1）：54-59.

7. Greiner AC, Knebel E, eds. Health Professions Education：A Bridge to Quality. Institute of Medicine Web site. Available at：http://books. nap.edu/openbook.php?record_id=10681. Accessed August 18, 2013.

8. Guyatt G, Rennie D. *Users' Guides to the Medical Literature：A Manual for Evidence-Based Clinical Practice*. Chicago, IL：AMA Press；2002.

9. Karel MJ. The assessment of values in medical decision making. *J Aging Studies*. 2000；14（4）：403-422.

10. Hasnain-Wynia R. Is evidence-based medicine patient-centered and is patient-centered care evidence-based? *Health Serv Res*. 2006；41（1）：1-8.

11. American Physical Therapy Association. Guide to Physical Therapist Practice. 2d ed. *Phys Ther*. 2001；81（1）：9-744.

12. Dierckx K, Deveugele M, Roosen P, Devisch I. Implementation of shared decision making in physical therapy：observed level of involvement and patient preference. *Phys Ther*. 2013；93（10）：1321-1330.

13. Ford S, Schofield T, Hope T. What are the ingredients for a successful evidence-based patient choice consultation? A qualitative study. *Soc Sci Med*. 2003；56（3）：589-602.

14. Slowther A, Ford S, Schofield T. Ethics of evidence-based medicine in the primary care setting. *J Med Ethics*. 2004；30（2）：151-155.

15. Definition of Disease Management. Care Continuum Alliance Web site. Available at：carecontinuumalliance.org/dm_definition.asp. Accessed August 18, 2013.

16. MedlinePlus. The National Library of Medicine Web site. Available at：www.nlm.nih.gov/ medlineplus. Accessed August 18, 2013.

17. Diseases and Conditions. The American Heart Association Web site. Available at：www.heart. org/HEARTORG/Conditions/Conditions_ UCM_001087_SubHomePage.jsp. Accessed August 18, 2013.

18. The American Diabetes Association Web site. Available at：www.diabetes.org. Accessed August 18, 2013.

19. Resources for Patients. The American Medical Association Web site. Available at：www.ama-assn.org/ama/pub/patients/patients.page. Accessed August 18, 2013.

20. Information for Consumers. American Physical Therapy Association Web site. Available at：www.moveforwardpt.com/Default.aspx. Accessed August 18, 2013.

21. Edwards A, Elwyn G. Inside the black box of shared decision making：distinguishing between the process of involvement and who makes the decision. *Health Expect*. 2006；9（4）：307-320.

22. Swenson SL, Buell S, Zettler P, et al. Patient-centered communication：do patients really prefer it? *J Gen Intern Med*. 2004；19（11）：1069-1079.

23. Street RL Jr, Gordon HS, Ward MM, et al. Patient participation in medical consultations：why some patients are more involved than others. *Med Care*. 2005；43（10）：960-969.

24. Code of Ethics for Physical Therapists. American Physical Therapy Association Web site. Available at：www.apta.org/uploadedFiles/ APTAorg/About_Us/Policies/Ethics/Codeo-fEthics.pdf#search=%22codeofethics%22.

Accessed August 18, 2013.

25. Arteriovenous Malformations and Other Vascular Lesions of the Central Nervous System Fact Sheet. National Institute of Neurological Disorders and Stroke. National Institutes of Health Web site. Available at：www.ninds.nih.gov/disorders/avms/avms.htm. Accessed August 18, 2013.

26. King M, Nazareth I, Lampe F, et al. Conceptual framework and systematic review of the effects of participants' and professionals' preferences in randomised controlled trials. *Health Technol Assess.* 2005；9（35）：1-191.

27. Straus SE, Richardson WS, Glaziou P, Haynes RB. *Evidence-Based Medicine：How to Practice and Teach EBM.* 3d ed. Edinburgh, Scotland：Elsevier Churchill Livingstone；2005.

28. O'Connor AM, Bennett CL, Stacey D, et al. Decision aids for people facing health treatment or screening decisions. *Cochrane Database Syst Rev.* 2009；（3）：CD001431.

29. Erkan D, Yazici Y, Harrison MJ, Paget SA. Physician treatment preferences in rheumatoid arthritis of differing disease severity and activity：the impact of cost on first-line therapy. *Arthritis Rheum.* 2002；47（3）：285-290.

30. Fraenkel L, Bogardus ST, Concato J, Felson DT, Wittink DR. Patient preferences for treatment of rheumatoid arthritis. *Ann Rheum Dis.* 2004；63（11）：1372-1378.

31. Gu NY, Wolff C, Leopold S, et al. A comparison of physician and patient time trade-offs for post-operative hip outcomes. *Value Health.* 2009；12（4）：618-620.

32. Bederman SS, Mahomed NN, Kreder HJ, et al. In the eye of the beholder：preferences of patients, family physicians, and surgeons for lumbar spinal surgery. *Spine.* 2010；35（1）：108-115.

33. Torgerson D, Sibbald B. Understanding controlled trials：what is a patient preference trial? *BMJ.* 1998；316（7128）：360.

34. McPherson K, Britton A. Preferences and understanding their effects on health. *Qual Health Care.* 2001；10（suppl I）：i61-i66.

35. Klaber Moffett J, Torgerson D, Bell-Syer S, et al. Randomised controlled trial of exercise for low back pain：clinical outcomes, costs and preferences. *BMJ.* 1999；319(7205)：279-283.

36. Klaber Moffett JA, Jackson DA, Richmond S, et al. Randomised trial of a brief physiotherapy intervention compared with usual physiotherapy

for neck pain patients：outcomes and patients' preference. *BMJ.* 2005；330（7482）1-6.

● 19 章　すべてを統合する ●

1. Oxford Centre for Evidence Based Medicine Web site. Available at：www.cebm.net. Accessed August 10, 2013.

2. Collins TC, Suarez-Almazor M, Petersen NJ. An absent pulse is not sensitive for the early detection of peripheral arterial disease. *Fam Med.* 2006；38（1）：38-42.

3. Boonhong J, Osiri M, Werawatganon T. Validity and reliability of girth measurement （circumference measurement） for calculating residual limb volume in below-knee amputees. *Chula Med J.* 2007；51（2）：77-88.

4. Matinolli M, Korpelainen JT, Sotaniemi KA, et al. Recurrent falls and mortality in Parkinson's disease：a prospective two-year follow-up study. *Acta Neurol Scand.* 2011；123（3）：193-200.

5. van der Windt DAWM, Koes BW, Deville W, et al. Effectiveness of corticosteroid injections versus physiotherapy for treatment of painful stiff shoulder in primary care：randomized trial. *BMJ.* 1998；317（7168）：1292-1296.

6. Dodd KJ, Foley S. Partial body-weight-supported treadmill training can improve walking in children with cerebral palsy：a clinical controlled trial. *Dev Med Child Neurol.* 2007；49（2）：101-105.

7. Barber MD, Walters MD, Bump RC. Short forms of two condition-specific quality-of-life questionnaires for women with pelvic floor disorders （PFDI-20 and PFIQ-7）. *Am J Obstet Gynecol.* 2005；193（1）：103-113.

8. Lyon R, Liu XC, Meier J. The effects of therapeutic vs. high-intensity ultrasound on the rabbit growth plate. *J Orthop Res.* 2003；21（5）：865-871.

9. Ogurtan Z, Celik I, Izci C, et al. Effect of experimental therapeutic ultrasound on the distal antebrachial growth plates in one-month-old rabbits. *Vet J.* 2002；164（3）：280-287.

10. Zhang ZJ, Huckle J, Francomano CA, Spencer RG. The influence of pulsed low-intensity ultrasound on matrix production of chondrocytes at different stages of differentiation：an explant study ［published correction appears in *Ultrasound Med Biol.* 2003；29（8）：1223］. *Ultrasound Med Biol.* 2002；28（11-12）：1547-1553.

■索　引■

和文索引

索
引

索
引

索引

欧文索引

ギリシャ文字

A

B

C

E

F

G

H

I

【総監訳】

森山　英樹（もりやま・ひでき）　　神戸大学生命・医学系保健学域 教授

【監訳】

山田　英司（やまだ・えいじ）　　本山学園 岡山専門職大学設置準備室
田中　　亮（たなか・りょう）　　広島大学大学院総合科学研究科身体運動科学研究領域
　　　　　　　　　　　　　　　　　准教授
一色　史章（いっしき・ふみあき）　Seal Beach Physical Therapy
松葉　潤治（まつば・じゅんじ）　　帝京科学大学医療科学部東京理学療法学科 准教授
鈴木　修平（すずき・しゅうへい）　ATP Tour / TRIA Orthopaedic Center
長谷川真人（はせがわ・まさと）　　東京大学医学部附属病院リハビリテーション部

理学療法エビデンス大事典　現場で使える実践ガイド

2019 年 7 月 26 日　初版第 1 刷発行

著　　　者	ダイアン・V・ジュエル
総監訳者	森山英樹
監 訳 者	山田英司　田中亮　一色史章
	松葉潤治　鈴木修平　長谷川真人
発 行 人	西村正徳
発 行 所	西村書店
	東京出版編集部
	〒102-0071 東京都千代田区富士見 2-4-6
	Tel.03-3239-7671　Fax.03-3239-7622
	www.nishimurashoten.co.jp
印　　　刷	三報社印刷株式会社
製　　　本	株式会社難波製本

ISBN978-4-89013-496-0

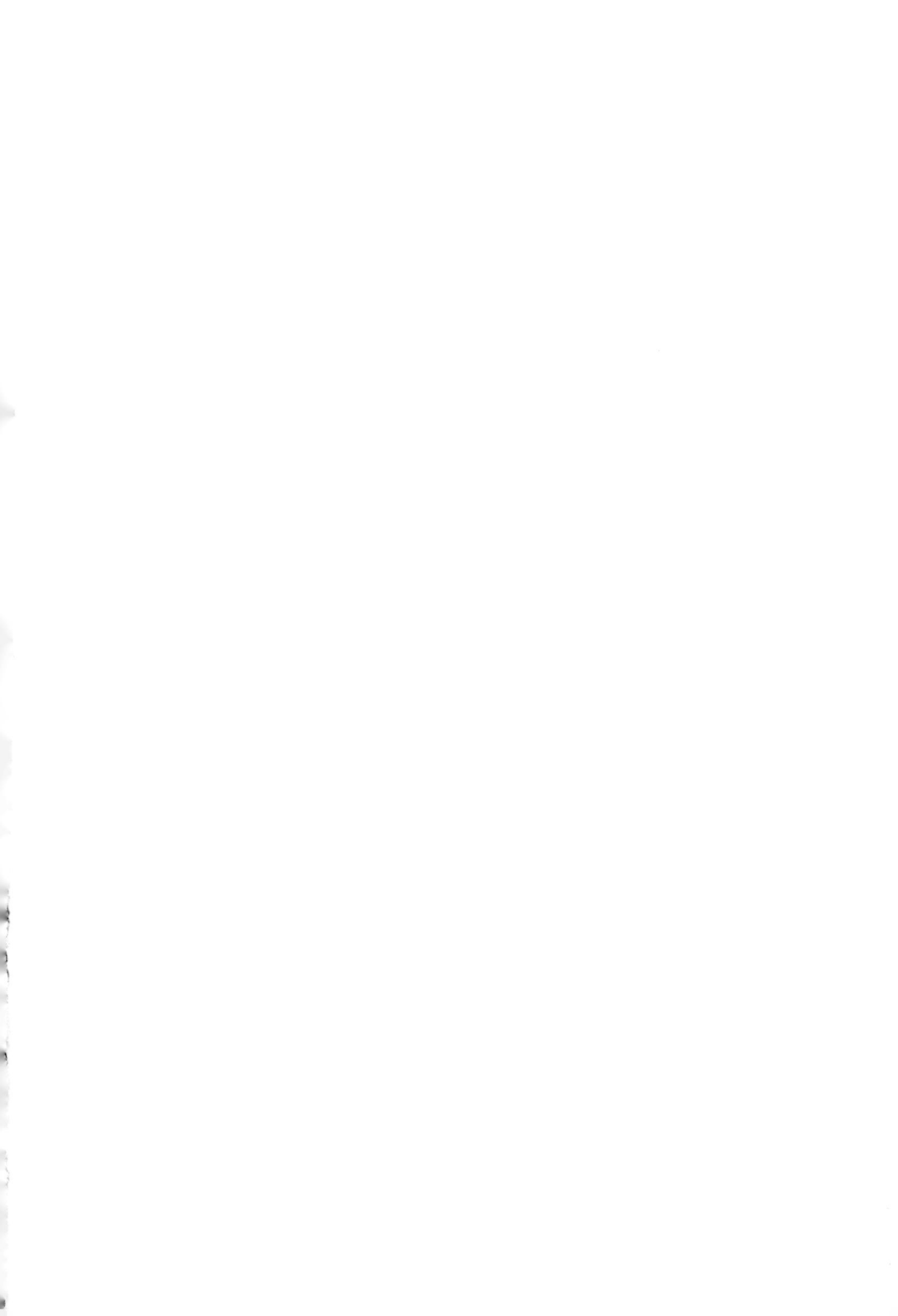